臨床に役立つ機器のしくみと使いかた

周術期モニタリング徹底ガイド

基本からピットフォールまで

【編集】
讃岐美智義（広島大学病院 麻酔科）
内田 整（大阪大学大学院医学系研究科 麻酔・集中治療医学）

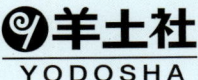

謹告 ──

　本書に記載されている診断法・治療法に関しては，発行時点における最新の情報に基づき，正確を期するよう，著者ならびに出版社はそれぞれ最善の努力を払っております．しかし，医学，医療の進歩により，記載された内容が正確かつ完全ではなくなる場合もございます．

　したがって，実際の診断法・治療法で，熟知していない，あるいは汎用されていない新薬をはじめとする医薬品の使用，検査の実施および判読にあたっては，まず医薬品添付文書や機器および試薬の説明書で確認され，また診療技術に関しては十分考慮されたうえで，常に細心の注意を払われるようお願いいたします．

　本書記載の診断法・治療法・医薬品・検査法・疾患への適応などが，その後の医学研究ならびに医療の進歩により本書発行後に変更された場合，その診断法・治療法・医薬品・検査法・疾患への適応などによる不測の事故に対して，著者ならびに出版社はその責を負いかねますのでご了承ください．

はじめに

　手術室やICUなどで周術期管理に用いる生体情報モニターは，心電図，非観血的血圧，観血的動脈圧などの循環器系パラメータとパルスオキシメータ，カプノメータなどの呼吸器系パラメータを同時に表示するマルチモニターとなっている．このマルチモニターは，筐体は1台でも，表示される波形や数値は複数あり，同時表示することで，わかりやすい表現が可能になっている．手術室においてはバイタルサイン把握のモニター以外にも，麻酔状態を把握するためのモニターや麻酔器内蔵のモニターがあり，これまで以上に多彩な情報が表示されている．さらに，手術室やICU内での検査機器なども進歩し，マルチモニターからの情報とあわせて周術期管理での活用が望まれる．そのような状況にある今日，これらのモニターや検査機器からの情報を，どのように読み取りどう活用するかが，周術期患者管理のカギになっている．

　これまでに，多くのモニタリング指南書が発行されてきたが，モニター動作原理については通り一遍の説明のみで，原理を本質から理解させるような論調のものは見当たらない．さらに，周術期患者に適応する場合に，どう読み取るか，どう活用するかについて，要点を押さえて網羅的に記述している書籍もない．そこで本書では，原理についてはモニター開発メーカーに，現場での活用についてはモニター機器の活用能力に優れた現役麻酔科医に執筆を依頼し，周術期に使用するモニターの基礎から攻略法までを詳解した．本書を隅々まで読破することで，周術期のモニター活用に関してエキスパートに近づけると考えている．

2013年10月

著者を代表して
讃岐美智義
内田　整

臨床に役立つ機器のしくみと活用法
周術期モニタリング徹底ガイド
基本からピットフォールまで

CONTENTS

はじめに ………………………………………………………… 讃岐美智義, 内田 整　3

略語一覧 …………………………………………………………………………………　9

第1章　周術期モニタリングことはじめ
讃岐美智義　12

第2章　モニター機器
15

A) 循環のモニタリング

1. 心電図　16
- ◆機器紹介 …………………… フクダ電子株式会社　16
- ◆臨床での使用法 …………………… 石原 聡　20

2. パルスオキシメータ　26
- ◆機器紹介①［基本機能］
  …………………… コヴィディエン ジャパン株式会社　26
- ◆機器紹介②［応用機能］ ………… 佐伯 昇　32
- ◆臨床での使用法 …………………… 佐伯 昇　36

3. 非観血血圧　42
- ◆機器紹介① …………………… フクダ電子株式会社　42
- ◆機器紹介② …………………… オムロン コーリン株式会社　46
- ◆臨床での使用法 …………………… 片山勝之　49

4．観血的圧モニタリング

0）圧モニタリングキット ———————————————————————— 52
- ◆機器紹介　　　　　　　　　　　　　　　　　　　◆臨床での使用法　　　　　　　　　　内田　整　55
　　…アルゴンメディカルデバイスズジャパン株式会社　52

1）動脈圧 ———————————————————————————————— 57
- ◆機器紹介　　　　　　　フクダ電子株式会社　57　◆臨床での使用法　　　　　　　　　立石浩二　60

2）中心静脈圧 ——————————————————————————————— 63
- ◆機器紹介　　　　　　日本光電工業株式会社　63　◆臨床での使用法　　　　　　　　　入嵩西毅　66

3）肺動脈圧，肺動脈圧楔入圧 ————————————————————————— 70
- ◆機器紹介　　エドワーズライフサイエンス株式会社　70　◆臨床での使用法　　　　　　　　　入嵩西毅　73

5．心拍出量

1）熱希釈式 ———————————————————————————————— 76
- ◆機器紹介　　エドワーズライフサイエンス株式会社　76　◆臨床での使用法　　　　　　　　　　内田　整　81

2）動脈圧波形解析法 ————————————————————————————— 84
- ◆機器紹介①　エドワーズライフサイエンス株式会社　84　◆臨床での使用法　　　　　　　　　小竹良文　90
- ◆機器紹介②
　　…アルゴンメディカルデバイスズジャパン株式会社　87

3）肺血管外水分量 —————————————————————————————— 93
- ◆機器紹介①　エドワーズライフサイエンス株式会社　93　◆臨床での使用法　　　　　　　　　片山勝之　101
- ◆機器紹介②　　　　　　　株式会社東機貿　97

6．静脈血酸素飽和度　　　　　　　　　　　　　　　　　　　　　　　　　　　　　　　　　104
- ◆機器紹介　　エドワーズライフサイエンス株式会社　104　◆臨床での使用法　　　　　　　　　小竹良文　107

7．経食道心エコー　　　　　　　　　　　　　　　　　　　　　　　　　　　　　　　　　　110
- ◆機器紹介　　　　　　株式会社フィリップス　　　　◆臨床での使用法　　　　　　　　　清野雄介　113
　　　　　　　エレクトロニクスジャパン　110

B）呼吸器系のモニタリング

8．呼気炭酸ガス（カプノメータ）　　　　　　　　　　　　　　　　　　　　　　　　　　　116
- ◆機器紹介　　　　　　日本光電工業株式会社　116　◆臨床での使用法　　　　　　　　　斎藤智彦　119

9. 気道内圧／換気量　　122
- ◆機器紹介 ……………… 日本光電工業株式会社　122
- ◆臨床での使用法 ……………… 讃岐美智義　125

10. 麻酔ガス・酸素　　128
- ◆機器紹介 ……………… フクダ電子株式会社　128
- ◆臨床での使用法 ……………… 内田　整　131

C) 体温・神経系のモニタリング

11. 体温（末梢温，中枢温）　　133
- ◆機器紹介① ……………… テルモ株式会社　133
- ◆機器紹介② ……………… ニプロ株式会社　136
- ◆臨床での使用法 ……………… 横山　健　139

12. 筋弛緩　　143
- ◆機器紹介 ……………… 日本光電工業株式会社　143
- ◆臨床での使用法 ……………… 鈴木孝浩　148

13. BIS　　150
- ◆機器紹介 ……………… 日本光電工業株式会社　150
- ◆臨床での使用法 ……………… 萩平　哲　153

14. エントロピー　　156
- ◆機器紹介 ……………… 高松　功　156
- ◆臨床での使用法 ……………… 高松　功　159

15. AEP　　162
- ◆機器紹介 ……………… フクダ電子株式会社　162
- ◆臨床での使用法 ……………… 土井松幸　165

16. 近赤外線組織酸素飽和度　　168
- ◆機器紹介 ……………… コヴィディエン ジャパン株式会社　168
- ◆臨床での使用法 ……………… 岡本浩嗣　172

17. MEP　　177
- ◆機器紹介 ……………… 日本光電工業株式会社　177
- ◆臨床での使用法 ……………… 和泉俊輔，垣花　学　181

18. SEP　　183
- ◆機器紹介 ……………… 日本光電工業株式会社　183
- ◆臨床での使用法 ……………… 和泉俊輔，垣花　学　187

第3章 手術室，ICUの検査機器　　189

A) 血液のモニタリング

1. 動脈血ガス分析　　190
- ◆機器紹介 …… ラジオメーター株式会社　190
- ◆臨床での使用法 …… 讃岐美智義　194

2. 血球算定　　199
- ◆機器紹介 …… 日本光電工業株式会社　199
- ◆臨床での使用法 …… 讃岐美智義　203

3. ACT　　206
- ◆機器紹介 …… 平和物産株式会社　206
- ◆臨床での使用法 …… 坪川恒久　210

4. ROTEM®　　212
- ◆機器紹介 …… フィンガルリンク株式会社　212
- ◆臨床での使用法 …… 坪川恒久　215

5. HMS　　217
- ◆機器紹介 …… 日本メドトロニック株式会社　217
- ◆臨床での使用法 …… 坪川恒久　220

第4章 モニター関連機器，治療機器　　223

1. 麻酔器　　224
- ◆機器紹介① …… GEヘルスケア・ジャパン株式会社　224
- ◆機器紹介② …… ドレーゲル・メディカル ジャパン株式会社　228
- ◆機器紹介③ …… フクダ電子株式会社　232
- ◆機器紹介④ …… アコマ医科工業株式会社　236
- ◆機器紹介⑤ …… 泉工医科工業株式会社　239
- ◆臨床での使用法 …… 讃岐美智義　242

2. 人工呼吸器　　245
- ◆機器紹介① …… コヴィディエン ジャパン株式会社　245
- ◆機器紹介② …… ドレーゲル・メディカル ジャパン株式会社　248
- ◆機器紹介③ …… フクダ電子株式会社　250
- ◆機器紹介④ …… 日本光電工業株式会社　253
- ◆臨床での使用法 …… 尾﨑孝平　257

3. シリンジポンプ・輸液ポンプ　　266
- ◆ 機器紹介　　テルモ株式会社　266
- ◆ 臨床での使用法　　森本康裕　270

4. TCIポンプ（プロポフォール血中濃度）　　273
- ◆ 機器紹介　　テルモ株式会社　273
- ◆ 臨床での使用法　　増井健一　276

第5章　生体情報モニター，患者情報システム　　279

1. 生体情報モニター　　280
- ◆ 解説　　内田 整，讃岐美智義　280
- ◆ 機器紹介①　　日本光電工業株式会社　281
- ◆ 機器紹介②　　株式会社フィリップス エレクトロニクスジャパン　285
- ◆ 機器紹介③　　フクダ電子株式会社　289
- ◆ 機器紹介④　　GEヘルスケア・ジャパン株式会社　294
- ◆ 機器紹介⑤　　オムロン コーリン株式会社　297

2. 麻酔情報管理システム　　301
- ◆ 解説　　内田 整，讃岐美智義　301
- ◆ 機器紹介①　　日本光電工業株式会社　302
- ◆ 機器紹介②　　株式会社フィリップス エレクトロニクスジャパン　304
- ◆ 機器紹介③　　フクダ電子株式会社　308
- ◆ 番外編：麻酔薬濃度リアルタイムシミュレーター　　ドレーゲル・メディカル ジャパン株式会社　312

3. 重症系患者情報管理システム　　315
- ◆ 解説　　内田 整，讃岐美智義　315
- ◆ 機器紹介①　　日本光電工業株式会社　316
- ◆ 機器紹介②　　株式会社フィリップス エレクトロニクスジャパン　319
- ◆ 機器紹介③　　フクダ電子株式会社　323

索引　　327

略語一覧

ABR	auditory brainstem response [聴性脳幹反応]	GEF	global ejection fraction
ACT	activated clotting time [活性化凝固時間]	HDR	heparin dose response [ヘパリン用量感受性測定]
AEP	auditory evoked potential／auditory evoked potentials [聴性誘発電位／誘発電位]	HIT	heparin induced thrombocytopenia [ヘパリン起因性血小板減少症]
		HPT	heparin assay by protamine titration [ヘパリンアッセイ]
AER	auditory evoked response	HR	heart rate [心拍数]
AIMS	anesthesia information management system [麻酔情報管理システム]	ITBV	intra-thoracic blood volume／intrathoracic blood volume [胸腔内血液量]
AP	arterial pressure		
APRV	airway pressure release ventilation [気道内圧開放換気]	ITTV	intrathoracic thermal volume [胸腔内熱容量]
BT	body temperature	LAEDV	[左房拡張期容量]
CCO	continuous cardiac output [連続心拍出量]	LVEDV	[左室拡張期容量]
CFI	cardiac function index	MAC	minimum alveolar concentration
CI	cardiac index [心係数]	MEP	motor evoked potentials [運動誘発電位]
CMV	control mechanical ventilation [調節呼吸]	MLAEP	middle latency AEP [中潜時聴性誘発電位]
CO	cardiac output [心拍出量]	MTt	mean transit time [平均通過時間]
COPD	chronic obstructive pulmonary disease [慢性閉塞性肺疾患]	MV	minute volume [分時換気量]
CPAP	continuous positive airway pressure	NIBP	non invasive blood pressure／non-invasive blood pressure [非観血血圧／非観血的血圧測定]
CPO	cardiac power output		
CVP	central venous pressure [中心静脈圧]	NIRS	near infrared spectroscopy
ECG	electrocardiogram [心電図]	NPPV	non-invasive positive pressure ventilation [非侵襲的陽圧換気]
EDP	end diastolic pressure	OAAS	observer's assessment of alertness/sedation rating scale [鎮静度]
EDV	end diastolic volume		
ETCO$_2$	end tidal CO$_2$ [呼気終末二酸化炭素]	PA	pulmonary artery [肺動脈]
EVLW	extravascular lung water [肺血管外水分量]	PAC	pulmonary artery catheter [肺動脈カテーテル]
EVWI	extravascular lung water index [肺血管外水分量係数]	PAM	postauricular muscle [後耳介筋]
FV	flow volume	PAP	pulmonary arterial pressure／pulmonary artery pressure [肺動脈圧]
GEDI	global end diastolic volume index [全拡張終期容量係数]		
GEDV	global end diastolic volume／global end-diastolic volume [全拡張終期容量／心臓拡張末期容積]	PAWP	pulmonary artery wedge pressure [肺動脈楔入圧]

略語一覧

PBV	pulmonary blood volume [肺血管血液容量／肺血流量]
PC	pressure control [プレッシャーコントロール]
PC-SIMV	pressure control–synchronized intermittent mandatory ventilation [従圧式－同期式間欠的強制換気]
PCCO	pulse continuous cardiac output
PCPS	percutaneous cardiopulmonary support [経皮的心肺補助装置]
PCV	pressure control ventilation [従圧式調節換気／圧規定換気]
PEEP	positive end–expiratory pressure
PI	perfusion index [灌流指標]
PIP	peak inspiratory pressure [気道内圧（最高気道内圧）]
PPV	pulse pressure variation
PRVC	pressure regulated volume control [圧補正従量式]
PS	pressure support [プレッシャーサポート]
PSV	pressure support ventilation [圧支持換気]
PTC 刺激	posttetanic count 刺激 [ポストテタニックカウント刺激]
PTV	pulmonary thermal volume [肺熱容量]
PV	pressure volume
PVI	plethysmograph variation index [脈波変動指標]
PVPI	pulmonary vascular permeability index [肺血管透過性係数]
PVR	pulmonary vascular resistance
PVRI	pulmonary vascular resistance index
PWTT	pulse wave transit time
RA	right atrium [右房／右心房]
RAP	right atrium pressure [右房圧]
RE	response entropy
rSO_2	regional saturation of oxygen
RV	right ventriculer [右心室]
RVEDV	right ventricular end diastolic volume [右心室拡張終期容量／右室拡張期容量]
RVEF	right ventricular ejection fraction [右室駆出率]
SLAEP	short latency AEP [短潜時聴性誘発電位]
SSEP	short latency somatosensory evoked potentials [短潜時体性感覚誘発電位]
SEP	somatosensory evoked potentials [体性感覚誘発電位]
SE	state entropy
SV	stroke volume [一回心拍出量／一回拍出量]
SVV	stroke volume variation [一回拍出量変動]
SVC	superior vena cava [上大静脈]
SIMV	synchronized intermittent mandatory ventilation [周期式間欠的陽圧換気／間欠的陽圧換気]
SVR	systemic vascular resistance
SVR	systemic vascular resistance [体血管抵抗]
SVRI	systemic vascular resistance index [体血管抵抗係数]
TCI	target–controlled infusion
TEE	transesophageal echocardiography [経食道心エコー]
TIVA	total intravenous anesthesia [全静脈麻酔]
TOF 刺激	train–of–four 刺激 [四連刺激]
TOL	tolerance of laryngoscope
TOSS	tolerance of shake and shout
VC	volume control [ボリュームコントロール]
VC-SIMV	volume control–synchronized intermittent mandatory ventilation [従量式－同期式間欠的強制換気]
VCV	volume control ventilation [従量式調節換気／量規定換気]
VT	tidal volume [一回換気量]

第 1 章
周術期モニタリング ことはじめ

第1章

周術期モニタリング
ことはじめ

讃岐美智義

1 モニタリングとは

　日常的，継続的に行われる点検や監視のことをモニタリングという．医療で使用する「モニタリング」という言葉の意味は，「患者状態を監視する」ことである．モニタリングには，大まかに分けて**五感を使ったモニタリング**と**機器を使ったモニタリング**の2つがある．五感を使ったモニタリングのみの時代であれば，五感を名人ワザと呼べるまで研ぎ澄ます必要があったが，今日では機器を使ったモニタリングが一般的になり，名人のように五感を鋭く鍛える意義は少なくなった．

　今日では，手術室やICUでの患者状態の把握はモニター機器なしでははじまらない．モニター機器を"うまく"使いこなすことで，名人や達人のカンではなく，客観的なモニタリングができる環境にある．機器を使ったモニタリングに精通するためには，五感を使って総合的に判断する能力が必要であることは言うまでもない．

　人間の感覚はモニター機器のように正確な数値を出せるほど精巧ではない．しかし，人間の感覚のほうが優れていることもある．経験を積んだ麻酔科医の状況判断を伴った感覚（五感）は，患者状態がどの方向に向かうかを予測できることがある．モニター機器はあくまで現時点での数値の表示しかできない．未来の患者状態の予測ができない点，手術内容や麻酔薬・薬剤の投与情報や出血などの情報がモニター上の数値に反映されない点（数値変化は表示するが，何による変化かはわからない）については，人の五感がモニターを上回っている．ここで五感と呼ぶのは，状況判断能力を伴った五感である．その意味で，患者状態の把握という観点からは，機器でのモニタリングだけでなく，状況判断を行いながら五感を活用することが大切である．また，モニター機器を感じるという五感の活用が新たに加わったことを忘れてはならない．五感による状況判断を行った上で，機器によるモニタリングから患者状態を読み解くことを心がけたい．

2 五感を使った観察（モニタリング）

　麻酔状態，特に全身麻酔においては，患者は自分では何も訴えられず，麻酔科医に命を預けた状態である．硬膜外麻酔，脊髄くも膜下麻酔においても感覚の消失，運動麻痺，血圧の低下などによって，日常では体験しなかった患者状態に陥れる危険性がある．麻酔状態に置かれている患者の（生命の）安全確保のために，「患者からの情報（兆候）」を迅速・的確に判断するためには，小さな異変を見逃さない努力と知識が必要である．モニター機器を使った観察は，きめ細かく状態の変化を追うことができるが，モニター機器の異常やモニター機器の接続不良などにより，通常ではあり得ない数値や波形が生じることがある．その場合に，頼りになるのは患者を監視している者の五感である．

　「顔色が悪い」つまり顔面蒼白は，患者の顔を一見すればわかる．しかし，モニターにはわからない情報である．生体情報モニターには，人であれば視覚的に感じられる患者状態を，数値や波形でリアルタ

イムに表現できるものはない．出血している状況は，術野や吸引瓶の血液が増える速度，吸引の音などを視覚，聴覚などの五感から得られた情報である．この場合，モニターが表示する情報が，出血にあわせて頻脈になり血圧が低下するならば，つじつまが合う．

体温に関していえば，周術期には直腸温や膀胱温などの中枢温を持続測定するが，通常は末梢温は測定していない．末梢温を知るには，手や足を触れて確認する必要がある．末梢が収縮しているかどうかの指標は，触診による情報が有用なことは誰もが認める事実であろう．すなわち，モニターに表示される情報だけでは確信が持てない場合でも，五感を使って状況を認識することで，モニターからの情報が生きるのである．

モニター機器も五感による観察も，患者の発する兆候を見ていることには変わりない．**モニター機器の数値を治療するのではなく，患者を治療する**のである．モニター機器は患者の兆候を捉えるための道具でしかない．モニター機器が信用できない場合には自分の五感で判断ができるようしておくことが大切である．

3 モニター機器にだまされない（原理を知る）

モ源病という病気がある．本来は，患者の状態が悪くないのに，何らかのトラブルでモニターの値が異常値を出して，それを信じてしまったことで患者に起きる病気という意味である．これから派生して，最近では，モニターの原理を理解せず異常な値でもすぐに信じてしまうことを，「モ源病にかかっている」などと使用する．モニターが表示する数値は通常は正しいが，ときには異常値を出すこともある．例えば，観血的動脈圧測定で，何らかのトラブルで動脈波形が出なくなることがある．本当に血圧が低い場合にももちろん，動脈圧は低く表示され，動脈圧波形もたよりない波形をしている（「波形がなまる」）．

本当に血圧が低いのか動脈圧測定のライン自体のトラブルなのかは，脈を触れてみればわかる．最低限，"脈を触れる"ことを忘れてはならない．脈はよく触れて血圧は大丈夫で，波形がなまっている場合にはフラッシュをする，動脈血を逆流させるなどして対処する．加圧バッグの役割を知っていれば，フラッシュをしてもヘパリン生食が流れないことに気づくが，そうでない場合，何度も「なまり」が出現する．加圧バッグで規定の圧を加えることにより約3mL/時のヘパリン生食が流れるようになっている．加圧バッグは，圧ラインの「なまり」を防止している．

また，観血的動脈圧のトランスデューサーが床に落ちているのに，急に血圧が上昇したと思いこんでしまう人がいる．落ち着いてモニター波形や収縮期血圧/拡張期血圧を見ればおかしいことに気づくはずである．ゼロ点が違っているだけである．たいていは収縮期圧と拡張期圧がともに50〜60mmHg急上昇する現象が観察されるため，その状態になっていることに気づけばあわてることはない．手術台の高さが床から60cm程度であるため，トランスデューサーの落下で，ゼロ点が低くなり，トランスデューサーが落下した分だけ血圧は高く表示される．モニターの原理を理解せずに数値のみを追いかけていると，モニターに振り回される．逆に，本当に血圧が下がっているのに，モニターがおかしいと言って患者の脈を確認しないと，医療事故につながる．

4 患者と術野とモニターを五感で感じて状況判断する

患者を五感で感じることと，モニターの生波形を見て判断することは，五感を使うのと同じである．きちんとモニターの原理を知っておくこと，実際に起こっていることを五感を使って確かめることである．見ればわかること，聴けばわかること，触れればわかることなどは，その感覚とモニターから出てくる数値がかけ離れているかどうかによって確かめることができる．見るのは波形であり，術野であり，患

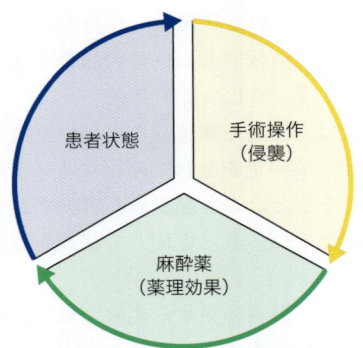

図1　術中に考えるべき3要素

者である．個々の症例で，個々のモニターの数値がどの程度の信頼性があるかは，ほかのモニターをあわせて同時に見ることに加え，五感を活用して患者や術野を感じて，総合的に判断するしかない．麻酔中にモニターが表示している波形や数値は患者の変化だけではなく，麻酔科医が行った薬物コントロールや外科医が加えた手術侵襲をあわせた結果として表示（図1）されていることを忘れてはいけない．すべてが，患者の急変によって起こっている現象を表示しているのではなく，麻酔や手術侵襲により起きていることをあわせた結果として，モニター上に表現されるのである．

5　出ているトレンドを吟味する

　ICUでの鎮静，人工呼吸中に「患者さんが動くのですが」と看護師に言われて，鎮静を深くすることがある．ICUに行って患者を見てみるが，動く様子はない．たしかに，生体情報モニターのトレンド表示を見てみると，あるところでは脈拍や血圧も上昇し覚醒しているかのような表示が所々ある．根掘り葉掘り聞いてみると，清拭や体位交換，気管吸引の際に動くのだという．先にも述べたが，患者に侵襲的な行為を行っているときには交感神経の緊張は当然である．手術であれば，麻酔をコントロールして侵襲が加わった場合にも動かないようにする．しかし，ICUでは多少動いても，抜管や生命の危機につながらないような体動であれば許容はできることもある．また，交感神経の緊張も身体の負荷にならない程度であれば許容できるだろう．慌てない状況であれば，トレンドに表現されている意味を吟味して対応することが可能である．周術期においては，落ち着いてはいるが，今後，悪い方に向かいそうという芽を摘んでおく必要がある．その予測に，トレンドを吟味して評価することは有効である．モニタリングの意義は，現状の値のみを評価するのではなく，患者管理の流れの中で，どのように変化してきたか，どのように変化するのかを予測して動くために行うところにある．

第2章

モニター機器

第2章 モニター機器　A）循環のモニタリング

1. 心電図

機器紹介

フクダ電子株式会社

製品名

◆ DS-8500

心電図モニターは心電図波形と心拍数，ST変化を測定，表示する装置であり，患者の心拍数やST変化や予期しない不整脈の発生を長時間連続的にモニタリングするために使用する．また，心電図モニターはアラーム（警報）機能を装備し，患者の状態が急変したときには，視覚的，聴覚的な方法によって医療スタッフに異常を知らせる．

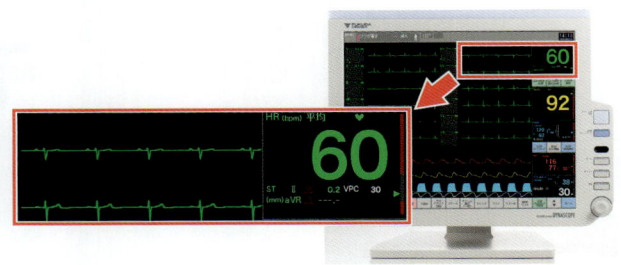

1 原理

心電図は体表に装着した電極を介して，心筋細胞の活動電位を電気信号として取り出し，表示，記録したものである．体表から取り込まれた電気信号は差動増幅回路により交流ノイズを低減し，微小な心電図信号成分を増幅する．増幅された信号はA/D変換によってアナログ信号からデジタル信号に変換される．デジタル化された信号は，機器内部のCPUにより以下の信号処理が行われる（図1）．

- 心電図信号に含まれるノイズ成分を除去する．
- **フィルター処理**．
- 心拍数の**演算**．
- 不整脈検出，ST偏位などの**心電図解析**．
- 機器内部メモリーへの心電図波形，心拍数データの**保存**．
- 心電図波形，心拍数の**表示**，**記録**．

1）心拍数の検出原理

心電図モニタリングにおいて瞬時心拍音，R波同期信号出力，心拍数などの計測を行うために，心電図波形からQRS波形のR波部分を検

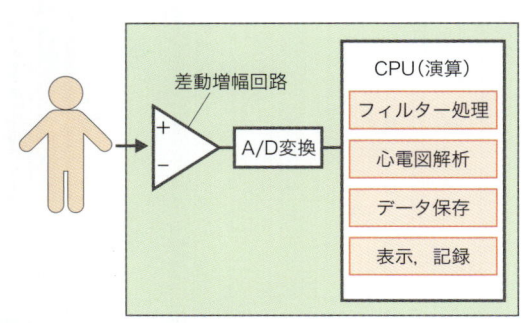

図1　心電図モニターのしくみ

心電図

出する（図2）．

❶QRS波形の周波数成分である20Hz前後を中心周波数としたバンドパスフィルターを通過させ，P波信号，T波信号などの計測誤差の要因となる信号を減衰させる．新生児モードでは，さらに高い周波数のバンドパスフィルターを通過させる．

❷バンドパスフィルターを通過したフィルター波形のピーク波高（R波部分）を検出し，R波からT波エンドの区間をT波マスク時間（心拍数により長短）として，R波検出の後にT波をマスクしてダブルカウントになるのを抑制する（QRSの振幅に対してT波の振幅が数倍あるような心電図の場合はR波とT波のダブルカウントする場合がある）．

❸T波マスク時間が終了した後，R波検出閾値を下げながらR波検出区間で次のQRS波形を検出，ピーク波高検出を行いR波として検出する．大きなアーティファクトや電気メスによるノイズが混入した場合はQRS波形と誤認識され検出される場合がある．

❹検出されたR波から瞬時心拍音，またRR間隔を計測して心拍数を算出する．

2）ペースメーカの検出

近年のペースメーカの刺激パルスは，数百mVの電圧，数十～数百µsのパルス幅でペーシングを行い，またバイポーラ方式の場合は体表電極で検出されるペーシングパルスはさらに微小な信号である（図3）．

心電図モニタリングでペーシングパルスを検出する目的は2つある．

①心拍数計測でペーシングパルスを誤検出して心拍としてカウントしない（Non Capture時に心拍計測しないようにする）．

②ペーシングパルスを疑似的に心電図波形に重複表示（ペーシングスパイク）させペースメーカ心電図であることを明示する．

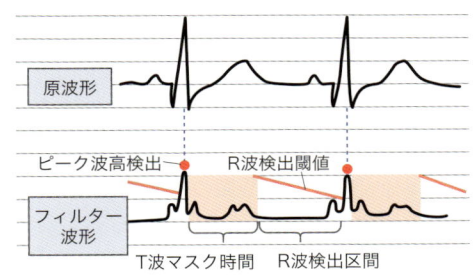

図2　心拍数の検出原理

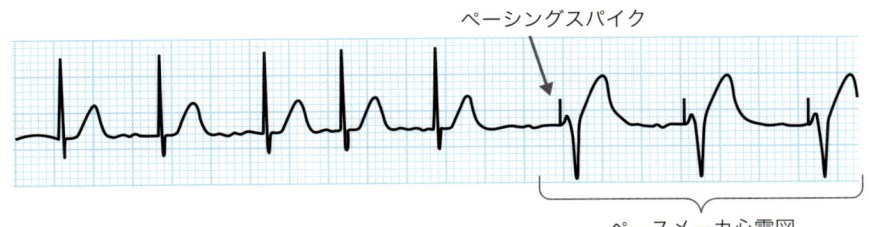

図3　ペースメーカの検出

2 セットアップ・使用手順

❶電極を装着し，電極と誘導コード（リード線）を接続する．電極装着時は体表をアルコールで清拭するなどして，皮膚との接触インピーダンスを低く保つようにする．

❷誘導コードを機器に接続する．

❸誘導選択，表示感度および心電図フィルターの設定を目的や測定状況に応じて適切に行う（図4）．

❹心拍数アラームの設定，確認を行う．

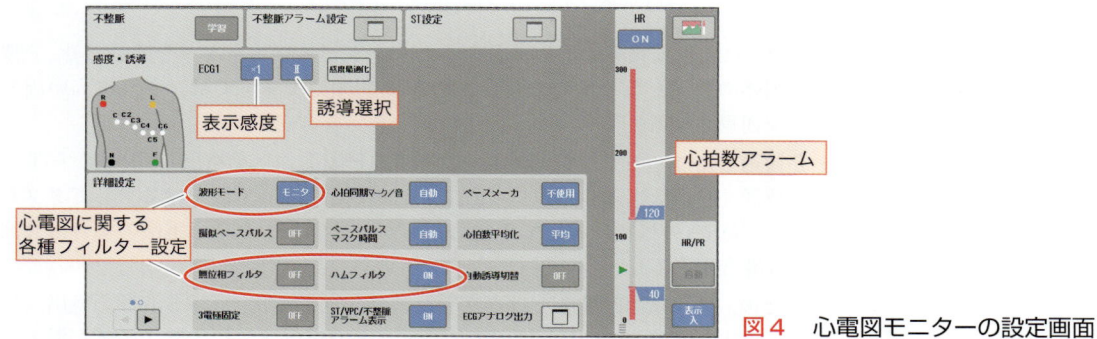

図4　心電図モニターの設定画面

3　装着方法・基本的操作法

　不整脈，ST偏位などの心電図解析を目的とした標準12誘導心電図は，四肢に装着した4電極と，胸部に装着した6電極の計10電極で測定される．

　一方，手術中の用途では，胸部に電極を装着できない場合もあり，また誘導コードの接続が煩雑になるのを避けるため，3電極または5電極による心電図測定が行われる．

1）3電極法

　右鎖骨下（R），左鎖骨下（L），左側胸部付近（F）に電極を装着し，2電極間の組合せからⅠ，Ⅱ，Ⅲのいずれかの1つの双極誘導心電図が測定できる（「臨床での使用法」の図1参照）．残りの電極は不関電極と呼び，機器側の基準電位（ゼロ電位）に接続される．測定する誘導は機器の設定により選択できる．

2）5電極法

　R，L，Fの電極から得られるⅠ，Ⅱ，Ⅲの双極誘導，aV_R，aV_L，aV_Fの単極肢誘導，および任意の胸部に位置した電極Cから得られる胸部単極誘導の計7誘導の心電図測定が可能である（「臨床での使用法」の図2参照）．N電極は5電極法での不関電極となる．

3）胸部双極誘導

　主に，病棟における心電図モニタリングやホルター心電図で使用される誘導であるが，周術期においても，3電極法で胸部誘導をモニタリングする目的で応用できる．例えば，3電極法でRおよびL電極の装着部位をCM5に変更することにより，Ⅰ誘導がV5相当になる．よく使われる胸部双極誘導を図5に示す．

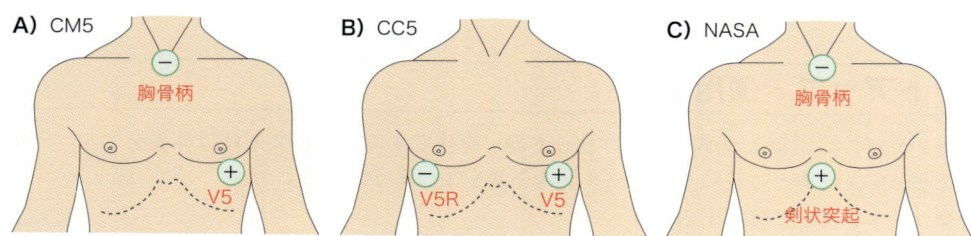

図5　胸部双極誘導
A）CM5誘導：胸部V5波形に類似した心電図
B）CC5誘導：心筋虚血に伴うST-Tの変化を反映しやすい心電図
C）NASA誘導：波形は胸部V2に類似，P波を強調し，筋電図や体動によるアーティファクトの混入が少ない心電図

Pitfall

- 電極ペーストの乾燥や電極装着状態の悪化により，皮膚接触インピーダンスが高くなると，心電図波形に交流障害（ハム）や基線動揺によるノイズが生じる（図6）．
- 断線の疑いがある誘導コードはハムの影響を受けやすく，また「電極外れ」を誤検出する可能性がある．このため誘導コード類の点検は定期的に実施することが必要である．
- 患者が緊張した状態では，筋肉の緊張によりハムに類似した細かい振動成分を含んだ筋電図を生じることがある．
- 患者と操作者を電気ショックから守るために，機器は必ずアース端子のついた医療用電源に接続することが必要である．
- 機器のアース接続が正しく行われていないと，ハムやほかの医療機器からのノイズの影響を受けやすくなるなど，心電図モニタリングに悪影響を及ぼすことがある．
- ペースメーカ使用の患者の場合，「ペースメーカ使用」の設定がOFFのままであると，ペーシング不全時でもペーシングパルスをQRS波として検出し，誤った心拍数を表示することがあるので注意が必要である[1]．

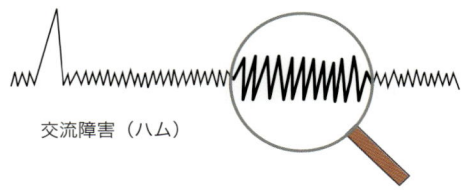

交流障害（ハム）

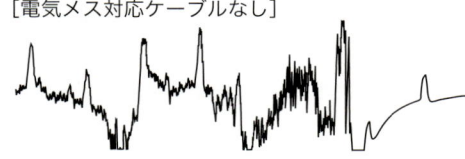

［電気メス対応ケーブルなし］

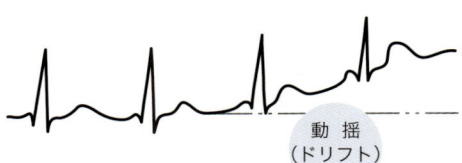

動揺（ドリフト）

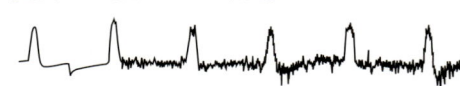

［電気メス対応ケーブル使用］

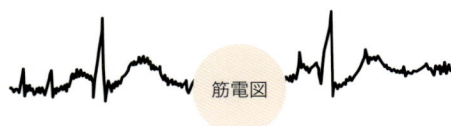

筋電図

図6　心電図へ影響するノイズ[2]
通常の心電図ケーブルと違い，電気メス対応ケーブルは電気メスノイズの振幅を軽減するために，心電図ケーブルの電気的シールドの強化と電気メスノイズの高周波成分を減衰させるフィルタを組み込んでいる

文献

1) 酒井基弘：心電計と心電図モニタ．クリニカルエンジニアリング，18：3-12, 2007
2) 「心電計・解析付心電計の上手な使い方」（岩塚徹，岡本登 監），エム・イー・タイムス，2004

臨床での使用法

石原　聡

　心電図モニターはバイタルサインの1つである心拍数の継続的な観察，不整脈や心筋虚血の監視を主な目的とする．

1　使い方

1）電極の貼付とリードの接続
- 通常の3極誘導では，右肩・左肩・左上腹部に貼付する．
  リードの赤は右肩に，黄は左肩に，緑は左上腹部に接続する（図1）．
- 5極誘導では，胸部誘導1カ所とアースを追加する（図2）．
  リードの白は胸部誘導に，黒は不関電極に対応する．
- 貼付部位は筋肉が少ない部分を選び，あらかじめ酒精綿で拭く．
- 手術室での使用においては，術野・消毒範囲と重ならないよう場所を選び，必要に応じて電極をテープで保護する．

2）誘導の選択
- P波・QRS波・T波から成る典型的な心電図が観察されるⅡ誘導を用いることが多い．
  Ⅱ誘導で波形が不明瞭な場合には，P波や波形表示がわかりやすい誘導に切り替える．
- 心筋虚血の監視には，5極誘導でⅡとV5を用いるのが一般的である．

3）開始時の確認
- 図3のように波形と心拍数が表示されるのを確認する．
- 「ピッピッ」という同期音が鳴るのを確認する．
- 波形を印刷または電子保存して記録する．

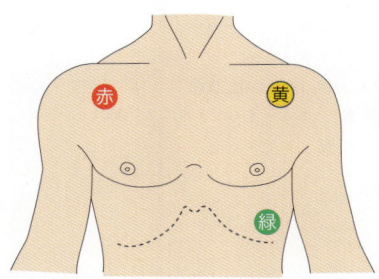

図1　電極の貼付部位

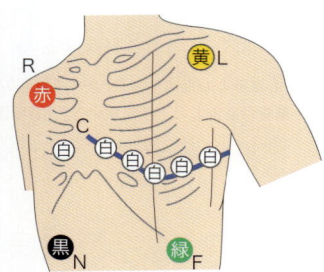

図2　5電極の装着方法

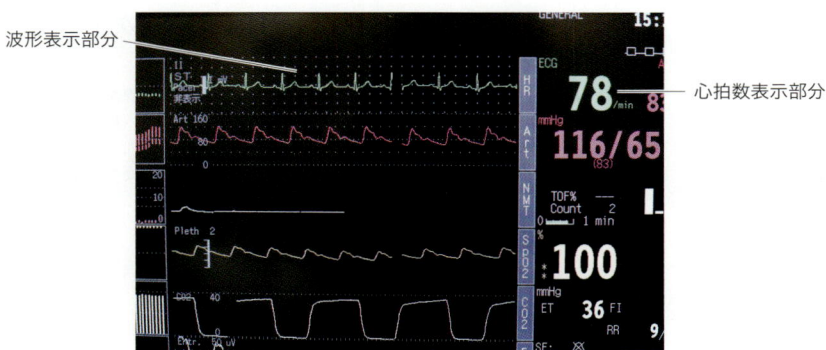

図3　正常の心電図モニターの波形と心拍数表示

表1　頻脈の原因
- 疼痛，呼吸苦，その他患者の苦痛
- 循環血液量減少，貧血
- 敗血症，その他全身性炎症反応症候群
- 代謝性：高体温・甲状腺機能亢進
- 薬剤性：カテコラミン類・血管拡張薬など

表2　徐脈の原因
- 全身麻酔（交感神経の抑制）
- 区域麻酔（交感神経の遮断）
- 迷走神経反射
- 代謝性：低体温・甲状腺機能低下
- 薬剤性：β遮断薬など

2　使用できる場面・役立つ病態

- 手術室，ICU，救急の全過程．
  日本麻酔科学会の「安全な麻酔のためのモニター指針」では，全身麻酔・区域麻酔の全例に心電図モニター使用が義務づけられている．
- 心筋虚血の監視目的では，左冠動脈の灌流域に対応する胸部誘導を含む5極誘導を用いる．
- 不整脈の監視目的では，P波を認識しやすいV1またはV2を含む5極誘導を用いる．

3　波形や数値の読み方

1）調律を見る
　洞調律ではすべてのP波に一定のPQ間隔をもってQRS波が続き，逆にQRS波にはP波が先行する．心拍数60〜100回/分なら正常洞調律とする．

2）頻脈（不整脈を除く）
　頻脈の原因を表1に示す．全身状態不良が多く，原因に応じた治療を行う．

3）徐脈（不整脈を除く）
　徐脈の原因を表2に示す．概して麻酔・鎮静により心拍数は低下する．

4）ST部分
　心筋虚血のモニタリングには5極誘導を用いる．II誘導のST変化は右冠動脈支配の下壁の虚血を，胸

表3 ST上昇を示すもの	表4 ST低下を示すもの	表5 二次性QT延長の原因
・心筋梗塞 ・冠攣縮性狭心症 ・心室瘤 ・心外膜炎 ・二次的ST上昇 　（脚ブロック，心室肥大など） ・早期再分極	・心筋虚血 ・二次的ST低下 　（脚ブロック，心室肥大など） ・ジギタリス効果 ・低カリウム血症	・徐脈 ・電解質異常（血清K，Ca，Mgの低下） ・薬剤性（抗不整脈薬，向精神薬など多数） ・心筋虚血や心筋炎 ・頭部外傷や脳血管障害の急性期

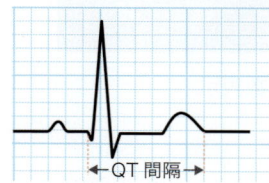

図4　正常心電図とQT間隔

部誘導のST変化は左冠動脈支配の前壁や側壁の虚血の可能性がある．文字通り「変化」が重要な所見である．体位変換などで**電極を貼り替える必要がないよう貼付部位を選択すること**，およびモニター開始時の波形を記録することを習慣化すべきである．

心電図モニターで認めたST変化を心筋虚血と即断してはならない．12誘導心電図と比較して，限られた誘導のみモニターすることの限界および，またST変化の原因は虚血以外にも多数存在する（**表3，4**）．ST変化が心筋虚血と考えられる場合には，症状・病歴・冠危険因子の有無や12誘導心電図・心エコー・採血などほかの方法で，心筋虚血の可能性を評価する．

5）QT間隔の異常

QT間隔はQRS波の始まりからT波の終わりまでの時間で（**図4**），心拍数で補正したQTcで評価する．一般的Bazettの式による補正で，$QTc = QT/\sqrt{RR}$ である．0.36〜0.44秒までが正常範囲である．
QT短縮は高カルシウム血症やジギタリス製剤使用時にみられる．
QT延長は心室性期外収縮から心室頻拍に移行しやすい危険な状態である．**QT延長を認めた場合には，徐脈・電解質異常・薬剤性などの治療可能な原因**（**表5**）**を同定し，素早く対応することが，臨床上重要である**．

6）脚ブロック

脚ブロックの診断は12誘導心電図でなされるが，心電図モニター上で脚ブロックの所見を知ることは有用である．
右脚ブロックの場合，V5誘導で結節を有する幅広いS波がみられ，ST部分やT波は正常である（**図5**）．V1誘導では，右脚ブロックに特徴的なrsR'型のQRS波を観察できる．
左脚ブロックの場合，V5誘導で頂点が平坦な幅広いQRS波がみられ，ST低下と陰性T波を伴うことが多い（**図6**）．
心拍数の上昇時のみ脚ブロックがみられる場合がある．洞性頻脈や上室性不整脈をQRS波形の変化により心室頻拍と誤認する場合や，ST変化に見える危険性がある．誤認を避けるためには心拍数依存性脚ブロックについて知る必要がある．

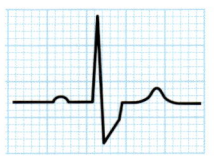
図5　右脚ブロックにおけるV5

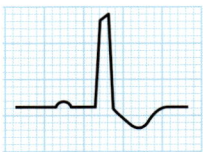
図6　左脚ブロックにおけるV5

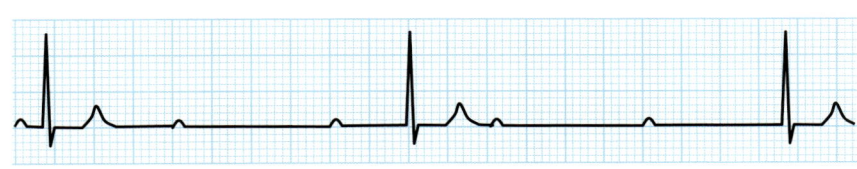
図7　完全房室ブロック
P波とQRS波が無関係に現れ，QRS波は40回/分未満となる

7）房室ブロック

房室ブロックは房室結節の伝導機能の低下による一連の徐脈性不整脈である．
- Ⅰ度房室ブロック：PQ間隔が200msec以上に延長するものを言う．
- Ⅱ度房室ブロック：心房の興奮の一部が心室に伝わらないものを言う．
  - Wenckebach型Ⅱ度房室ブロックではPR間隔が徐々に延長し，あるところでP波に続くはずのQRS波が欠落する．
  - Mobitz型Ⅱ度房室ブロックではPR間隔は一定だがあるところでP波に続くはずのQRS波が欠落する．
- Ⅲ度房室ブロック（完全房室ブロック，図7）：心房の興奮が心室に一切伝わらないものを言う．心室の自動能によりQRS波が現れるが，極端な徐脈により血圧低下，意識消失，うっ血性心不全などの症状を示す．
  - Ⅲ度房室ブロックは高度の徐脈となるためペースメーカーの適応である．またMobitz型Ⅱ度はⅢ度に発展する可能性が高いためペースメーカーを考慮する．

8）上室性不整脈

①心房細動
RR間隔の絶対的不整とP波の欠如を特徴とする（図8）．
f波と呼ばれる細かい波が基線上にみられる場合がある．

②心房粗動
粗動波と呼ばれる，鋸歯状を示す約300回/分の心房波形を特徴とする（図9）．
粗動波とそれに対する心室の応答により2：1伝導，4：1伝導などと表現される．

③上室性頻拍
洞調律と同様の幅の狭いQRS波で，RR間隔は一定．P波は認められない場合も多い（図10）．

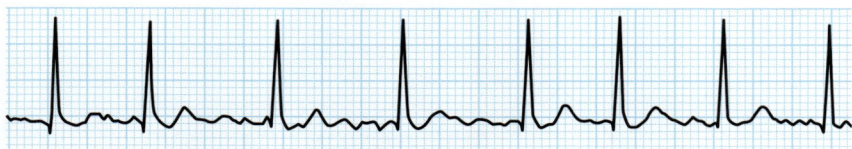

図8　心房細動

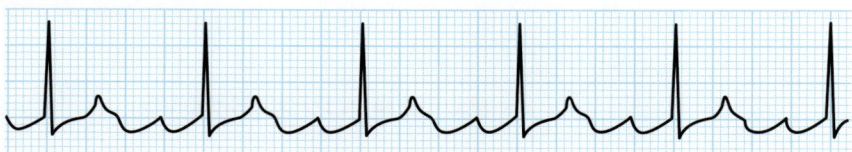

図9　心房粗動

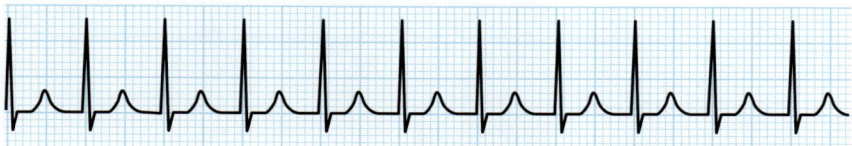

図10　上室性頻拍

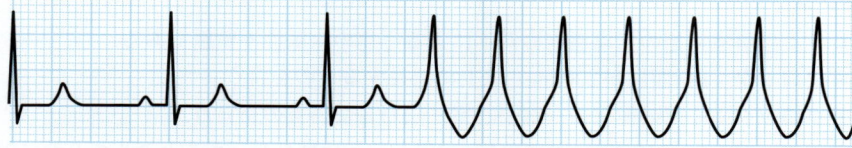

図11　心室頻拍

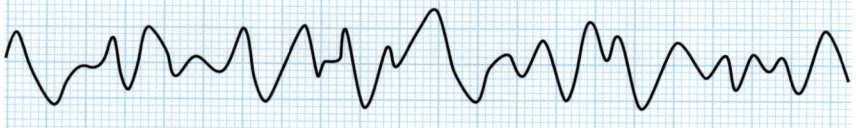

図12　心室細動

　　しばしば心拍数120回/分を上回る．突然心拍数が上昇することから洞性頻脈と鑑別する．

9）心室性不整脈

①心室頻拍
　　幅広で通常とは異なる形のQRS波が連続して出現する（図11）．
　　無治療で30秒以内に停止するものは非持続性心室頻拍とされる．

②心室細動
　　無秩序にうねるような波形を示す（図12）．脈波は認められない．

10) 致死性不整脈

　明確な定義はないが，極端な心拍出量低下により肺うっ血や意識消失など重篤な臓器障害を示す不整脈，心停止に準じる重篤度・緊急性をもつ不整脈の総称である．

　徐脈性不整脈の中では完全房室ブロックや高度の徐脈を示す洞不全症候群は致死性不整脈に該当し，ペースメーカーが考慮される．

　頻脈性不整脈の中でも心室頻拍，心室細動，心拍数150を超えるような上室性不整脈は致死性不整脈に該当し，電気的除細動が考慮される．

Pitfall

- アーチファクト：患者の体動や震え，電極の剥がれ落ち，電気メスのノイズなどにより生じる．アーチファクトを不整脈などの異常所見と見誤る可能性，逆に異常所見をアーチファクトと早合点して見落とす可能性がある．これはパルスオキシメーターや観血的動脈圧モニターが示す脈波を併用することで補完できる．
- 上室性不整脈は，著しい頻脈となると心室性頻拍との鑑別は困難である．いずれにしろ，すみやかに心拍数を低下させる必要がある．心拍数の制御が不能な場合や明らかに循環動態が不良な場合には電気的除細動の適応となる．心電図診断の確定に時間を費やす必要はない．
- 頻脈性不整脈で循環動態不良な場合には，電気的除細動の適応となる．脈拍触知不能，血圧低下，胸部不快感・呼吸苦，不穏・意識障害，など循環動態不良の徴候を自らの五感で感知することが重要である．心電図モニターにばかり注意を向けてはならない．
- 不整脈とそれに対する治療の関係は，1対1対応にはならない．そのときの循環動態，背景の器質的心疾患と心機能，抗不整脈薬の薬理などを考慮に入れなければならず，患者が重症であるほど高度な判断が要求される．

文献

1) 「改訂　心電図モニター」（谷村伸一 著），へるす出版，2004
2) 「Making sense of the ECG」（Andrew Houghton, David Gray），Arnold, London, 2003

第2章　モニター機器　A) 循環のモニタリング

2. パルスオキシメータ

機器紹介① ［基本機能］

コヴィディエン ジャパン株式会社

製品名

◆ Nellcor™ Bedside SpO₂ Monitoring System

パルスオキシメータは，動脈血酸素飽和度（SpO$_2$）と脈拍数（PR）を非侵襲的，連続的にリアルタイムで表示するモニタである．

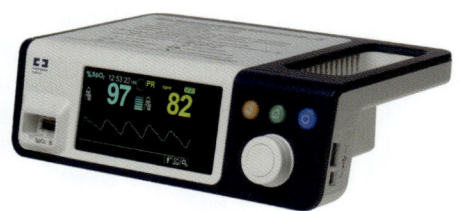

1 原理

　　パルスオキシメータは，装着部（指先や前額部など）にあるセンサの発光部（LED）から赤色光（R）と赤外光（IR）を放ち，吸収されずに透過した光を受光部で受けることによりSpO$_2$やPRを測定する．

1）容積脈波法（plethysmography）

　　物質に吸収される光の量は，その濃度・容積に影響される．組織や静脈は急激な容積の変化がないため，吸収される光の量は一定と考えられる．一方動脈は拍動により容積が変化するため，吸収される光の量も変化する（図1）．この吸収された光の量的変化を脈波として捉え動脈を特定し，次に説明する分光光度法に利用する．PRはこの技術により算出され，プレシスモグラフは酸素飽和度の影響を受けにくいIRの情報である．

2）分光光度法（spectrophotometry）

　　分光光度法とは，分光された光を物質にあて，その光が物質を通過する際に，対象の物質にどのくらい光が吸収されたか（吸光度）を測定することにより，物質の濃度を定量的に測定する方法である．Nellcorは，R：660nmとIR：900nmを利用している（各波長はメーカーによって異なる）．対象の物質である酸素化ヘモグロビン（O$_2$Hb）はIRを多く吸収し，反対に脱酸素化ヘモグロビン（HHb）はRをよく吸収するという吸光特性も持っており（図2A），RとIRの吸光度比率を実測で求めたキャリブレーションカーブに当てはめ，SpO$_2$を演算する（図2B，C）．

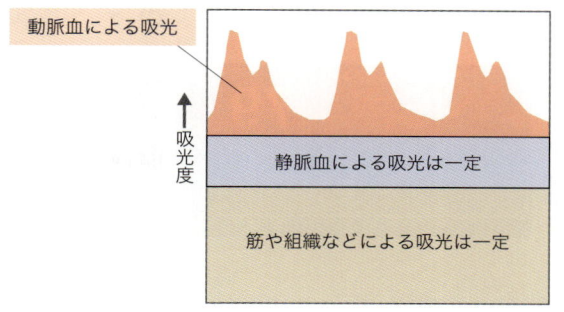

図1　容積脈波法

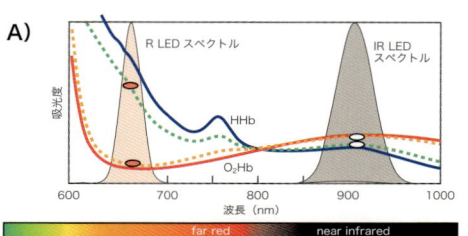
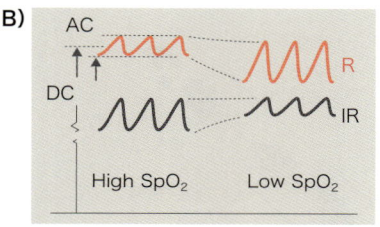
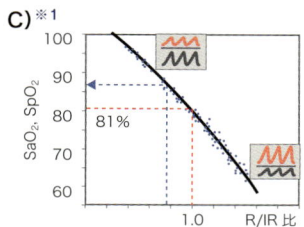

図2　分光光度法〔A）吸光特性，B）RとIRの比，C）キャリブレーションカーブ〕
SpO_2が高い場合，RとIRの吸光度はB）の左側のようになる．SpO_2が低い場合はB）の右側のようになる．これをグラフ化したのがC）である．

2　使用目的

　パルスオキシメータはクリティカルケア領域から在宅領域まで，呼吸管理を必要とする広い領域で使用されているが，周術期においては主に下記の目的で使用される．
- 麻酔中の酸素化の指標
- 抜管後の呼吸管理
- 術後の鎮痛・鎮静時の呼吸管理
- 人工呼吸中の酸素化管理および安全管理，など

3　特徴

1）ディスプレイ（図3）

- 測定ディスプレイのほか，タブラートレンドやグラフィックトレンドが表示できる．
  - タブラートレンド：本体に保存されたトレンドデータ（4秒ごと，最大96時間分）を，表形式（数値）で表示する．
  - グラフィックトレンド：本体に保持されたトレンドデータ（4秒ごと，最大96時間分）を，1つのグラフで表示する．
- 各インジケータによりバッテリーの状態やセンサの状態を確認できる．
- メッセージ表示によりパルス信号の状態などを確認できる．

※1…R/IR比に対するSpO_2の校正曲線はメーカーにより異なる．R/IR比が1.0のときのSpO_2はNellcor社では81％であるが，他社では85％である．

A) 測定ディスプレイ 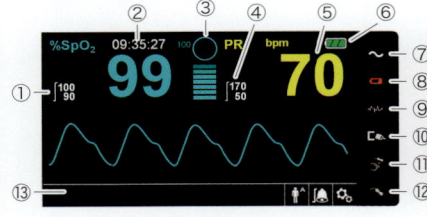　　B) タブラートレンド 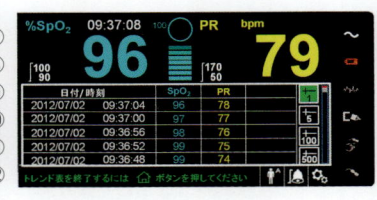　　C) グラフィックトレンド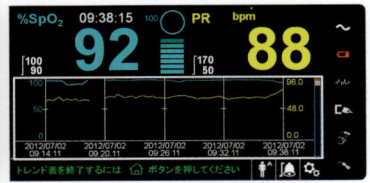

図3　ディスプレイ
①SpO$_2$上限/下限，②SpO$_2$，③SatSeconds，④PR上限/下限，⑤PR，⑥バッテリ状態アイコン，⑦AC電源インジケータ，⑧バッテリ充電インジケータ，⑨干渉インジケータ，⑩センサオフインジケータ，⑪センサ接続不良インジケータ，⑫センサーメッセージインジケータ，⑬メッセージ表示部

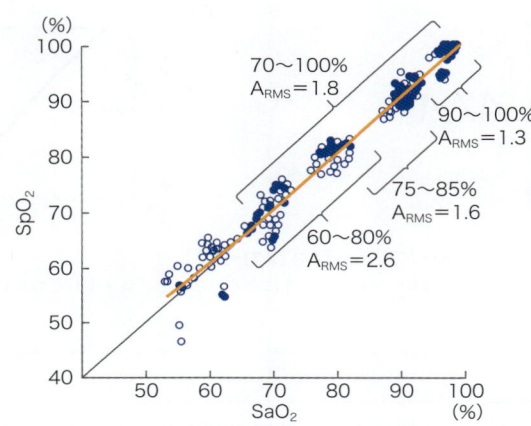

図4　サチュレーションレンジにおけるSpO$_2$の精度
（製造元データより）N-600xとN-25使用時

2) SpO$_2$の精度

　一般的なパルスオキシメータのSpO$_2$の精度は70％以上の領域で±2％程度である．
　Nellcorは赤色光やセンサタイプによって生じるキャリブレーションカーブのずれを補正するデジタルキャリブレーションにより，70％以上の領域の精度を±2％，低酸素領域（SpO$_2$ 60～80％）を±3％としている（図4）．

3) 前額部センサの有用性

　前額部は内頸動脈由来の眼動脈から分岐する滑車動脈と眼窩上動脈で栄養されており，末梢血管収縮作用を受けにくい．したがって前額部でのSpO$_2$測定は，特に末梢灌流が低下している患者において，手指などでの測定よりも脈拍検知が良好で（図5A）[1]，SaO$_2$変化に対する追従も早い（図5B）[2]ことが報告されており，クリティカルケア領域では非常に有用なセンサである．

4　使用手順

　操作パネルと各部の名称を図6に示す．

1) 操作方法

　❶電源コードコネクタを本体のAC電源コネクタに接続し，電源コードプラグをコンセントに接続する．

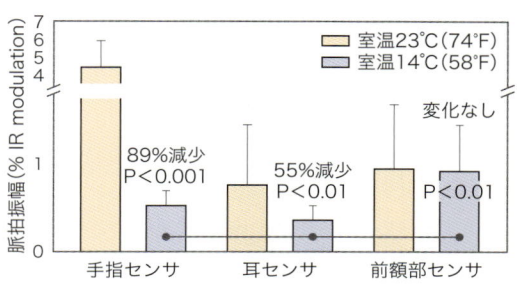
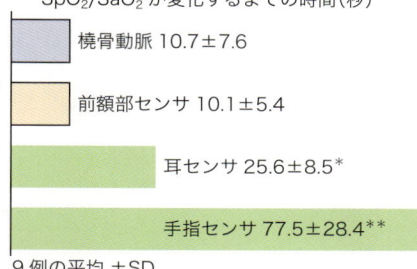

図5　前額部センサの有用性

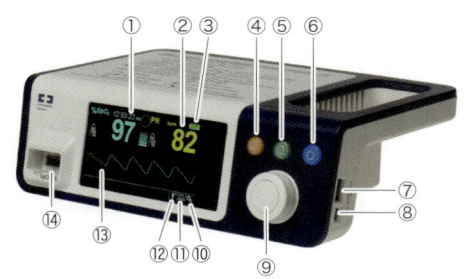

図6　操作パネル
①SpO_2，②PR，③バッテリ状態アイコン，④アラーム音一次停止ボタン，⑤リターンボタン，⑥電源オン／オフボタン，⑦USBポート（Aタイプ），⑧USBポート（ミニBタイプ），⑨ジョグダイアル，⑩オプションメニュー，⑪アラーム設定，⑫患者モード，⑬プレチスモグラフ，⑭SpO_2コネクタ

❷SpO_2センサ接続ケーブルを本体に接続し，ケーブルにSpO_2センサを接続する．

❸本体の電源オン／オフボタンを押して電源をオンにし，自己診断試験を開始させ異常がないことを確認する（異常がある場合エラーコードなどが表示される）．

❹SpO_2センサを患者に装着する〔下記2）を参照〕．

❺測定が開始されたらアラームの設定値を確認し，SpO_2およびPRの上限下限を適切に設定する．

❻測定を終了する場合は，本体の電源をオフにしSpO_2センサを患者から外す．

2）センサの装着方法

❶センサに記載されている体重や，装着したい部位によってセンサを選択する（図7）．

❷粘着部分の台紙を剥がす前に発光部と受光部の中央線に折り目を付け，発光部と受光部が相対するように装着する．

❸センサ外れの防止および安定した測定のために，SpO_2センサコードをテープなどで固定する．

❹エキストラテープなどで圧迫をかけないようにする．

❺前額部センサは眉の直上に貼付し，ヘッドバンドを使用する．

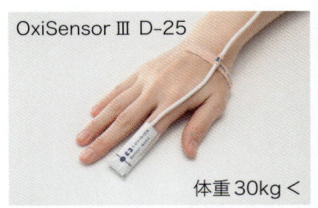
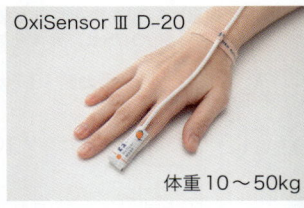
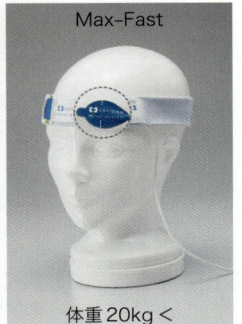
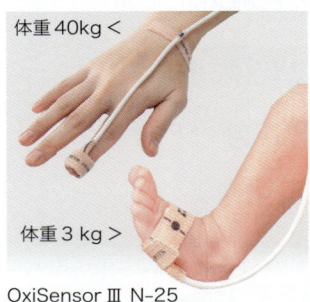
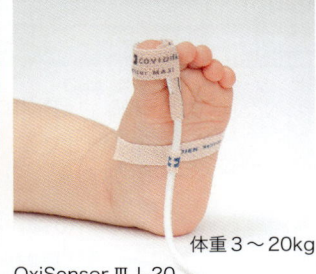

図7　Nellcor™ Oximax™ Sensorの装着例

Pitfall

1）技術的側面からのピットフォール

- Oximax™技術はO_2HbとHHbを測定対象としている（機能的酸素飽和度）ため，co-oximeterを搭載した血液ガス分析のSaO_2（分画酸素飽和度）とずれが生じることがある．
- 異常Hbの測定はできない．異常Hbが増えるとSpO_2測定に影響する．例えばCOHb（一酸化炭素ヘモグロビン）が増えた場合，COHbのRの吸光度はO_2Hbと近く，IRはほとんど吸収しないため（図8 A），O_2Hbを過大評価（実際のSaO_2より高く測定）する傾向にある[5]．またMetHb（メトヘモグロビン）はRもIRも良く吸収するという特性をもっており（図8 A），実際のSaO_2が何％かに関わらず，MetHbが増えるとSpO_2は85％に近付くと報告されている[5]．したがって，異常Hbの存在が疑われる場合は，co-oximeterでの測定が必要である．
- メチレンブルーなどの色素製剤を使用した場合，Rの吸光比率が大きくなるため（図8 B），HHbを過大評価してしまい，一時的に実際のSaO_2よりもSpO_2が低下する[5]．
- マニキュアについては，黒色系やネールアートのように光の通過に影響する場合や，青色系のように特定の光成分の吸光度に影響する[6]場合がある．マニキュアはパルスオキシメータの性能に影響を及ぼさないとする報告[7]もあるが，パルスオキシメータが低酸素血症を早期に発見するための安全モニターとして位置づけられることを考慮すると，センサーを装着する指のマニキュアは除去することが強く推奨される．
- 外部干渉や末梢低灌流などで動脈が検知できない場合，測定不能となることがある．

2）センサのピットフォール

- 発光部と受光部が相対していない場合，受光部に光が届かず測定不能もしくは誤作動となる場合がある（図9 A）．
- パルスオキシメータのセンサーの装着が不適切であると，発光ダイオードが出力した光の一部が生体組織を通らずに受光部に入る光学的シャント（ペナンブラ効果，ペナンブラとは半影のこと）が発生する（図9 B）．ペナンブラ効果がおこると，受光部における赤外光と赤色光の強さの比が1.0に近づく．理論的に，赤外光と赤色光の比が1.0ではSpO_2は81％（または85％，p.27の脚注1参照）になる．そのため，ペランブラ効果では，通常，SpO_2が低く表示されるが，低酸素血症では高く表示される場合もある[8]．

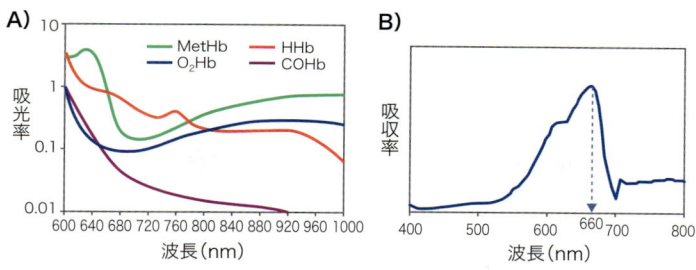

図8 吸光スペクトル
A) ヘモグロビンの吸光スペクトル，B) メチレンブルーの吸光スペクトル（Aは文献3より，Bは文献4より引用）

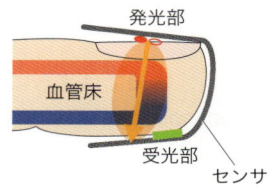

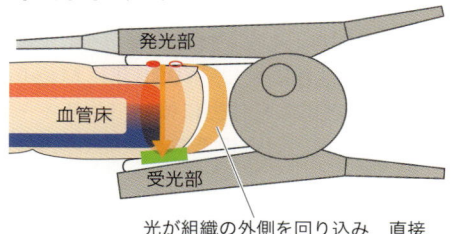

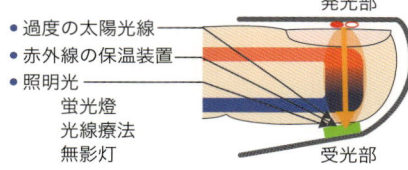

図9 センサのピットフォール

- パルスオキシメータのセンサーは，適正に装着されていることを確認するとともに，原因不明のSpO_2低値に対しては，ペナンブラ効果を疑ってセンサーの装着をチェックすることも必要である．
- センサと装着部位に隙間ができると，外部光の干渉を受け，誤測定の原因となることがある（**図9C**）．
- センサ装着部の圧迫により静脈拍動が生じると，SpO_2を低く測定することがある．
- センサ装着部の圧迫により動脈拍動まで圧迫すると，測定不能および虚血による傷害を生じることがある．

文献

1) Bebout DE et al：Anesthesiology, 96：A558, 2002
2) Bebout DE et al：Crit Care Med, 31(2)：A72, 2003
3) Jennifer LI & Corey MS：Arterial blood gas analysis：A 3-step approach to acid-base disorders. The Journal of Respiratory Diseases, 29(2)．2008
4) 公開特許公報（A），特開2000-279821（P2000－279821A），日本国特許庁，2000
5) Hill E et al：Update in Anaesthesia, 11：11-15, 2000
6) 真茅孝志 ほか：医器学, 75(10)：704-705, 2005
7) Yamamoto LG et al：Respir Care, 53(11)：1470-1474, 2008
8) Kelleher JF et al：Anesthesiology, 71：787-791, 1989

機器紹介② ［応用機能］

佐伯　昇

製品名
◆ **Masimo radical-7**

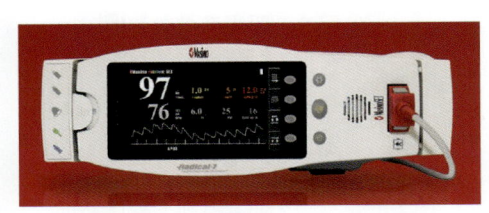

［基本から応用へ：パルスオキシメータの進化］

　パルスオキシメータは1974年に青柳氏により発明されたが，パルスオキシメータの弱点として"体動・低灌流に弱い"ことがあった（コラム1）．これに対し，1998年にMasimo社がMasimo SET技術をもとにした体動に強いパルスオキシメータを製品化した．本項ではさらに異常ヘモグロビン，ヘモグロビン濃度，PI，PVIのモニタ機能も搭載したモデルであるMasimo radical-7について説明する．

1　体動時・低灌流時での測定［Masimo SET技術］

　パルスオキシメトリは"拍動性分は動脈血のみ"という前提に基づいているため体動時などでは測定が困難であったが，ノイズの除去への取り組みが続けられた．1998年にMasimo社は静脈血信号を特定して分離し，適応型フィルターでノイズを除去して動脈血信号をを抽出する方法［Masimo SET技術（コラム2参照）］を用いた製品を実用化した．このMasimo SET技術では，①体動ノイズによる影響は動脈よりも太く柔らかい静脈の方が大きく表れる，②静脈血の酸素飽和度は動脈血より低い，という前提のもとに，ノイズフィルターとアルゴリズムを工夫し，信号出力強度のピークを拾い，SpO_2の低い方のピークを静脈，高い方のピークを動脈として検出している（図1）．この技術革新により，従来のパルスオキシメータが苦手としていた**新生児や救急外来**など**体動と低灌流が生じやすい状況**でも満足のいく使用が可能となっている．

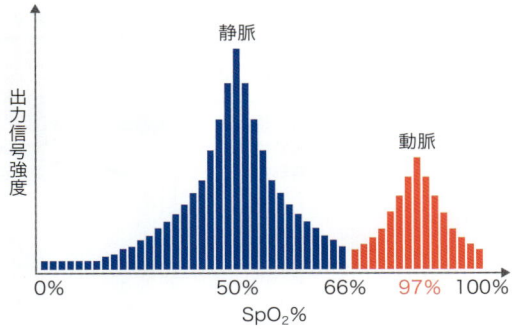

図1　離散式酸素飽和度変換（DST®）アルゴリズム

2　測定できるパラメータの解説（図2）

1）動脈血酸素飽和度

　本機種では異常ヘモグロビンも測定できることから，酸化ヘモグロビン量の測定精度が向上している．特に，CO中毒や薬物中毒などがうたがわれる状況で信頼性の高い酸素飽和度を示す（「臨床での使用法」を参照）．

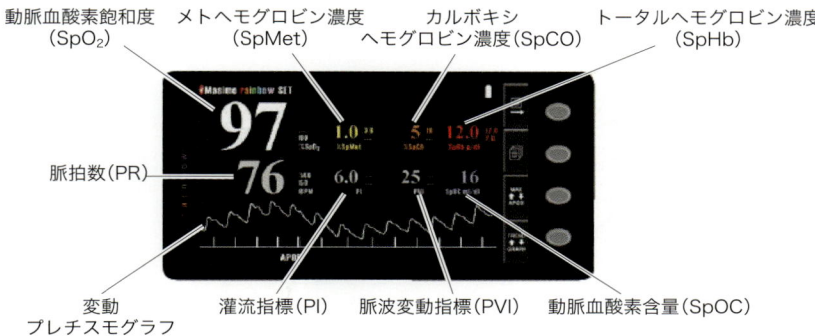

図2 Masimo radical-7のモニタ画面

2）脈拍数

省略（既述）．

3）灌流指標（PI：perfusion index, 0.02〜20％）

　パルスオキシメータのディスプレイにはプレチスモグラフ（容積脈波：「機器紹介①［基本機能］」の項参照）が表示されている（コラム3参照）．プレチスモグラフの振幅は100倍以上も変化するため，波形がスケールアウトすることや，逆に波形の確認が困難なほど小さくなる状況になることもある．そのため，従来，多くのパルスオキシメータにおいて，波形を見やすくするため表示スケールを自動的に変えていた．灌流指標は本来，波形の振幅を表す指標であるが，末梢の血液灌流に関係することからこの名称が使われている．PIの計算は以下の式で表される．

$$PI（\%）= 拍動成分の信号強度 / 非拍動成分の信号強度 \times 100$$

　灌流指標は測定部位のプレチスモグラフの拍動成分における振幅の大きさを，非拍動成分に対する割

Column

【コラム1：パルスオキシメータの進化の歴史】

　これまでのパルスオキシメータの歴史は，パルスオキシメトリ法の発明→耳朶から指先へ→発光ダイオード採用→小型化・実用化→体動アーチファクト対策（ノイズ除去），と続いてきた．ノイズ除去については，これまで市場を席巻してきたNellcor社においては，心電図と同期させた信号を重ね合わせる（第2世代）→サンプルポイントを増やし2波長の吸光度の微分値の比から計算する（第3世代）→フーリエ変換を利用する（第4世代）→センサーごとのLEDの精度管理を行う（第5世代）と進んできた．

　本項で述べるMasimo SET技術はさらに本格的な耐体動対策として知られている．パルスオキシメータの今後の進化の方向性については，本項で述べるように，測定対象の多様化と循環モニタとしての付加価値を高める方向へいくものと思われる．

【コラム2：Masimo SET技術】（図1）

　Masimo SET技術では，①赤色光と赤外光による測定信号を認識し，②SpO_2が1〜100％の際に生じ得るノイズ信号を作成し，③測定で得られた信号に対し作成したノイズ信号と同様の成分を減算する，④横軸にSpO_2（1〜100％）を，得られた残差信号の出力強度を縦軸としてこれをプロットする，⑤体動がなければ動脈血のみのピークが描かれ，体動があれば動脈血と静脈血のピークが現れる，⑥現れたピークのうち高い方を動脈成分とする．

【コラム3：Plethysmograph】

　酸素飽和度の測定には赤色光と赤外光が用いられている．赤色光は酸化・還元ヘモグロビン間で大きく異なるが，一方，赤外光においては違いが少ない（図3，縦軸は対数であることに注意）．このため赤外光を用いれば酸素飽和度にかかわらず，ヘモグロビン全体としての変化を示すことができる．

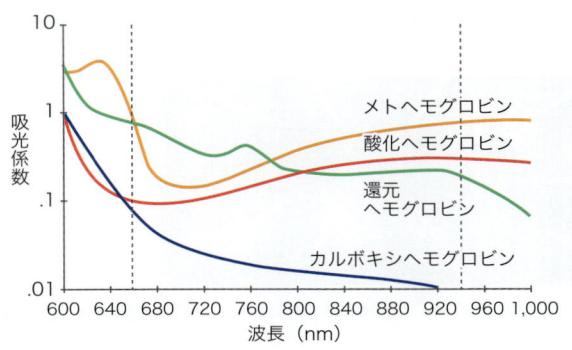

図3　各種ヘモグロビンの吸光スペクトルの違い

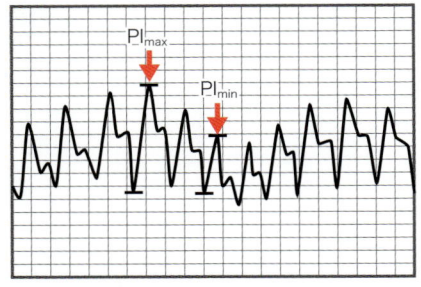

図4　脈波変動指標

合（%）として表示したものである．PIの増加は"拍動ごとに指先に新たに届けられる血流量が増えた"とイメージするとよく，実際，PIの増加時には指先の血流増加や温度上昇が観察される（「臨床での使用法」の項を参照）．PIについてはすでに多くの機器において搭載されている（Masimo，コヴィディエン，日本光電など）．

4）脈波変動指標（PVI：plethysmograph variation index, 0〜100%）

昔から，呼吸による胸腔内圧の変化により，①一回拍出量や収縮期血圧，脈圧などが周期的に変動すること，②それらの変動は循環血液量の減少により増加すること，③これらが輸液の指標として有用であること，などが知られていた．これらは，それぞれSVV（stroke volume variation），SPV（systolic pressure variation），PPV（pulse pressure variation）と呼ばれているが，近年，パルスオキシメータのプレチスモグラフから得られる脈波の振幅の変動（Delta pulseoximeter plethysmographic wave ampletude：ΔPOP）でも，SVVやPPVと同様な変化が捉えられることが知られている．

Masimo社はこのΔPOPをPVI（plethysmograph variation）という名称でモニタに搭載している．非侵襲的なモニタであるパルスオキシメータにより，従来の動脈ラインなどの侵襲的なモニタから得られた情報を得ることができるため有用性が高い．PVIの計算は以下の式で表される（図4）．

PVI（%）＝（$PI_{max} - PI_{min}$）／（PI_{max}）× 100

数値が大きいほど波形の変動が大きいことを示しており，輸液に対する反応性が大きいことを示している（「臨床での使用法」の項を参照）．

5）メトヘモグロビン濃度（SpMet, 0〜99.9%）

メトヘモグロビン（Met-Hb）は，薬物（ニトログリセリンなど）や酸化ストレスなどによりヘモグロビンに配位する鉄イオンが3価となってしまい酸素を運べなくなってしまったものである（チョコレート色）．Met-Hbを還元する能力が低い乳児などではブルベビー症として認められることもある．Masimo社ではパルスオキシメータで測定したMet-Hbについて，SpMetの名称でモニタに搭載している．

6）カルボキシヘモグロビン濃度（SpCO, 0〜99%）

一酸化炭素（CO）に暴露される状況では，ヘモグロビンは酸素よりも強力にCOと結合しCO-Hbとなる．従来のパルスオキシメータでは酸化ヘモグロビンとCO-Hbの区別ができず，酸化ヘモグロビンとして測定値に含まれていたが，Masimo社ではパルスオキシメータでのCO-Hb測定を実用化したため，これをSpCOの名称でモニタに搭載している．本モニタでは**火災時などでのCO中毒の診察**（消防士も含めて）が簡便に行えるため非常に有用である．喫煙状況によっても変化するため術前診察にも活用できる．

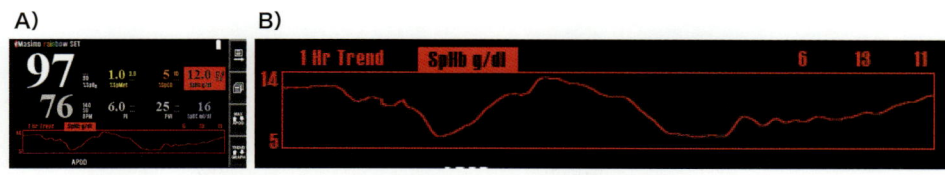

図5 パルスオキシメータによる非侵襲的ヘモグロビン濃度モニタリング
A）モニタ画面，B）トレンド部の拡大

7）トータルヘモグロビン濃度（SpHb, 0〜25g/dL）（図5）

採血による測定値との誤差は約1g/dL程度とされ，さらに機器ごとのばらつきもあるという．しかし，非侵襲かつ持続的なモニタリングが可能であることの有用性が高いため，この誤差は臨床においては十分許容範囲内といえる．報告によれば輸血開始までの時間の短縮，輸血量・頻度の減少が可能になるとされているが，輸血すべきか否かの判断に迷う際には採血を行うべきであろう．Masimo社ではパルスオキシメータで測定したヘモグロビン濃度についてSpHbの名称を用いている．

8）動脈血酸素含量（SpOC, 0〜35mL/dL）

血液100mL中に何mLの酸素を含んでいるかを表す（健康成人では約20mL/dL：空気と同程度）．血液中の酸素は大部分がヘモグロビンに結合した状態，一部は溶存した状態で存在するため，前者はヘモグロビン濃度と酸素飽和度，後者については酸素分圧を知る必要がある．本モニタではSpHbとSpO$_2$については測定できるが酸素分圧は測定できないのであるが，幸い，溶存酸素は酸素含有量の数10〜100分の1程度（多くとも0.3mL/mL）なのでこれを無視し，以下の式で計算を行う．

$$\text{SpOC (mL/dL)} = 1.31 \text{ (mL O}_2\text{/g Hb)} \times \text{SpHb (g/dL)} \times \text{SpO}_2 + 0.3 \text{ mL/dL}$$

Masimo社ではこの式で表わされるパルスオキシメータで測定した酸素含有量についてSpOCの名称を用いている．

Pitfall

1）波形が表示されていても安心できない？

ショック状態のように脈をほとんど触れない状況であっても，脈波を表示すること自体は素晴らしい機能である．しかし，これは，"脈波が表示されていても実際にはショック状態"である場合も有りうることを意味している．もちろんPIの値を見れば循環の悪化は判るはずであるが，"波形が見えていること"で安心してしまい危機感が薄れる可能性が指摘されている．

2）PVIについての注意その1：交感神経の影響

PVIはPIから計算しているが，PIはstroke volumeのみならず血管の緊張度に影響されるため，交感神経が変化する場合（痛み刺激や麻酔深度の変化など）では血管緊張度の変化によりPVIの値が影響をうける可能性がある．

3）PVIについての注意その2：呼吸の影響

また，自発呼吸時では胸腔内圧の変動が一定ではなくなるため，PVIの変化が循環血液量の変化と呼吸の変化の両方の影響を表すこととなる．人工呼吸中であっても換気条件を変えた場合では，同じ理由で循環血液量の指標としては不適切となってしまう．

# 臨床での使用法

佐伯　昇

1　はじめに

1）何のモニタか
　動脈血の酸素飽和度（%）すなわち酸化ヘモグロビンの割合（%）を非侵襲的かつ連続的に測定するモニターである．近年では異常ヘモグロビンであるカルボキシヘモグロビン（%），メトヘモグロビン（%），そして総ヘモグロビン濃度（g/dL）を測定できる機種も発売されている．

2）挟むだけで何故，酸素飽和度がわかるのか？
　血液の色調は酸素飽和度に応じて鮮紅色～暗赤色と変化するが，皮膚の下にある静脈や動脈の中にある血液の色調を判断することは困難である（コラム1）．そこで，生体組織を透過する赤色光と赤外光により吸光度を連続測定し，そのなかの拍動成分の信号を解析することで酸素飽和度を測定する方法（パルスオキシメトリ法）が発明された．ポイントは酸化／還元ヘモグロビンそれぞれの特徴となる2波長（赤色光／赤外光）を選び，それらの比を測定し，これを既知の検量線と比較することである．

3）酸素飽和度と酸素濃度の関係は？
　Hbの酸素飽和度は主に周囲の酸素分圧により決まるため，酸素飽和度がわかれば逆に酸素分圧を予想できる（図1）．ただし，これは酸素分圧が100mmHgまでの領域での話である（コラム2）．

4）表示されている脈波は何？
　心臓の収縮により圧が発生すると測定部位の血管はその圧変化に応じて膨らむが，同時にヘモグロビン量も増加する．その結果，測定部位の圧変化に合わせてヘモグロビンによる吸光度も変化することとなる．パルスオキシメータの画面には動脈圧波形とよく似た"波"が表示されるが，この波形はあくまでも血液量であり容積脈波：プレチスモグラフ（plethysmograph）と呼ばれている．プレチスモグラフは血圧波形に似ていても"圧"の情報ではないことに留意する．例えば，血圧が上昇した場合において，脈波の振幅は増加する場合もあれば逆に減少する場合もある．

5）呼吸と循環の両方をモニタする
　表示される酸素飽和度は脈波（pulse）をもとに計算されることからSaO_2ではなくSpO_2であり，脈波が正しく表示されていることが前提である．最近では，末梢循環や循環血液量についての情報も表示する機能が追加されているように，今やパルスオキシメータは"呼吸と循環のモニター"に進化したと考えるべきである（コラム3）．

2　使用できる場面や状況，導入事例

　パルスオキシメータの利点は何といっても，動脈血の酸素飽和度を非侵襲的（動脈穿刺が不要），簡単かつ迅速に（数秒で）連続的な値で表示できることである．本モニターが示すのは生命維持に必須であ

パルスオキシメータ

A）標準酸素解離曲線

- 呼吸不全の診断基準の値
- 混合静脈血の値
- 組織壊死

pH	7.40
Temp	37.0℃
PCO_2	40mmHg
2,3-DPG	Normal

B）酸素解離曲線の左方 / 右方移動

酸素とヘモグロビンの親和性増強
- ↑ pH
- ↓ Temp
- ↓ PCO_2
- ↓ 2,3-DPG

酸素とヘモグロビンの親和性減少
- ↓ pH
- ↑ Temp
- ↑ PCO_2
- ↑ 2,3-DPG

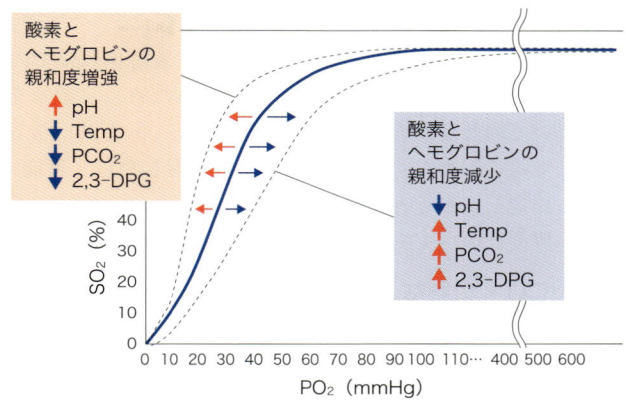

図1　酸素解離曲線のグラフ（コヴィディエン社ホームページより引用）

る酸素の供給に関するパラメータであるため，**麻酔時や意識障害など低酸素症状を訴えることができない状況や酸素化が急激に変化する状況，すなわち周術期すべてにわたり威力を発揮する**．日本麻酔科学会の「安全な麻酔のためのモニター指針」においても「パルスオキシメータを装着すること」が勧告されている．

1) 手術室では

　センサの装着部位は指先を第一選択とする．その理由として装着が容易で酸素化の変化に素早く追随でき，脈圧が大きくノイズが少ないことがあげられる．左右については血圧測定をしない側，麻酔科医に近い側を優先するが，指が術野となる場合などでは，足，耳朶，額，鼻，唇などにも装着できるよう，各種多様なプローブが揃っているのでこれを利用する（「機器紹介①［基本機能］」の項参照）．特に小児

Column

【コラム1：見た目と中身は大違い】

　青く見える皮静脈も穿刺すればその中身は決して青くない（暗赤色）．皮膚が薄い場合は，皮静脈はもう少し赤みを帯びて見えるがその色調もまちまちである．皮膚の外から内部の血液の色調を知ることは容易ではなく，さらにショック状態では蒼白となり色調そのものがわからなくなる．ましてや動脈壁の中にある血液の色調は肉眼では判別できない．

【コラム2：100％までしかわからない】

　酸素飽和度は，酸素分圧がどんなに上昇しようとも100％が上限である（Hbが自然界での酸素濃度域にあわせて最適化した結果）．そのため，酸素飽和度が100％の場合，酸素分圧が100mmHg付近なのか，それともはるかに高いのかわからない．それでも動脈穿刺をせずに酸素分圧を予想したいときには，吸入酸素濃度を下げ，酸素飽和度が低下し始めた時点での吸入酸素濃度から計算するとよい．

【コラム3：脈診のモニタ？】

　実のところ"末梢にまで酸素を含んだ血液が届いているならば，中枢臓器にもきっと届いているはず"と考えているだけであり，中枢臓器に血流が届いていることを見ているわけではないので注意が必要である．Plethysmographの振幅が減少すれば循環の悪化を感じることができるが，振幅が十分であっても中枢臓器の血流が低下する場合がある．例えば，アナフィラキシーのような血管拡張時や座位手術などにおいては指先の血流があっても脳血流が十分である保証はない．

　最近ではショック状態でも微弱な脈波を拡大表示してくれるため，危機感が乏しくなったように感じる．

など酸素化が急激に変化する症例では迅速な対処ができるよう上半身に装着する．また，体動時にプローブが外れないようコードは体の中枢側にテープで固定しておく．

　また，入室時には酸素投与の前に安静仰臥位での酸素飽和度を基準値として測定しておく．吸入酸素濃度は空気呼吸下が最も信用できるため，この値を基準とすることでその後の肺の酸素化能の変化についての評価が容易となるためである（例えば，抜管後の酸素飽和度が低めであっても術前と同等なら慌てることもなくなる）．麻酔から覚醒したら，可能であれば病棟に帰る前に，空気呼吸下でのSpO_2値を測定しておくとよい．万が一，病棟への移動中や気室後に酸素マスクやチューブの外れた時の低酸素の程度についてある程度の予測（覚悟）が可能である．

2）ICU・救急など

　術後管理においても呼吸抑制・気道閉塞や心タンポナーデ，肺塞栓など酸素飽和度や脈波が低下する病態がある．基本的な考え方は手術時と同様であるが，センサの取り付け位置は特に制約はないものの，装着時間が長時間になるため圧迫による障害を受けないよう，適宜，装着部位を変更する（筆者は，PCPSで循環維持を行っていた患者においてプローブ装着部が虚血に陥った症例を経験している）．

　重篤な交通外傷の患者が救急外来に搬入された場面などでは，限られた時間のなかで理学的所見を取ると同時に心電図・血圧・パルスオキシメータなどを迅速に装着するが，これらのなかで最も簡便に装着が行えるのはパルスオキシメータである（着衣を脱がす必要がない）．またICU・救急領域では放射線部や手術室へと移動をすることが多いが，この際も装着が簡便であることが大いに役立っている．

3　役立つ病態

1）急激に酸素化が変化する

　肺での酸素化が行えない病態として，**気道異物**，**誤嚥**，**気道浮腫**，**肺血栓・塞栓症**などのほか，換気が中断される**挿管操作**，**気管支ファイバー検査**や**片肺換気**など麻酔管理上のもの，また，**ターニケットの解除**や**移植臓器のデクランプ時**など極度に含有酸素が低下した静脈血の流入が生じる場合などがあげられる．

2）血行が保たれているかを知りたい

　血行再建手術などでは**吻合部末梢の脈波の検出に使用される**（滅菌プローブも有用）．同様に，**外傷やコンパートメント症候群**などにおいて血行が保たれているか否かの評価にも有用である（**コラム4**）．脈波の振幅をPIとして定量化することも可能である（「機器紹介②［応用機能］」参照）．

3）循環血液量が少ない（プレショック）かも？

　脈波の振幅は指先のヘモグロビン量の変化分，すなわち指先に供給された血液量と考えることができる．このため，例えば出血や脱水などにより心拍出量が減少し始める状況では①指先に供給される血液の減少と，②末梢血管の収縮（血圧維持のため）の両方により，指先での脈波の振幅は減少する．プレショックなど血圧はまだ維持されている状況では血圧測定よりも脈波（PI）の評価が有用な場合がある．また，循環血液量の低下時に血圧波形の呼吸性変動が生じることが古くから知られているが，パルスオキシメータの脈波においてもこれと同様に評価することが可能である［脈波変動指標：PVI（plethysmograph variation index）］．これらの指標（PI，PVI）については後述する．

4）神経ブロック（交感神経ブロック）の効果を知りたい

　交感神経は末梢血管の収縮・拡張に大きく関与する．すなわち，交感神経刺激は末梢血管の収縮による脈波の振幅の低下を引き起こし，交感神経遮断は末梢血管の拡張により脈波の振幅の増加を引き起こ

す．そのため，神経ブロックによる交感神経遮断の効果判定にPIを用いることができる．例えば，脊椎麻酔施行時にはまず下肢のPIが増加し，上肢のPIが減少（血圧維持のため）するが，その後は神経ブロック領域が頭方に拡がるにつれ上肢のPIも増加に転じる（「機器紹介②［応用機能］」参照）．

5）血圧が低下した．血管拡張？ 心拍出量低下？

血圧は末梢血管抵抗×心拍出量として把握できる．血圧低下時に脈波の振幅が大きくなっていれば血管拡張（アナフィラキシーショックなど）が疑われるため血管収縮を行うべきであり，脈波の振幅が小さくなっていれば（出血性ショックなど），血管収縮薬を投与するよりも心拍出量を増やす治療が妥当と考えられる．筆者は，眼科手術において急激な血圧低下をきたした症例で，脈波の振幅の増加からアナフィラキシーショックを疑い，ドレープを剥がしたところ，全身の皮膚発赤を発見したことがある．

6）手術侵襲の影響が気になる

指先の動脈が胸部交感神経などの影響を受けることを利用して，痛み，低体温，ショックなど手術侵襲（ストレス）のモニタリングとしての応用も検討されている（コラム5）．例えば，痛みや低体温で末梢血管が収縮している場合では，血圧は上昇する一方，指先へ供給される血液量は低下する．さらに出血など循環血液量が減少しているときは血圧も維持できず，脈波の振幅はさらに低下する．

7）先天性心疾患の周術期管理

チアノーゼ性心疾患では心内シャント量や肺血流の変動がSpO_2の変化としてモニター上に表示される．そのため，薬物投与，容量負荷，あるいは換気条件を設定するための重要な情報源となる．また，肺動脈絞扼術やBlalock-Taussigシャント術などでは，外科的操作を評価するための有用なモニターである．

4 形や数値の読み方

表示画面には普通，脈波の波形，酸素飽和度，脈拍数の3つの情報が表示される．すべての解析は，表示されている波形信号をもとに行われるため，波形が正しく表示されているかどうか，必ず目で見て判断しなければならない（Pitfall 1参照）．解析の元となる信号は表示される波形であり，これが動脈波形のパターンを示していれば表示される値は動脈を解析した結果として判断する（Pitfall参照，後述）．

1）酸素飽和度をどう読むか

正常な状態では空気呼吸下における肺胞の酸素分圧は約105mmHg，動脈血の酸素分圧は約100mmHgと，肺胞を通過する際に数mmHgしか酸素分圧が低下しない．手術室入室時に酸素を投与する前にパル

Column

【コラム4：知っておくと便利】

コンパートメント症候群では，拍動が保たれていても，組織圧が高い場合などでは神経障害が進行する場合もあるので，安心してはいけない．その他の応用方法として，センサを拇指に装着して脈波を観察することでアレンテストを行うことや，橈骨動脈の位置の確定（ペン先などで圧迫して脈波が小さくなる点を探す）にも応用できる．また，マンシェットでの血圧測定がうまくいかない場合に，マンシェットの末梢での脈波検出を行うことでおよその収縮期血圧を知ることもできる．

【コラム5：周術期の"ストレス"モニタ】

痛み刺激やショック状態では交感神経が緊張し血管収縮が生じる．体温低下時も同じく血管収縮が生じる．このように，痛み・ショック・体温低下などのストレスで血管収縮が生じる．パルスオキシメータの示す脈波は，ストレスのない全身管理（疼痛・循環・体温）ができているかどうかの指標といえそうである．

スオキシメータが98％を示している場合，肺における酸素化能は正常と考えて良い．覚えておく値は動脈血の**正常値の98％**と**呼吸不全とされる90％**（酸素分圧ではそれぞれ100mmHg，60mmHg）であるが，酸素濃度と酸素飽和度の関係も一定ではなく状況に合わせて巧妙に変化するので注意が必要である（コラム6）．

2）脈波の形をどう読むか

- **有効なbeatか否か**：脈波における個々の"波"は個々の圧脈波（∝ stroke volume）を表しており，stroke volumeの大きさと血管の伸展性（緊張度）に関係している．頻脈や期外収縮など十分な心室充満が得られない場合には脈波の振幅は低下し（いわゆる"空打ち"），PACとPVCを比べるとatrial kickのない分PVCの方が脈波の振幅は低くなる．このように，心電図上で不整脈が認められた場合，脈波の振幅に注目し，有効なbeatであったかどうかについて評価する（図2）．

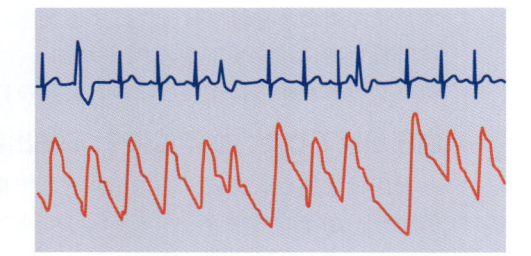

図2　不整脈のグラフ

- **有効なbeatの定量**：心電図でQRS波が認められることは，心室が脱分極したことを示すが，有効な血液の拍出が行われたことを必ずしも保証しない．パルスオキシメータが表示する心拍数が，心電図が表示する心拍数と食い違うときは有効でない"beat"が含まれているということを示す．心房細動の場合などでレートコントロールを行う場合，両方の心拍数の食い違いを指標にすることも有用であろう．

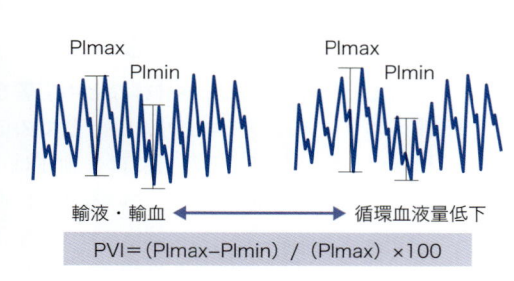

$$PVI = (PImax - PImin) / (PImax) \times 100$$

図3　PVIのグラフ

3）脈波の変動をどう読むか（PIとPVI）

　血管の緊張度が一定である場合，stroke volumeの変化は脈波の振幅の変化として表わされる．Stroke volumeは呼吸に伴う胸腔内圧の変動に伴い周期的に変動するが，脈波の振幅（PI）も同様に変動する（図3）．この変動はPVIと定義され，PVIが大きい場合には脱水が疑われ，輸液負荷による心拍出量の増加が期待できる．細胞外液500mL程度の輸液負荷で心拍出量が増加するものは"輸液反応性あり"とされ

Column

【コラム6：酸素はちゃんと届いていますか？】

　例えばアシドーシス・体温上昇・CO_2上昇など酸素が必要な状況では，Hbは酸素を組織に手放しやすくなる（酸素解離曲線の右方移動）．逆にアルカローシス・体温低下・CO_2低下などではHbは酸素を手放しにくくなる（酸素解離曲線の左方移動）．これらの変化は酸素分圧の低いクリティカルな領域では顕著に表れるが，酸素分圧の高い動脈側では変化が乏しいので気付かれにくい，という問題点がある．

【コラム7：酸素運搬量を意識しよう】

　酸素運搬量＝心拍出量×［1.34×Hb量×酸素飽和度＋0.0031×酸素分圧］である．酸素分圧の項（溶存酸素）は係数が小さいため無視すると，酸素運搬量は心拍出量×Hb量×酸素飽和度となる．これら3要素のダイナミックレンジは日常臨床においては，心拍出量は約5倍（3〜15L/分），ヘモグロビン量は約2倍（7〜15g/dL）であるが，これに対し酸素飽和度については約1.1倍程度（90〜100％）のため，酸素運搬量については酸素飽和度よりも心拍出量やヘモグロビン量に注目した方が効果的とも考えられる（ただし，ミトコンドリアへの濃度勾配を維持するために酸素分圧は高くすべきである）．

る．この輸液反応性の判別能について，PVIと動脈圧波形の変動（PVV：pulse pressure variation），中心静脈圧（CVP），心拍出量（CO），肺動脈楔入圧（PCWP）と比較した研究によると，PVIの判別能はPVVと同等であり，CVPやPCWPよりも高く，輸液負荷を考慮するPVI値としては14％であったとする報告がある（機器紹介②［応用機能］のPitfall参照）．

Pitfall

1）ノイズ・色素・異常ヘモグロビン

装着部全体の振動などでは測定原理より酸素飽和度は85％と計算されてしまうので，85％付近の値が表示された場合はノイズを疑い波形をチェックすべきである．また，メチレンブルーなどの色素や，メトヘモグロビンによっても酸素飽和度は低値となってしまう（「機器紹介」参照）．これらはいずれも低値を示すため異常に気付きやすいが，CO中毒のように低酸素状態であるにもかかわらず誤って高い値を表示する場合は要注意である．CO中毒が疑われる場合は顔色などに注意を払い，血液ガス分析でCO-Hbを測定するかCO-Hbを測定できるパルスオキシメータ（SpCO）を使用すべきである．

2）装着部位は大丈夫？

SpO_2の値が予想を下回る場合は装着部の問題かも知れない．指先からプローブが外れかけている場合，またシールタイプのプローブで光源と受光部が指の中心に対して向かい合っていない場合などでは，光源からの光が血液を通らずに受光部に到達する「光学的シャント（ペナンブラ効果）」が生じている．原因不明のSpO_2低値ではペナンブラ効果を疑い，プローブの装着を自ら確認することが重要である．また，乳幼児では指が細いため，指にプローブを装着するとペナンブラ効果が起こりやすい．手掌のように，光学的シャントが起こりにくい部位にプローブを装着する．

3）動脈以外の拍動の影響

センサが正しく装着されていても，静脈に拍動が伝わる場合（発熱時や交感神経遮断時など高度の血管拡張時）では静脈拍動も同時に測定してしまうので低い酸素飽和度として表示されてしまう．また，三尖弁閉鎖不全など右心房の逆流波が血液の向きとは反対に指先の静脈にまで伝わる場合も同様である．

4）拍動がなければ測定できない

体外循環など自己の心拍が微弱〜心停止の状態では動脈血の酸素化や血流が良くてもパルスオキシメータでは測定不能である．

5）酸素飽和度が高ければそれでよいのか

臓器への酸素運搬量を考えると，酸素飽和度を高く保つべきだが，単に吸入酸素濃度を上げる以外に，輸血や心拍出量の増加を行う方が有用な場合もある（コラム7）．また，酸素の取り込みを改善させようと懸命に換気を行った結果，低CO_2血症を招き脳血流量が減少したのでは逆効果である．

6）無呼吸を見逃してしまう！

- ICUで：SpO_2の値が高いことを確認した上でベットサイドを離れて，患者サマリを作成していたら，低酸素アラームが鳴って大慌て！じつは酸素マスクのチューブの接続が外れていた…
- 手術室で：体外循環から離脱した後しばらくして低酸素アラームが鳴り，人工呼吸を再開し忘れたことに気が付いた…

これらの例が示すように，SpO_2は無呼吸のアラームとしては呼気CO_2モニターなどに比べると明らかに鈍感である．特に，高濃度酸素で人工呼吸を行っている状況では，呼吸停止からSpO_2低下までにかなりの時間が必要なことが多い．無呼吸が生じてからSpO_2が低下するまでの時間は安全の"マージン"であるが，同時に無呼吸を疑いにくい"魔の"時間でもある．SpO_2のアラームが鳴る時はすでに危機的な時間的余裕のない状況となっている場合が多い．SpO_2が高くても無呼吸の可能性があることを肝に銘じよう．

3. 非観血血圧

機器紹介①

フクダ電子株式会社

製品名
◆ 生体情報モニター DS-8100 システム

　生体情報モニター DS-8100 は自動血圧計のほかに，心電図，パルスオキシメータ，観血的動脈圧/静脈圧，心拍出量，体温などのモニター機能を標準装備した薄型軽量の生体情報モニターである．

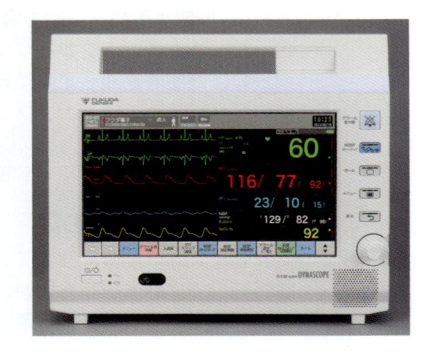

1 自動血圧計とは

　非観血的測定法により動脈圧（収縮期圧，拡張期圧，平均圧）や心拍数を自動測定する機器であり，定期的な血圧測定や測定値によるアラーム機能を備えている．手術室，集中治療室だけでなく運動負荷試験や24時間血圧測定などにも使用されており，広く医療現場で利用されている．

2 原理

　医療機関では測定者が聴診器を用いてコロトコフ音（korotkov）を判別して動脈圧を測定する聴診法（Riva-Rocci-Korotkov法）が100年以上の歴史があり一般的に行われてきた．しかし，血圧モニタリングの重要性から定期的に血圧測定する必要性が高まり，長時間のモニターには向かない聴診法にかわり自動血圧計が広く普及している．なお，日本麻酔科学会による「安全な麻酔のためのモニター指針」では血圧測定は原則5分間隔で測定し，必要ならば頻回に測定することを勧告している．
　動脈圧の非観血的測定法には前述のコロトコフ音を利用するマイクロホン法（microphone法）のほかに，オシロメトリック法（oscillometric法），超音波ドップラー法（ultrasound doppler法）などがある．運動負荷試験などの特殊な用途ではマイクロホン法が利用されているが，腕帯（カフ，cuff）自体がセンサとなるオシロメトリック法はマイクロホンを正確に動脈上に配置するような煩雑さがなく，コロトコ

フ音が聴診できないケースでも測定可能なことが多く，自動血圧計における最も一般的な測定法となっている．

オシロメトリック法ではカフ圧を収縮期圧以上に加圧した後，徐々に減圧する過程において動脈の拍動に伴う振動（oscillometric pulse）がカフに加わる．この拍動ごとの圧力変化を機器本体の圧力センサで測定し，各拍動の振幅変化パターン［オシログラフ（oscillograph）］から血圧を測定する（「臨床での使用法」の図1参照）．一般的に最大振幅を平均圧とし収縮期圧および，拡張期圧は最大振幅との比率や変曲点から求めているが，具体的な算出方法は各社により異なる．

3 機器の使用法

❶機器の電源をオンにした後，カフを左右どちらかの上腕部に巻き血圧モニタリングに必要な測定間隔を設定する．
❷血圧測定開始キーを押して血圧測定を開始すると通常は1分以内で測定完了し，血圧値が表示される．
❸その後は設定した測定間隔にて自動的に血圧測定が繰り返される．
※測定間隔以外でも必要に応じて血圧測定開始キーを押せば血圧測定を行うことができる．収縮期圧，拡張期圧，平均圧，心拍数の各測定値には上下限アラームを個別に設定可能であり使用目的に合わせて設定する．

4 操作パネル

DS-8100では使用頻度の高い操作は固定キーとして前面パネルに用意されており，自動血圧計の操作では手動による血圧測定の「開始/中止キー」がある．測定間隔は丸型ダイアルキー配列にて直感的なユーザインタフェースにより選択可能である．測定間隔は連続測定（最大15分まで）から120分まで使用用途に合わせて用意されている．外来での血圧測定のために測定間隔をOFFにすることも可能である．

5 特徴

1) オシログラフ

オシロメトリック法はカフ内の圧力変化から血圧値を求めるため，動脈拍動に伴う振動以外の圧力変化がカフに加わった場合は測定に影響を及ぼす．外部からの影響がなく正しく動脈拍動に伴う振動を測定した場合のオシログラフは一峰性の山型となるので，**血圧測定値の信頼性に疑いのある場合はオシログラフの確認が有効**である（図1）．ショックなどで**拍動が極端に小さい場合**も同様に確認でき，また，2段脈の場合は**脈拍数を心拍数と比較**することも有効である．したがって，臨床現場ではオシログラフや脈拍数の表示が可能な自動血圧計を使用することが重要である．

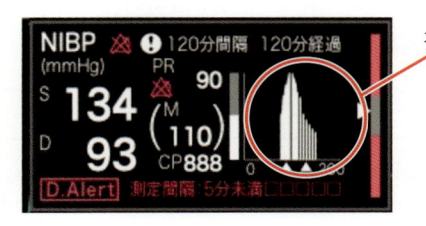

図1　DS-8100血圧測定値表示
正しく計測できている場合は，オシログラフは一峰性の山型になる

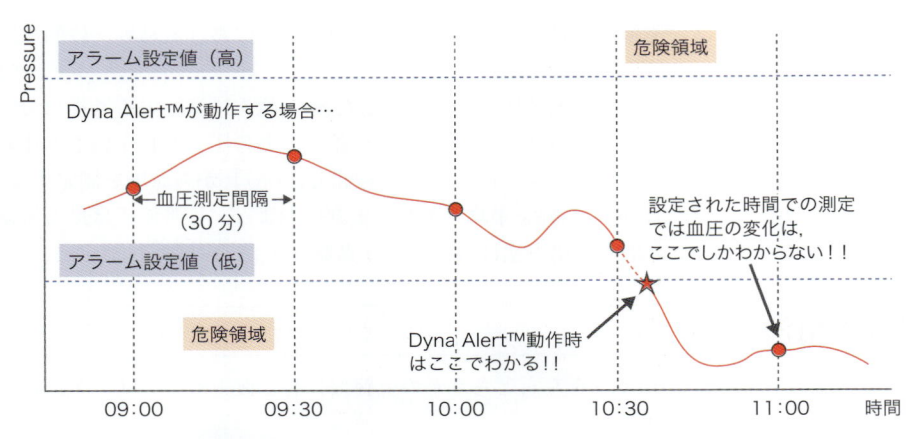

図2 Dyna Alert™ 説明図

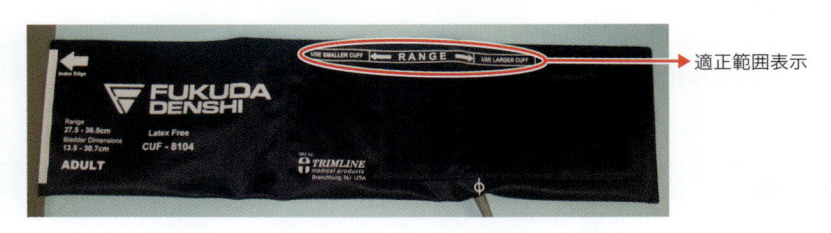

図3 カフ

2）循環動態の変化の検出

本来，血圧測定は単純な時間間隔ではなく循環動態の変化時に確認できることが望ましいため，各社の自動血圧計にはこの種の機能が搭載されている．DS-8100 の Dyna Alert™ は心電図とプレシスモグラフの解析から循環動態の変化を検出して，血圧アラーム設定値や血圧値トレンド情報をもとに設定されている測定間隔以外にも自動的に血圧測定を行う機能である（図2）．

3）短時間測定

DS-8100 の血圧測定では通常測定モード（排気速度 5 mmHg/秒）のほかに短時間測定モード（排気速度 10 mmHg/秒）の 2 モードが用意されている．血圧値や脈拍数により異なるが，通常モードで 30 秒ほどかかる測定時間を短時間モードでは 20 秒程度で計測するように短縮されている．なお，短時間モードでも測定精度は AAMI（Association for the Advancement of Medical Instrumentation）の自動血圧計規格 SP10 の精度を満たすように設計されている．緊急時は血圧測定に要する時間は短いほど有益である．また，後述のように測定中の血圧変動は測定誤差となるため，測定時間は短いほうが測定誤差の発生確率も低い．

6 装着法・基本的操作法

- 機器使用に際しては患者区分（成人，幼児，新生児）に沿ったカフを用意する．カフには巻き付ける際に上腕周囲長に適合したサイズかどうか判別できる表示があるので，正しいサイズのカフを使用する（図3）．カフは患者体動の影響を受けないように装着した上腕部は体には密着させず，カフホース

の折れにも注意する．
- 機器の使用に際してはカフを上腕部に巻いて測定することからオシロメトリック法も聴診法と同様な注意が必要である．
- 上腕周囲長に合った長さと幅のカフを指が2本程度入る堅さに上腕に巻き付けて，測定部位となるカフ中心部を心臓と同じ高さにする．
- 血圧測定の間は上腕部の血管を閉塞するため，同腕にパルスオキシメータや観血的動脈圧モニターを装着しているとそれぞれの測定値に影響があるので注意が必要である．可能ならばカフを巻いた腕とは反対側で測定することが望ましい．
- 頻繁に血圧測定する場合は同腕の静脈ラインからの点滴にも支障をきたすことがある．
- 上腕部での測定が困難な場合のため大腿部での測定用カフも用意されている．

Column

測定誤差が出る要因

カフによる測定誤差要因として上腕周囲長に対して幅の狭いカフを使用したり，緩く巻いたりすると実際の血圧値よりも高い値となることが知られている．逆に，幅の広いカフを使用したり堅く巻くと低く測定される．

測定中の不整脈は動脈拍動が不規則になるため再測定や測定不能になることがある．また，披測定者の体動や手術中に術者が測定中のカフに触れるなどした場合にも測定誤差が生じる．このような場合もオシログラフに乱れがないかを確認することが有効である．

Pitfall

1) 精度

自動血圧計の精度に関しては各社共にAAMI SP10（Association for the Advancement of Medical Instrumentation）などの規格に準じて，聴診法または観血的動脈圧を基準として平均差（MD：mean difference）±5 mmHg以下，標準偏差（SD：standard deviation）8 mmHg以下としていることが多い．オシロメトリック法による血圧測定値は聴診法との相関は高いが，観血的動脈圧とは差が生じる場合がある．この誤差は測定部位の違い（オシロメトリック法と聴診法は上腕，観血的動脈圧は橈骨動脈）および，測定方法の違い（オシロメトリック法と聴診法はカフにより血流を止めた後の再開時の圧を測定，観血的動脈圧は血流を維持した状態で測定）が原因と考えられる．特に一旦，血流を止めることで血管内の圧降下がない状態で測定開始するため，より中枢側に近い血圧を測定していると推測される．特に出血などの低還流時では橈骨動脈での観血的動脈圧との差が大きくなるので注意が必要である．

2) 測定中の血圧変化

オシロメトリック法はその原理から測定中の血圧値は一定と仮定しているため，測定中に血圧降下が起こった場合の測定値は測定終了時の実際値よりも高い値となる．逆に，測定中に血圧上昇が起こった場合の測定値は低い値となる．

文献

1) 「血圧の測定法と臨床評価」（朽久保修），メディカルリビューン，1988
2) 郷律子, 他：麻酔, 37：189-196, 1988
3) 落合亮一：循環制御, 20：36-39, 1999
4) 小西るり子, 他：麻酔, 59：1058-1062, 2010

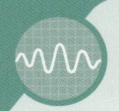

機器紹介②

オムロン　コーリン株式会社

製品名

◆ トノメトリ法

　トノメトリ法は，1980年代に商品化された．観血的動脈圧と相関性の高い圧波形が簡便かつ非観血的に得られる機器である．1拍ごとの血圧モニタリングをはじめ，脈波解析による循環機能評価などで応用されている．

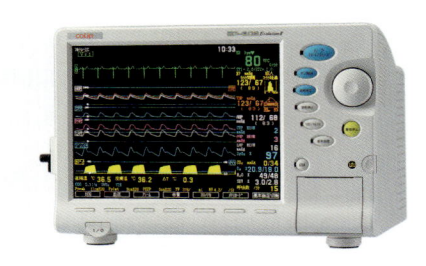

1 原理

　旧日本コーリン（株）〔現在はオムロンヘルスケア（株）〕が独自で開発した圧脈波センサとオシロメトリック法の組合わせにより，橈骨動脈の拍動の圧力から非観血で1拍ごとに血圧を測定する．血圧値とともに観血的手法と同様な圧波形も得られる血圧測定法である．

　圧脈波センサに内蔵されている圧力センサが，自動的に橈骨動脈を探した後，橈骨動脈に平坦部分ができるように空気圧により圧力をかける（図1 A）．血管壁が平坦になった時，橈骨動脈の内圧が直接，圧力センサに伝わる．圧力センサの感知部には，30個のエレメントが一列に並んでおり，コンピューターは圧力センサからの信号を分析し，30個のうち最も適切な位置にあるエレメントを選択する．そのエレメントが測定した圧の変動をオシロメトリック法（カフ）により測定した血圧で校正し，1拍ごとに血圧を測定する．

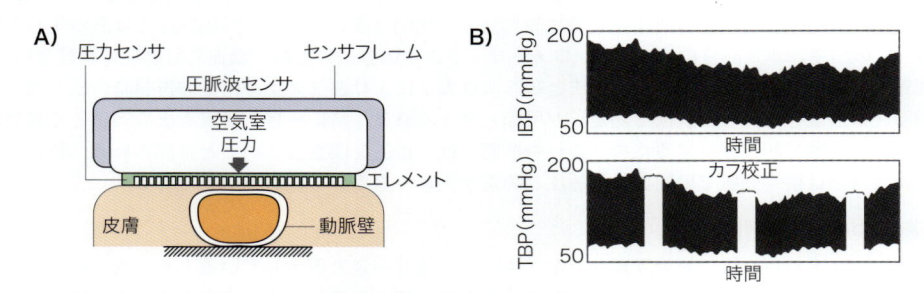

図1　トノメトリ法による連続血圧測定の原理
血圧値とともに，観血的手法と同様な圧脈波形が得られる（B）

2 使用方法

❶ 図2のように圧脈波センサを装着する．
❷ 画面に波形および数値が表示される（図3）．
❸ センサが正しく装着されていることを確認する（図3B，4）．

非観血血圧

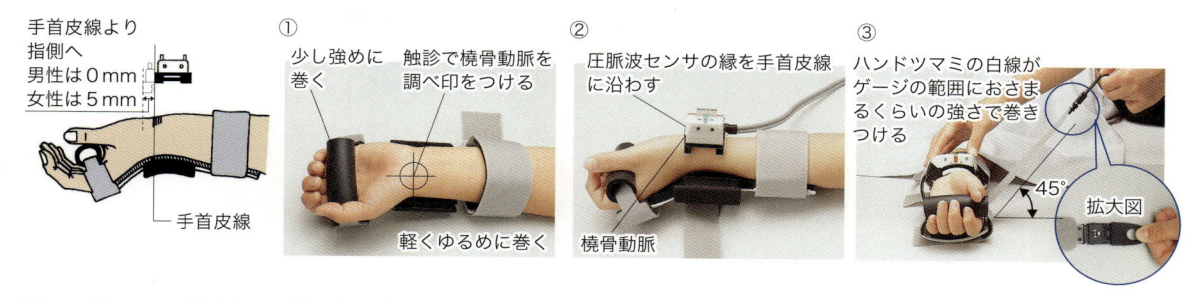

①少し強めに巻く / 触診で橈骨動脈を調べ印をつける / 軽くゆるめに巻く
②圧脈波センサの縁を手首皮線に沿わす / 橈骨動脈
③ハンドツマミの白線がゲージの範囲におさまるくらいの強さで巻きつける / 45° / 拡大図

手首皮線より指側へ　男性は0mm　女性は5mm
手首皮線

図2　正しい圧脈波センサ装着方法
圧脈波センサの圧力センサ部は小さいため，橈骨動脈の真上に正しく圧脈波センサを装着する（必ず圧脈波センサ固定具を使用する）

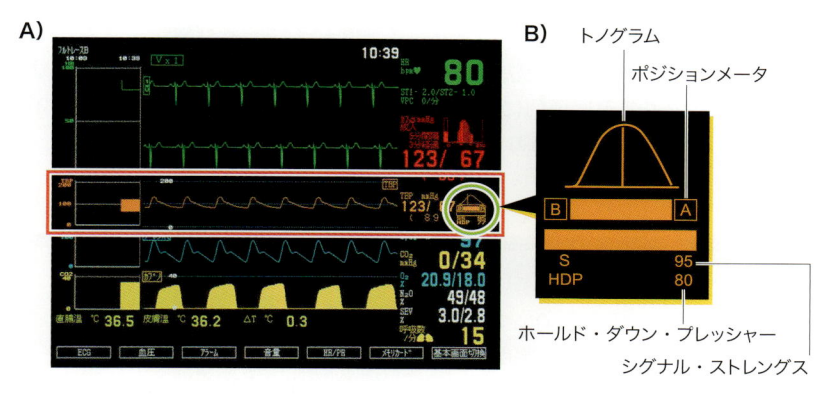

A) （モニター画面）
B) トノグラム／ポジションメータ／S 95／HDP 80／ホールド・ダウン・プレッシャー／シグナル・ストレングス

図3　トノメトリ法による圧脈波形と血圧値（A），装着指標（B）
画面右に表示されるセンサ状況で装着指標を確認する

	トノグラム 30個の圧力センサエレメントがどのように動脈圧を感知しているかを表す					ポジションメータ センサフレーム内で圧力センサは10mm動く。その位置を表す B■■A が理想的である			SS 圧力センサが現在得ている動脈信号の強さを表す 標準：60以上		HDP 圧力センサがどれくらいの圧力で動脈を押しているのかを表す 標準：40～120			
	(波形1)	(波形2)	(波形3)	(波形4)	(波形5)	B|A	B|A	B|A	60～150	59以下	40以下	40～120	120～140	140以上
そのまま続行	●					●			●			●		
センサを手首皮線に合わせる		●								●				●
センサを少し肘側に移動する			●										●	
センサをA側に5mmくらい移動する				● (1～2mm)										
センサをB側に5mmくらい移動する							● (1～2mm)	●						
センサバンドつまみの白線をゲージの範囲内に合わせる	●										●			

図4　圧脈波センサの装着対応表

3 トノメトリ法の特徴

- 非侵襲的にbeat-to-beatの血圧をモニタでき，患者監視の安全性が向上する．
- 容積脈波成分を含まない圧脈波なので，観血法と数値・波形共によく一致する．
- 測定部位が手指動脈より太い橈骨動脈で中枢血圧をより反映する．
- 上腕カフ測定値（臨床上の標準）で校正するため従来の血圧モニタ測定値と親和性が高い．
- 動脈圧波形の観察ができ，単なる血圧値に比較し情報が多い．
- トノメトリ法で正しい値を得るためには，正しい方法で測定を行うことが必要であり，測定する動脈下部が骨などで支持されていることや，押圧により動脈の一部が平坦になっていることなどがあげられる．
- センサエレメントは動脈平坦部より小さく，動脈の真上にポジショニングする必要があるため，トノメトリセンサは複数個の微小センサによるマルチエレメントとなっている．

トノメトリ法と観血法との比較

トノメトリ法の良点としては，観血法のようなリスク（動脈カニュレーションによる合併症）が発生せず，観血法にある測定誤差が原理的にない，モニタリングキットなどの消耗品が不必要で，ランニングコストが安価であるなどがあげられる．

Pitfall

1）トノメトリ法が適さない症例
- 動脈血の採取が必要な症例（SpO_2，$EtCO_2$測定で代用可能ならばOK）．
- 小児（30kg以下），極度の肥満，高度の不整脈などの症例．
- 体動の多い症例（ICUには適さない）．
- 長時間にわたる手術症例（最大6～7時間）．

2）トノメトリ法でのカフ校正について

トノメトリ法は，カフ測定による校正が必要である．これは，カフ測定値を臨床上の標準とし，その値で校正することでより正確で親和性のある値とするためである．トノメトリ測定開始時は自動的に5分間隔，トノメトリセンサとカフが同腕と認識された場合は2.5分，異腕なら5分間隔で行われる．また，測定値の信頼性が下がったり，測定ができなくなった場合にも自動的にカフ校正が行われる場合がある．測定部位は，橈骨動脈に限られるため，橈骨動脈での測定が不可な場合には適応ができない．

文献
1) Sato T, et al：Hypertension, 21：866-874, 1993
2) Fetics B, et al：IEEE Trans Biomed Eng, 46(6)：698-706, 1999
3) Hayano J：Am J Physiol, 264：H1229-H1238, 1993
4) Sun M & Jones R：Biomedical Instrumentation & Technology / Association for the Advancement of Medical Instrumentation, 33(1)：62-70, 1999

臨床での使用法

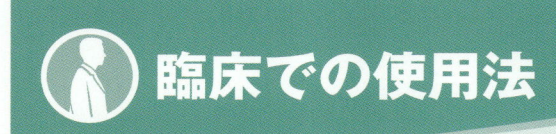

片山勝之

1 使用する場面

1）手術室

- 観血的血圧測定をしていない場合，手術室入室から退室までの間，最低でも非観血的動脈圧（NIBP）を5分間隔で測定する．
- 特に麻酔導入後から挿管終了5分後までは血圧変動が大きいため1分ごとのNIBP測定が望ましい．
- 脊椎麻酔ではくも膜下への局所麻酔薬投与後10分間は大きな血圧変動が予測されるため，最低でも1分間隔でNIBPを測定する．
- Dyna Alert™（フクダ電子社）は，20 kg以上の成人でNIBP測定間隔を5分以上に設定した場合，心拍数と脈波から，循環変動を推測して，アラームの閾値を超えた時点で自動的にNIBP測定を開始する機能である．そのため，手術室での活用場面はない．同様の機能はオムロンコーリン社のHASTE®，日本光電のPWTTでも実現されている．
- トノメトリ（オムロンコーリン社）は，体動のない30 kg以上の成人で橈骨動脈の走行が正常で触れやすい症例が適応となる．手関節を背屈させて固定する必要があるため，長時間の測定には向かない．最もよい適応は帝王切開のように短時間内に大きな血圧変動が予測される症例である．

2）ICU・救急

- 救急・ICUでは入室して血行動態が安定するまでの間，あるいは観血的動脈圧モニタが確立するまでの間，頻回にNIBPを測定する必要がある．特にショックインデックスが1.5以上の場合，1分ごとの測定が望ましい．
- 血圧が安定したらNIBP測定間隔を広げていくが，その際間隔が5分以上になるとダイナアラートが適応となる．
- トノメトリは救急・ICU患者のように体動が激しく，長時間のモニターを要する場合には適用とならない．

2 役立つ病態

1）オシロメトリック法とリバロッチ・コロトコフ法

- オシロメトリック法とは，収縮期圧以上にカフを加圧した後，減圧していく段階で，心拍動に同調した血管壁の振動を反映したカフ圧の変動（圧脈波）をモニターし血圧を決定する血圧測定法である．一般的には，圧脈波が急激に大きくなったときのカフ圧を「**最高血圧**」（図1の**C**点），急激に小さくなったときのカフ圧を「**最低血圧**」（図1の**E**点），最大振幅を示したカフ圧を「**平均血圧**」（図1の**D**点）としている．自動血圧計の多くがカフ圧の変動を測定するこの方式を採用している．

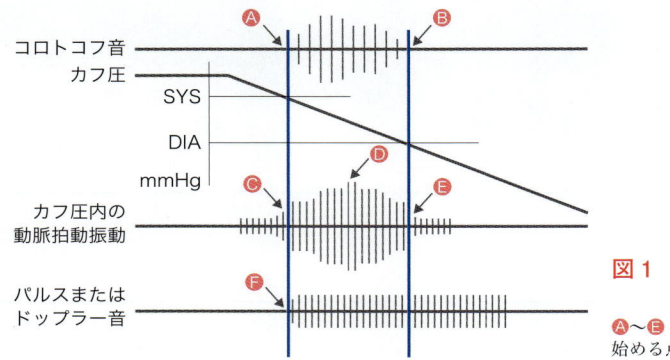

図1 コロトコフ音とカフ圧の動脈拍動振動（オシレーション）の関係

Ⓐ〜Ⓔ：本文参照．Ⓕ点は触診またはドップラーで検知し始める点が収縮期圧であることを示している．

表1 コロトコフ音

第一段階	血流が始まる時の最初に聞こえる音で，収縮期血圧に相当する
第二段階	血流が雑音のような濁音に変化する
第三段階	血流の音が大きくなって清音に変化する
第四段階	血流がかすかになり弱い音に変化する
第五段階	乱流が無くなり血流音が聞こえにくくなる．この時点が拡張期血圧

- **リバロッチ・コロトコフ法**は，カフを減圧し，血液が心臓の拍動に合わせて断続的に流れ始めたときに発生する血管音（コロトコフ音＝K音）が聞こえ始めた血圧（図1のⒶ点）を収縮期血圧，コロトコフ音が消失した血圧（図1のⒷ点）を拡張期血圧とする血圧測定法である．

2）コロトコフ音

コロトコフ音は5段階に変化することが知られている（表1）．

3）平均血圧の意味と重要性

左心室の収縮によって駆出された拍動性の収縮期血流は，大動脈のクッション機能や気囊効果によって拡張期にも血流を得て，動脈波として末梢の動脈に伝搬される．末梢の抵抗血管で脈波の拍動性は徐々に失われ，平均血圧に収束し，整流化され，層流となって毛細血管網を灌流する．このように動脈波は恒常的な平均血圧とそれを中心に拍動する脈波成分から成る．平均血圧は，（平均血圧＋2×拡張期血圧）／3で算出されるように，収縮期血圧より拡張期血圧により大きく影響を受け，**臓器血流の指標**となる．平均血圧の上昇は，抵抗血管の中膜病変やフィブリノイド壊死に関係し，脳卒中や腎硬化症のリスクとなる[1]．

4）脈圧の意味

脈圧を決定する因子の1つは左心室の駆出パターンと大動脈の柔軟性とのバランスによって決定され

Column

サイト昇圧

フクダ電子社のNIBP測定には，サイト昇圧というテクノロジーが採用されている．これは，カフを過剰に加圧することによる患者の不快感を軽減するために，カフを加圧しながら2〜3拍後の血圧を予測し，加圧する上限を決めていくという機能である．加圧中に脈を認識して，収縮期血圧を推測し，実際には推測収縮期圧＋40mmHgまでカフを加圧している．

る前進波の波形であり，もう1つは末梢に伝搬された脈波が抵抗血管で反射して動脈内を逆行する反射波が前進波と重合するタイミングである．また拡張期圧を低下させる特殊な病態として，動静脈瘻（動脈管開存症，透析用動静脈シャント，腹部大動脈破裂後の動静脈瘻）や大動脈弁閉鎖不全などがある．

近年，年齢によって心血管リスクを高める高血圧のパターンが異なると報告されている．すなわち，若年者の高血圧では拡張期血圧の上昇がリスクとなるが，中年では収縮期上昇と拡張期上昇が同程度にリスクとなる．一方，高齢者では収縮期圧の上昇と脈圧の増大がリスクとなる[2]．高齢者では拡張気圧の低下はむしろ動脈壁の硬化を表す指標となり，冠疾患のリスクが高くなる．

Pitfall

- 極端な動脈硬化や閉塞性動脈硬化症などがなければ，下腿や足首でカフ圧を測定すると上腕に比べて4〜8 mmHg高めに表示される[3]．
- スタットモードで連続的にカフ圧を測定すると，徐々に測定肢がうっ血して血圧が高く測定されてしまう可能性がある．また，カフ圧の減圧速度に比べて脈拍数が少なすぎると，一拍ごとのカフ圧差が大きくなり誤差が生じやすくなる．
- 非観血的血圧測定の正確な測定のためには，適切な幅のカフを選択することが重要である．カフ幅が短いとカフ圧が動脈に届きにくくより高い圧をかける必要があり，実際の血圧より高く測定されてしまう．逆にカフ幅が過長であると実際の血圧より低く測定されてしまう．適切なカフ幅は，年齢や上腕の長さによるのではなく上腕中央で測定した周囲径の40〜50％（直径の125〜150％）とされている．またカフを遠位に装着すると収縮期圧は高く，拡張期圧は低めに計測される．

文献

1) 江藤胤尚：血圧，10：703-707, 2003
2) Franklin SS, et al：Circulation, 103：1245-1249, 2001
3) Moore C, et al：Anaesthesia, 63：1327-1331, 2008

Column

自動血圧計が測定エラーを起こしたときには

自動血圧計の測定エラーの最大原因は，加圧ホースからの空気漏れであるが，カフ圧が測れないために何度も自動血圧計による加圧を繰り返してエラーになることを繰り返してはならない．急な血圧低下時やショック時にはカフから得られる動脈拍動振動が小さくなるため，測定に時間がかかり，精度も低下する．このような場合にはただちに頸動脈や大腿動脈の拍動を確認して，カフ圧が測れない理由が低血圧によるものか，空気漏れによるものかを迅速に鑑別すべきである．一般に橈骨動脈あるいは上腕動脈で脈拍が触れる場合には収縮期血圧60mmHg以上，橈骨動脈で触れなくとも大腿動脈で脈拍を触れる場合は50mmHg，頸動脈で触れる場合には40mmHgと推定される．しかし，動脈硬化や血管炎の影響で動脈の狭小化が起こって特定の動脈の脈が触れづらいことがあるので注意する．自動血圧計が測定不能なときには，迷わず橈骨動脈，頸動脈を触れる習慣とすることが重要である．

第2章 モニター機器　A）循環のモニタリング

4. 観血的圧モニタリング
O）圧モニタリングキット

機器紹介

アルゴンメディカルデバイスズジャパン株式会社

製品名

◆観血的血圧トランスデューサ／キット

　観血的血圧測定キットは，動脈，中心静脈圧，肺動脈圧などの測定だけでなく，脳圧や膀胱内圧など接続されたカテーテルの留置部位の圧力を測定することができる．

　圧測定ラインには，採血や投薬を行うための三方活栓が組み込まれ，血圧チューブには測定部位の識別のために色分けを施したり，長さを変えたりなど，施設によってさまざまなカスタマイズが施されている．また近年は，感染制御の観点から三方活栓の代わりに採血用セプタムを組み込み，モニタリングラインを閉鎖回路にする施設が増えてきている．

1　原理，構造

　血圧は生理食塩水が充填されたカテーテルとチューブ内を伝わり，血圧トランスデューサ（図1）で電気信号に変換され生体情報モニターに表示される．血圧トランスデューサにはブリッジ回路が構成された半導体ストレンゲージ（歪ゲージ）が内蔵されており，液体コラムの圧力でダイアフラム（受圧面）が変位するとこの変位がブリッジ回路に伝えられ，**抵抗値が変化することにより圧力に比例した電圧が生体情報モニター（血圧アンプ）に出力**される．

　血圧測定を行う場合には圧モニタリングキットや留置カテーテルの他に①ヘパリン加生理食塩水，②加圧バッグ，③血圧トランスデューサと生体情報モニターをつなぐ専用の中継ケーブルが必要となる（全体構成は図2を参照）．

　血圧トランスデューサには持続的な微量流量および急速フラッシュを行うためのフラッシュ装置が内蔵されているが，加圧バッグを使用した場合の持続流量は，血圧と加圧バッグの圧力差で決まる．したがって，フラッシュ溶液が減ると加圧バッグが減圧して持続流量が少なくなり，また患者の血圧変動によっても持続流量が変化する．シリンジ・ポンプを用いるとフラッシュ溶液の液量にかかわらず，設定した流量を維持できるので，新生児など厳密に持続流量を管理したい患者の場合にはシリンジ・ポンプを用いると良い．しかし，カテーテルや血圧チューブ・ラインのどこかで極端なキンク箇所があると，シリンジ・ポンプの圧力が徐々に高くなるのでシリンジ・ポンプのアラームを設定するなどの注意が必要である．

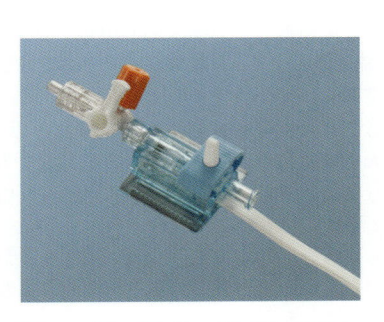

圧モニタリングキット

図1　ディスポーザブル血圧トランスデューサ

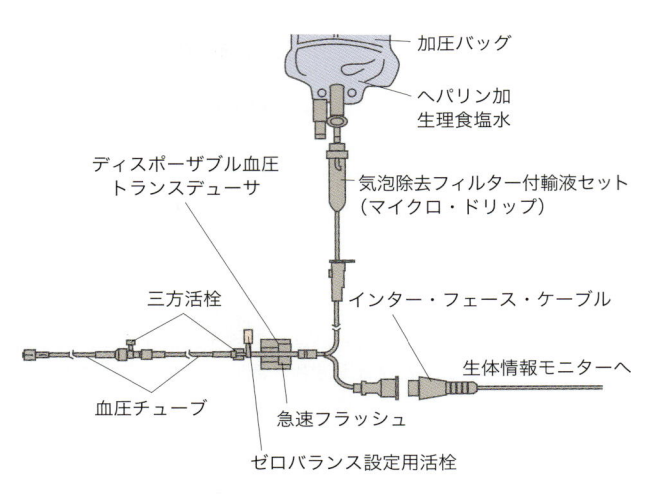

図2　システム全体構成

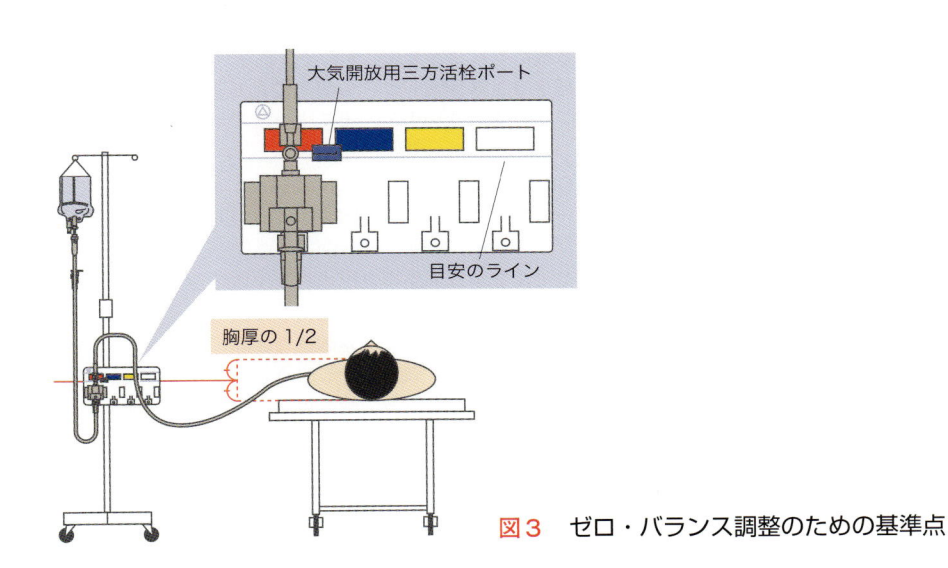

図3　ゼロ・バランス調整のための基準点

2　セットアップとゼロ・バランス調整

❶生理食塩水バッグにヘパリンを添加し，輸液セット，血圧トランスデューサ，測定ライン内に生理食塩水を充填し，最後に加圧バッグを300mmHg（40kPa）に加圧する．

❷中継ケーブルを血圧トランスデューサに接続する．

❸血圧チューブを留置カテーテルと接続する．

❹血圧トランスデューサの半導体センサは，製造時に電気的な校正がなされているので圧力の直線性を再校正する必要はないが，**測定開始時には圧力の基準点をあわせる必要がある**．通常この基準点は体位による変化の最も小さい心臓の三尖弁の位置が良いが，実際には**胸厚の1/2の位置（前腋窩線〜中腋窩線）**が用いられる．この基準点と三方活栓を同じ高さにあわせ，三方活栓を用いてトランスデューサを大気に開放した時に，出力が"0（ゼロ）V"になるよう生体情報モニターでゼロ・バランス調整を行う（図3）．

第2章　モニター機器

Pitfall

- 持続的に血圧測定する場合には，カテーテル内での凝血を防ぐために，フラッシュ装置と加圧バッグを用いてヘパリン加生理食塩水で持続フローを行う．加圧バッグを用いる場合には300mmHg（40kPa）で加圧すると動脈圧ラインの場合1時間あたり3〜4mLの持続流量となるが，時間経過とともにフラッシュ溶液量が減ると加圧バッグが減圧して流量が減るので，定期的に加圧バッグの圧力を確認する．
- 血圧測定ラインの物理的特性によって，特に末梢動脈圧波形では共振現象を起こすことがあるので，チューブなどの血圧測定ラインの構成品はできるだけ**内径が太くて材質が固く**，短いものを選択する．
  - ライン内の残留気泡も測定に影響を及ぼすので，できる限り気泡をラインから除去する．細かな気泡は測定ラインの固有周波数を低くするので共振が起きやすくなる．
  - 動脈圧波形が鈍った状態（脈圧が小さく平坦な波形）になった場合には，カテーテルや測定ラインのどこかでキンクしているか，カテーテル先端が血管壁に接触しているまたは，カテーテル内で凝血しているなどが考えられる．凝血している場合にいきなり急速フラッシュしてしまうと血栓を血管内に飛ばしてしまう恐れがあるので，カテーテルを少し引き血圧波形を観察する．それでも波形が変化しない場合には，測定ライン上の三方活栓から一度血液を吸引して凝血の有無を確認した後に急速フラッシュする．
- 血圧測定中に基準点がずれると波形や基線のドリフトを起こすので，基準点の高さは変えないようにし，体位変換時には心臓の高さに応じて血圧トランスデューサの位置を固定し直す．ただし，体位を変更しても圧トランスデューサーのゼロバランスは崩れないので，モニター上でゼロバランスを取り直す必要はない．
- 血管内留置カテーテル関連感染予防のCDC（米国疾病管理予防センター）ガイドラインでは，感染予防の観点から，観血式血圧トランスデューサおよびその他の構成品は96時間ごとに交換することを推奨している．
- モニタリング・ラインへのフラッシュ溶液の充填は，生理食塩水パック内の空気を完全に抜いた後に輸液スタンドに吊るしてからフラッシュ装置を急速フラッシュ状態にして自然落下で行う．先に加圧バッグで加圧してしまうと血圧チューブ内に気泡が残った際に気泡除去が困難になる．
また，輸液セットの点滴筒をフラッシュ溶液ですべて満たしてしまうと持続流量の確認ができなくなるので，すべて満たして使用する場合には，ライン上の三方活栓を用いて定期的に持続流量の有無を確認する．

臨床での使用法

内田 整

1 使用できる場面

圧モニタリングキットは動脈あるいは静脈内に留置したカテーテルに接続して，目的の血管内圧を測定するためのデバイスである．**観血的動脈圧**，**中心静脈圧**，**肺動脈圧**などのモニタリングにおいて共通に使用する．

2 役立つ病態

観血的動脈圧，中心静脈圧，肺動脈圧については，それぞれの項［2章-A-4-1，2章-A-4-2，2章-A-4-3］を参照．

3 基本的な使用方法

それぞれの圧に関する波形や数値の読み方は，各項を参照していただきたい．ここでは，共通する使用方法を解説する．

圧モニタリングキットで観血的圧モニタリングを行う際は，測定対象に合わせてパラメータラベル（ABP，CVPなど）とスケールを設定する．モニタリングキットを接続する際は，測定対象とラベルが一致していることを確認する（図1）．

スケールはそれぞれの圧に対して個別に設定できる．心臓麻酔などで複数の観血圧をモニタリングする場合は，すべての波形を共通の表示域（オーバーラップウインドウ）に表示してスケールを統一するほうが，動脈圧と低圧系（CVP，PAP）の比率を捉えやすい（図2）．

一部の機器では，CVPなど，特定のラベルを設定すると平均圧のみが表示され，収縮期圧／拡張期圧が表示されない．収縮期圧／拡張期圧を確認する必要がある場合は，一時的に他のラベルに変更する．

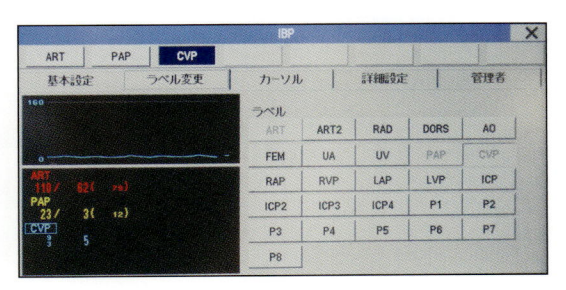

図1　生体情報モニターのラベル設定画面例
観血的圧モニタリングでは，測定対象に合わせてパラメータラベルを確認，必要であれば再設定する

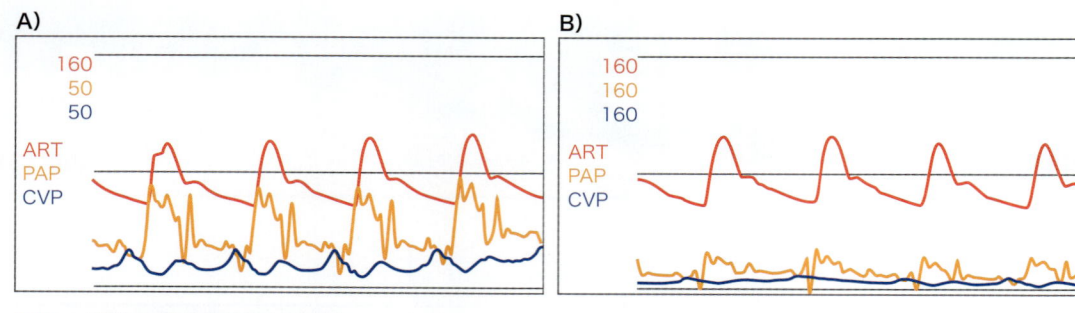

図2 複数の観血圧表示の比較
複数の観血圧をモニタリングする場合は，圧ごとに別々のスケールで表示するよりも（A），スケールを統一するほうが（B）圧相互の比率を捉えやすい

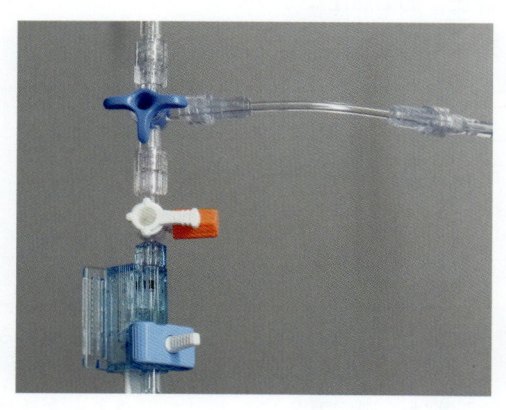

図3 オス-オスコネクターの活用例
圧トランスデューサと圧延長チューブの間に三方活栓を追加して，オス-オスコネクターを接続することにより，2つの圧を切り替えてモニタリングできる

Pitfall

1）ゼロ点校正ができない場合

圧モニタリングキットのゼロ点校正ができない場合は以下のチェックを行う．
①トランスデューサが正しく大気に解放されているか？→通常，圧トランスデューサ直上にある三方活栓の栓はエアベント（穴が空いているか隙間がある）タイプである．しかし，栓が密閉型であると大気に解放されないため，ゼロ点校正ができない．そのような場合は栓を外してゼロ点校正を行う．
②接続ケーブルとのコネクタに液体が付着していないか？→圧は電気抵抗に変換されて測定されるため，コネクタに輸液製剤などの液体が付着していると抵抗値が異常になり校正できない．液体を除去してコネクタ部分を十分に乾燥させてから接続し，校正を行う．

2）オス-オスコネクターの使用

1つの圧モニタリングキットで複数の箇所の圧モニタリングを行う場合はオス-オスコネクター[※1]が便利である．図3のように接続すれば，三方活栓で2つの圧を切り替えることができる．

※1 ナミック® フルイド アンド モニタリングライン（ニプロ株式会社販売）など．

第2章 モニター機器　A）循環のモニタリング

4. 観血的圧モニタリング
1）動脈圧

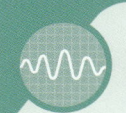

機器紹介

フクダ電子株式会社

製品名

◆ DS-8500 マルチモニター

　観血的動脈圧測定は，血管内を流れる血液の圧力変化を直接的に測定する方式である．一般的な血圧測定の部位は橈骨動脈，足背動脈，後脛骨動脈，大腿動脈などで血管にカテーテルを留置してその部位の動脈圧を血圧トランスデューサに伝搬して測定，モニタリングする．

　観血的に動脈圧を測定する利点は，血行動態が不安定でも連続モニタリングができること，非観血的測定では測定が難しいショック時などの低血圧測定あるいは血行動態に影響を及ぼす薬剤を使用した場合でもリアルタイムで正確な血圧の測定ができることである．

　図1はマルチモニターに表示された動脈圧モニタリングの例である．

1　原理

　観血的血圧測定による動脈圧モニタリングは，動脈針，カテーテル，およびモニタリングライン内をヘパリン入りの生理食塩水で満たすことで血管内の血圧の脈動を血圧トランスデューサへ伝搬して測定する（図2）．

　血圧トランスデューサ内に伝搬された血圧の脈動は，ダイアフラム（膜）を介して圧力センサーであるストレインゲージ[※1]で電気信号に変換される．ストレインゲージは大気圧で校正が行われ，電気的信号に変換された血圧は大気圧との差分を測定していることになる（図3）．

動脈圧
モニタリング

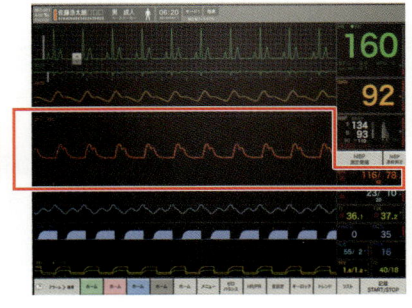

図1　動脈圧モニタリングの表示例

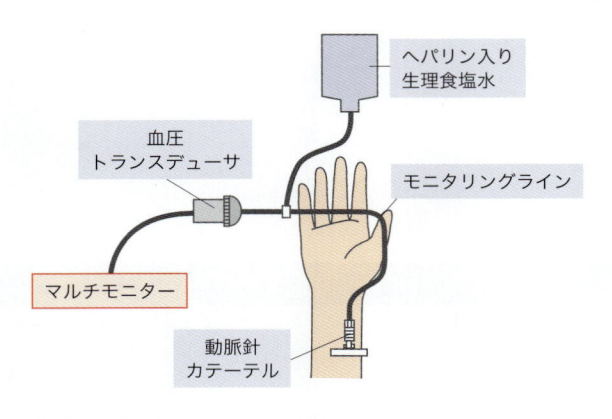

図2　モニタリングライン

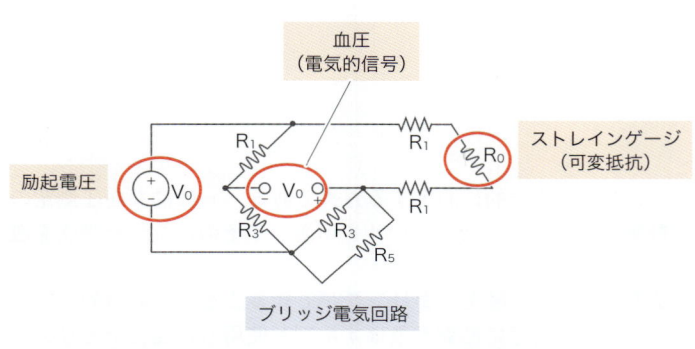

図3　血圧トランスデューサ内部の構造

図4　血圧トランスデューサ内部：ブリッジ電気回路

図5　動脈血圧波形

　電気信号に変換された血圧はマルチモニターによってデジタル変換され，フィルターでノイズ除去処理を施された後，血圧解析アルゴリズムで収縮期血圧値，拡張期血圧値，平均血圧値が算出される．これらの血圧波形や計測値情報はマルチモニターのディスプレイに表示される．
　観血的血圧モニタリングによって得られる動脈圧波形は，大動脈弁の開放とともに急峻に立ち上がり，大動脈弁の閉鎖時にできるディクロティックノッチの後から下降していく．
　血圧測定において，収縮期血圧は一回拍出量と駆出速度，動脈血管壁の伸展性によって決まり，拡張期血圧は拡張期における血圧の低下速度と心拍数によって決まる．平均血圧は動脈圧曲線の面積から平均の高さを計算したもので，簡易的には収縮期血圧のおよそ1/3に相当する．
　動脈圧測定から得られる情報として，**収縮期/拡張期それぞれの血圧値**，および**平均血圧値**がある．また動脈圧波形には**心拍出量**，**末梢血管抵抗**，**循環血液量**などの情報も含まれる（図5）．

2　使用方法

　圧モニタリングキットの準備およびトランスデューサの固定は，2章-A-4-0を参照．
❶カテーテル，モニタリングラインをヘパリン入りの生理食塩水で満たし，血管内への空気混入を防止する．また，血圧測定誤差の原因となる空気（気泡）が混入していないことを確認する．

※1　ストレインゲージは，血圧による脈動の強弱に比例した電気的信号を出力する圧力センサーである．ストレインゲージは圧の変化をホイーストンブリッジ回路の抵抗値の変化として出力している（図4）．

動脈圧

複数の血圧トランスデューサ
個別のゼロバランス

複数の血圧トランスデューサ
同時ゼロバランス

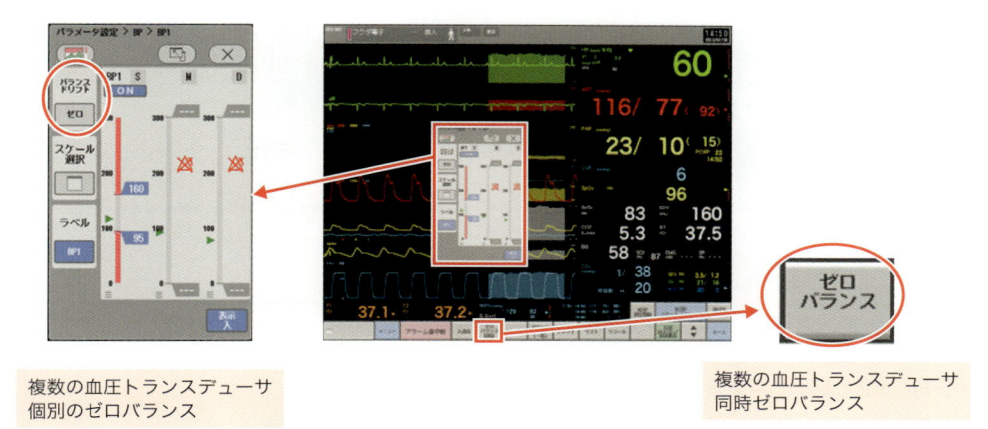

図6　マルチモニターのゼロバランス操作

❷動脈針，カテーテルを動脈内に挿入する．
　挿入後に動脈針やカテーテルがずれないように固定する．この状態で，マルチモニターのディスプレイ上に血圧波形が表示されている場合があるが，ゼロバランスを取っていないので誤差を含んだ血圧となる．

❸ゼロバランスを取る（ゼロ点の校正）．
　カテーテル側の三方活栓を大気開放状態にしてマルチモニターの操作でゼロバランスボタンを押して，大気圧を基準としたゼロ点校正をする（図6）．
　この状態で，マルチモニターのディスプレイ上の波形は0 mmHgの位置でフラットな基線波形になっている．また収縮期／拡張期／平均値の血圧値も0 mmHgを表示していることを確認する．
　マルチモニターにエラーメッセージの表示がなく，ゼロバランスが正常に終了したことを確認して三方活栓を大気開放状態から動脈針，またはカテーテル側に切り替える．

❹血圧のスケールやラベリングの設定（2章-A-4-❺「臨床での使用法」を参照）．
　マルチモニターのディスプレイ上に表示されている動脈血圧波形を適正なスケールにするためのスケール選択，および血圧測定位置の名称（ラベリング）を設定する．

Pitfall

1）血圧トランスデューサの高さの位置が変化した
　血圧トランスデューサの高さが変化すれば，その変化差の水銀柱分が血圧値の誤差となる．血圧波形がマルチモニターの表示画面上で上下にシフトする．

2）血圧波形のなまり
　動脈針やカテーテルの先端に血栓が付着したり，血管壁に接触すると血圧波形がなまり，振幅が低下したりして正確な血圧モニタリングができなくなる．

3）気泡の混入
　血圧モニタリングライン内に空気が混入すれば，血圧波形がなまり，振幅が低くなったりして正確な血圧モニタリングができなくなる．

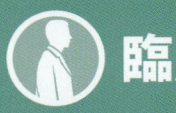

臨床での使用法

立石浩二

1 使用できる場面

①連続的な動脈圧のモニターが必要な場合
②血液サンプリングが繰り返し必要な場合
　外傷による大量出血で短時間に貧血が進行したり，大量輸血が必要な場合．酸素化不良や，低換気状態など呼吸不全が存在し，繰り返し血液ガス分析が必要な場合．
③非観血的血圧測定（NIBP）による測定が困難な場合
　心肺停止（CPA）による蘇生時でNIBPでは測定できない，あるいはショックバイタルによる高度低血圧があり血圧測定が困難な場合．

2 役立つ病態

　麻酔導入時は低血圧が起こりやすく，また覚醒時には高血圧になりやすい．虚血性心疾患や脳疾患を合併している場合，血行動態の変化により虚血性合併症などを生じる可能性が高く，厳密な血行動態管理が必要な場合に有用である．また，術前より心機能低下がある場合や，手術操作に伴う大量出血で血圧低下が予想される場合も動脈圧モニタリングを考慮する．
　心臓外科開心術の麻酔管理など，血管作動薬の持続投与が必要な場合では動脈圧モニタリングは必須である．
　また，一般的に動脈圧ラインが役立つ病態を3つに分けると考えやすい（図1）．
　　①動脈系が不安定な病態，②静脈系が不安定な病態，③呼吸系が不安定な病態

3 波形や数値の見方

- 平均動脈圧（MAP）（図2）：身体各臓器の灌流圧を反映していると考えられる．最低限MAP＞60mmHgは必要，正常は70～110mmHg．

- 急性心不全に併発する肺水腫
- 呼吸不全
- 血液ガス測定

- 高度低血圧
- 循環作動薬投与が必要な循環不全
- 急性心不全，致死性不整脈，
- 敗血症性ショック

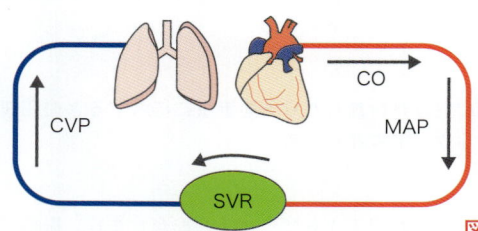

- 外傷や手術による大量出血
- 急速に進行する貧血
- 血液検査（血算，凝固系データ）

図1　動脈圧モニターが役立つ病態
CO（cardiac output：心拍出量）
CVP（central venous pressure：中心静脈圧）
MAP（mean arterial pressure：平均動脈圧）
SVR（systemic vascular resistance：体血管抵抗）

動脈圧

図2 実際の生体情報モニターの画面

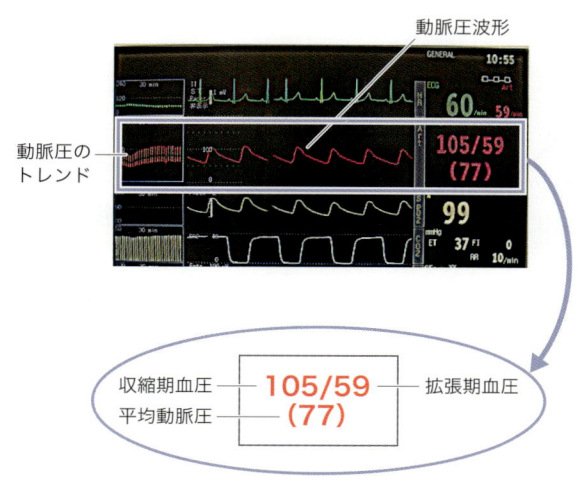

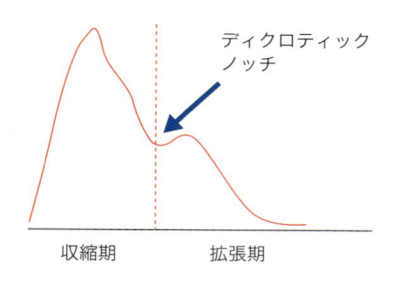

図3 ディクロティックノッチ
収縮期と拡張期をわける点である

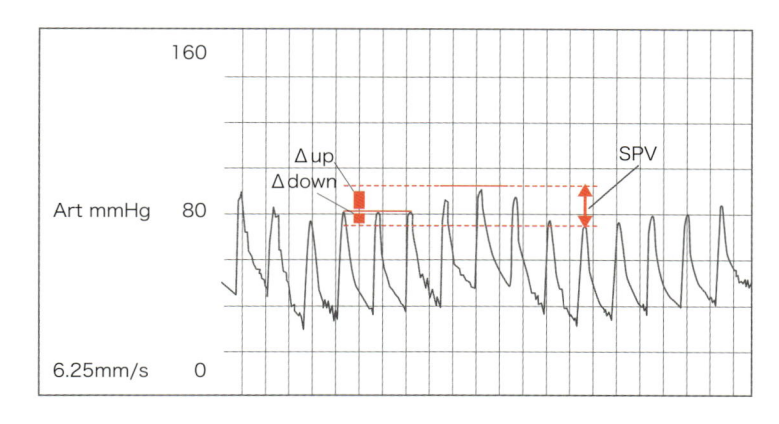

図4 呼吸サイクルにより生ずる収縮期血圧変動
文献1より引用

- ディクロティックノッチ（図3）：大動脈弁が閉鎖し，拡張期が始まるポイントである．
- 収縮期血圧変動（図4）：変動値が15mmHg以上では循環血液量不足の可能性がある．

1）動脈圧波形の読み方

観血的動脈圧モニターでは動脈圧波形を見ることが重要である．波形を見るポイントは①収縮期血圧にいたるまでの立ち上がり，②波形の戻り，③波形の硬さ，柔らかさ，④ディクロティックノッチの位置と有無．

①波形の立ち上がり：dp/dtが急なほど心収縮力が良いと考えられる．
②波形の戻り：aが低く，bの速度が速い（急峻）ほど血管抵抗は低いことを表している．
③波形の硬さ：動脈硬化が強い場合には立ち上がりが垂直に近く先細りの波形になる．敗血症性ショックのように動脈の抵抗がない場合には，傾斜は緩やかで丸みを帯びた波形になる．
④ディクロティックノッチの位置と有無：立ち上がりからノッチのところまでが収縮期に相当し，斜線の部分は一回拍出量を表している．ノッチが見られないときは低血圧や，回路内の気泡混入が考えられる．

第2章 モニター機器

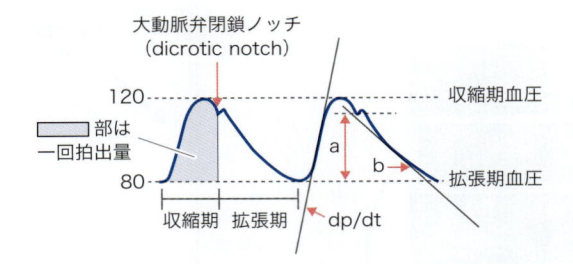

図5　正常な動脈圧波形
文献2より引用

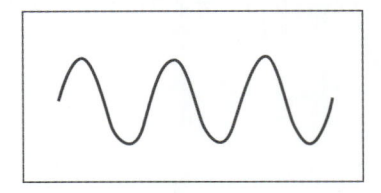

図6　動脈圧ライン波形のなまり

図7　尖った動脈圧波形

2）波形がなまる，波形が尖っている場合

①波形がなまっている（図6）
カテーテル自体の折れ曲がり，ヘパリン生食加圧バッグの加圧不足，動脈圧ライン内の気泡の存在などが原因として考えられる．

②波形が尖っている（図7）
オーバーシュートと呼ばれる状態や，血管コンプライアンスの低下，高血圧状態などが考えられる．

Pitfall

1）トランスデューサの位置がずれた
ゼロ点（基準点）よりトランスデューサが上に移動すると血圧は下がり，トランスデューサが下に移動すると血圧は上がる．

2）非観血的血圧測定（NIBP）と差がある
NIBPを側臥位で測定した場合，上になる側の上肢に巻いたカフでは血圧が低く測定され，下になる側の上肢では高く測定される．また動脈圧ラインは，カテーテル留置部位が心臓より遠位末梢側になるほど，収縮期血圧が高く測定されNIBPとの差が大きくなることがある．

3）人工心肺離脱後に橈骨動脈圧と中枢圧で差がある
人工心肺を離脱した後に，橈骨動脈圧と中枢動脈圧とに圧較差を生じることがあり，血管弾性率の低下などが発生要因とされている．しばらく経過を観察することで，圧較差は改善することが多い．

文献
1）Singh S et al：Anesthesiol Res Pract, 2011；2011：231493. doi：10.1155/2011/231493. Epub 2011 Jul 12.
2）「麻酔科研修チックノート 改訂第4版」（讃岐美智義 著），羊土社，2013

第2章 モニター機器　A）循環のモニタリング

4. 観血的圧モニタリング
2）中心静脈圧

機器紹介

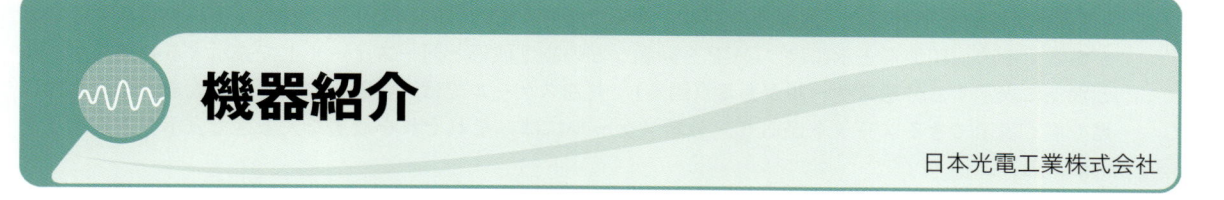

日本光電工業株式会社

製品名

◆ BSM-9101

患者のバイタルサインを複数同時にモニタリングする装置．

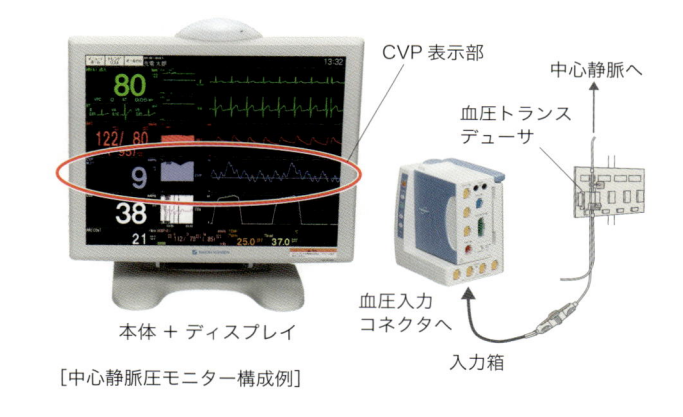

本体＋ディスプレイ

[中心静脈圧モニター構成例]

CVP表示部
中心静脈へ
血圧トランスデューサ
血圧入力コネクタへ
入力箱

1 原理

　　中心静脈圧を，カテーテルを介して血圧トランスデューサで電気信号に変換したのち増幅し，CVP値（平均圧）を算出し，CVP波形と合わせて表示する．

2 使用時の注意点

　　CVPは圧が低く，変動要素も多いため，精度の高い，有効なモニタリングを行うためには，以下の注意が必要である．

1）CVPの数値表示

　　血圧ラベルをCVPに設定すると，通常平均値のみが表示される（一部メーカーでは，Max/Min表示も可能）．またCVPは呼吸性変動や体動，体位交換，フラッシュなどの処置により変動することがあるので，その表示値の評価は，波形を観察しながら慎重に行う必要がある．

①呼吸性変動について

　　CVPは胸腔内にあるため，胸腔内圧の影響を受ける．自発呼吸と人工呼吸使用時で変動パターンが異なるが，血管外圧がゼロのとき，すなわち呼気終末時に測るのがよいとされている．CVPが平均値の場合，人工呼吸器使用時は動作モードにより数値が変動する場合があるので，その解釈には注意を要する．

- **平均値**：血圧波形の面積平均を算出し表示する（図1）.
- **呼気終末CVP**：最近の装置では，メインストリームCO_2センサを用い，呼気終末時のCVPを表示するものもある．図2にその検出方法のイメージを示す．
 またカーソル画面で波形を静止し，その波形を見ながらカーソルを合わせることにより，呼気終末のCVPを手動で測定することもできる（図3）.

2）CVPの波形表示

　CVPは数値だけでなく，波形そのものも重要であり，その目的により適切な表示方法を選択する必要がある．その血圧波形表示には，CVPを動脈などの高圧波形と同一スケール上で表示する**共通スケール**と別々に表示する**分離スケール**がある（図4）．共通スケールでは，動脈との相対的な大きさを視覚的に見やすく表示できるメリットがあり，分離スケールには，それぞれを最適な大きさで表示できるメリットがある．

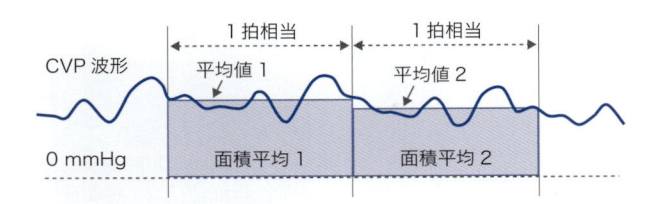

図1　CVP平均値の算出方法

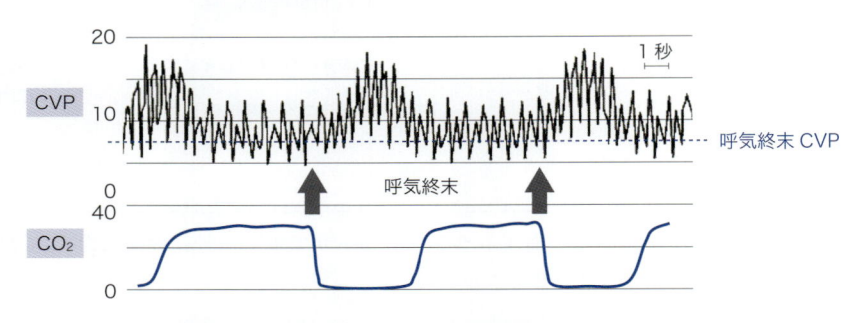

図2　呼気終末CVP（呼吸器による陽圧呼吸時）

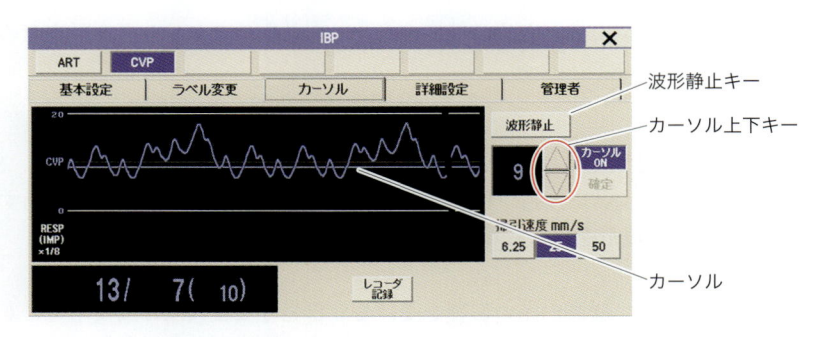

図3　血圧カーソル画面

中心静脈圧

A) 共通スケール

同じ値にすれば相対的な差が見られる

0点が共通

B) 分離スケール

ショートトレンド　波形

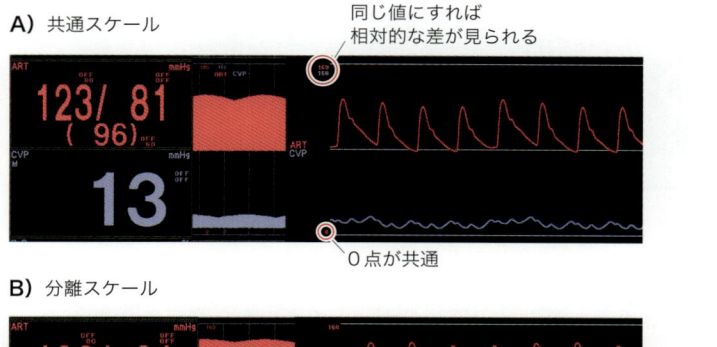

←0点
0点と表示エリアが独立
←0点

図4　CVP波形表示パターン

Pitfall

- 体位交換やベッドの角度を変えたときには，CVPは大きく変動するため，心臓の高さが変わった時は必ずゼロ点を取り直すこと．
- CVP値を決める時は必ず波形を見ながら行い，波形に乱れが無いことを確認した上で，呼気終末時の値を採用する．
- CVP波形の呼吸性変動などを正しく見るため，適切なスケールを選択する．

第2章　モニター機器　65

臨床での使用法

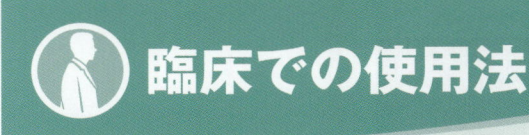

入嵩西 毅

中心静脈圧（central venous pressure：CVP）は右房または心臓に最も近い大静脈の圧（主に上大静脈圧）である．CVPは中心静脈カテーテル（CVC）のポートの1つから測定される．

1 使用できる場面

1）手術室，ICU/救急
- 右心系前負荷[※1]の指標
- 輸液管理のガイド（Pitfall参照）
- 右室機能の評価
- 右房圧のモニタリング
- 人工心肺のモニタリング

2）人工心肺中
- 脱血のモニタリング

2 役立つ病態

1）輸液管理のガイド
- CVPを2〜8 mmHg（3〜10cmH$_2$O）で管理する．

2）CVP低下による血行動態悪化
- 循環血液量減少にともないCVPが低下する．
- 心エコー（左室内腔・下大静脈径）・動的指標（SVV：stroke volume variationなど）と組み合わせると前負荷の目標がさらに適正になる．
- （対応）輸液または輸血．

3）CVP上昇による血行動態悪化
- 循環血液量過剰にともないCVPが上昇する．
  - 胸部X線・心エコー・PAWP（pulmonary artery wedge pressure：肺動脈楔入圧）を用いてうっ血の程度を評価する．
  - （対応）利尿薬の投与・硝酸薬による静脈プールの拡張・瀉血．

※1 前負荷… 心臓の心拍出量は一回拍出量（SV：stroke volume）と心拍数との積からなり，SVは前負荷・心筋収縮力・後負荷によってコントロールされる．前負荷とは心臓が拍出する前に加わる負荷のことであり，心室が最も拡張したときの容積，すなわち心室拡張終期容積（EDV：end diastolic volume）が前負荷に相当する．
EDVは心室拡張終期圧（EDP：end diastolic pressure）に相関することが知られており，EDVの代わりにEDPを前負荷の指標として用いることができる．心室拡張終期には房室弁（左心系：僧帽弁，右心系：三尖弁）が開いているので，EDPは心房の圧と等しくなる（図1）．したがってCVP（右房圧）を右心系の前負荷として考えることができる．

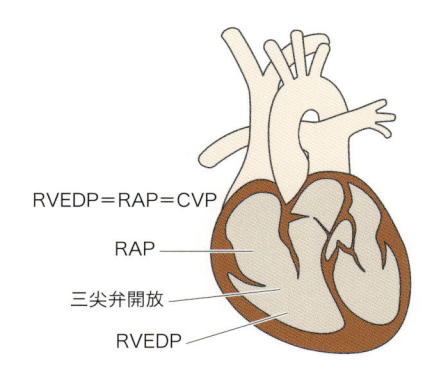

図1　CVPと右室前負荷
拡張末期には三尖弁が開放し，右室拡張末期圧（RVEDP）と右房圧（RAP）が等しくなる

- 右室虚血・梗塞
  - 利尿薬や血管拡張薬の投与は危険である．
  - 心エコーを用いて右室虚血・梗塞かうっ血かを鑑別する．
- 心タンポナーデ
  - CVP波形の異常
  - 心エコーによる診断．
  - （対応）心囊ドレナージまたは再開胸止血術．

4）人工心肺における脱血のモニタリング（CVP：−5〜5 mmHg）

- CVPが高く脱血不良の時は上大静脈の脱血に異常があることを示唆する．
- CVPが低いにもかかわらず脱血が不良のときは，下大静脈の脱血に異常があることを示唆する．

5）Glenn手術，Fontan手術

- Glenn手術では，上半身のCVP（上大静脈圧）は平均肺動脈圧を表し，下半身のCVP（下大静脈圧）はおおむね右房圧を反映する．
- Fontan手術では，CVPは平均肺動脈圧を表す．

3　波形[2, 3]

正常のCVPの波形はいくつかの成分からなり，これらは心周期と符合する（表1）3つの陽性波と2つの陰性波による二相性の波形を呈する（図2）．

1）異常例

①心房細動（図3A）
心房収縮がないため，a波が消失する．

②心タンポナーデ（図3B）
心嚢内の血液貯留により心室の拡張が著明に制限され，右房から右室への血液流入が妨げられるため，y波が消失した一相性の波形になる．

③右室梗塞（図3C）
右室コンプライアンスの低下を反映してa波が突出する．右室乳頭筋の虚血から三尖弁逆流が発生し，v波が突出する．

表1　CVPの波形成分

波形成分	心周期	何が起こっているか
a波	心室拡張終期	右房の収縮．心電図のP波に引き続く
c波	心室収縮早期	三尖弁の閉鎖．心電図のQRSに引き続く
x谷	心室収縮中期	右房の弛緩による右房圧の低下
v波	心室収縮末期	右房の充満．心電図のT波の後にピークを迎える
y谷	心室拡張早期	三尖弁の開放による右房から右室への血液流入

文献3より引用

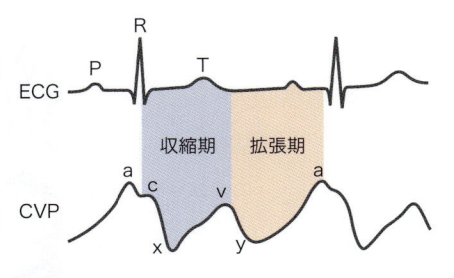

図2　CVPの波形
P：P波，R：R波，T：T波，a：a波，c：c波，x：x谷，v：v波，y：y谷．文献3より引用

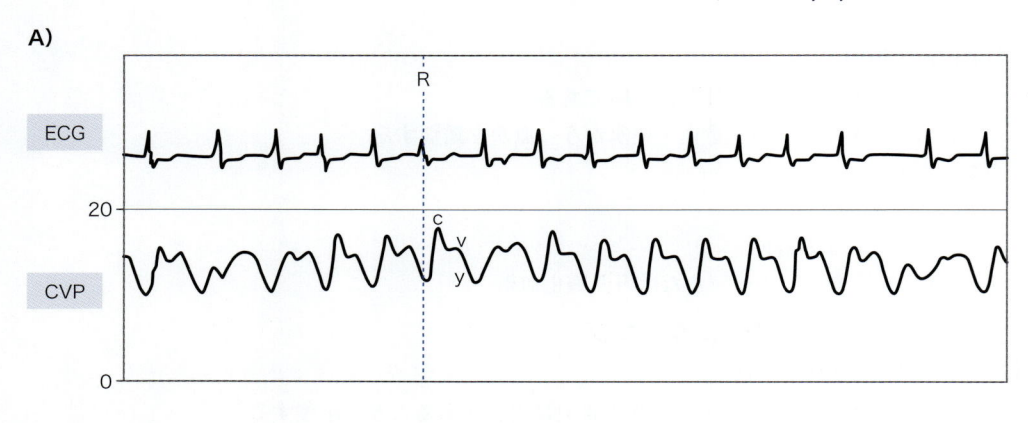

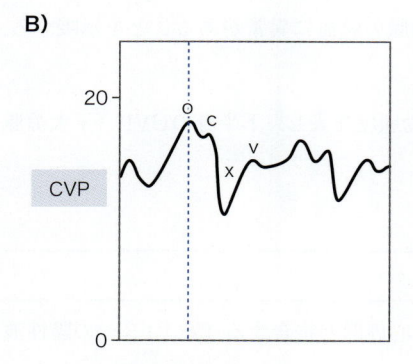

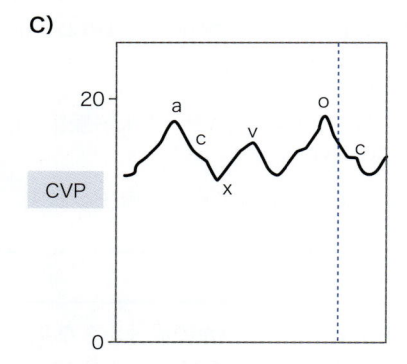

図3　CVPの異常波形
A) 心房細動：a波が消失している．B) 心タンポナーデ：y谷の消失．C) 右室梗塞：a波とv波の増高．文献3より引用

Column

輸液反応性

前負荷とSVの関係はFrank-Starlingの曲線に従い，前負荷の増加分に応じてSVが増加する（図4）．しかし前負荷がいまどの点にあるかによって，等量の前負荷の増加分に対するSVの増加量は異なる．輸液による前負荷の増加に対してSVが増加する（SV 10〜15％以上の増加）ことを輸液反応性と呼ぶ（図5）．

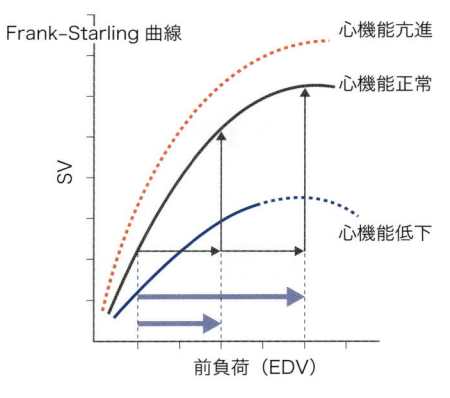

図4 前負荷とSVの関係
前負荷の増加が大きいほど，SVの増加も大きい

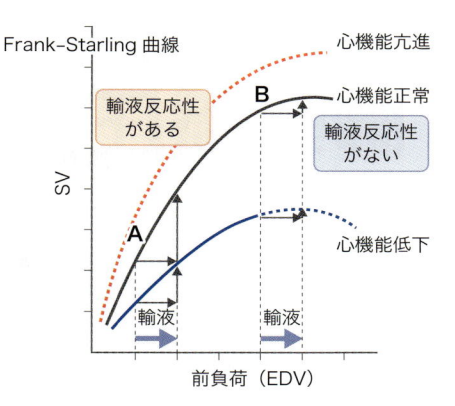

図5 輸液反応性
A点とB点で等量の輸液による前負荷の増加を試みる．
A点でのSVの増加分に比して，B点では増加分が小さい

Pitfall

1）測定条件

- CVPは1桁の低圧系であるため，トランスデューサーの高さによって測定値が容易に変動する．
- 手術中では，体位変換や手術台の傾斜，開腹手術の開創鉤，心臓近くへの手術操作などの影響によりCVPを一定の条件で測定することが難しい状況も存在する．

2）CVPをガイドにした輸液管理

- 低血圧に対して輸液を負荷するかどうかは，臨床現場での悩みどころである．血圧は心拍出量と血管抵抗の積として表され（血圧＝心拍出量×血管抵抗），この式から低血圧の原因は心拍出量の減少かつ/または血管拡張と推測できる．したがって低血圧に対する輸液は心拍出量の増加が目的となる．
- しかし，輸液反応性の指標としてのCVPはSVV（一回拍出量変化）などの動的指標に比してその精度が疑問視されている[4]．つまり，CVPを目標にした輸液の負荷によって，心拍出量が必ずしも増加するわけではない．
- その一方で，完全な調節呼吸下での測定を前提としたSVVは自発呼吸下または開胸手術での信頼性を欠くため，CVPをガイドにした輸液管理は多くの臨床医にとっては依然として有用であろう．明らかな循環血液量の減少によるCVPの低下に対して，循環が安定するかCVPが10mmHgを超えない程度に輸液を負荷しても，多くの場合問題とはならない．しかし近年，CVPの値と循環血液量には相関がなく，輸液反応性の指標としても有用性が認められないとして，CVPを輸液管理に利用することには否定的な報告もみられる[1]．

文献

1) Marik PE, et al：Chest, 134：172-178, 2008
2) 中馬理一郎：4．心臓血管麻酔のモニタリング，C.中心静脈圧．「心臓血管麻酔マニュアル」（真下節，横田浩史，野村実 編），p124-129, 中外医学社，2004
3) Mark JB：J Cardiothorac Vasc Anesth, 5：163-173, 1991
4) Hofer CK, et al：Chest, 128：848-854, 2005

第2章 モニター機器　A）循環のモニタリング

4. 観血的圧モニタリング
3）肺動脈圧，肺動脈楔入圧

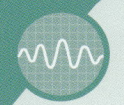

機器紹介

エドワーズライフサイエンス株式会社

製品名
◆肺動脈カテーテル スワンガンツカテーテル

肺動脈カテーテル（右図）は右房圧，右室圧，肺動脈圧，肺動脈楔入圧の4種類の圧を測定できる．

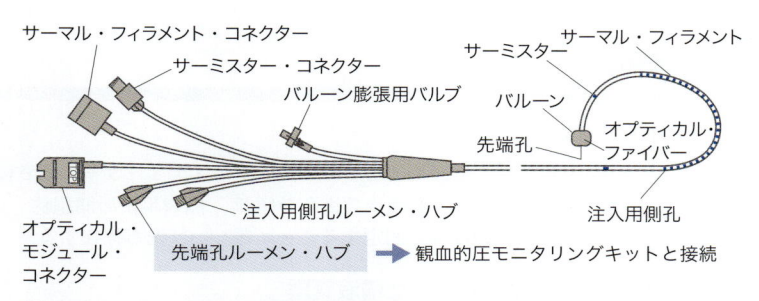

[肺動脈カテーテルの一例と肺動脈測定に使用するルーメン（品番744HF75）]

1 測定できる各部位の圧

挿入時は，あらかじめ先端孔ルーメン・ハブに圧モニタリングキットを接続しておく（原理は2章-A-4-0を参照）．圧の値，および波形は図1に示す通り，部位によって異なる．圧の値と波形を確認することでカテーテル先端の位置を確認することができる．肺動脈カテーテルの挿入方法は「2章-5-1熱希釈式」の「機器紹介」の項の 4 （p.80）を参照．

2 肺動脈圧（pulmonary arterial pressure：PAP）

肺動脈圧は肺動脈カテーテル留置中，常にモニタリングする圧であり，肺動脈圧波形が表示されていればカテーテル先端が肺動脈内にあると考えることができる．肺動脈圧の値は肺血管抵抗や左室機能を反映するほか，循環血液量にも左右される（表1）．

3 肺動脈楔入圧（pulmonary artery wedge pressure：PAWP）

カテーテル先端に付属しているバルーン（最大容量1.5mL，直径約13.0mm）を膨張させ，肺動脈の一枝を閉塞した状態を「楔入（図1）」とし，測定値（平均値）を読み取る．測定時，バルーンはゆっくりと膨張させ，バルーンによる肺動脈の閉塞は15秒または呼吸2サイクル程度とする．バルーンの急速な

肺動脈圧，肺動脈楔入圧

名称	略語	基準値（mmHg）
右房圧	RAP	2〜6
右室圧	RVP	15〜25/0〜8
肺動脈圧	PAP	15〜25/8〜15
肺動脈楔入圧	PAWP	6〜12

右心房　　右心室　　肺動脈　　肺動脈楔入圧

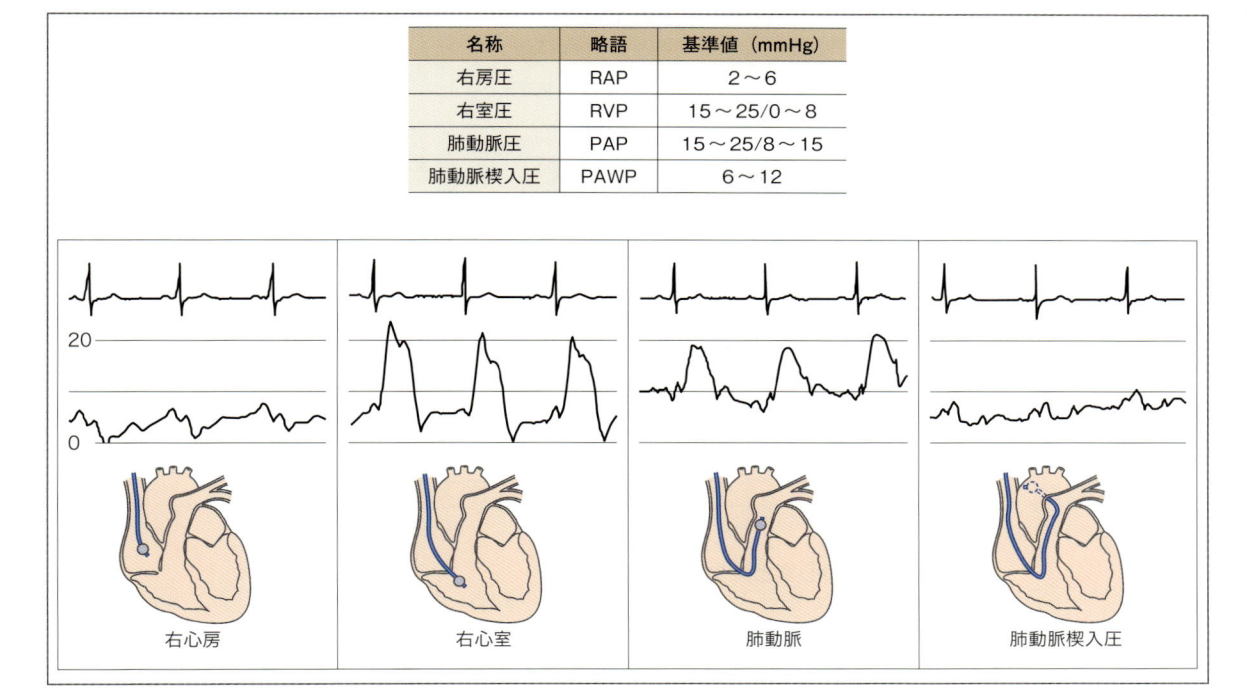

図1　各部位の圧と基準値の例

表1　肺動脈圧の変化と原因

収縮期圧の上昇	肺の病変，肺血流の増加（左-右シャントなど），肺血管抵抗の増大
拡張期圧の上昇	左心不全，循環血液量の増加，僧帽弁狭窄症または逆流
収縮期圧と拡張期圧の低下	循環血液量の減少，肺動脈弁狭窄，三尖弁狭窄

表2　圧および圧波形の変化と原因

平均圧の低下	循環血液量の減少
平均圧の上昇	循環血液量の増加，左不全，僧帽弁狭窄症または逆流，大動脈弁狭窄症または逆流，心筋梗塞
a波の上昇	僧帽弁狭窄症
a波の消失	心房細動，心房粗動，房室接合部性調律
v波の上昇	僧帽弁逆流，左心不全による機能的逆流 心室中隔欠損または穿孔
a波およびv波の上昇	心タンポナーデ，収縮性心膜炎，左心不全

　膨張や長時間の閉塞は肺動脈損傷や血栓形成につながる危険がある．
　肺動脈楔入圧は左房圧，左室拡張終期圧を反映するとされ（図2），間接的な左室前負荷の指標として使用されている（表2）．肺の病変や僧帽弁疾患は肺動脈楔入圧に影響を及ぼし，左室前負荷を正確に反映しないことがある．また，肺動脈楔入圧の波形は，種々の要因で特徴的な変化を示す（表2）．
　右心機能が低下している場合，右心系前負荷は増加（右房圧や中心静脈圧の値は高値）するが，右室から左心系への血液の拍出量は減少するため，左前負荷は減少（肺動脈楔入圧の低下）する．

第2章　モニター機器　71

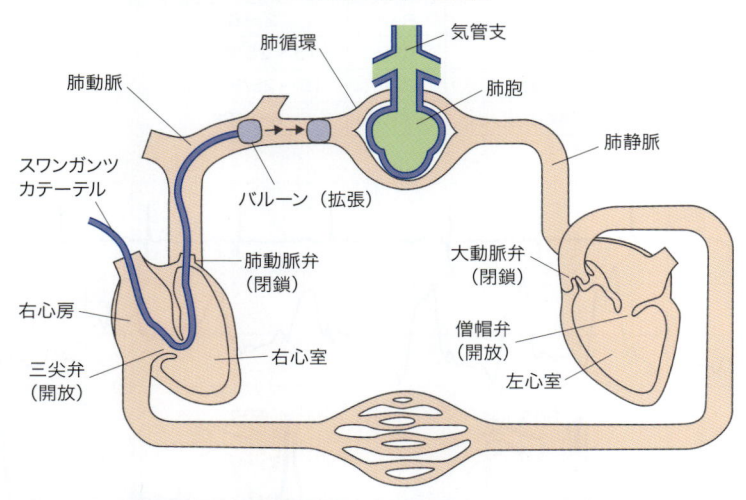

図2　拡張期の心室と肺動脈楔入圧の関係

注）本図では肺動脈カテーテルが左肺動脈に挿入されているように描かれているが，通常は右肺動脈に挿入される

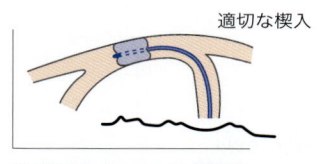

図3　肺動脈楔入圧波形とカテーテル先端の位置

膨張容量1.5 mLで完全膨張．適切なa波とv波が観察される

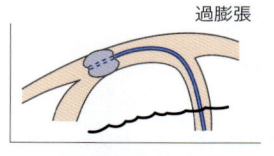

バルーンの過膨張．画面上で波形が右上がりになることに注意

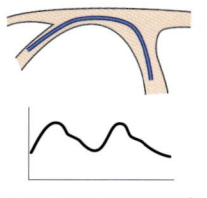

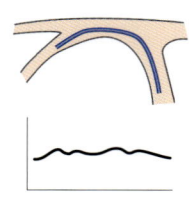

カテーテルの進め過ぎ

カテーテルの自然楔入．バルーンが収縮した状態での楔入波形

Pitfall

- 肺動脈カテーテルは留置中にカテーテルの位置が移動することがある．バルーンを膨張させても肺動脈楔入圧が得られない場合は，カテーテル先端の位置が浅い．また，バルーンを膨張させていないのに肺動脈楔入圧がモニタリングされる場合は，カテーテルの位置が深く，肺動脈の一枝に入り込んでいる可能性がある．肺動脈径に対しバルーンの膨張が過負荷になると，肺動脈損傷の危険がある．
- 肺動脈圧や肺動脈楔入圧モニタリングはカテーテル先端が肺動脈内の適切な位置にあるかどうかを確認することができる．圧波形による定期的な位置の確認は安全管理上も重要である（図3）．
- 肺動脈圧，肺動脈楔入圧をはじめとする心内圧は低圧であることから，より正しい値を得るためには血圧トランスデューサーのゼロ点調整が重要である．トランスデューサーの位置と患者の心臓の高さ（第4肋間と中腋窩線の交点）が正しい関係にない場合は測定値に誤差が生じるため測定値の評価を誤るおそれがある．

文献

1）「Quick guide to cardiopulmonary care」McGee WT et al, Edwards Lifesciences, 2011

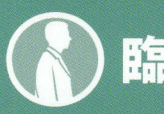

臨床での使用法

入嵩西 毅

1 はじめに

　肺動脈カテーテル（pulmonary artery catheter：PAC）は**圧に関する情報**〔中心静脈圧（central venous pressure：CVP），肺動脈圧（pulmonary arterial pressure：PAP），肺動脈楔入圧（pulmonary artery wedge pressure：PAWP）〕と**血流に関する情報**〔連続心拍出量（continuous cardiac output：CCO），混合静脈血酸素飽和度（SvO_2）〕を提供する（図1）．

　PAPは**右心系後負荷**（コラム「後負荷」参照）の指標として，そしてPAWPは**左心系前負荷**の指標として，緻密な循環管理を行うために利用される（図2）．

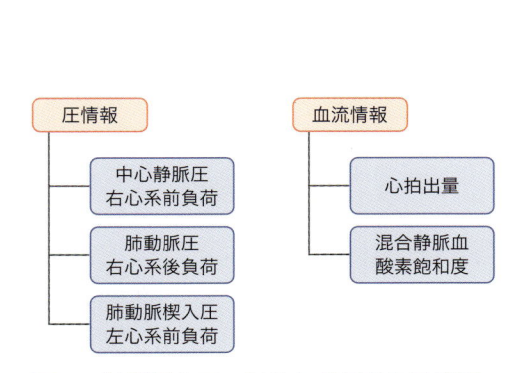

図1　肺動脈カテーテルから得られる情報

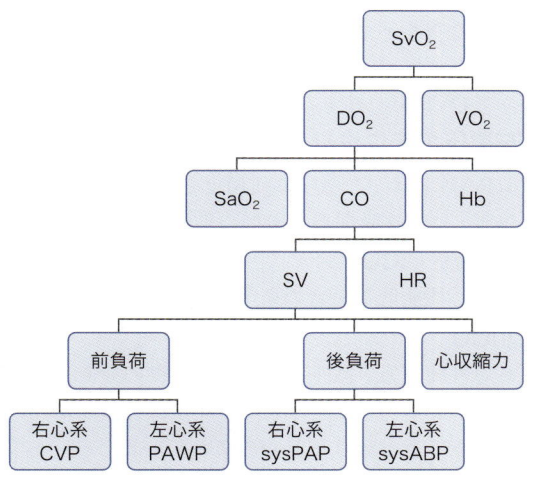

図2　肺動脈カテーテルから得られる情報と循環管理
SvO_2：混合静脈血酸素飽和度，DO_2：酸素運搬量，VO_2：酸素消費量，SaO_2：酸素飽和度，CO：心拍出量，Hb：血清ヘモグロビン濃度，SV：一回拍出量，HR：心拍数，CVP：中心静脈圧，PAWP：肺動脈楔入圧，sysPAP：収縮期肺動脈圧，sysABP：収縮期動脈圧

2 使用できる場面と役立つ病態

　PACの圧情報は主に以下の3つを目的として利用されるが，迅速な初療を必要とする救急領域でPACが敬遠されるのはやむを得ない．

1）右心機能の評価

　PAPとCVPを用いて右心機能を評価する．収縮期PAP（sPAP）は右心系後負荷，CVPは前負荷の指標となる．

①手術室・ICU
- 右心機能低下患者の術中・術後管理
- 肺高血圧症患者の術中・術後管理
  平均肺動脈圧（mPAP），PAWP，心拍出量（CO），肺血管抵抗（PVR）を組み合わせることで肺高血圧の原因を探ることができる（コラム「肺高血圧のメカニズム」参照）．
- 補助人工心臓装着術の術中・術後管理
  補助人工心臓装着手術では右心補助装置を導入するか否かの判断にPAPモニタリングが必須である．左心補助人工心臓（VAD）を効果的に駆動させるには適切な左室前負荷が必要であり，左房へ血液を送る右室の働きと血液の通り道である肺血管がきわめて重要であるため，PAPのモニタリングは欠かすことができない．
- 心臓移植手術の術中・術後管理
  移植された心臓には自律神経がないため（除神経心），心拍出量は左室前負荷に高度に依存する．それゆえVAD装着術と同様に，左房へ血液を送る右室の働きと血液の通り道である肺血管がきわめて重要となる．したがってPAPのモニタリングは不可欠である．
- 肺移植手術の術中・術後管理

②救急
- 急性右心不全の診断
  右室梗塞では右室収縮が低下して肺血流が減少しPAPが低下するとともに，うっ血や三尖弁逆流によってCVPが上昇する．

2）左房圧のモニタリング・左室前負荷の評価
PAWPは，左房圧の代用として左心系前負荷の評価，心不全の重症度分類に使用される．また急性肺傷害/急性呼吸促迫症候群の鑑別にも使用される．

①手術室・ICU
- 左心機能低下患者の術中・術後管理

②ICU
- 急性肺傷害/急性呼吸促迫症候群の診断
  急性肺傷害/急性呼吸促迫症候群の診断基準には，左心不全を除外するために，PAWP18mmHg以下であることという項目が含まれている．

3）血流障害の検出
肺動脈と右室の血流の障害はPAPの異常として現れる．左房の血流の障害はPAWPの異常として現れる．

①手術室
- Off Pump CABGにおける心臓脱転時の右室流出路狭窄の検出
  下壁の右冠動脈吻合では心臓を上方へ脱転するため，右室流出路が折れ曲がって狭くなると，右室からの駆出が制限され，PAPがほぼ平坦化する．
- 大静脈に伸展した腫瘍摘出手術における肺塞栓の検知
  下大静脈に伸展した腫瘍（腎細胞癌や肝細胞癌など）が術中に遊離して肺塞栓を発症すると，PAPは上昇する．
- 大量の空気塞栓の検出

3 波形や数値の読み方

波形や数値の詳細については「機器紹介」の項に詳細が記されている．

Column

後負荷

後負荷とは心臓が収縮した直後にかかる負荷のことであり，収縮期血圧や血管抵抗がその指標の1つとなる（詳しくはきわめて複雑な概念である）．右心系では収縮期肺動脈圧（sPAP）または肺血管抵抗（PVR）であり，左心系では収縮期大動脈圧（sAP）または体血管抵抗（SVR）が相当する．

後負荷が低いほど心臓は血液を駆出しやすくなり心拍出量は増加する．

肺高血圧のメカニズム[1]

肺循環における平均肺動脈圧（mPAP），左房圧（LAP），肺血流量（Q），肺血管抵抗（PVR）の関係はオームの法則から表される（図3）．

$$mPAP - LAP = Q \times PVR$$
$$mPAP = Q \times PVR + LAP$$

この式からmPAPが高くなる原因は，①Qが多い，②PVRが高い，③LAPが高い，と考えられる．

①肺血流量が多い

正常の肺血管はきわめて高い調節性と伸展性を有しており，肺血流量の増大に対して肺血管床を拡大することで，PAPは一定に維持される．肺血流量の増大によってPAPが上昇するときは，すでに肺血管の調節性に異常が生じていると考えられる．

②肺血管抵抗が高い

原発性肺高血圧症など肺血管の調節性が失われる疾患では，高い肺血管抵抗に適応して右室は収縮力を高めて肺血流量を維持しようとするため，PAPは高くなる．

③左房圧が高い

僧帽弁疾患，大動脈弁疾患，左房粘液腫，左心不全によって左房圧が高まると，高い肺静脈圧に対して圧勾配を維持するため，PAPは高くなる．

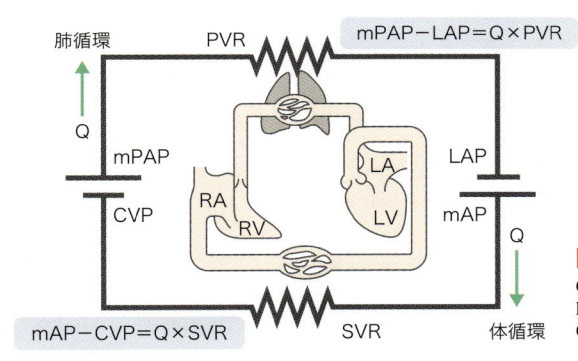

図3　血行動態パラメータとオームの法則
Q：血流量，mPAP：平均肺動脈圧，mAP：平均大動脈圧，PVR：肺血管抵抗，SVR：体血管抵抗，LAP：左房圧，CVP：中心静脈圧

Pitfall

1）PAWPは常に左室前負荷の指標となるのか？

PAWPが左室前負荷の指標となる条件は，
- 拡張終期に左室から左房，肺静脈，肺動脈までが1つの導管となること
- 僧帽弁疾患がないこと
- LVコンプライアンスが正常であること
- 肺胞内圧が肺静脈圧より低いこと

である．したがってこれらの条件が満たされないとき，PAWPは左室前負荷の指標とならない．

2）肺高血圧の原因は？

肺高血圧の原因は肺血管だけにあるのではない（コラム「肺高血圧のメカニズム」参照）．もし大動脈弁狭窄症や僧帽弁狭窄症に伴う左房圧の高い肺動脈圧に対して血管拡張薬を使用したならば，心拍出量の減少を招くおそれがある．

文献
1）入嵩西毅：レジデントノート，15：984-991, 2013

第2章 モニター機器　A）循環のモニタリング

5．心拍出量
1）熱希釈式

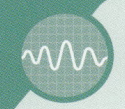

機器紹介

エドワーズライフサイエンス株式会社

製品名

◆ ビジランスヘモダイナミックモニター／肺動脈カテーテル　スワンガンツカテーテル

　心拍出量を間接的に測定する方法にはフィック法，色素希釈法，熱希釈法の3つの方法がある．色素希釈法と熱希釈法は指示薬希釈法の1つであり，濃度と量が一定の指示薬をある液体に注入しよく混合した後，その指示薬の濃度を測定することによって全体の量を求める方法である．
　現在，熱希釈法は臨床における心拍出量測定のスタンダードとなっている．

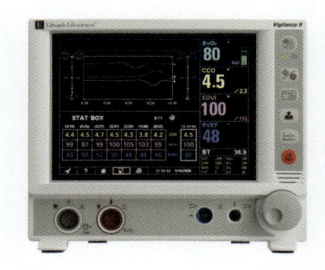

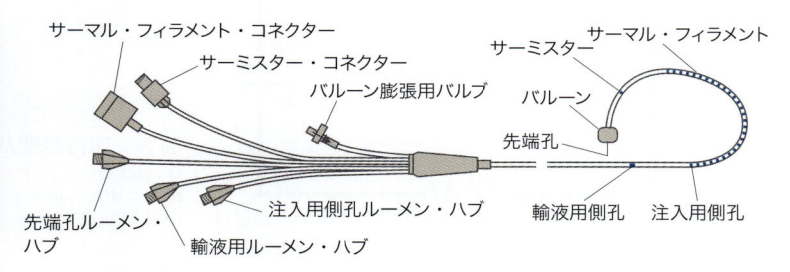

［ビジランスヘモダイナミックモニター］　［連続心拍出量測定用スワンガンツカテーテルの一例（モデル746HF8）］

1　熱希釈法の測定原理

1）注入式心拍出量測定

　一般的には，0℃に近い温度に冷却した5％ブドウ糖液10mLまたは5mL（小児は3mL）を，肺動脈カテーテルの注入用側孔ルーメンより血管内に素早く注入する．この注入用側孔はカテーテルの種類により異なるが，先端から21〜30cmに位置し，注入された冷却液は右心房を経て右心室で十分に血液と混合した後，肺動脈内に流れ込み肺動脈内の血液温度に変化をもたらす．この温度変化はカテーテル先端付近に埋め込まれたサーミスター（温度計）を介して心拍出量測定装置に取り込まれ，時間と温度を両軸にとった曲線（熱希釈曲線[※1]）が得られる（図1）．

※1　**熱希釈曲線**…熱希釈曲線は液体注入後の血液温の変化を逆転したものである．Y軸は上が温度が低いことに注意．

熱希釈式

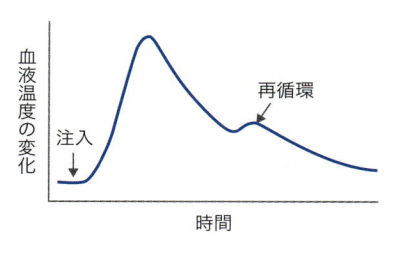

図1 熱希釈曲線

$$CO = \frac{V \times (T_B - T_I)}{A} \times \frac{(S_I \times C_I)}{(S_B \times C_B)} \times \frac{60 \times C_T \times K}{1}$$

図2 心拍出量計算式

CO＝心拍出量（L/分），V＝注入液量（mL），A＝熱希釈曲線下の面積（mm²）を紙送り速度（mm/秒）で割ったもの，K＝校正係数（mm/℃），T_B，T_I＝血液（B）および注入液（I）の温度，S_B，S_I＝血液および注入液の比重，C_B，C_I＝血液および注入液の比熱［$(S_I \times C_I)/(S_B \times C_B)$＝5％ブドウ糖を使用した場合は1.08］，60＝60秒/分，C_T＝注入液温度上昇の補正係数

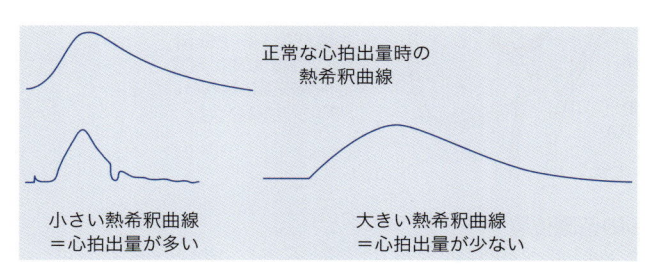

図3 熱希釈曲線の種類

心拍出量測定装置は，エネルギー（熱エネルギー）保存の法則に基づくスチュアート・ハミルトンの式[1]に，熱希釈曲線の面積をはじめとする数種類のデータを代入することにより，冷却液注入後1分以内に心拍出量を表示する．図2に計算式と各種パラメータの詳細を示す．

これらの数値の中で，測定装置に肺動脈カテーテルより取り込まれる数値は

T_B：冷却液注入前の血液温度　　T_I：冷却液の注入時の温度　　A：熱希釈曲線下の面積

の3項目である．一定量の冷却液を注入した際，**心拍出量が多ければ多いほど肺動脈内での温度変化は小さく，式における変数Aは小さくなる**．逆に，**心拍出量が少ないほど温度変化が大きい**（図3）．係数Kはカテーテルの種類と注入液の温度および量で決定される定数で，あらかじめ機器に設定しておく．

2）連続的心拍出量測定

1990年代には間歇的な熱希釈法の原理を応用し，冷却水を注入することなく，連続的に心拍出量の測定が可能となった．従来の間歇的な心拍出量：CO（cardiac output）に対し，連続的心拍出量をCCO（continuous cardiac output）と呼ぶ．連続心拍出量の測定には専用のカテーテルが必要となる（本項冒頭のイラスト参照）．この専用カテーテルは図4に示す位置に留置することが理想であり正確な測定につながる．

間歇的な測定では，血液温度より低温の冷却液を入力信号として使用するが，連続法ではカテーテルボディに巻きつけられた長さ約10cmのサーマル・フィラメントを使用して，オン/オフの繰り返しによるパルス状の熱エネルギーで血液を加温し，肺動脈の微小な温度変化と入力信号の一致をコンピューター・アルゴリズムが検出する．入/出力信号の交差相関によって熱希釈のウォッシュアウト曲線を求め，スチュワート・ハミルトンの式を応用した式により心拍出量を算出する（図5）．

このプロセスは約30～60秒ごとに繰り返され，7～10分間のデータの移動平均により測定値が更新される．この連続的心拍出量測定法を使用することにより，注入式心拍出量測定に見られる誤差の原因の多くが解消されるとともに，常に血行動態を監視することができる．

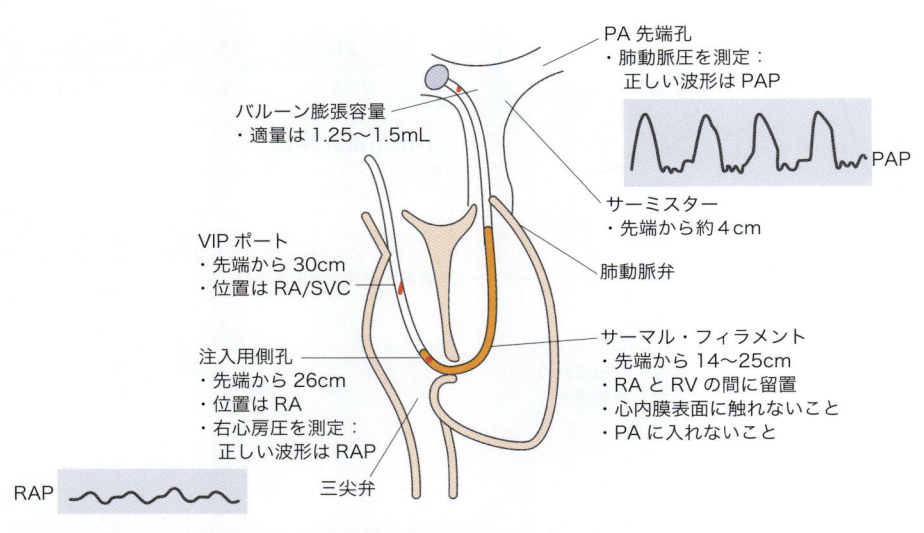

図4 連続心拍出量カテーテルの留置位置

PA先端孔
・肺動脈圧を測定：
　正しい波形はPAP

バルーン膨張容量
・適量は1.25〜1.5mL

サーミスター
・先端から約4cm

VIPポート
・先端から30cm
・位置はRA/SVC

肺動脈弁

注入用側孔
・先端から26cm
・位置はRA
・右心房圧を測定：
　正しい波形はRAP

サーマル・フィラメント
・先端から14〜25cm
・RAとRVの間に留置
・心内膜表面に触れないこと
・PAに入れないこと

三尖弁

PA：Pulmonary artery（肺動脈），PAP：Pulmonary artery pressure（肺動脈圧），RA：right atrium（右房 or 右心房），RV：right ventriculer（右心室），RAP：right atrium pressure（右房圧），SVC：superior vena cava（上大静脈）

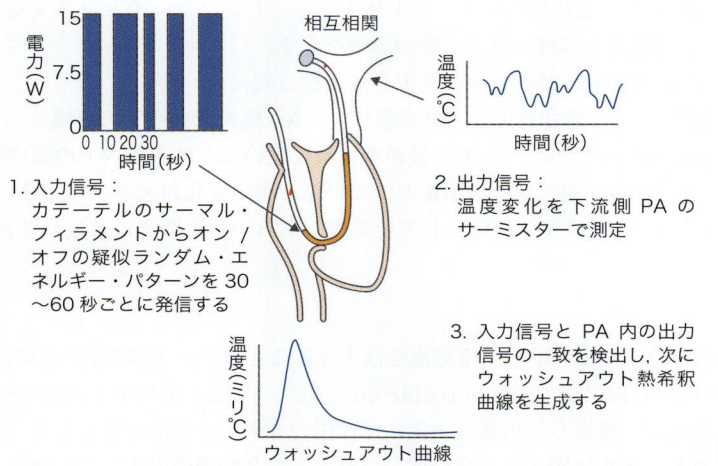

図5 連続心拍出量測定方法

1. 入力信号：
カテーテルのサーマル・フィラメントからオン／オフの疑似ランダム・エネルギー・パターンを30〜60秒ごとに発信する

2. 出力信号：
温度変化を下流側PAのサーミスターで測定

3. 入力信号とPA内の出力信号の一致を検出し，次にウォッシュアウト熱希釈曲線を生成する

ウォッシュアウト曲線

2 右心室拡張終期容量および右室駆出率

　注入式心拍出量測定も連続的心拍出量も，専用のカテーテルを使用することにより右心室拡張終期容量（right ventricular end diastolic volume：RVEDV）および右室駆出率（right ventricular ejection fraction：RVEF）を通常の熱希釈法の原理を応用して測定できる．

　専用カテーテルには応答速度の早いサーミスターが装着されており，血液温度の変化をより正確にとらえることができる．肺動脈内の血液温度がそのベースラインに戻る際の減衰曲線が測定装置にあらかじめ入力されている．心電図のR-R間隔より右室駆出率が求められる．さらに一回拍出量（stroke volume：SV）をRVEFで除することにより右心室の拡張終末期容量RVEDVが算出される．具体的には

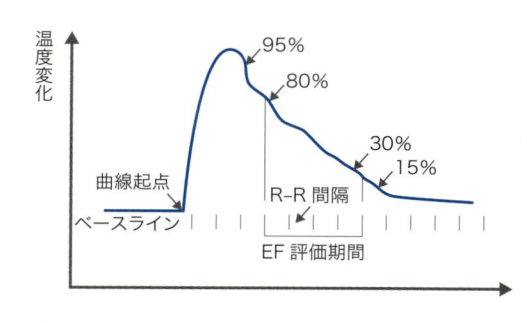

図6 熱希釈曲線への心電図R-R間隔の取り込みとRVEFの算出

表2 SVR/SVRIとPVR/PVRIの算出式と基準値

	式	単位	正常範囲
体血管抵抗	(平均血圧－中心静脈圧)／心拍出量×80	dyne・秒／cm^5	800〜1,200
体血管抵抗係数	(平均血圧－中心静脈圧)／心係数×80	dyne・秒・m^2／cm^5	1,970〜2,390
肺血管抵抗	(平均肺動脈圧－肺動脈楔入圧)／心拍出量×80	dyne・秒／cm^5	<250
肺血管抵抗係数	(平均肺動脈圧－肺動脈楔入圧)／心拍出量係数×80	dyne・秒・m^2／cm^5	225〜285

2回の拍動における血液温度変化をT_1とT_2，血液温度のベースラインをT_0とすると残存率RFは，

$$RF = (T_2 - T_0)/(T_1 - T_0)$$
$$EF = 1 - RF$$
$$EF = SV/EDV \quad よって \quad EDV = SV/EF$$

により算出される（図6）．

基準値は右室駆出率は40〜60％，右室拡張終期容量係数は100〜120mL／m^2であり，右室拡張終期容量係数が140mL／m^2を超えると右心機能の低下があることを示す．

3 ビジランスヘモダイナミックモニターで測定するその他のパラメータ

- BT（body temperature）：体温．カテーテルに装着されているサーミスターにて肺動脈血液温度を測定．
- CI（cardiac index）：心係数．心拍出量を個々の患者の体表面積で割ったもの．基準値は2.5〜4.0L／分／m^2.
- SVR/SVRI（systemic vascular resistance/systemic vascular resistance index）：体血管抵抗／体血管抵抗係数．左室が血液を駆出させる際に受ける抵抗．**細動脈の収縮，動脈硬化**などで上昇し，心筋仕事量，心筋酸素消費量の増大をもたらす．**敗血症**などでは**血管拡張により低下**し，血圧低下を招く．測定には中心静脈圧の入力が必要（表2）．
- PVR/PVRI（pulmonary vascular resistance/pulmonary vascular resistance index）：肺血管抵抗／肺血管抵抗係数．右室が血液を駆出する際に受ける抵抗（表2）．**肺血管病変や左室機能障害，僧帽弁，大動脈弁障害**で上昇し，右室仕事量の増大をもたらす．

4 肺動脈カテーテルの挿入法

❶静脈穿刺，イントロデューサー挿入までは中心静脈カテーテルに準ずる．
❷イントロデューサー挿入後，肺動脈カテーテルを挿入する．
　カテーテル先端圧を観血的モニタリングしながらカテーテルを進め，中心静脈圧波形を確認できたら付属のバルーンをゆっくり膨張させる（内頸静脈の場合，15〜20cm挿入した部位が目安）．
❸バルーン膨張後はゆっくりカテーテルを進め，圧モニターにて右心室圧，肺動脈圧，肺動脈楔入圧を確認する．肺動脈楔入圧確認後，バルーンを収縮させ，肺動脈圧であることを確認し，カテーテルを留置する．カテーテル留置位置は胸部X線写真で確認する．
❹CCOケーブル，オプティカル・モジュールを用いて肺動脈カテーテルとビジランスヘモダイナミックモニターを接続する．
❺肺動脈圧は血圧トランスデューサーと血圧モニターを用いて，常時モニタリングする．

Pitfall

1）連続的心拍出量の測定に影響する要因
- 心肺バイパス手術後の状態．
- 中心からの低温または高温の血液製剤などの注入．
- サーミスター部への血栓付着．
- 連続的心拍出量測定ができる肺動脈カテーテルのサーミスター・コネクターに外部の加温/冷却機器（加温ブランケット，冷却ブランケット）が接触している．
- 電気メスや電気的外科装置による干渉．
- 大動脈内バルーンポンプ．
- 解剖学上の異常（心臓内シャント，三尖弁逆流など）．

2）肺動脈カテーテルの取り扱い
- カテーテルが正しい位置に留置されないと，不整脈や肺動脈穿孔などの問題を起こすことがあるため，挿入長および胸部X線写真でのカテーテル位置の確認を定期的に行う．

文献
1）Stewart GN：Physiol, 22：159-183, 1897
2）「Quick guide to cardiopulmonary care」（McGee WT et al），Edwards Lifesciences, 2011

臨床での使用法

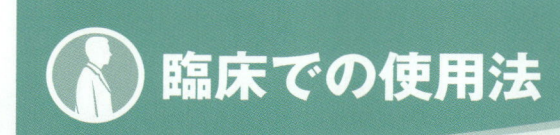

内田　整

1 使用できる場面

　手術室やICU/CCU，あるいは救急病棟において，循環管理のために心拍出量の測定が必要な状況で使用する．熱希釈法で心拍出量を測定するためには肺動脈カテーテルを挿入する必要があり，侵襲的である．そのため，**心拍出量に加えて，肺動脈圧，肺動脈楔入圧，および混合静脈血酸素飽和度（SvO_2）のモニタリングを必要とする症例が対象となる**．表1に主な適応を示す．

2 役立つ病態

　熱希釈法は直接，肺動脈血流量を測定する方式であるため，ほかの心拍出量測定方法と比較して，再現性がよく，信頼性が高い．心拍出量（および，肺動脈カテーテルが提供するその他の循環動態パラメータ[※1]）は，低心拍出量の患者や血行動態が不安定な患者の循環管理において，治療の方針を決めたり，循環作動薬や輸液・輸血の効果を評価するための重要な情報源である．

3 基本的な波形や数値の読み方

　熱希釈法による心拍出量測定には，測定ごとに指示薬（0℃の冷却液など）を注入する**注入式測定法**と，間欠的に血液を加温して測定を繰り返し，平均化した数値を表示する**連続測定法**（continuous cardiac output：CCO）がある．臨床ではCCOが使用される場合がほとんどである．

表1　肺動脈カテーテルを使用する心拍出量モニタリングの主な適応

- 心臓手術の周術期
- 細胞外液の移動が大きい手術の周術期（肺移植，肝移植，多発外傷など）
- 重症心不全
- 重症冠動脈疾患（急性心筋梗塞など）
- 多臓器不全（敗血症，ショックなど）

[※1] 2章-A-4-3，2章-A-6を参照．

1）波形

　　注入式測定法では，画面に肺動脈血液温の変化（熱希釈曲線）が表示される機種がある．そのような機種では，曲線が正しい形状をしているかどうかを確認する．熱希釈曲線の形状が正しくない場合は，心拍出量の数値が表示されても信頼性は低い．CCOでは測定ごとの熱希釈曲線は表示されない．

2）数値

　　測定値は，1分あたりの心拍出量（L/分）または心拍出量を体表面積で割った心係数（L/分/m^2）として画面に表示される．心拍出量の絶対値は体格に影響されるため，心係数で評価を行う場合が多い．

　　心係数の正常値は2.5〜4.0 L/分/m^2である．また，急性心不全のForrester分類では2.2 L/分/m^2以下が治療の対象となる．しかし，麻酔中や人工呼吸中の患者では覚醒時と比較して酸素消費量が減少している．また，同じ体表面積であっても，筋肉量や年齢が異なれば，生体が必要とする酸素需要は異なる．さらに，酸素供給量は心拍出量と血中ヘモグロビン量の積である．以上の理由から，"いわゆる"心係数の正常値は循環管理の絶対的な基準にはならない．

　　心拍出量あるいは心係数は，生体への酸素供給を決定するパラメータの1つであることを意識して，酸素受給バランスに関連するほかのパラメータであるSvO_2や血中ヘモグロビン量との関連を見る．例えば，**SvO_2が正常範囲を維持していれば，心係数は正常値以下であっても大きな問題とはならない**．逆に，**心係数が正常範囲でもSvO_2が低い状況は病的**と判断する．

　　心拍出量と血圧との関連も重要である．循環管理の目標の1つは適正な心拍出量の維持であり，血圧よりも心拍出量（およびSvO_2）を優先する管理を行う．例えば，血圧が正常範囲であっても心拍出量が低い状況では，後負荷を下げて心拍出量を増加させる．低血圧でも心拍出量が正常範囲ならば，心拍出量を増加させるのではなく，血管抵抗を補正することで血圧を正常化する．

Column

注入式心拍出量測定の精度を上げるコツ

　心拍出量を計算するStewart-Hamiltonの式には注入液の温度がパラメータに含まれている．注入式心拍出量測定では測定時に注入液温の誤差が生じるため，精度を確保するためには誤差を小さくするテクニックが重要である．

　通常，注入液として0℃に冷却したブドウ糖液または生理食塩水を使用するが，単回の測定では注入液がカテーテルを通過する際に周囲の血液で暖められ，精度が低下する．精度を上げるためには，複数回（3回程度）測定して最初の計測値を棄て，残りを平均する．あるいは，2mLほどの注入液をゆっくりと注入してカテーテルを"冷やし"，その後，測定用のボリュームを注入する．

　呼吸による肺静脈血液温の変動も熱希釈式心拍出量測定に影響する．再現性を高めるためには，測定は呼吸相を統一して（一般には，呼気終末）行う．

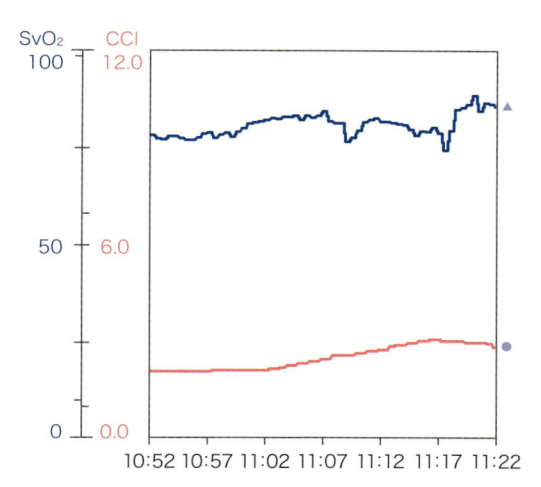

図1 心拍出量が変化した際のSvO₂とCCOの画面表示
SvO₂の変化に遅れてCCOが変化していることがわかる

表2 CCOの精度が影響を受ける状況

血液温の大きな変動
・人工心肺離脱直後
・肝臓手術（肝臓切除，肝移植で血流遮断解除後）
・急速輸液・輸血
心内シャント
三尖弁逆流
肺動脈カテーテルの位置が不適切

Pitfall

1）CCOの表示は過去の測定値である

　　CCOは30～60秒ごとに計測した値を移動平均して画面に表示する．移動平均に要する時間は信号に混入する温度雑音の大きさに影響され，最大15分である．したがって，画面に表示される数値は実際の変化よりも遅れ"過去の"心拍出量であるという認識が必要である（図1）．短時間で心拍出量が変化するような病態では，CCOではなく，心拍出量の変化を短時間で反映するSvO₂を指標として循環管理を行う．また，臨床研究でCCOとほかの循環パラメータを比較する場合は，循環動態が15分以上安定した状況でデータを記録しなければならない．

2）CCOの精度に影響する状況

　　熱希釈式心拍出量は肺動脈の血液温を変化から肺動脈の血流量を測定する．そのため，血液温が変動する状況は心拍出量の測定精度に影響する．特に，CCOは熱信号（サーミスタで計測する血液温の変化）が小さいため，血液温変動の影響を受けやすい．人工心肺を使用する心臓手術や肝臓手術はその例である．
　　肺動脈カテーテルで測定する対象は肺動脈の血流量であるので，左→右心内シャントがある患者の場合，測定値は心拍出量（左室の拍出量）よりも大きくなる．逆に，右→左心内シャントがある患者では，熱信号の一部が左心系に移動して熱希釈曲線が平坦化するため，血流量を過大評価する．
　　精度に影響するその他の要因として三尖弁逆流がある．また，肺動脈カテーテルの挿入位置が深く，肺動脈内にカテーテルの加温部分の一部が位置する場合も精度が低下する．
　　表2にCCOの精度が影響を受ける状況の一覧を示す．

5. 心拍出量
2）動脈圧波形解析法

機器紹介①

エドワーズライフサイエンス株式会社

製品名

◆ ビジレオ モニター / EV1000 クリニカルプラットフォーム / フロートラック センサー

　動脈圧解析法による心拍出量測定は，動脈圧測定のために留置する動脈カテーテルに心拍出量を測定できる専用のトランスデューサーであるフロートラック センサー（動脈圧心拍出量測定センサー）を接続することで連続的に心拍出量を測定する．フロートラック センサーはビジレオ モニター（動脈圧波形心拍出量測定装置）およびEV1000クリニカルプラットフォーム（心拍出量測定装置）で使用することができ，心拍出量以外にSV，SVVなどを連続的に測定することができる．

　全身麻酔症例や重症例では，血管内循環血液量の絶対的変化，相対的変化を生じる機会が多く，組織灌流の低下をきたすことがある．一回拍出量，一回拍出量変化を測定し，治療の目標値とすることは腹部手術をはじめとする幅広い全身麻酔周術期，集中治療・救急領域の患者で有用性がある[1]．

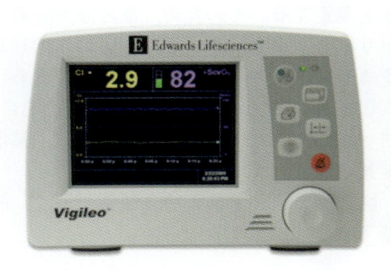

[ビジレオ モニター] 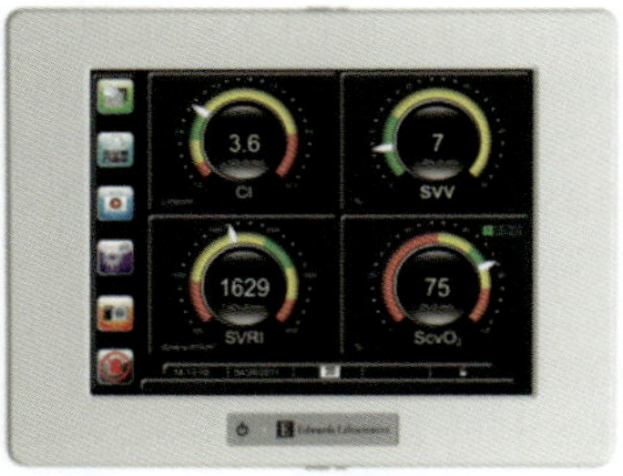　　　[EV1000 クリニカルプラットフォーム] 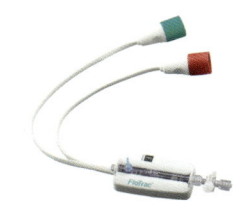　　　[フロートラック センサー]

1　原理

　フロートラック／ビジレオシステムによる動脈圧心拍出量測定は，連続的に測定した動脈圧（mmHg）を用いて心拍出量を推定している．これは動脈圧波形の脈圧が心一回拍出量（Stroke Volume：SV）に比例し，血管コンプライアンスに反比例するという原理に基づいている．動脈圧波形データは1秒間100データポイントとして20秒間，合計2,000データポイントを収集し，標準偏差（Standard Deviation：SD）を算出する．

$$APCO = PR \times \chi \times SD(AP)$$

図1 APCO(動脈圧心拍出量)算出式
APCO:arterial pressure-based cardiac output,
AP:arterial pressure(動脈圧)

　一般にCO(心拍出量)= HR(心拍数)×SVで表されるが,フロートラック/ビジレオシステムでは,APCO = PR(脈拍数)×SV(心一回拍出量)となる(PR:pulse rate).動脈圧波形から得たSDとSVが比例すると仮定するとして動脈圧波形の比例定数(補正係数)をχ(カイ)とするとSV= χ × SD(AP)となる.さらに脈拍数(PR)をかけることで心拍出量を算出している(図1).ここで,補正係数χは主に血管コンプライアンスと血管抵抗の要素を含んでいる.

補正係数χとは
　ここで用いるχは以下の変数を含む多変量多項式である.20秒間にサンプリングした血圧波形のデジタルポイント(2,000個)より下記の5つの変数を求め血圧波形を識別している.
- HR(PR):心拍数(脈拍数)
- MAP:平均動脈圧
- SD:血圧波形の標準偏差
- Sk(Skewnes):血圧波形の度数分布の偏り度合い(歪度)
- Kr(Krutosis):血圧波形の度数分布の尖り度合い(尖度)

　そのほかに患者情報として年齢,性別,身長,体重が必要となるが,これは1984年に発表されたLange-woutersの式[1]より標準的なコンプライアンス(Cp)を算出するためである.これら9個の変数によりχが算出されるがその式は公表されていない.χを算出するための式はサーモダイリューション・カテーテルで求めたSVと同時に測定した血圧波形の標準偏差SDより実測値としてのχを求め,そのχを9個の変数で表す近似式を重回帰分析により作成した.

2 セットアップ・使用手順

❶ フロートラック センサーをあらかじめプライミングし,2本のケーブルのうち一方はフロートラック ケーブルでビジレオ モニターに接続し,もう一方は圧ケーブルにて患者モニターに接続する(図2A).患者に動脈留置カテーテルを挿入し,フロートラック センサーを接続する.
❷ 電源をオンにすると,患者データ入力画面が表示される.ナビゲーションノブを用いて身長,体重,性別,年齢を入力する(図2B).
❸ トランスデューサーを大気開放し,ビジレオ モニターの動脈圧ゼロ点調整を行う.その後,自動的に測定が開始される(図2C).

3 フロートラックで測定できるその他の主なパラメータ

1)一回拍出量変化(stroke volume variation:SVV)
　ビジレオアルゴリズムでは血圧の標準偏差を利用して1拍ごとのSVを評価しており,その呼吸性変動率を算出したものが一回拍出量変化(以下SVV)である.20秒間に測定されるSVを用い,呼吸周期によって生じる(最大SV－最小SV)/平均SVで算出している.

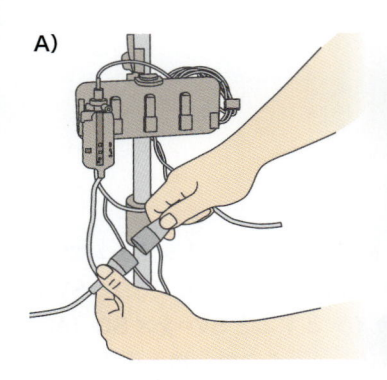

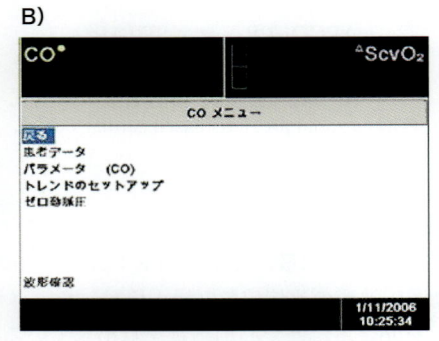

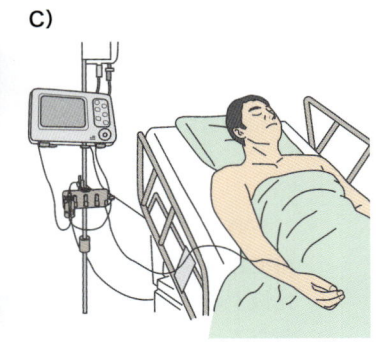

図2 セットアップ手順

　SVの呼吸性変動は循環血液量が少なくなると大きくなり，輸液によるSV増加が期待できる．SVが輸液により増加するかどうかを予測することを**輸液反応性の評価**といい，SVVは感度の高い輸液反応性の指標となっている[2]．SVVは陽圧調節呼吸下で評価した場合，**10％以下では輸液反応性に乏しく，10〜15％を超えると輸液反応性が高くなる**．SVVを用いることで適切なタイミングでの輸液開始や不要な輸液をやめることができ，過剰・過小輸液による生体への悪影響（浮腫や循環血液量不足）を最小限にするために有用なパラメータであると報告されている[3]．

Pitfall

- 以下の場合，SV/心拍出量の測定精度に影響がある．
  - 動脈圧を正しく測定できない可能性のある患者（大動脈バルーンポンピング使用患者，大動脈弁閉鎖不全症など）．
  - 大血管コンプライアンスに関して基礎データがない患者（小児）．
- 以下の場合，一回拍出量変化は測定精度に影響がある，または精度が検証されていない．
  - 一定の調節呼吸条件下の基準値のみ検証されている．
  - 呼気終末陽圧，開胸，自発呼吸の混在などでは，一回拍出量を過大評価，過小評価することがある．
- 急激な血圧変動（大動脈のクランプ・デクランプ，昇圧薬，血管拡張薬の投与時など）は一過性に心拍出量を過大評価，過小評価することがある．薬剤の影響による一過性の変化が落ち着いた後に心拍出量の再評価を行う．

※血管抵抗低下を伴うhyperdynamic stateにおいては，Ver.3.02以降，圧波形にみられる特徴的な変化を変数として追加しており，信頼性が向上している[4,5]．

※一回拍出量変化は多発性期外収縮や心房細動など一回拍出量が呼吸性変動以外で変化する場合，精度が不安定になる．Ver.3.06以降では20秒間に6個までの期外収縮を除外し，正しい心拍で生じる血圧を予測し，算出データを補正するため，期外収縮での測定精度が向上している[6]．

文献

1) Langewouters GJ：J Biomechanics, 17(6)：425-435, 1984
2) Ahang Z et al：J Anesth, 25(6)：904-916, 2011
3) Ramisingh DS et al：J Clin Monit Comput, 27(3)：249-257, 2013
4) Biancofiore G et al：Anesth Analg, 113(3)：515-522, 2011
5) Debacker D et al：Intensive Care Med, 37(2)：233-240, 2011
6) Cannesson M et al：Crit Care Med, 40(1)：193-198, 2012
7)「Quick guide to cardiopulmonary care」(McGee WT et al.), Edwards Lifesciences, 2011

動脈圧波形解析法

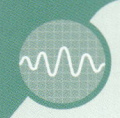

機器紹介②

アルゴンメディカルデバイスズジャパン株式会社

製品名

◆ LiDCOrapid 心拍出量測定システム

　動脈系の血管容量を動脈圧の関数に変換し，心拍動ごとの変化をリアルタイムで測定しキャリブレーションなしで心拍出量を連続的に算出する．使用目的としては，ハイリスク症例での周術期の血行動態モニタリングや輸液管理の適正化に，用いられている．

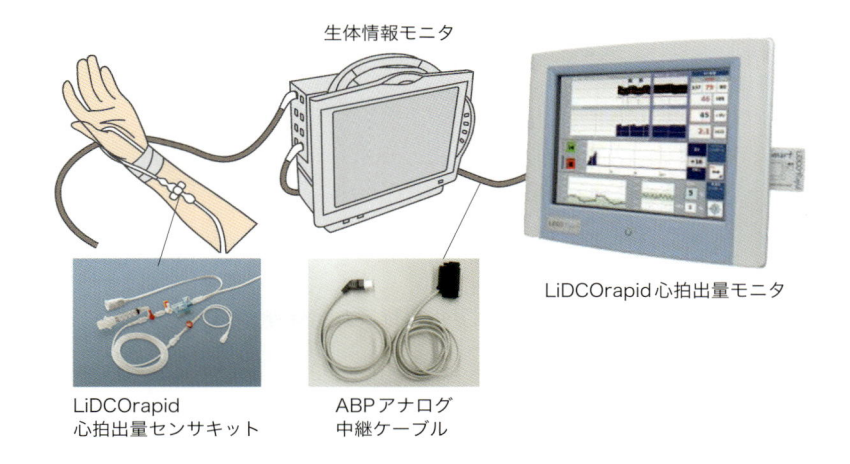

生体情報モニタ
LiDCOrapid 心拍出量モニタ
LiDCOrapid 心拍出量センサキット
ABPアナログ中継ケーブル

1　システム構成と表示パラメータ

　生体情報モニターの観血的動脈圧入力端子に接続されたLiDCOrapid心拍出量センサキットで末梢動脈圧を測定し，生体情報モニターからLiDCOrapid心拍出量モニターに動脈圧信号をアナログ出力して解析を行う（上図）．

　表示可能なパラメータは，心拍数および動脈圧情報のほかに心拍出量および心係数（CO/CI），一回拍出量および一回拍出量係数（SV/SVI），体血管抵抗および体血管抵抗係数（SVR/SVRI）を表示し，**動的な前負荷反応性指標**として一回拍出量変動（SVV）および脈圧変動（PPV）を表示する．また，心拍変動（HRV）も表示する．

2　原理

　PulseCOアルゴリズムと称する動脈圧波形から連続的に心拍出量（CO）を算出する方法は次のステップにより行われる．①動脈圧波形（mmHg）から動脈血液量波形（mL）への変換，②動脈血液量波形の自己相関処理，③ノモグラム法によるキャリブレーション（図1）．

　まず生体情報モニターから100Hz（100回/秒）でサンプリングされた動脈圧波形（mmHg）は，**容量（mL）＝CF×250mL×（1－$e^{-k \cdot p}$）** の式を用いて血液容量波形に変換される．この変換式中のCFは患者固有の情報（年齢，身長，体重）により変化するキャリブレーション・ファクターである．250mLは公表されている解剖学的データ[1]からLiDCO社が導いた一般的な成人の動脈系の最大充満容量である．括弧内は血管コンプライアンスを表わし，kは動脈圧を動脈容積に変換する係数[2]で，pは入力された動脈圧である．

　この式をモニター起動時の初期公称値（CF＝1）としてグラフにすると図2となる．

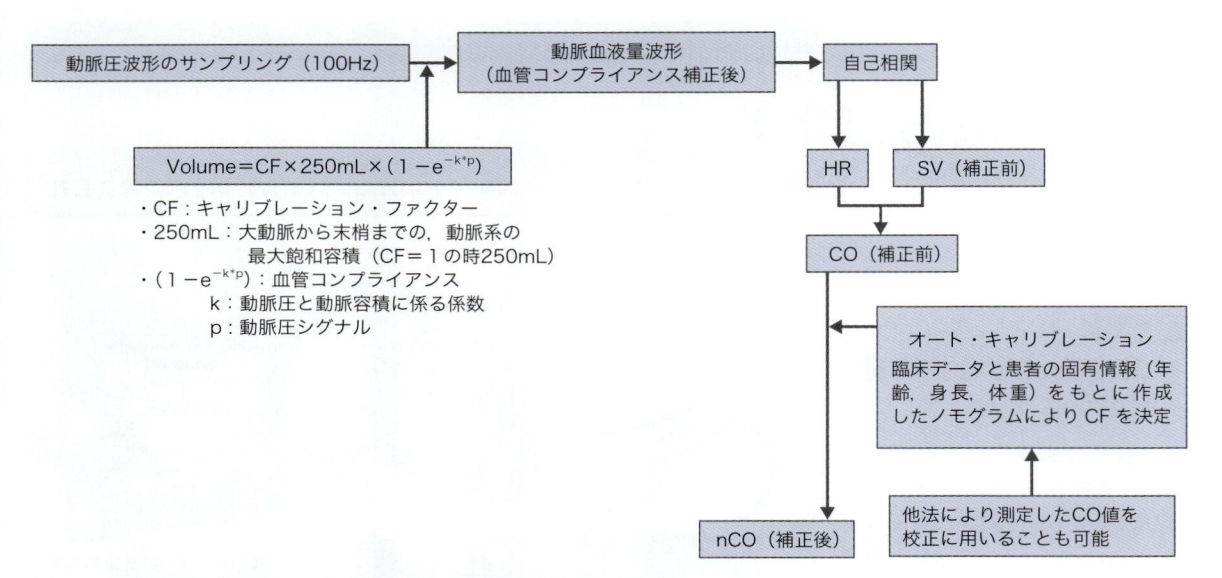

図1 LiDCOrapid/PulseCO アルゴリズム全体像

動脈圧波形のサンプリング（100Hz）→ 動脈血液量波形（血管コンプライアンス補正後）→ 自己相関 → HR, SV（補正前）→ CO（補正前）→ nCO（補正後）

$$\text{Volume} = CF \times 250\text{mL} \times (1 - e^{-k \cdot p})$$

・CF：キャリブレーション・ファクター
・250mL：大動脈から末梢までの，動脈系の最大飽和容積（CF＝1の時250mL）
・$(1 - e^{-k \cdot p})$：血管コンプライアンス
 　k：動脈圧と動脈容積に係る係数
 　p：動脈圧シグナル

オート・キャリブレーション
臨床データと患者の固有情報（年齢，身長，体重）をもとに作成したノモグラムによりCFを決定

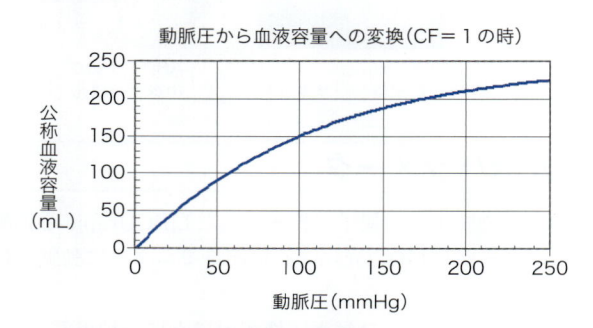

他法により測定したCO値を校正に用いることも可能

図2 動脈圧と動脈血液容量の関係

動脈圧から血液容量への変換（CF＝1の時）

次に，動脈血液量波形に自己相関という信号処理を施し，心周期ごとの波形を求めて心拍数と補正前の一回拍出量（SV）を得てCOを算出するが，この時点で得られたCOは未補正なので，ノモグラム（計算図表）によりキャリブレーション・ファクター（CF）を算出して補正後のCOを表示する．このノモグラムから得られるCFは，海外でこれまでに販売されてきたLiDCO社の別機種（PulseCOアルゴリズムで得られた値を塩化リチウムにて校正するタイプ等/国内未導入）により得られた臨床データをベースとし，これに患者個々の情報（年齢，身長，体重）に関するファクターを変数として得て決定される．なお，このノモグラムの詳しい算出法は，LiDCO社から公表されていない．また，ノモグラムによりノン・キャリブレーションで測定するが，他法により実測した心拍出量値を用いて校正を行うことも可能である．

LiDCOrapidモニターは拍動ごとにSVを算出し，一回拍出量の呼吸性変動（SVV）および脈圧の呼吸性変動（PPV）は，10秒間におけるSVまたはPPの最大値と最小値の差を平均値で除したものを変化率で表示する《%SVV＝SVmax－SVmin/（SVmax＋SVmin/2）》（図3）．

典型的な人工換気回数（例えば1分間に10～15回）の場合，10秒間に最低1～2回の呼吸によるSVまたはPPの変動を測定する．

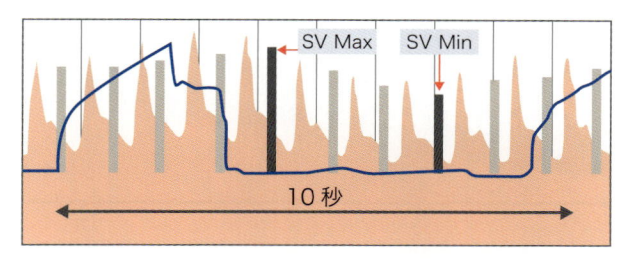

図3 陽圧換気下における一回拍出量変動（SVV）
SV：▰，動脈圧：▰，気道内圧：▰

3 PulseCOアルゴリズムの特徴

　PulseCOアルゴリズムは，末梢動脈圧波形を動脈系血液容量波形に変換して**拍動ごとのネットパワー**を解析するので，下記のような特徴をもつ．
①ハイパーダイナミック状態や血管作動薬投与時など血管抵抗が急激に変化する状態でも一定のトレンドの追従性を維持する[3,4]．
②拍動ごとに解析を行うので投薬や輸液チャレンジなどのイベント後の血行動態変化の早期モニターが可能である．
③動脈圧測定ラインのダンピングに影響を受け難いため[5]，LiDCOrapid心拍出量センサキットには閉鎖採血システム付きのラインも採用されている．

Pitfall

測定の限界
- 次の症例では測定精度に大きく影響がでる．
  ①大動脈弁閉鎖不全症の患者．
  ②大動脈内バルーンパンピング施術中．
  ③末梢動脈が高度に衰弱した患者，カテーテル内での血栓やキンクまたは気泡混入によって，極端に制動不足または過剰減衰の動脈圧モニタリング・ラインが使用された場合．
  ④重篤な不整脈がある場合．
- また，体外循環離脱後など，低体温患者の場合には測定精度が落ちる場合がある．
- なお，SVVとPPVは，完全陽圧換気下で非開胸，不整脈が無い場合にのみ輸液反応性の指標として評価が可能となる．

文献
1) Remington JW, et al：Am J Physiology, 153：298-308, 1948
2) Langewousters GJ, et al：J Biomech, 18(8), 613-620, 1985
3) Costa MG, et al：Intensive Care Medicine, DOI 10.1007/s00134-007-0878-6, 2007
4) Robert AD, et al：Anesthesiology, 111：753-765, 2009
5) Pittman J, et al：Crit Care Med, 33(9)：2015-2021, 2005

臨床での使用法

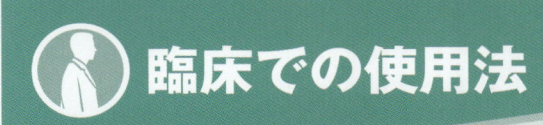

小竹良文

1 はじめに

　本項で解説するフロートラック，LiDCOrapidは**動脈圧波形解析法で心拍出量を測定**するためのシステムである．動脈圧波形解析法による心拍出量測定にはキャリブレーションが不要なシステムとキャリブレーションを必要とするシステムが存在し，フロートラックとLiDCOrapidは前者，ボリュームビューとPiCCO（Pulsion Medical, Germany）が後者に該当する．エドワーズライフサイエンス社が開発したフロートラックとボリュームビューについては，モニター装置であるビジレオモニターあるいはEV-1000との組合わせによって測定様式を選択することが可能である．また，ビジレオモニター，EV-1000は静脈オキシメトリー測定機能を内蔵しており，プリセップCVオキシメトリーカテーテルと組合わせて用いることによって連続的に中心静脈酸素飽和度（$ScvO_2$）をモニターすることが可能となる（**表1**）．

　本項ではフロートラックとLiDCOrapid，すなわちキャリブレーションを必要としない動脈圧波形解析法に関して解説する．

表1 センサー，カテーテルとモニター装置の組合わせと測定項目

	ビジレオモニター	LiDCOrapid 心拍出量モニター	EV-1000	PiCCO
通常の動脈圧ラインとフロートラックセンサー	キャリブレーションを必要としない動脈圧波形解析法（SV, CO, SVV）	−	キャリブレーションを必要としない動脈圧波形解析法（SV, CO, SVV）	−
通常の動脈圧ラインとLiDCOrapid心拍出量センサー	−	キャリブレーションを必要としない動脈圧波形解析法（SV, CO, SVV）	−	−
ボリュームビューカテーテル，フロートラックセンサーと中心静脈カテーテル	−	−	キャリブレーションを行う動脈圧波形解析法（SV, CO, SVV）経肺熱希釈法によって得られる指標（GEDV, ITBV, EVLW）	−
PiCCOカテーテルセットと中心静脈カテーテル	−	−	−	キャリブレーションを行う動脈圧波形解析法（SV, CO, SVV）経肺熱希釈法によって得られる指標（GEDV, ITBV, EVLW）
プリセップCVオキシメトリーカテーテル	$ScvO_2$	−	$ScvO_2$	−

表2　高リスク外科手術患者の定義

心血管系疾患の既往（心筋梗塞，慢性閉塞性肺疾患，脳梗塞，血液透析など）
悪性腫瘍に対する拡大手術（手術時間8時間以上）
重症外傷（2臓器以上）
急性出血（出血量1L以上，Hct 20％以下）
70歳以上かつ1臓器の予備能低下
ショック状態
血行動態に悪影響を及ぼす腹腔内病変（膵炎，腹膜炎，消化管穿孔，消化管出血）
進行した血管病変

文献2より引用

2 使用できる場面

フロートラックおよびLiDCOrapidの特徴は通常の動脈圧ラインのみで一回心拍出量（stroke volume：SV）および心拍出量（cardiac output：CO）が連続的かつ低侵襲にモニターできる点である．したがって，**観血的動脈圧測定の適応のある患者ではリスクを増やすことなく，SV，COなどの流量情報が得られる．**さらに**一回拍出量変動**（stroke volume variation：SVV）も測定することが可能である．したがって，手術室，ICUを問わず**観血的動脈圧モニターの適応はあるが，肺動脈カテーテルの適応から外れる症例の循環，輸液管理**に広く使用できる．なお，両者の測定アルゴリズムには微妙に違いがあり，LiDCOrapidはそのアルゴリズムをpulse power wave analysisと呼んでいる[1]．

3 役立つ病態

高リスク外科手術患者（**表2**）のうち**肺動脈カテーテルの適応から外れる患者，肺動脈カテーテル挿入が不可能な患者**における循環管理の際に有用であるとされている[2]．最近の肺動脈カテーテルの適応としては①単純な循環血液量減少または血管拡張では説明できない重症ショック状態，②右心不全，③（薬物療法に反応しない）重症肺水腫，④（進行性の腎機能低下など）慎重な水分管理を必要とする病態[3]があげられている．

4 数値の見方

①SV

フロートラックおよびLiDCO rapidではキャリブレーションを必要とせず，動脈カテーテル挿入とほぼ同時にSV，CI，SVVなどのモニタが可能となる点が利点であるが，キャリブレーションが行えないことによる測定精度の誤差が注目されていた．特に敗血症性ショック，肝移植術中などの血管拡張状態ではSVを過小評価し，交感神経活性化，血管収縮薬投与時などの血圧上昇時にSVが過大評価されることが指摘されてきた．これらの欠点に対してアルゴリズムの改良による対応が行われている．

SVを指標とした周術期輸液管理の目標として，**膠質液200〜250mL負荷によるSV増加<10％**がしばしば用いられている[4]．「輸液反応性あり」と判断する基準として膠質液200〜250mL負荷によるSV増加>10％が広く用いられており，前述した目標は「**輸液反応性がなくなるまで**」と同義である．このような相対評価による目標設定の利点の1つとして上述したようなSV測定の精度による影響が少なくなることがあげられる．

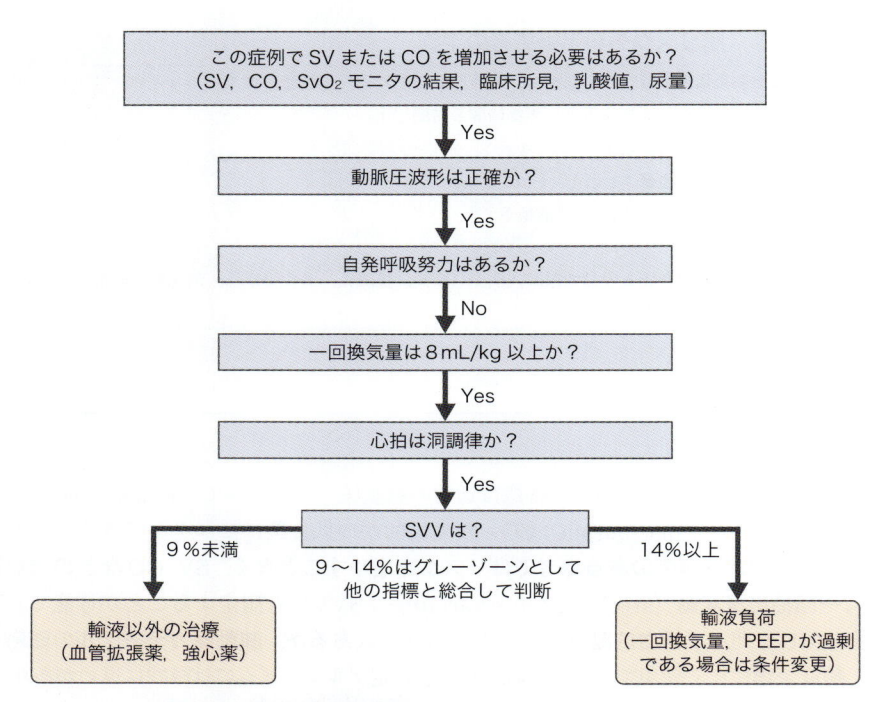

```
この症例でSVまたはCOを増加させる必要はあるか？
(SV, CO, SvO₂モニタの結果，臨床所見，乳酸値，尿量)
         ↓ Yes
動脈圧波形は正確か？
         ↓ Yes
自発呼吸努力はあるか？
         ↓ No
一回換気量は8 mL/kg以上か？
         ↓ Yes
心拍は洞調律か？
         ↓ Yes
SVVは？
  ← 9％未満              9～14％はグレーゾーンとして        14％以上 →
輸液以外の治療            他の指標と総合して判断            輸液負荷
(血管拡張薬，強心薬)                                    (一回換気量，PEEPが過剰
                                                    である場合は条件変更)
```

図1　SVVを用いた循環，輸液管理[7,8]
文献7より作成

②SVV

SVVによる**輸液反応性**の有無に関する閾値としては10％とする報告が多い[5,6]．しかし，実際にはグレーゾーンを設定し，この範囲にある場合は，その他の指標と総合して判断するのが妥当であろう[7]．私見を含めたSVVを用いた治療アルゴリズムを図1に示した．

Pitfall

- 動脈圧波形解析法では動脈圧が正確にモニターされていることが前提である．気泡混入，不必要な回路延長などが原因のダンピング，アンダーダンピングによる波形の歪みがないことを常に確認する必要がある．
- SVVによる輸液反応性の評価にはいくつかの前提条件が存在する（図1）．これらの条件を満していることを確認の上，評価する必要がある．
- 小児における測定値の妥当性は検証されていない．

文献

1) Nordstrom J et al：Br J Anaesth, 110(3)：374-380, 2013
2) Gurgel ST & do Nascimento P, Jr.：Anesth Analg, 112(6)：1384-1391, 2011
3) Vincent JL：J Clin Monit Comput, 26(5)：341-345, 2012
4) Challand C et al：Br J Anaesth, 108(1)：53-62, 2012
5) Biais M et al：Anesth Analg, 109(2)：466-469, 2009
6) Benes J et al：Crit Care, 14(3)：R118, 2010
7) Cannesson M et al：Anesthesiology, 115(2)：231-241, 2011
8) Michard F：Anesthesiology, 103(2)：419-428, 2005

第2章 モニター機器　A）循環のモニタリング

5．心拍出量
3）肺血管外水分量

機器紹介①

エドワーズライフサイエンス株式会社

製品名

◆ EV1000 クリニカルプラットフォーム／ボリュームビューカテーテル

　EV1000 クリニカルプラットフォーム〔外観写真は p.84 を参照〕とボリュームビューカテーテル，中心静脈カテーテルを使用することで，経肺熱希釈法を利用して肺血管外水分量，肺血管透過性係数などを測定する機器である．

1　原理

　肺血管外水分量は**経肺熱希釈法**を基に算出している．内頸静脈に挿入した中心静脈カテーテルより冷却した生理食塩水を指示液として注入し，大腿動脈に留置したサーミスタ付カテーテル（ボリュームビューカテーテル）で血液温度を測定する．熱希釈曲線を利用したスチュワートハミルトンの式により心拍出量を求める（図1）．肺血管外水分量を求めるには心拍出量を基にいくつかの算出プロセスを必要とする（表1）．

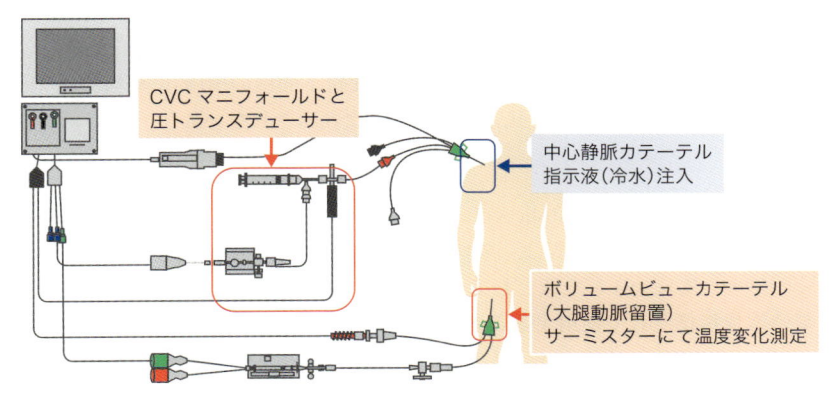

図1　経肺熱希釈法による心拍出量測定

表1 肺血管外水分量の算出プロセス

算出項目	算出式	備考
心拍出量	スチュワートハミルトンの公式	
胸腔内熱容量	心拍出量×平均通過時間	指示液の熱が伝わる胸腔内の血液（心臓，肺血管），体液（肺間質，肺胞内）の総量 ※モニターには表示されない
全拡張終期容量	胸腔内熱容量×スロープ関数	全心房心室の拡張期の血液量
胸腔内血液量	全拡張終期容量×1.25	心臓，肺血管の血液量
肺血液量	全拡張終期容量×0.25	肺血管の血液量
肺血管外水分量	胸腔内熱容量－胸腔内血液量	肺血管外（肺間質，肺胞内）の体液量
肺血管透過性係数	肺血管外水分量／肺血液量	肺血液量と肺血管外水分量の比

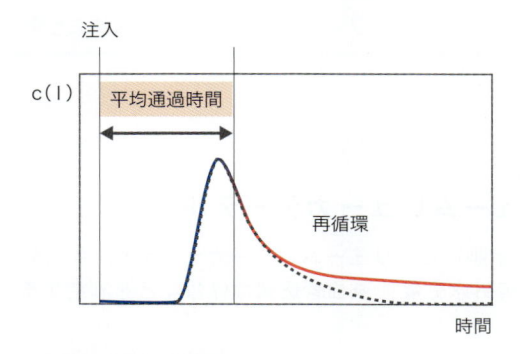

図2 平均通過時間
胸腔内熱容量＝心拍出量×平均通過時間．
　——：血液温度実測値から得た希釈曲線
　——：再循環を含む希釈曲線
　……：再循環を除いた希釈曲線

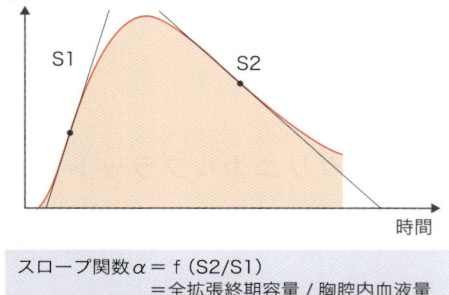

スロープ関数 α ＝ f（S2／S1）
　　　　　　＝全拡張終期容量／胸腔内血液量
全拡張終期容量＝胸腔内熱容量×スロープ関数 α

図3 全拡張終期容量とスロープ関数
S1，S2：変曲点での傾き，S1：Max Up Slope，S2：Max Down Slope

2 各種パラメータの算出アルゴリズムと特徴

1）胸腔内熱容量

　胸腔内熱容量（intrathoracic thermal volume：ITTV）は心拍出量と指示液の平均通過時間（mean transit time：MTt）の積で求めることができる．指示液の平均通過時間とは指示液（冷水）の注入部位から検出部位までの移動時間の平均を意味し，**熱希釈曲線下面積の50％に相当する**（図2）（胸腔内熱容量は他パラメータの算出に使用されるが，モニターには表示されない）．

2）全拡張終期容量

　全拡張終期容量（global end diastolic volume：GEDV）は胸腔内熱容量と熱希釈曲線から得たスロープ関数 a の積により求められる（図3）．スロープ関数は熱希釈曲線の上昇スロープと下降スロープの最も急峻な部分の傾きの比S2／S1を変数としており，**胸腔内熱容量に対する全拡張終期量の比を表す関数で**ある．**前負荷の容量指標**として使用することができ，EV1000では全拡張終期容量係数（global end diastolic volume index：GEDI）として表示しており，基準値は**650〜800mL/m²**である．

3）胸腔内血液量

　二重指示液希釈法による測定値から得た胸腔内血液量（intrathoracic blood volume：ITBV）と全拡張

肺血管外水分量

EV1000に表示されるイメージ図と数値	正常	1	2	3	4	5
肺血管外水分量係数 mL/kg	7.0以下	7.1〜10.0	10.1〜15.0	15.1〜20.0	20.1〜25.0	25.1〜

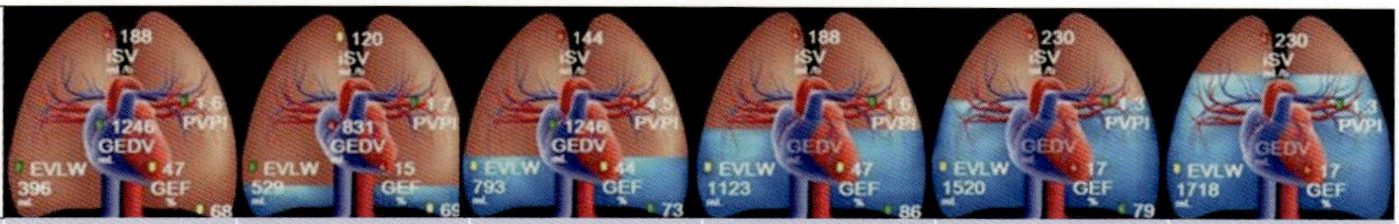

図4 EV1000クリニカルプラットフォームに表示される肺血管外水分量のイメージ図

終期容量から構築された関係式[1]に基づき，**胸腔内血液量＝1.25×全拡張終期容量**で算出している．胸腔内血液量は胸腔内にある血液量，すなわち，拡張期の心房，心室および肺血管内の血液の総量を示す．**前負荷の容量指標**として使用することができる．

4) 肺血管外水分量／肺血管外水分量係数

肺血管外水分量（extravascular lung water：EVLW）は胸腔内熱容量－胸腔内血液量で求めることができる．経肺熱希釈法による肺血管外水分量の算出は剖検肺の重量乾燥法による肺血管外水分量と高い相関があり[2]，また，二重指示薬希釈法との比較でも密接な関係を示している[1]．肺血管外水分量は肺の間質，肺胞内の水分量を定量的に測定できる方法として，**肺水腫の診断と程度の評価**に用いることができる．肺血管外水分量は予測体重を用いて係数化し，肺血管外水分量係数（extravascular lung water index：EVWI）として**0〜7 mL/kg**が標準である．肺血管外水分量係数が**7 mL/kgを超えると肺水腫**と診断することができ，**14mL/kgを超えると予後の悪化**との関連が指摘されている．

EV1000では肺血管外水分量の数値と水分貯留量のイメージ図を表示している（図4）．

5) 肺血流量

胸腔内血液量＝全拡張終期容量×1.25の関係式から，胸腔内血液量に占める全拡張終期容量と肺血流量（pulmonary blood volume：PBV）の比は4：1であることが導かれ，肺血流量は全拡張終期容量×0.25で算出される．肺血管透過性係数の算出に用いる．

肺血流量は全拡張終期容量の25％であることが前提に算出されていることから，肺血管床の拡張などの病変で肺血流量が増加している場合，算出値の精度は確認されていない．

6) 肺血管透過性係数

肺血管透過性係数（pulmonary vascular permeability index：PVPI）は肺血流量と肺血管外水分量の比で求めることができる．**肺水腫の鑑別診断**に用いられる指標であり，**標準的な比率は3**である．肺血流量の増加と肺血管外水分量の増加が同時にあれば，両者の比は3未満であり，**心原性肺水腫**と診断できる．また，肺血流量の増加を伴わずに**肺血管外水分量が増加する場合は肺血管透過性係数が3を超える**．これにより急性肺損傷や急性呼吸窮迫症候群などでみられる肺血管透過性亢進による肺水腫と鑑別することができる．

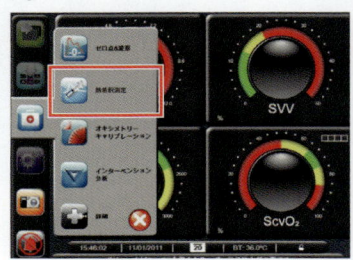

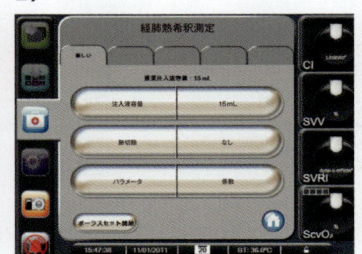

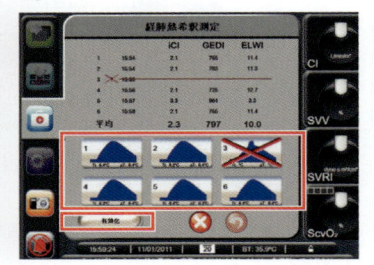

図5 使用手順

3 機器の操作方法（経肺熱希釈法）

❶ EV1000クリティカルケアモニターおよびボリュームビューカテーテルの接続は図1を参照.
❷ 設定アイコンから熱希釈測定を選択する（図5 A）.
❸ 注入液の容量，肺切除の有無と範囲を選択する（図5 B）.
❹ 注入液を中心静脈カテーテルに接続し，「注入」ボタンを押し，素早く注入する.
❺ 上記を5回繰り返し，外れ値を除外して平均値を算出，表示する（図5 C）.

Pitfall

1）経肺熱希釈法に影響する要因
- 2章-A-5-1の熱希釈式心拍出量測定のpitfallに準ずる.
- 僧帽弁閉鎖不全症，大動脈弁閉鎖不全症，大動脈狭窄は測定値に影響することがある.
- GEDVは大動脈の血液量と，心房の構造上の特徴が反映されるため，生理学的な正常値より高い値を示す.
- 肺切除後に測定する場合は，肺の切除範囲を選択しておく必要がある.

2）ボリュームビューカテーテルの取り扱い
- ボリュームビューカテーテルは大腿動脈に留置することを前提に設計されている.
- 大腿動脈にボリュームビューカテーテルを留置している間は股関節の屈曲によるカテーテルの折れ曲がりに注意する.

文献
1）Sakka SG et al：Intensive Care Med, 26：180-187, 2000
2）Tagami T et al：Crit Care, 14：R162, 2010

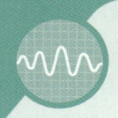

機器紹介②

株式会社東機貿

製品名

◆ 循環動態モニタ　PiCCO₂

経肺熱希釈法により，呼吸と循環および代謝に関するパラメータを提供するモニタリングである．

本装置で得られる肺血管外水分量（Extravascular Lung Water：EVLW）により，肺水腫をベッドサイドで定量的に評価できる．

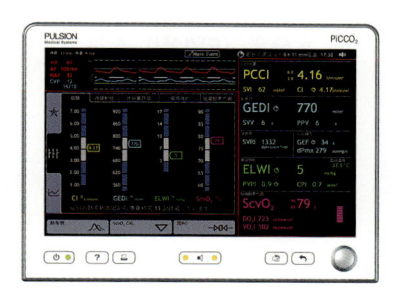

1　原理

PiCCOsystemは経肺熱希釈法と動脈圧波形解析法の2つの原理（図1）から成り立っている．また，本モデルによって測定されるパラメータは表1の通りである．

1）経肺熱希釈法

経肺熱希釈法とは心臓と肺を含めた範囲での熱希釈による流量計測法を表し，PiCCOsystemでは**大腿動脈，または上腕動脈，腋窩動脈に温度センサー付専用カテーテル（4Fr）を，動脈圧ライン**として**留置**し，汎用中心静脈カテーテルから**急速注入した冷水による血液温度変化**を，動脈に留置したカテーテル（PiCCOカテーテル）で測定し**熱希釈測定法で心拍出量を測定する**．熱希釈法の測定原理は，Swan-Gantzカテーテルと同じ**スチュワート・ハミルトン法**に基づくアルゴリズムであ

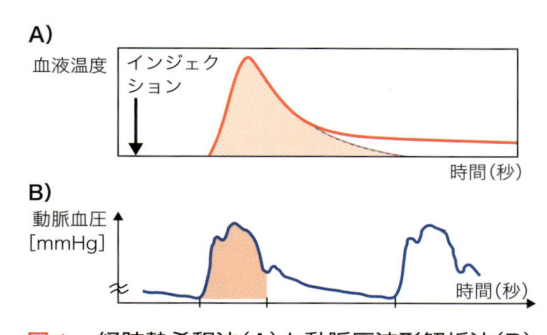

図1　経肺熱希釈法（A）と動脈圧波形解析法（B）

表1　PiCCOパラメータ

経肺熱希釈法による測定項目	動脈圧波形解析法による測定項目	
・熱希釈心拍出量（CO）	・動脈血圧（AP）	・脈圧変動率（PPV）
・胸腔内血液容量（ITBV）	・中心静脈圧（CVP）	・心拍出効率（CPO）
・心臓拡張末期容量（GEDV）	・心拍数（HR）	・左室収縮力指標（dp/dt max）
・肺血管外水分量（EVLW）	・連続心拍出量（PCCO）	・中心静脈血酸素飽和度（ScvO₂）
・肺血管透過性係数（PVPI）	・一回拍出量（SV）	・組織酸素運搬量（DO₂）
・心機能係数（CFI）	・体血管抵抗（SVR）	・組織酸素消費量（VO₂）
・全駆出率（GEF）	・一回拍出量変動率（SVV）	

CO：Cardiac Output, ITBV：Intra-Thoracic Blood Volume, GEDV：Global End-Diastolic Volume, PVPI：Pulmonary Vascular Permeability Index, CFI：Cardiac Function Index, GEF：Global Ejection Fraction, AP：Arterial Pressure, PCCO：Pulse Continuous Cardiac Output, SVR：Systemic Vascular Resistance, SVV：Stroke Volume Variation, PPV：Pulse Pressure Variation, CPO：Cardiac Power Output

る．また，同時に熱希釈曲線を指数関数化することで，指示薬が動脈側を通過する**平均通過時間（Mtt）**と，熱の拡散領域に大きく依存する**下り勾配時間（Dst）**を求めている（図2）．EV-1000とはDstの求め方が異なり，下り勾配の求め方に「時間」と「角度」の違い[1]がある．

これらにより得られた，心拍出量（CO：Cardiac Output）と時間（MttおよびDst）から，熱希釈範囲の全容積である**胸腔内熱容量（Intra-Thoracic Thermal Volume：ITTV）**と，間質を含む肺容積である**肺熱容量（Pulmonary Thermal Volume：PTV）**を算出し，それをもとに**心臓拡張末期容積（Global End-Diastolic Volume：GEDV）**や**胸腔内血液容量（Intra-Thoracic Blood Volume：ITBV）**および**肺血管外水分量（EVLW）**を抽出（図2）する[2]．

ここでSwan-Gantzカテーテルとの大きな違いは熱希釈測定の範囲で，Swan-Gantzが右心系のみで熱

$$CO_{TDa} = \frac{(T_b - T_i) \cdot V_i \cdot K}{\int \Delta T_b \cdot dt}$$

（スチュワート・ハミルトン法）

Mtt：Mean Transit time（平均通過時間）
指示液の半分が動脈を通過した時間

Dst：Down Slope time（指数降下時間）
熱希釈曲線の指数関数の下降時間

ITTV = CO × Mtt
（胸腔内熱容量）

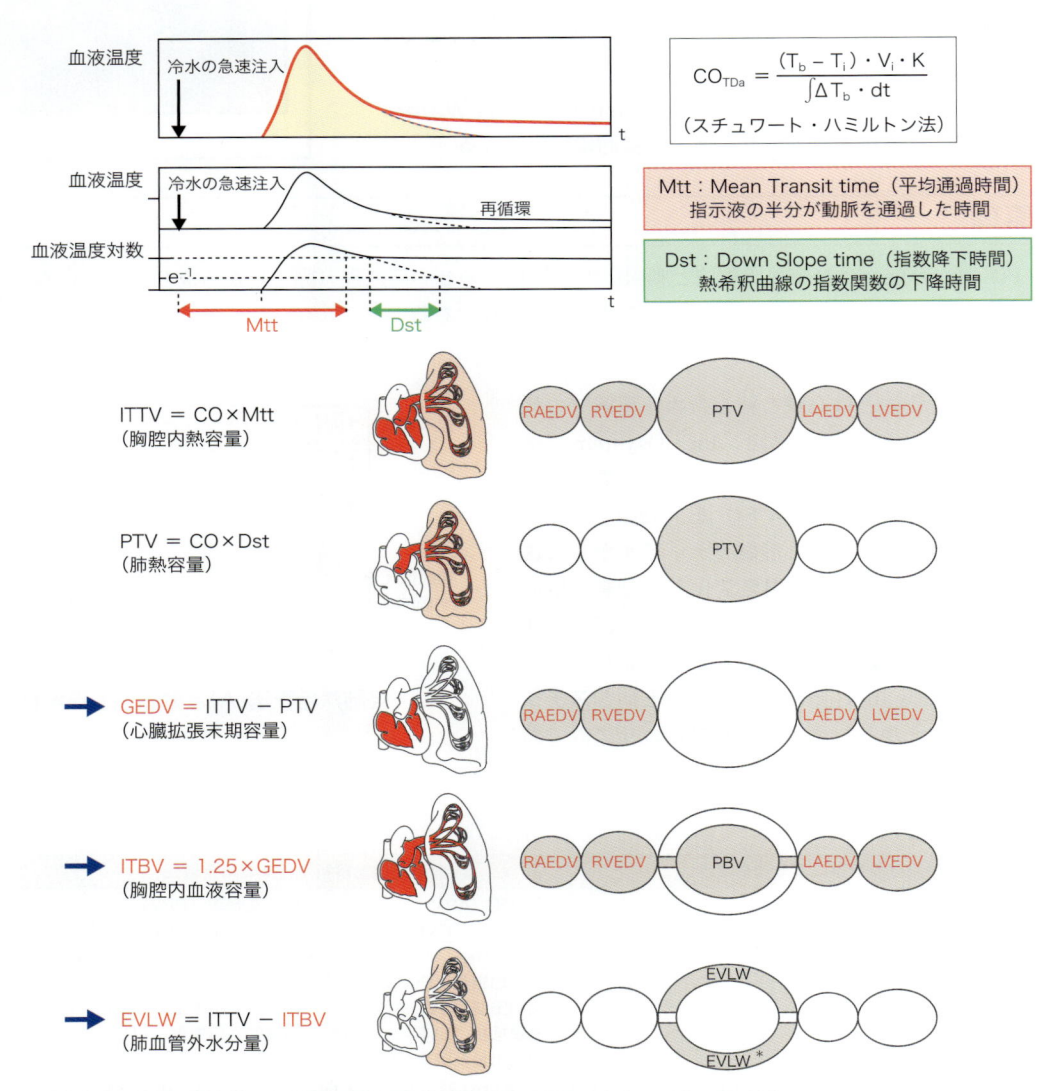

PTV = CO × Dst
（肺熱容量）

GEDV = ITTV − PTV
（心臓拡張末期容量）

ITBV = 1.25 × GEDV
（胸腔内血液容量）

EVLW = ITTV − ITBV
（肺血管外水分量）

図2 経肺熱希釈法によるそれぞれの容量の求め方（A）と容量の範囲（B）
RAEDV：右房拡張期容量，RVEDV：右室拡張期容量，LAEDV：左房拡張期容量，LVEDV：左室拡張期容量，PBV：Pulmonary Blood Volume（肺血管血液容量）

希釈を完結させるのに対し，PiCCOsystem では**右心〜肺〜左心までを含めた範囲で熱希釈を行っている**ことである．血管外への熱拡散領域は，肺だけにほぼ限局される．間質の水分量に応じて，肺の熱拡散容積は比例することから，希釈曲線で得られた時間によって，間質水分も含めた肺の容積を求めることができ，最終的に**肺血管外水分量を抽出する**．

なお，肺でミキシングされることにより，動脈分岐部における熱分岐の偏りは限りなく軽減されることから，大腿動脈や上腕動脈など測定部位による影響もほとんどない[3]．ただし，上記の理論から橈骨動脈など末梢の動脈では，体表面からの熱のロス計算ができないことから，**経肺熱希釈法では体幹に近い動脈での測定に限られる**．

① 気体の熱伝達効率は，液体に比べ著しく低い．
② 熱の拡散効率は接する表面積に大きく依存する．
③ 温度変化時間は容積に依存する．

2) 動脈圧波形解析法

PiCCOsystem では**キャリブレーション係数（cal）**および**心拍数（heart rate：HR），一回拍出量（stroke volume：SV）**から**連続心拍出量（PCCO）**を算出する．一回拍出量は，動脈圧波形の収縮期成分の面積から算出しており，**動脈血圧（P），**および**体血管抵抗（SVR），動脈コンプライアンス（C）と動脈圧曲線の傾き（dP/dt）**から得た値（**図3**）が用いられる[4]．

2 使用の流れ

使用の流れを図4に，測定画面を図5に示す．

Pitfall

- 経肺熱希釈法は人の手によって行うため，個人差による誤差を生じる可能性がある．誤差による影響を軽減するために，測定1回に対し3回の熱希釈を実施して平均値を採用する[5]．
- PCCO カテーテルが動脈に適正に留置されているか：血圧波形，血液温度，X線などでチェック．先あたり，壁あたりに注意．
- 中心静脈カテーテルが適正な位置に挿入されているか：カテーテル先端が右房直前（SVC または IVC）の位置にあることを確認．
- 持続的血液透析濾過（continuous hemodiafiltration：CHDF）などの機器と併用する場合：CHDF側の脱送血ライン位置が熱希釈測定範囲にないこと（中心静脈〜大腿動脈）を確認．
- 大動脈内バルーンポンプ（intra-aortic balloon pump：IABP）と併用する場合：熱希釈測定項目は測定可能だが，圧波形解析項目は波形パターンが通常と異なるため測定不能．
- 心内シャント，弁膜症はあるか：血流の短絡，逆流などにより熱希釈測定に影響があるため，誤差を生じる可能性が高い．

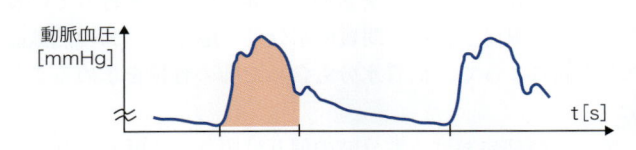

$$PCCO = cal \cdot HR \cdot \int_{Systole} \left(\frac{P(t)}{SVR} + C(p) \cdot \frac{dP}{dt} \right) dt$$

患者固有の キャリブレーション係数（熱希釈法により測定）

動脈コンプライアンス（熱希釈法により測定）

図3 動脈圧波形解析法による心拍出量の求め方

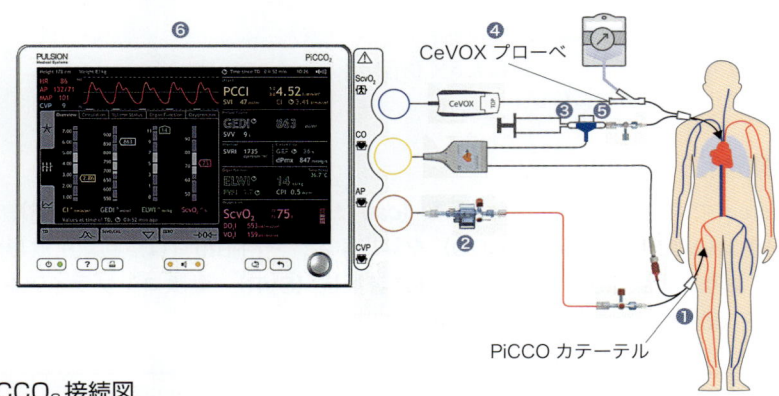

図4 PiCCO₂ 接続図

❶ 大腿動脈（または上腕動脈・腋下動脈）へPiCCOカテーテル（専用）を留置する．
❷ PiCCOカテーテルに接続した，専用血圧トランスデューサーとPiCCO₂を接続する．
❸ 中心静脈カテーテル（汎用）に注入液温度センサハウジングを取り付け，同様に接続する．
❹ ScvO₂の連続モニタリングを加えて行う場合，専用プローベを汎用中心静脈カテーテルに挿入し接続する．
❺ 上記❸で取り付けたハウジングより冷水注入を行い，経肺熱希釈法による測定と圧波形解析の校正を行う（図5）．
❻ 肺血管外水分量（EVLW）などの測定値が表示されるとともに，自動的に動脈圧波形解析による連続心拍出量（PCCO）やSVV，PPV，SVRの連続測定が開始される．

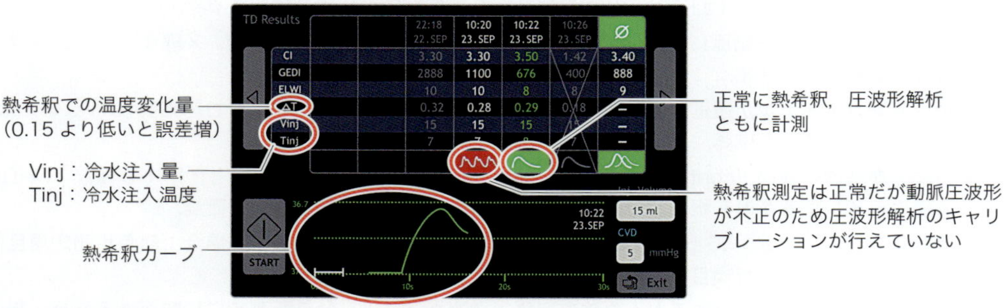

図5 経肺熱希釈の測定画面

- 熱希釈での温度変化量（0.15より低いと誤差増）
- Vinj：冷水注入量，Tinj：冷水注入温度
- 熱希釈カーブ
- 正常に熱希釈，圧波形解析ともに計測
- 熱希釈測定は正常だが動脈圧波形が不正のため圧波形解析のキャリブレーションが行えていない

文献

1) Kiefer N et al：Critical Care, 16：R98, 2013
2) Isakow W et al：Am J Physiol Lung Cell Mol Physiol, 291：1118-1131, 2006
3) Wouters P et al：J Cardiothoracic and Vascular Anesthesia, 19：160-164, 2005
4) Della Rocca G：British J Anaesth, 88：350-356, 2002
5) Tagami T et al：Anaesthesia, 67：236-243, 2012

臨床での使用法

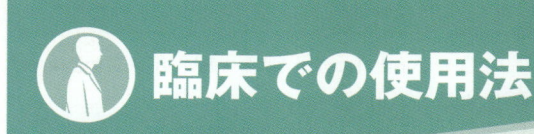

片山勝之

1 使用できる場面

①手術室
- **肺血管外水分量が増加**することが予測される病態（**左心不全，過剰輸液・輸血，ARDS，神経原性肺水腫**）の評価．
- 術中の肺血管外水分量増加が術後管理に致命的な影響を与える可能性のある病態（**食道がん根治術，片肺全摘術など**）の評価と管理．

②ICU
- 手術室での適応と基本的には同じであるが，水分管理が患者予後に直接影響することが報告[1]されており，**ARDS などの肺血管床障害，心原性肺水腫，過剰輸液・輸血**などの病態に広く適応となると考えられる．
- 小児症例での適応に関してはまだ議論の多いところであるが，**新生児開心術**での有用性も報告されている[2]．

2 役立つ病態

　肺血管外水分量（EVLW）は，従来肺の血管外腔に拡散しない指示薬と血管外腔まで拡散する指示薬による希釈法を同時に実施してその解析からおのおのの容量を求め，その差として EVLW を計測するいわゆる二重指示薬希釈法から求められてきた．非拡散性指示薬としてアイソトープ，色素（ICG），Na^+（conductivity）が，拡散性指示薬として THO：tritiated water（D_2O）と熱が用いられてきたが，2種類の指示薬を使って同時に測定する煩雑さから臨床的には普及していなかった．そこに登場してきたのが，熱希釈だけで肺血管外水分量を測定する PiCCO あるいはボリュームビューセットである．現在のところ，PiCCO（プルシオ）カテーテルは上腕動脈，腋窩動脈あるいは大腿動脈から挿入・留置できるが，ボリュームビューカテーテルは大腿動脈からのみの挿入・留置となる．PiCCO カテーテルには 3F，4F，5F のバリエーションがあるが，ボリュームビューカテーテルは 4F，5F の 2 種類である．

　この方式による測定では経肺熱希釈法により求められる右心系と左心系の拡張期容量の和（GEDV）の 1.25 倍が胸腔内血管容量（ITBV）と仮定し，胸腔内熱容量（ITTV）と ITBV の差から肺血管外水分量を求めている．この仮定が崩れるような病態，例えば肺切除後，重症心臓弁閉鎖不全，心内左右短絡などでは測定誤差が大きくなり信頼性が失われる．

3 数値の読み方

EVLWを体重で除した肺血管外水分量係数EVWIとして0〜7 mL/kgが正常値．EVWI＞7 mL/kgは**肺水腫を疑い**，14 mL/kgを超えるとICU患者の予後が悪化するとされている．

EVWIを**全拡張期終期容量係数**（GEDVI）で除した肺血管透過性係数PVPIの正常値は1〜3とされている．ALIやARDSでは3を超えることが報告されている[3]．

4 役立つ場面

図1に肺水腫症例における胸部X線，CTとEVWI，PCWP（pulmonary capillary wedge pressure：肺毛細血管楔入圧），体重推移を示す．CTでなければ改善の判別が難しい場合も，EVWIでは明確に改善がみられる．

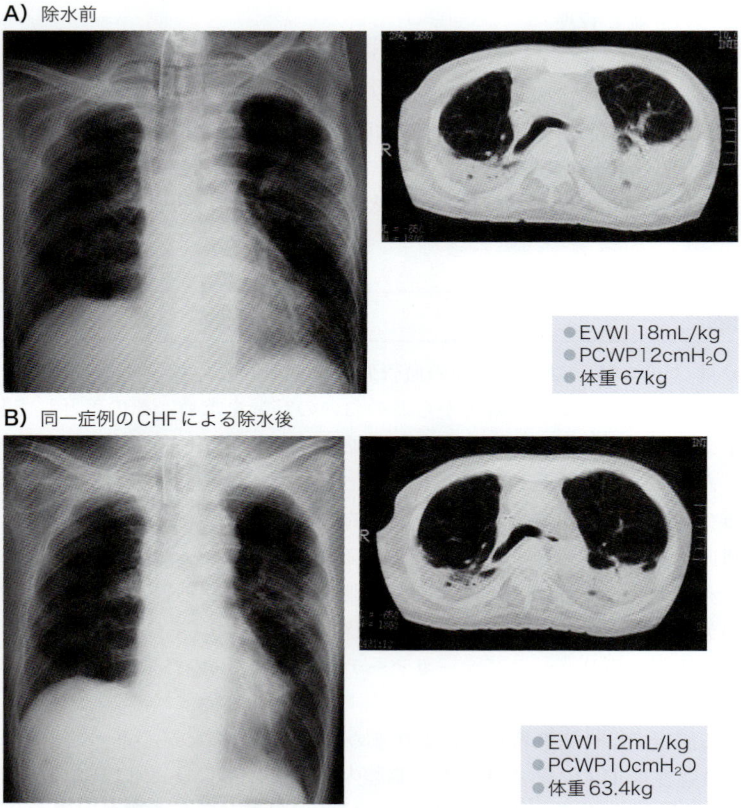

A) 除水前

- EVWI 18 mL/kg
- PCWP 12 cmH$_2$O
- 体重 67 kg

B) 同一症例のCHFによる除水後

- EVWI 12 mL/kg
- PCWP 10 cmH$_2$O
- 体重 63.4 kg

図1　肺水腫の治療に伴うEVWIの変化
CHF：continuous hemofiltration（持続的血液濾過）

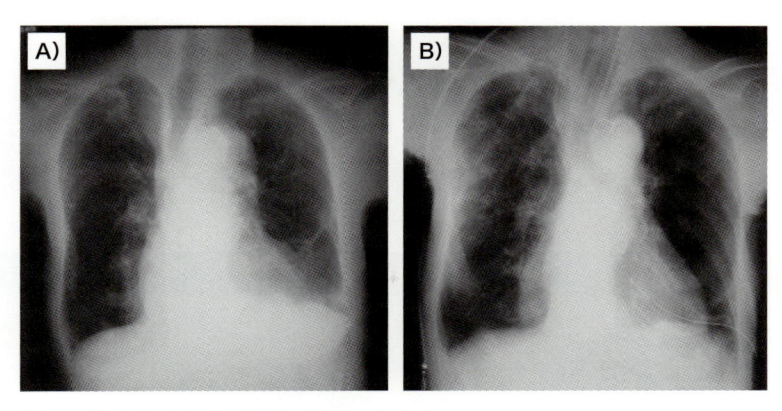

図2　胸水除去はEVWIに影響を与えない
A）胸水除去前，B）胸水除去後

Pitfall

仰臥位での胸部X線上，肺水腫と鑑別を要する胸水は肺血管外水分量には含まれない．図2A，Bの症例では500mLの胸水除去の前後で，EVWIは11から12とほとんど変化していない．

文献
1) Zhang Z et al：J Crit Care, 27 (4)：420. e1-8, 2012
2) Székely A：Pediatr Cardiol, 32 (2)：125-130, 2011
3) The PiCCO Pulmonary Edema Study Group. Crit Care, 16：R232, 2012

6. 静脈血酸素飽和度

機器紹介

エドワーズライフサイエンス株式会社

製品名

◆ プリセップCVオキシメトリーカテーテル/ペディアサットオキシメトリーカテーテル/スワンガンツカテーテル

　静脈血酸素飽和度は酸素飽和度測定機能付きのスワンガンツカテーテル（2章-A-4-3参照）およびプリセップCVオキシメトリーカテーテル（図1），小児用のペディアサットオキシメトリーカテーテルで測定することができる．ビジレオ モニター，ビジランスヘモダイナミックモニター，EV1000クリニカルプラットフォームで測定可能．

1 原理

　測定は反射式分光光度法に基づいている．カテーテル本体に2本内蔵されているオプティカル・ファイバー・フィラメント（光ファイバー）の1本に2種類の波長の光を送信し，カテーテル先端を流れている血液に照射する．次に赤血球に反射した光をもう1本のオプティカル・ファイバー・フィラメントからオプティカルモジュール内にある受光器で受信する．赤血球内の酸化ヘモグロビンと還元ヘモグロビンは使用している2種類の波長の光に対する吸収度が異なるため，吸収されずに反射した光を分析することで静脈血酸素飽和度を測定できる（図2）．
　2種類の波長の光は酸化ヘモグロビンと還元ヘモグロビンの吸収特性の違いに基づいて選択されており，1つの波長は酸素飽和度の変化に対して反応するが，もう1つの波長は反応しない．光ファイバー

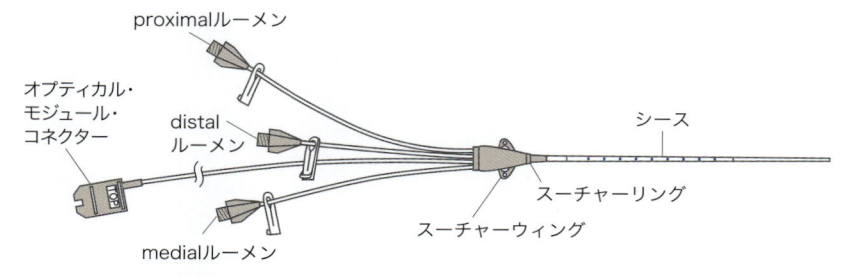

図1 プリセップCVオキシメトリーカテーテル

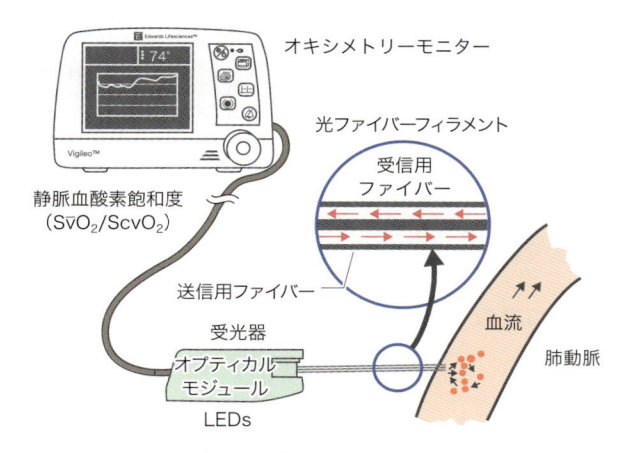

図2 反射式分光光度法

を用いた連続静脈血酸素飽和度測定は血液ガス分析装置の測定値と有意に相関する（p<0.0001，r=0.99，自社データ）．

2 混合静脈血酸素飽和度（$S\bar{v}O_2$）と中心静脈血酸素飽和度（$ScvO_2$）

　静脈血酸素飽和度は全身または局所の酸素運搬量と酸素消費量のバランスを示す感度の高いパラメータである．細胞の恒常性にとって，組織への酸素運搬量と酸素消費量のバランスを保つことは不可欠である．

　全身の酸素需給バランスの指標として使用されている静脈血酸素飽和度には，**混合静脈血酸素飽和度（肺動脈血，$S\bar{v}O_2$）** と**中心静脈血酸素飽和度（上大静脈血 $ScvO_2$）** の2つがある．$S\bar{v}O_2$ は上大静脈，下大静脈，冠状静脈が混合しているため，全身の酸素運搬量と消費量のバランスを反映している．$ScvO_2$ は上大静脈で測定しており，主に頭部や上半身の血流を反映しているが，$S\bar{v}O_2$ と同じように変動する傾向があり，臨床的に互換性があるとみなされている[1]．

　$S\bar{v}O_2$ は60〜80％，$ScvO_2$ は70％以上が酸素需給バランスの安定を示唆する値となる．正常な状態では $ScvO_2$ が $S\bar{v}O_2$ よりもわずかに低い値を示すが，血行動態が不安定な場合は $ScvO_2$ のほうが高くなる[1]．静脈血酸素飽和度が基準値を下回ると，組織において十分な酸素代謝が行われず，嫌気性代謝が進行する可能性が高い[2]．

　静脈血酸素飽和度は**心拍出量**，**ヘモグロビン値**，**動脈血酸素飽和度**（肺の酸素化能），および**酸素消費量**により決定される（図3）．

　静脈血酸素飽和度の測定値は2秒ごとに更新され，刻々と変化する酸素需給バランスをリアルタイムにとらえることができる．そのため，全身の酸素需給バランスを構成する要因に問題があることを早期に警告するアラートの役割を担う．静脈血酸素飽和度が低下する原因は複数あるため（表1），原因を見極め，早期に原因に応じた対策をとり，組織レベルでの酸素不足を改善する必要がある．

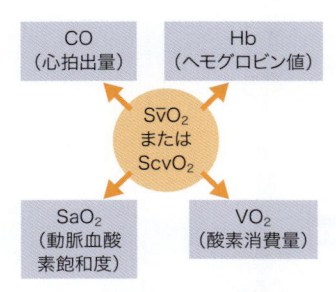

図3 静脈血酸素飽和度の決定因子

- CO（心拍出量）
- Hb（ヘモグロビン値）
- SaO₂（動脈血酸素飽和度）
- VO₂（酸素消費量）
- $S\bar{v}O_2$ または $ScvO_2$

表1 静脈血酸素飽和度が低下する原因

症状	解釈	原因
低下	酸素供給量の低下	
	Hbの減少	貧血，出血
	SaO₂の減少	低酸素血症，呼吸器疾患，吸引
	心拍出量の低下	低血圧，ショック，不整脈，循環血液量の減少
	酸素需要量の増加	高体温，疼痛時，ふるえ呼吸仕事量の増加
上昇	酸素供給量の増加	高酸素血症 PACの位置異常（深い）
	酸素需要量の低下	低体温，麻酔，薬理的麻痺，敗血症

Pitfall

- 静脈血酸素飽和度の測定はさまざまな要因の干渉を受けることがある．カテーテルの先端孔ルーメンと酸素飽和度測定のための送受信光ファイバーは近位（隣接）にある．したがって，先端部分が血管壁に接触した場合，光の送受信に影響することがある．また，先端孔ルーメンから輸液した場合，輸液製剤の色（プロポフォールなどの脂肪乳剤，緑または青色の色素を含有する薬剤など）や高流量の輸液なども測定に影響することがある．カテーテルの血管壁への接触やカテーテルの屈曲などの物理的な問題では光の送受信のレベルを示すシグナルクオリティインジケーター（Signal quality indicator；SQI）が4段階のうち4を示すことがある．

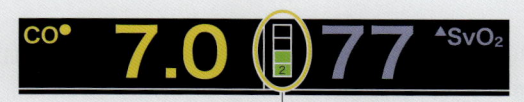

CO° 7.0 ▮ 77 ▲SvO₂
シグナルクオリティインジケーター

- 敗血症におけるHyperdynamic stateでは高心拍出量，高静脈血酸素飽和度を示すことがある．高い静脈血酸素飽和度は，動脈血では十分な酸素が供給されているにもかかわらず，組織での酸素利用の低下（Dysoxia）が起こっていることが原因と考えられている．そのため，組織レベルでは酸素不足が発生し，嫌気性代謝に伴う乳酸アシドーシスの進行がみられる．高い静脈血酸素飽和度が酸素需給バランスの安定を示すものではない例として注意が必要である[3]．

文献

1) Konrad R & Frank B：Curr Opin Crit Care, 11：259-263, 2005
2) Gernot M & Konrad R：Curr Opin Crit Care, 12：263-268, 2006
3) Jennifer VP et al：Ann Emerg Med, 55(1)：40-46, 2010
4) 「Quick guide to cardiopulmonary care」．(WT McGee, et al.)，Edwards Lifesciences, 2011

静脈血酸素飽和度

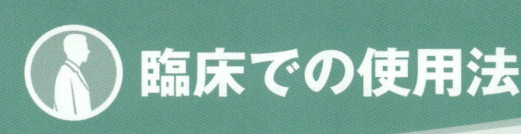

臨床での使用法

小竹良文

1 はじめに

　患者管理においては組織レベルで十分な酸素を供給することが重要である．酸素供給量は心拍出量，ヘモグロビン濃度および動脈血ヘモグロビン酸素飽和度によってほぼ規定され，800mL/分がおおよその正常値となる．一方，全身レベルでの酸素消費量はほぼ200mL/分と考えられている．両者の割合を**酸素摂取率**と呼んでおり，健康人では酸素供給量のほぼ25％が摂取され消費されている計算となる．組織に摂取されなかった酸素分子は静脈血中の酸素化ヘモグロビンとして存在するため，以下の関係が成立する．

　　酸素摂取率＝（動脈血酸素飽和度－静脈血酸素飽和度）/動脈血酸素飽和度

動脈血酸素飽和度が100％に近い場合は

　　酸素摂取率（％）＝100％－静脈血酸素飽和度（％）

と近似できる．

　酸素需要供給バランスが悪化した場合に生体は酸素摂取率を増加させることで組織における酸素の需要に対応しており，静脈血酸素飽和度の低下が酸素摂取率の増加，組織における酸素需要供給バランスの悪化を示唆する所見となる（図1）[1]．

2 使用できる場面

　静脈血酸素飽和度は酸素需給バランスの適否を反映することから，手術室，ICUを問わず，酸素需給バランスの評価が必要な症例が適応となる．全身レベルの酸素需給バランスを評価する上では，すべての静脈血すなわち上大静脈，下大静脈および冠状静脈洞からの血液が混合する肺動脈血（混合静脈血）の酸素飽和度を，肺動脈カテーテルを用いて測定する（混合静脈血酸素飽和度，SvO_2）のが適切だが，肺

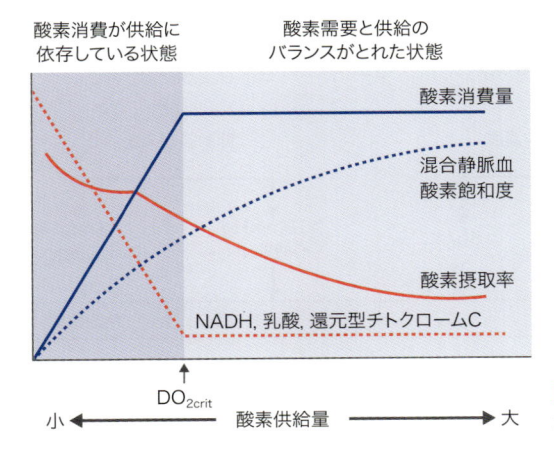

図1　酸素需給バランスと静脈血酸素飽和度
文献1より引用

動脈カテーテルの適応がない場合は上大静脈に留置したカテーテルで測定する中心静脈酸素飽和度（$ScvO_2$）で代用しうる．

3 役立つ病態

①静脈血酸素飽和度測定全般
- 酸素消費量の予測が困難な症例（敗血症を含む**重症全身性炎症症候群患者**）．
- 心臓手術周術期など，循環動態が不安定な患者の呼吸循環管理，輸血，鎮静を含めた重症患者の**呼吸循環管理**（図2）[2]．

②$ScvO_2$
- 酸素需給バランスの破綻が考えられるが，**肺動脈カテーテル挿入の適応がない，挿入困難または不可能な症例**．

4 数値の見方

①SvO_2

上述したように酸素摂取率≒$100 - SvO_2$の関係があり，SvO_2の正常値は75％程度，治療介入の閾値としては図2に示したように70％程度が用いられることが多い．

②$ScvO_2$

覚醒時は中枢神経の酸素消費が多いため$ScvO_2 < SvO_2$となることが多いようだが，麻酔中，鎮静中の重症患者では中枢神経での酸素消費が減少する代わり，消化管領域での酸素需給バランスが悪化するこ

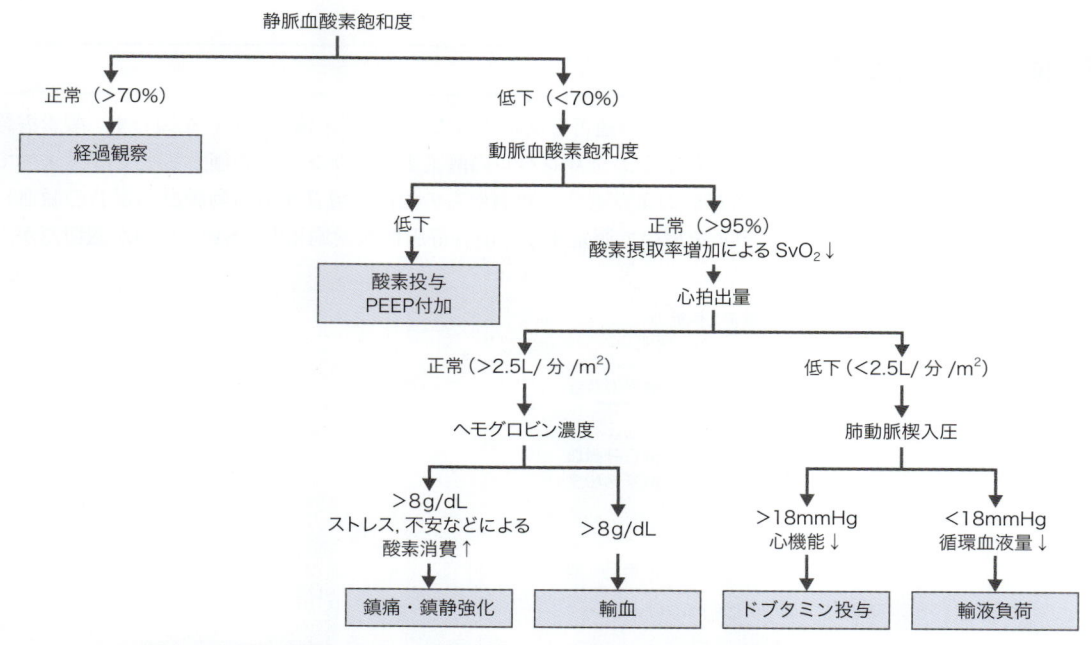

図2 混合静脈血酸素飽和度を重視した肺動脈カテーテルを用いた循環管理の例
文献2より引用

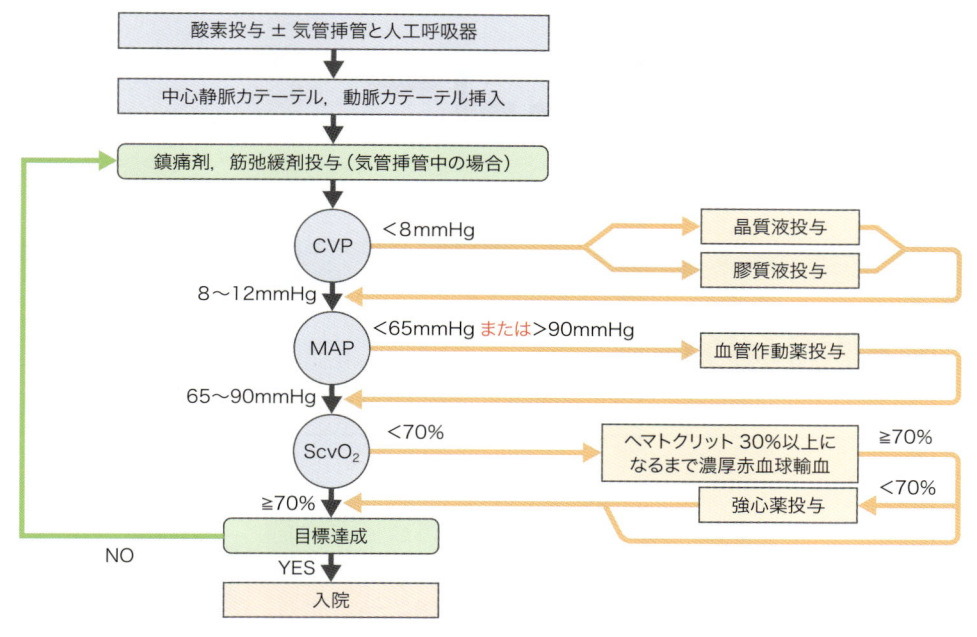

図3 敗血症に対する早期目標指向型治療アルゴリズム
CVP：central venous pressure（中心静脈圧），MAP：mean arterial pressure（平均動脈圧）
エドワーズライフサイエンス社資料より引用

とが多いとされ，$ScvO_2 > SvO_2$ となることが多い．$ScvO_2$ を用いた治療プロトコールである重症敗血症患者に対する**早期目標指向型治療**では70％が用いられている（図3）[3]．一方，麻酔中の $ScvO_2$ の目標値としては73％あるいは75％が用いられている[4,5]．

Pitfall

- 病態が重症化し，末梢組織における酸素利用障害が生じた場合，静脈血酸素飽和度が高値をとることがあり，このような症例では予後がきわめて不良であるとされている[6]．静脈血酸素飽和度と乳酸値の推移が乖離している場合には注意が必要である[7]．
- カテーテル先端の位置によって測定値が変化する可能性がある．肺動脈カテーテルを用いた SvO_2 測定の場合は肺動脈に楔入した場合，肺毛細血管に近い血液の酸素飽和度を測定することとなり，動脈血に近い測定値となる．一方，$ScvO_2$ に関してはカテーテル先端の位置によって SvO_2 との関係が異なることが予測され，最近の総説では深めに挿入し，右房に近い位置で酸素飽和度を測定することで SvO_2 との相関が向上するとされている[8]．

文献

1) 小竹良文：CIRCULATION Up-to-Date, 4(6)：688-693, 2009
2) Pinsky MR & Vincent JL：Crit Care Med, 33(5)：1119-1122, 2005
3) Rivers E et al：N Engl J Med, 345(19)：1368-1377, 2001
4) Donati A et al：Chest, 132(6)：1817-1824, 2007
5) Jammer I et al：Anesthesiology, 113(5)：1072-1080, 2010
6) Perz S et al：Intensive Care Med, 37(1)：52-59, 2011
7) Jozwiak M et al：Crit Care Med, 41(2)：472-480, 2013
8) Walley KR：Am J Respir Crit Care Med, 184(5)：514-520, 2011

第2章 モニター機器　A）循環のモニタリング

7. 経食道心エコー

機器紹介

株式会社フィリップスエレクトロニクスジャパン

製品名
◆ 超音波診断装置 iE33/TEE プローブ

経食道心エコー（TEE：transesophageal echocardiography）は術中の心臓モニタリングとして，内視鏡の先端に光学レンズ系のかわりに超音波発信素子を埋め込んだ探触子を食道内に挿管することで，食道壁ないしは胃壁を通して心臓や大血管を観察できる．術野を汚染することなく，左心室壁運動や弁などのリアルタイムモニタリングが可能である．また，超音波ドプラ法を併用し，心臓・大血管の血流速度やパターンを観察できる．

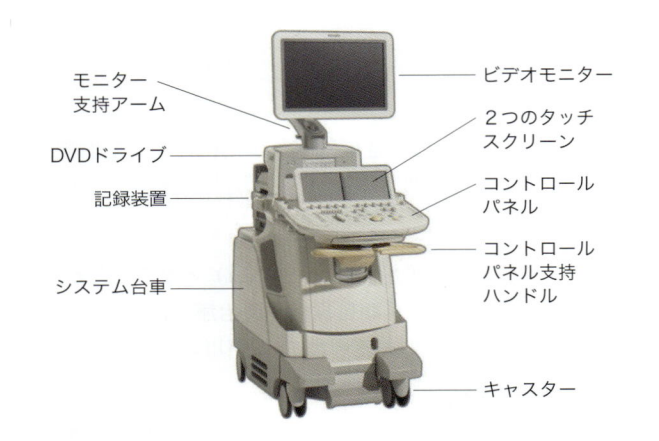

（ラベル：モニター支持アーム，DVDドライブ，記録装置，システム台車，ビデオモニター，2つのタッチスクリーン，コントロールパネル，コントロールパネル支持ハンドル，キャスター）

1　原理

超音波診断装置は本体，操作部（図1），電源，ディスプレイ，探触子，記録用周辺装置などから構成されている．探触子から2〜7 MHz程度の超音波を生体内に送信し，臓器からの反射信号を再び同じ探触子で受信する．それらの信号をデジタル変換し装置内の処理回路で信号加算合成やフォーカシング，ゲインやダイナミックレンジなどの調整，各検査モードに必要な画像化を行う（図2）．また得られた動画／静止画データをDICOM形式でデジタル保存し，ネットワークにて画像サーバーなどに送信する機能を有する．

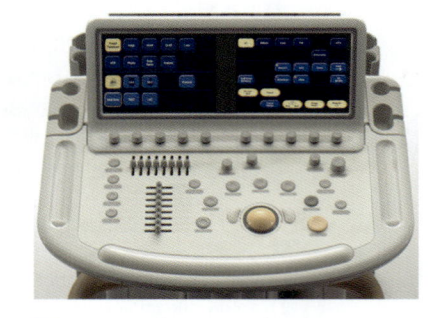

図1　コントロールパネル

経食道心エコー

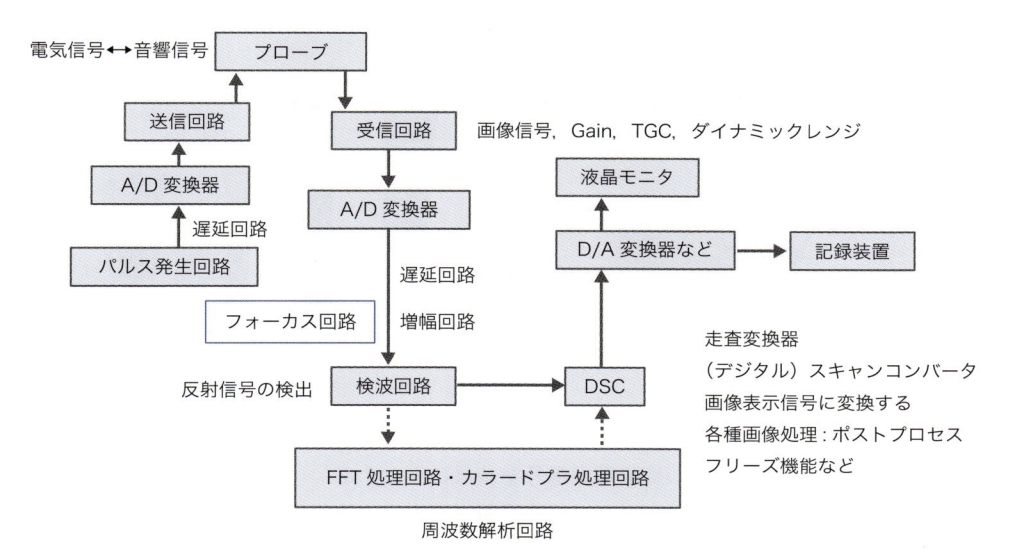

図2 超音波診断装置の構成概略図
DSC：digital scan converter

2 機器の使用法および注意点

- 術中の心臓のモニタリング，ICU での人工呼吸管理中の心機能評価として有用である．
- 心血管手術の術中モニタリングや術式のガイダンスおよび心疾患を有する症例における非心臓大手術時の術中モニタリングが可能である．
- 食道静脈瘤など食道に疾患のある場合など主治医から指示のある疾患を有する場合は禁忌である．
- 気管など空気のある臓器や骨より深い部位にある解剖部位は観察できない．
- 食道からの画像となるため，プローブの位置や観察する方向が限定される．
- カテーテルなどデバイスの位置の観察が可能であるが，その大きさや材質によってはその音響陰影を生じるために後ろの観察が困難となる．
- 血流速度や方向の観察時超音波ビームとなす角度が垂直方向に近くなるように大きい場合は，ドプラ法を用いているために不正確となり感度が低下する．

3 特徴

- プローブシャフト内部の電線部分にシールドを施し，電気メスなどのノイズ対策を施している．
- 先端に温度センサを有し，温度上昇による低温熱症を回避する保護回路を有する．
- マトリックスアレイ TEE では通常の検査モードに加えて 2 断面同時表示やリアルタイム 3D 画像が得られる．さらにカラードプラのリアルタイム 3D も可能である．

4 セットアップ・使用手順

❶ 手術室や集中治療室では，人工呼吸器さらには人工心肺装置など多くの医療機器が配置されており，それらの中であらかじめ超音波装置の最適な配置場所を確保しておく必要がある．
❷ 単体で 10A 前後の電源容量が必要であり，**独立した電源**を用意する．

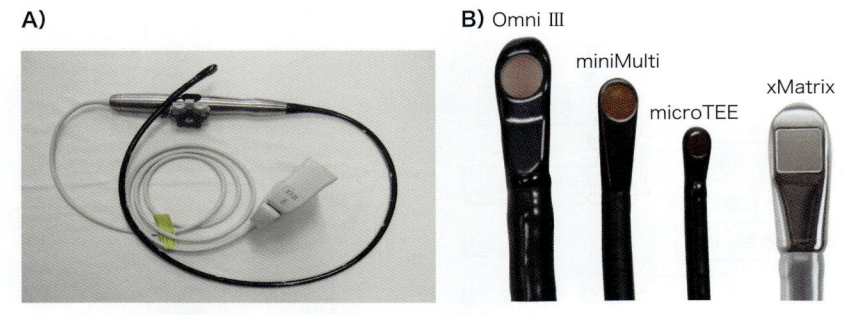

図3 プローブの全体像と各種プローブの先端

❸心臓や大血管系の観察を行う場合，心臓の動きや血流情報と心時相の関係を確認するため，あらかじめ専用の心電図ケーブルを用いて**心電図信号**を装置に入力する．
❹探触子の選択：探触子は検査法に応じて**体表面用，術中用，体腔内用**に分けられる．TEE探触子の種類として，シングルプレーン，バイプレーン，マルチプレーン/オムニプレーン（Omni Ⅲ），マトリックスアレイ（リアルタイム3D用：xMatrix）また小児用の細径プローブ（miniMulti, micro TEE）などがあり（図3），術に応じて必要なサイズ，検査モード対応のプローブを選択する．
❺感染症を防ぐために使い捨てのシースを用いる．またプローブの噛みつきなどによる損傷を防ぐためにバイトガードを用いる．

5 装着法・基本的操作法

❶プローブの深さや素子の回転角度を観察したい解剖に合わせて調整する．
❷断層モードはリアルタイムで2次元画像を描出し解剖の構造大きさや動きを観察する．また，深さ方向の任意のカーソル上での1次元情報を時間変化として表示させたものがMモードである．ゲインの高すぎ低すぎに注意し，心筋などの組織を階調のあるグレイで描出し，内腔はノイズが目立たなくなるような調整を行う．関心領域にフォーカスを合わせる．また深さ方向や方位方向に細かな調整を行えるTGC（total gain compensation）またはSTC（sensitivity time control），LGC（lateral gain compensation）レバーによって画像全体の輝度を全体のバランスが均一になるよう調整する．心臓壁や弁など早い動きのものを観察するため画角を狭くする，あるいはより細部を観察するためのズーム機能を用いてより高いフレームレートを得る．
❸超音波ドプラ法は心臓・大血管内の任意の位置の血流速度や血流様式を観察する方法である．血流内の血球群で反射された超音波は，探触子に対して近づく血流の場合には，音の周波数は送信した周波数から血流速度に比例して高くなり，逆に遠ざかる場合は低くなる．これを周波数解析（FFT）することで速度時間変化情報を表示しているのが超音波ドプラ法であり，パルス波と連続波ドプラ法がある．またMTI（Moving Target Indicator）フィルターを応用し，2次元断層像に重ねてカラーコード化した血流マッピングを行っているものがカラーフローモードである．心筋の速度計測に適した組織ドプラ／組織カラーモードも臨床応用されている．
❹必要に応じて計測を行い，またデジタル記録ないしはメディアにコピーを行う．

Pitfall

p.115のpitfall「1）機器取り扱い時のピットフォール」を参照．

臨床での使用法

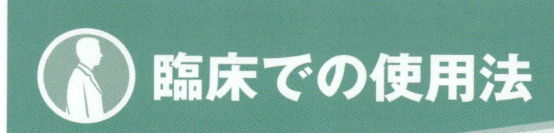

清野雄介

1 使用できる場面

1）手術室

経食道心エコー（transesophageal echocardiography：TEE）で**心機能や弁疾患の重症度**を把握することで，循環作動薬の使用や輸液管理といった術中の循環管理を円滑に行うことができる．また，術中に予期しない循環不全をきたした場合にも，TEEで原因検索を行い病態に合った治療を行うことで患者の予後に貢献できる．

- **心臓大血管手術**：術前診断の確認，術前に診断されていなかった病変や新たに出現した病変の発見，それらの病変による麻酔計画や手術計画の変更，体外循環のカニューレや各種カテーテルの位置の確認，手術の結果の評価などに有用である[1]．
- **非心臓手術**：重篤な心血管疾患をもっている患者の麻酔管理や循環動態の変動が予想される手術（空気塞栓症のリスクのある脳神経外科手術，肝移植，肺移植など）の麻酔管理，通常の治療に反応しない循環不全の診断・治療に役立つ[1,2]．

2）ICU・救急

重篤な循環不全や治療に反応しない循環不全の患者において，心エコーは病変や病態を把握し，その結果から直ちに治療方針を決定する臨床即時検査（point of care test）としての役割を担う．一般的には経胸壁心エコー（TTE）が第一に選択されることが多いが，治療方針を左右するような診断情報がTTEでは得られない場合にTEEが用いられる[1]．特に**陽圧換気中の患者，**十分な体位がとれない**大外傷や術後患者，大動脈解離・大動脈損傷が疑われる患者，感染性心内膜炎の診断**などTEEが優れている状況ではTEEの施行が推奨される[3]．

2 役立つ病態

- 不安定な循環動態の原因検索（循環血液量低下，心機能低下，弁疾患）
- 心筋虚血
- 心タンポナーデ
- 肺塞栓
- 大動脈解離
- 感染性心内膜炎
- 塞栓源の同定

3 基本的な波形や数値の読み方

　術中やICUでは循環不全の原因を迅速に診断するために焦点を絞って心エコーを行う必要がある（focused cardiac ultrasound：FCU）.

FCUでチェックする項目
❶ 心嚢液の貯留および心タンポナーデの有無
❷ 左室の壁運動，大きさ，左室流出路狭窄の有無
❸ 右室の壁運動と大きさ，心室中隔の形態
❹ 中等度以上の弁疾患の有無
❺ 胸腔に貯留した液体・血液の有無
❻ 肺動脈の血栓や塞栓子の有無
❼ 大動脈解離の有無

　FCUで必要とされるTEEの断面は多くはない．図1に示すような11断面でもFCUで診るべき項目を網羅できる．

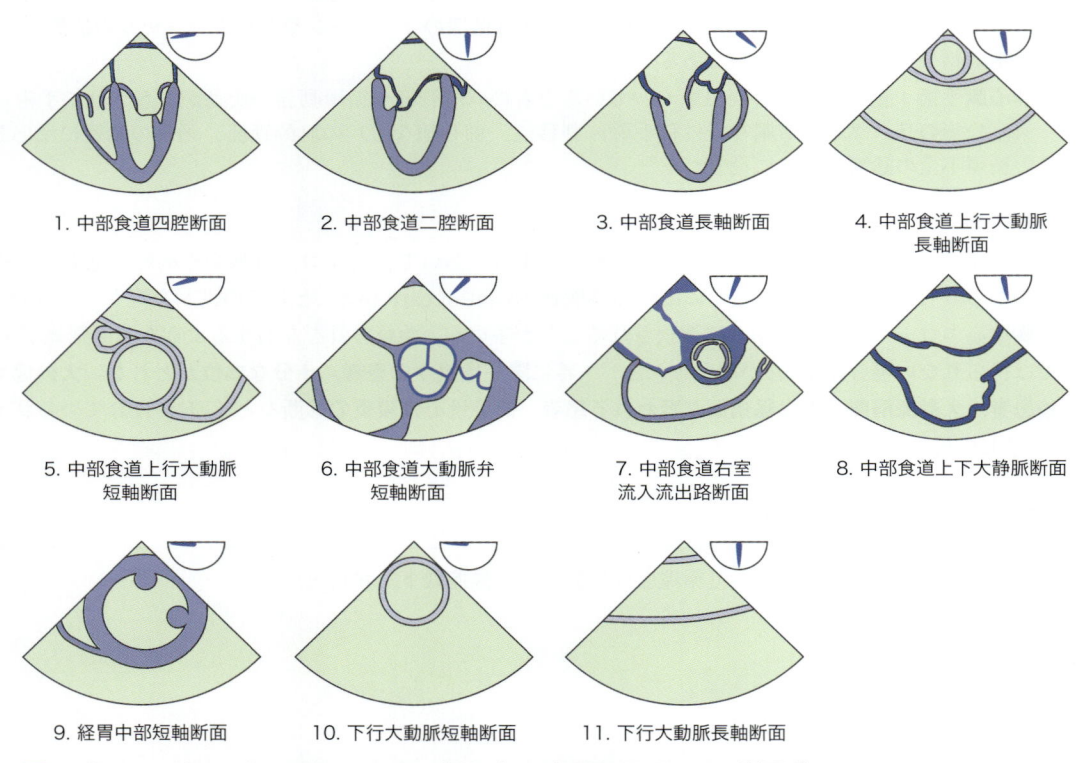

1. 中部食道四腔断面
2. 中部食道二腔断面
3. 中部食道長軸断面
4. 中部食道上行大動脈長軸断面
5. 中部食道上行大動脈短軸断面
6. 中部食道大動脈弁短軸断面
7. 中部食道右室流入流出路断面
8. 中部食道上下大静脈断面
9. 経胃中部短軸断面
10. 下行大動脈短軸断面
11. 下行大動脈長軸断面

図1　Focused cardiac ultrasound（FCU）に有用なTEEの11断面[4]

Pitfall

1) 機器取り扱い時のピットフォール

- 超音波の生体作用として熱作用やキャビテーションの問題がある．それぞれの目安として装置の画像上に使用している探触子と各検査モードに応じたMI（Mechanical Index：機械指標）値が表示される．また，探触子先端に内蔵された温度センサにより，術中など長時間にわたってモニター使用が継続される場合，低温熱傷などを避けるために温度上昇警告や保護回路が備わっている．
- 不要な時にはフリーズや抜管を心がけ，カラーモードや3Dモードなど比較的出力の高い検査モードでの使用は最小限に留める．
- 装置には電気メスや除細動からの電撃に対してや，異常な過剰あるいは誘導電流に対する保護回路も備わっている．しかし，除細動時にはアーク電流による感電を避けるために，プローブを引き抜いておくかあるいはコネクタを抜くなどの対応が必要である．
- それ以外の使用環境と状況に関してはあらかじめ使用装置メーカーからの添付文書や取扱説明書などの資料や情報で確認しておかなければならない．それぞれの探触子に関しても装置メーカーの指定に従った消毒，滅菌を行う．
- TEEプローブの操作に関しては，内視鏡検査に準じ事前の被検者の禁忌情報，あらかじめ使用前にプローブに異常がないか，コントロールノブでの先端チップの上下左右操作やロック機構，また検査中においては随時シャフトの深度マーカーにより先端の位置や方向を確認するなど，あらゆる危険性を回避する準備が肝要である．

2) 臨床使用時のピットフォール

- 情報の質と量が検者依存．
  TEEは他のモニターと異なり，自動的に情報を取得できない．このため検者が「何を診るか」を考えて，プローブを動かし，情報を得なければならない．したがって情報の質と量が検者の知識と技量に左右される．情報の質が悪ければ，手術や治療を誤った方向に導いてしまうことすらある．
- TEEは無侵襲ではない．
  経食道心エコーは低侵襲ではあるが，無侵襲ではない．粗暴な操作で挿入すれば咽頭壁を損傷し出血させてしまう恐れもあるし，術後の嗄声や嚥下障害の原因ともなりうる．また，小児症例では経食道心エコープローブによる圧迫で気管狭窄や肺静脈の狭窄をきたすことがある．愛護的な操作を心がけたい．
- 心エコーで「すべて」がわかるわけではない．
  心エコーを循環管理に生かすためには，心エコーでわかること，わからないこと，心エコーが得意なこと，不得意なことを理解する必要がある．経食道心エコーだけで判断する必要はないし，してはいけない．ほかのモニターや診断方法と組み合わせて病態を解釈し，循環管理を行っていくことが大切である．

文献

1) American Society of Anesthesiologists and Society of Cardiovascular Anesthesiologists Task Force on Transesophageal Echocardiography：Anesthesiology, 112：1084-1096, 2010
2) Flachskampf FA et al：Eur J Echocardiogr, 11：557-576, 2010
3) Cheitlin MD et al：ACC/AHA/ASE 2003 Guideline Update for the Clinical Application of Echocardiography. 2003
4) Reeves ST et al：J Am Soc Echocardiogr, 26：443-456, 2013

第2章 モニター機器　B）呼吸器系のモニタリング

8. 呼気炭酸ガス（カプノメータ）

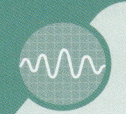

機器紹介

日本光電工業株式会社

製品名

◆ OLG-2800 呼気炭酸ガスモニタ／TG-970P CO_2 センサキット

　人間は肺を介して酸素を体内に取り込み，組織の代謝で産生された二酸化炭素を排出している．呼気炭酸ガスモニタはカプノメータと呼ばれ，肺より体外へ呼出される呼気ガス中の二酸化炭素分圧を測定し，二酸化炭素分圧波形（カプノグラム），呼気終末二酸化炭素分圧（$ETCO_2$），呼吸数などのデータを連続的に測定する装置である．

1　呼気炭酸ガスモニタの概要

- カプノメータは CO_2 センサの配置する位置により，メインストリーム式とサイドストリーム式の2つに分けられる．
- メインストリーム式は患者の口元に CO_2 センサを配置する．一方サイドストリーム式は患者の口元から離れた CO_2 センサに呼気の一部を導入する．それぞれ図1のような特長・欠点を有する．

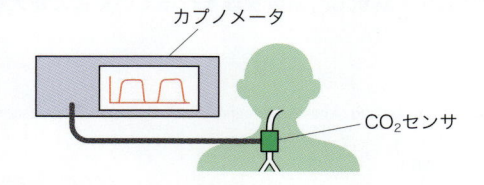

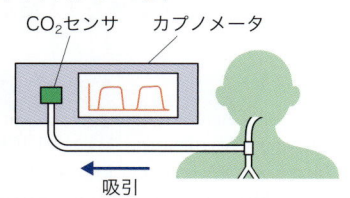

	メインストリーム	サイドストリーム
特長	・応答が速く，高精度 ・加湿時も安定	・口元が軽い　　　　　・非挿管患者にも適用 ・麻酔ガスも測定可能
欠点	・センサが大きく，重い ・非挿管患者には適用不可	・チューブが詰まりやすい　・吸引により波形が歪む ・時間遅れがあり，応答が遅い
対象患者	救急，人工呼吸器接続患者	麻酔，新生児

図1　カプノメータの測定方式

呼気炭酸ガス（カプノメータ）

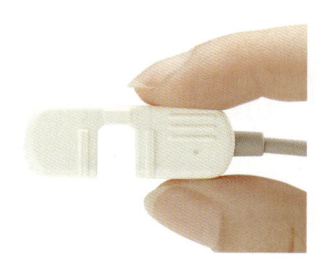

図2　CO₂センサキットTG-970P
センサ部の質量は4g（世界最小・最軽量）

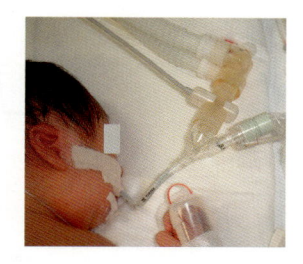

図3　新生児患者への適用
死腔0.5mLであり，換気量の小さな患者でも使用可能

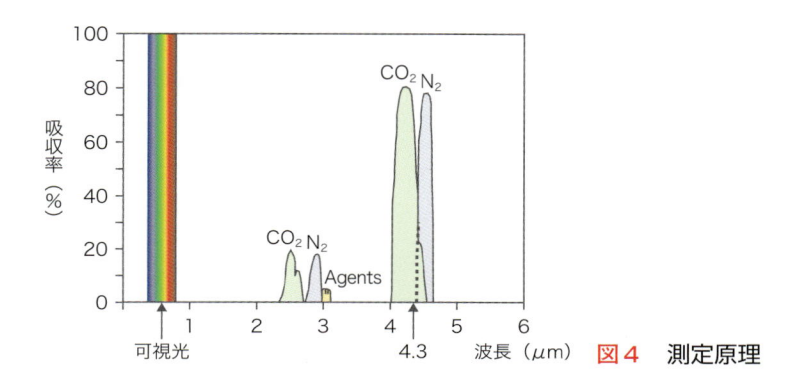

図4　測定原理

- 最近ではメインストリーム式でありながら，小型軽量化を実現したカプノメータが開発され（図2, 3），メインストリーム式の欠点を克服し，サイドストリーム式と同等の特長を持つ製品が発売されている．

2　測定原理

- CO_2分子は$4.3\mu m$の赤外線を吸収することが知られており（図4），その吸収量はCO_2分圧に比例する．測定する気体に$4.3\mu m$の赤外線を照射し吸収量を測定すれば，CO_2分圧を算出することができる．多くのカプノメータは，この赤外線吸収法を利用している．

3　カプノメータで得られる情報

- カプノグラムに変化が生じた場合は何らかの異常が発生している可能性がある．図5に代表的な正常と異常のカプノグラムを示す．

4　使用時の注意点

1）呼吸回路内の水について

- 人工呼吸器と加湿器を組み合わせて使用する場合，呼吸回路内に水が露滴することがある．この水が赤外線の光路となるエアウェイアダプタ内へ過度に侵入すると，原理上安定したCO_2測定ができないことがある．その場合は適宜呼吸回路に貯留した水を捨てることが必要である．

2）エアウェイアダプタの設置方向について

- センサを設置する場合は，図6のように吸引ポート部や赤外線の光路に水が貯留しにくい方向で設置すると，より安定した測定が可能となる．

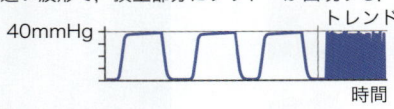

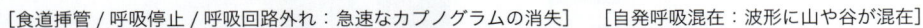

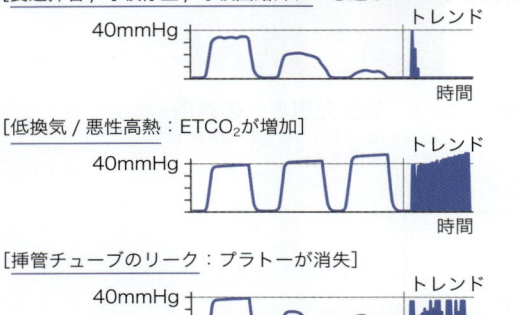

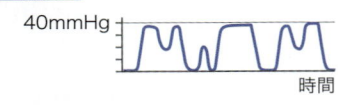

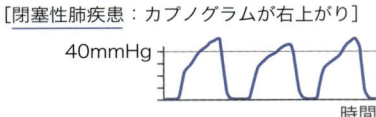

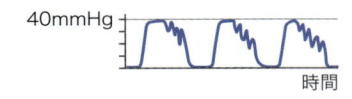

図5　さまざまなカプノグラム

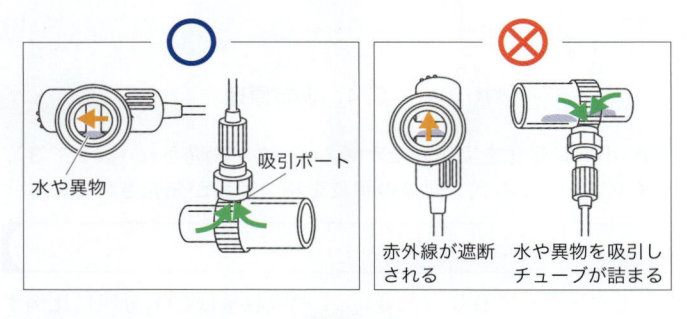

図6　エアウェイアダプタの推奨設置方向
　→：赤外線の光路，→：吸引の流れ

3) サイドストリーム式の注意点

- サイドストリーム式カプノメータは，呼吸回路から1分間に50〜250mLのガスを吸引する．換気量が少ない未熟児や新生児は，吸引量を考慮した呼吸管理が必要である．
- 吸引ポートでCO_2分圧が変化してから，モニタ画面に反映されるまでに4〜5秒の時間遅れがあるため，特に用手換気では注意が必要である．

Pitfall

$PaCO_2$とETCO$_2$の関係について

　CO_2分圧測定における問い合わせで一番多いのが，$PaCO_2$とETCO$_2$の測定値の乖離に関することである．CO_2センサの故障を疑い点検を実施しても，測定精度の劣化が認められることはほとんど無く，下記にあげる臨床的な理由によることが多い．

- $PaCO_2$は動脈血液，ETCO$_2$は呼気ガスから測定しており，測定する対象が違うことを考慮する必要がある．正常な肺胞と毛細血管を前提とすると動脈血$PaCO_2$および肺胞内$PaCO_2$は，理論上等しくなるが，死腔と呼ばれるガス交換に関与しない気道部分で希釈されるので，口元に呼出されたETCO$_2$は$PaCO_2$と比べ2〜5mmHg程度低くなる．
- 死腔の増加や肺血流量の低下，気道抵抗が増すことでも$PaCO_2$とETCO$_2$の乖離はより大きくなる．

呼気炭酸ガス（カプノメータ）

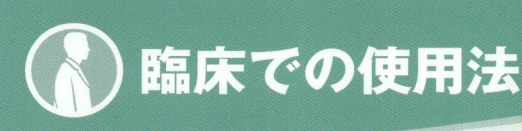

臨床での使用法

斎藤智彦

1 使用できる場面

　呼吸回路にカプノメータを組み込むことで，呼気に含まれる**二酸化炭素分圧（PCO_2）**を知ることができる．PCO_2値の変化を経時的に描画したものをカプノグラムと呼ぶ．吸気に移行する直前のPCO_2値を呼気終末二酸化炭素分圧（$PETCO_2$：end-tidal CO_2）といい，動脈血二酸化炭素分圧（$PaCO_2$）と高い相関を示し，通常$PaCO_2$より2〜5 mmHg程度低い値を示す．

　カプノメータは非侵襲的持続的に患者の呼吸状態をモニターできるため，**手術室で呼吸管理が必要な症例すべてで使用すべき**である．

　集中治療室での人工呼吸管理において，**適切な換気量が維持できているかどうかを判断する**ためにもCO_2値を知ることは重要であり，呼吸回路のトラブルを早期に発見するためにも必須のモニターである．

　救急領域では，心肺蘇生時における**挿管チューブ位置確認**のほか，**胸骨圧迫（循環補助）の有効性の評価指標**として利用されている．

2 カプノグラムに影響を与える病態

　健康成人の場合，カプノグラムは急峻な立ち上がりと立ち下りをもつ台形波形を示す．これをⅠ〜Ⅳまでの4相に分ける（図1）．
- Ⅰ相：呼気が始まり気道の死腔部分の気体が呼出される部分でCO_2値は変化しない．
- Ⅱ相：肺胞内のCO_2が気道を通過し呼出され急激にCO_2濃度が上昇する．
- Ⅲ相：気道に存在しているほかの気体がほぼ呼出され肺胞内のCO_2濃度に近づく．CO_2はなだらかに上昇しプラトーを形成する．
- Ⅳ相：吸気の始まりでCO_2の含まれない気体が流入するため急激に0となる．

　血液中のCO_2がカプノメータで計測されるまでの過程を図2に示す．それぞれの部位でCO_2値に影響を与える要因を①〜⑩に分けて以下に説明する（代表的なカプノグラムは「機器紹介」参照）．

①体内でのCO_2の産生量

　低体温や発熱により変化する．悪性高熱の発症時には短時間でCO_2値の上昇がみられる．代謝性アシドーシスの場合もCO_2産生は増加する．腹腔鏡下手術の場合，気腹に使用するCO_2が体内に吸収されるため血液中のCO_2は増加する．血管損傷などで気腹ガスが多量に吸収された場合，急激に$ETCO_2$（end tidal CO_2：呼気終末二酸化炭素）が増加する．

②肺動脈血流量（心拍出量）

　肺動脈血流量は血液から肺胞へのCO_2運搬に影響を与える．心停止では肺へのCO_2運搬も停止するため$ETCO_2 ≒ 0$となるが，循環が維持できると肺へCO_2が運搬されるため，呼気中にCO_2が観察される．心肺蘇生中の$ETCO_2$値は循環動態（胸骨圧迫による心拍出量）を評価する指標となる．

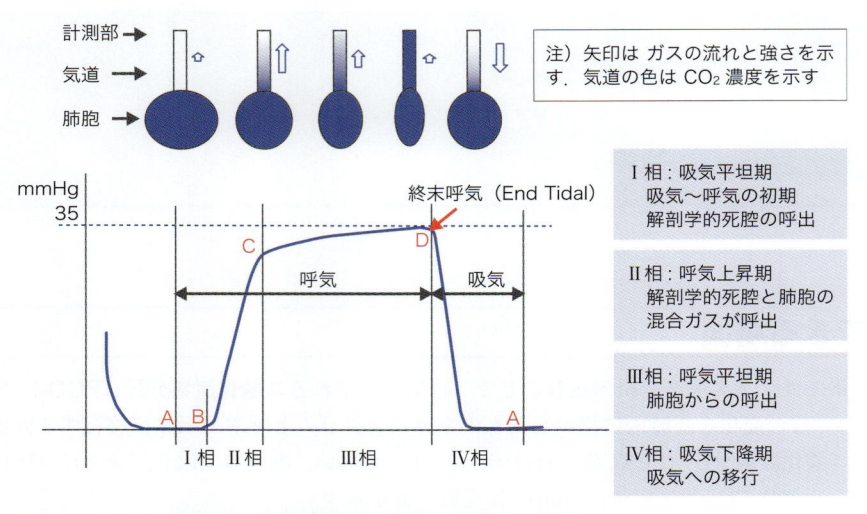

図1 カプノグラムの基本波形と対応する肺胞の状態

Ⅰ相：吸気平坦期
吸気〜呼気の初期
解剖学的死腔の呼出

Ⅱ相：呼気上昇期
解剖学的死腔と肺胞の混合ガスが呼出

Ⅲ相：呼気平坦期
肺胞からの呼出

Ⅳ相：吸気下降期
吸気への移行

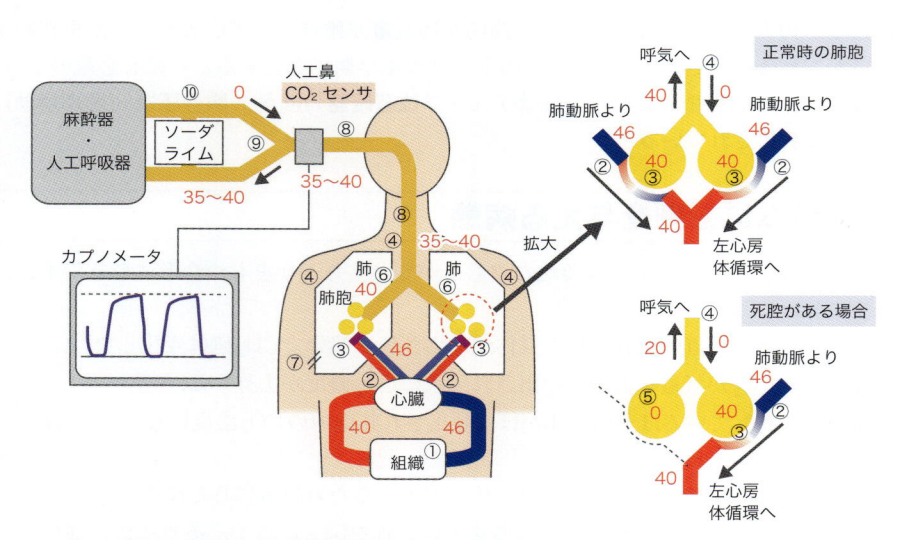

図2 カプノグラムに影響を与える要因
数字はPCO₂値を示す．丸数字は本文内で解説がある小見出し番号を示す

③拡散

CO_2の拡散係数はO_2の20倍以上であり，O_2が摂取されている状態ではCO_2拡散障害を考える必要はなく，個々の肺胞ではPACO₂（肺胞気二酸化炭素分圧）＝ PaCO₂が成り立つ．

④換気

人工呼吸器で設定する換気量の影響を受ける．患者の状態が変化しない場合，PACO₂およびPaCO₂に影響を与えるのは換気量である．ETCO₂は適切な換気を維持するための最も重要な指標である．

⑤肺胞死腔

死腔に入った吸気は，$PCO_2 = 0$として呼出されるが，カプノグラムに与える影響は解剖学的死腔と肺胞死腔で異なる．解剖学的死腔（呼吸回路による死腔も含む）は，呼気の流れに対して直列に位置し，カプノグラムのI相を形成する．立ち上がり時間に影響を与えるが$ETCO_2$値に与える影響は少ない．一方，肺胞死腔は正常肺胞に対して並列に位置するため，Ⅲ相の$ETCO_2$は正常肺胞と死腔からの混合ガス値となり$ETCO_2$は死腔の割合に応じた低値を示す．肺梗塞では梗塞部分が死腔となるため急激に$ETCO_2$が低下する．

⑥末梢気道

COPD（chronic obstructive pulmonary disease：慢性閉塞性肺疾患）患者では末梢気道に病変があり呼気流速が遅い．カプノグラムのⅡ相の立ち上がりはなだらかで，プラトーに達する前に次の吸気が始まる場合も多い．プラトーが形成されていても呼気が十分に呼出される前に末梢気道が閉塞する場合があり$ETCO_2$は$PACO_2$より小さく評価される．肺気腫症例では肺胞死腔の増加と併せて$PaCO_2 - ETCO_2 > 15mmHg$となる場合も少なくない．

⑦肺瘻（気胸），気管支瘻

呼気が回路内に戻らない病態では$ETCO_2$は低値となる．気管チューブのカフからリークがある場合も同様である．

⑧中枢気道，気管チューブ

喀痰や水分の貯留により呼気がスムーズに呼出されず，カプノグラムのⅡ相やⅢ相に影響を与える．プラトーが波状に変動する場合や，中枢気道や気管チューブ周囲にトラブルがある場合が多い．

⑨呼吸回路

呼気がCO_2センサに到達しなければ$ETCO_2 = 0$となる．回路トラブルや換気停止時には$ETCO_2$は直ちに変化するため，最も有用なモニタである．接続不良など吸気の一部がリークしている場合，$ETCO_2$は低値を示すが，$ETCO_2$値だけでは回路トラブルと判断できない場合もある．

⑩再呼吸

通常吸気は，酸素・空気・亜酸化窒素の混合気であり，CO_2は含まれない．半閉鎖式麻酔法では，呼気のCO_2をソーダライムで除去した後，再び吸気として再使用する．特に，新鮮ガス流量が少ない場合はソーダライムが消耗していると除去できなかったCO_2が吸気に混入するためカプノグラムの基線がゼロに戻らない．Jackson Reesなど非再呼吸式の回路を使用する場合もガス流量が少ないとCO_2の再呼吸が生じる．

Pitfall

日常の麻酔では「$ETCO_2 = 35 \sim 40mmHg$であれば，$PaCO_2 = 40mmHg$であり血液ガス分析をする必要がない」場合が多い．しかし，今まで述べたように多くの要因で$PaCO_2$と$ETCO_2$には乖離が生じる．$PaCO_2$は酸・塩基平衡と関連するが，$PaCO_2 = 40mmHg$よりも血液$pH = 7.4$の方がより重要であり，pHやHCO_3^-，Base Excessといったパラメータは，動脈血ガス分析からでなければ得ることができない．また集中治療領域で感染症や臓器不全などさまざまな病態を有する患者に呼吸管理を行う場合，$PaCO_2 = 40mmHg$がゴールでない場合も多い．$ETCO_2$の値は参考とし，病態を理解した上で呼吸機能を評価する必要がある．

一方，$ETCO_2$はモニターさえあれば簡単に持続的に計測することができる．値に変化がある場合，特に急激な変化が生じた場合，人工呼吸器か呼吸回路，あるいは患者の病態に「何か大きな変化」が生じたことを意味する．計測値のみに左右されず，経時的な変化を見逃さない呼吸管理こそが重要である．

第2章 モニター機器　B) 呼吸器系のモニタリング

9. 気道内圧/換気量

機器紹介

日本光電工業株式会社

製品名
◆ ベッドサイドモニタ BSM-9101
　マルチガス/フローユニット GF-220R

ベッドサイドモニタとマルチガス/フローユニットを接続して使用し，患者の肺メカニクス状態をモニターできる機器である．マルチガス/フローユニットは，気道内圧/換気量のほかにガスの測定をしている．

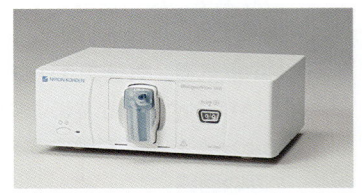

[マルチガス/フローユニット GF-220R]
（ベッドサイドモニタの製品写真はp.281を参照）

1 原理

- 気道内圧：口元の圧をチューブを介して機器内部まで導き，圧力センサ（大気圧との差圧）で測定する．
- 換気量：口元の流量をフローセンサで測定し，それを時間積分して換気量を得る．フローセンサの方式は，差圧式である．
- フロー計測原理：管路の流れ方向の2点間の差圧を測定し，フロー vs 差圧特性からフローを算出する．管内に障害物（図1の固定オリフィス）を設け，差圧を大きくして，測定をより容易にしている．

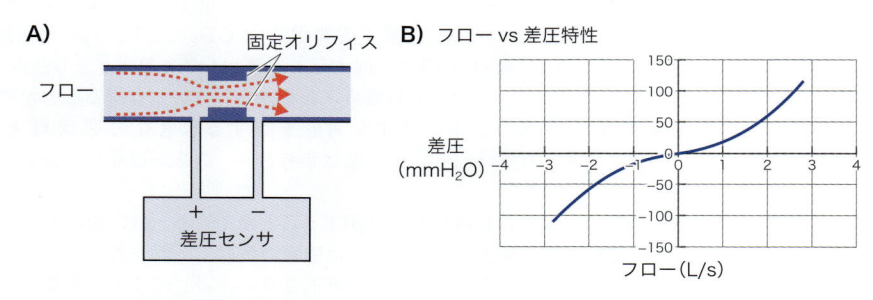

図1　フローセンサ原理

気道内圧 / 換気量

2 特徴

- ガスも同時測定しており，換気量精度へのガスの影響を補正している．
- 数値および波形の時間軸表示のほかに，肺メカニクス状態を示すループ表示ができる．

3 セットアップ

❶ マルチガス / フローユニットをベッドサイドモニタに接続する．
❷ フローセンサとガスサンプリングチューブをマルチガス / フローユニットに接続する．

4 装着方法・基本操作

❶ フローセンサを気管チューブと Y ピースの間に装着する．
❷ ガスサンプリングチューブの他端をフローセンサのポートまたはそれに代わるポートに接続する．
❸ 基本画面に，換気量に関する波形，数値が示される（図 2 A）．数値のエリアに P-V（または F-V）ループも小さく表示される．
❹ 数値表示部をタッチすると詳細画面がポップアップする（図 2 B）．
❺ 詳細画面には，P-V（または F-V）の拡大ループ（図 2 B，3，4），すべての波形（フロー，気道内圧，換気量）および選択された数値が表示される（図 2 B）．また，P-V（または F-V）のレファレンスループを設定できる（図 3 A，B の黄色ループ）．

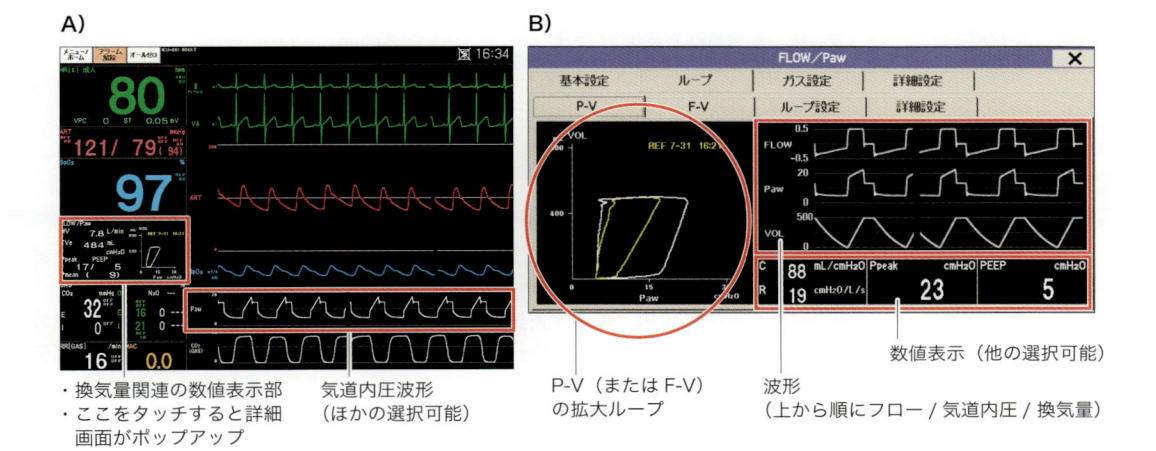

・換気量関連の数値表示部
・ここをタッチすると詳細画面がポップアップ

気道内圧波形
（ほかの選択可能）

P-V（または F-V）
の拡大ループ

波形
（上から順にフロー / 気道内圧 / 換気量）

数値表示（他の選択可能）

図 2　モニタ画面
A）基本画面，B）詳細画面

第 2 章　モニター機器　123

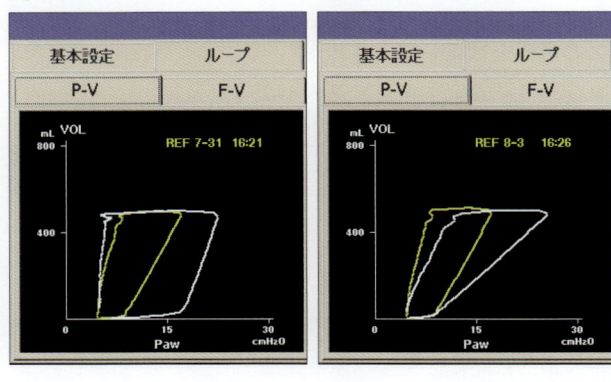

図3 P-Vループ
A) レファレンスループ（黄色）に対しリアルタイムループ（白色）が膨らんでいる．気道抵抗が大きくなったことを意味する
B) レファレンスループ（黄色）に対しリアルタイムループ（白色）が右に傾いている．コンプライアンスが小さくなったことを意味する

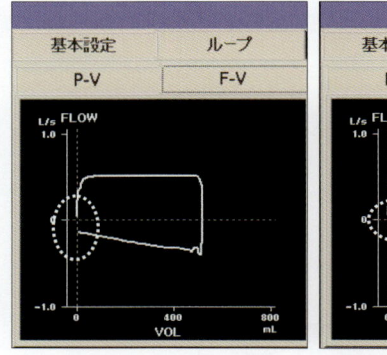

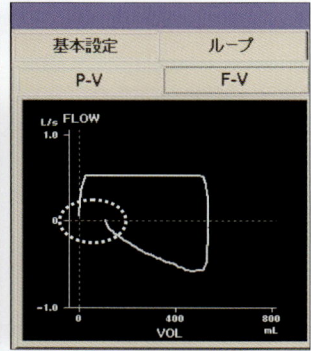

図4 F-Vループ
A) 呼気終末でフローが残っている．内因性PEEPがあることを意味する
B) 呼気終末で，Volumeがゼロに戻らない．リークがあることを意味する

Pitfall

- フローセンサへの結露水の影響を軽減するために，フローアダプタのUPマークが上側になるように接続する．
- 差圧式フローセンサの場合，ガスの種類・濃度，大気圧，温度，湿度に対する補正が必要となる．そのために，ガス測定は必ず［ON］にしておく（デフォルトはON）．また，温度・湿度は，手動設定（デフォルト値：37℃, 100％）となっており，使用状況に応じて設定し直すことが必要である．

気道内圧/換気量

臨床での使用法

讃岐美智義

1 使用できる場面

- 全身麻酔および患者急変時の人工呼吸が必要な場面で使用できる．
- **手術室**：挿管後，抜管前の換気評価．麻酔維持中の人工呼吸換気状態の評価と監視．声門上器具使用時の換気評価．
- **ICUや救急病棟**：蘇生時の換気評価．人工呼吸中の換気状態の評価と監視．

2 役立つ病態

- **気道内圧**：人工呼吸中の圧の異常を反映するので，患者自体の異常と人工呼吸器や回路の異常がわかる．陽圧換気時には気道内圧をモニターすることで一呼吸内での異常を感知可能である．ピーク圧が**急に上昇した場合には，回路の閉塞や喘息，息こらえを疑い，急に低下した場合には回路・気管チューブの外れや漏れを考える．**
- **換気量**：一回換気量および呼吸回数を測定できる．フローセンサーを用いているので換気量だけでなく流量も測定できる．一回換気量の変化は人工呼吸中に限らず自発呼吸でも大切である．麻酔導入時の手動換気時の一回換気量により，マスクのフィッティングの良し悪しをみたり，抜管前の自発呼吸の大きさを測定したりすることで安全に人工呼吸管理を行うことが可能である．

3 基本的な波形や数値の読み方

　麻酔器や人工呼吸器あるいは生体情報モニターの機能として，数値とともにグラフィック表示で提供される．旧式の麻酔器や人工呼吸器には，気道内圧計の針が動くアナログメーターとして提供されるものや，数値のみの換気量表示のものがある．

1) 波形

　気道内圧（P），換気量（V），流速（F）は1サイクルごとの呼気と吸気の比率とパターンに注目する（図1）．人工呼吸では陽圧の場合には，すべて上向きの振れとして表現される．
　吸気と呼気の時間比は通常は1：2である．サイクルの間隔で，呼吸数が自動計測される．
　気道内圧を横軸に換気量を縦軸に2次元表示したものが，**P-Vループ**，流速（フロー）を横軸に換気量を縦軸に表示したものが**F-Vループ**である（「機器紹介」の図3，4を参照）．
　換気量と気道内圧の関係を示すP-Vループでは，ループが立っていれば低い圧で換気が可能なことを示し，ループがねていれば換気に高い圧が必要なことを示している．ループの傾きは胸郭全体の硬さを示しておりコンプライアンスと呼ぶ．コンプライアンスが低いと胸郭が硬いことを示す（図2）．また，ループが閉じていなければ呼吸回路に漏れがあることがわかる．換気量とフロー（流速）の関係を示す

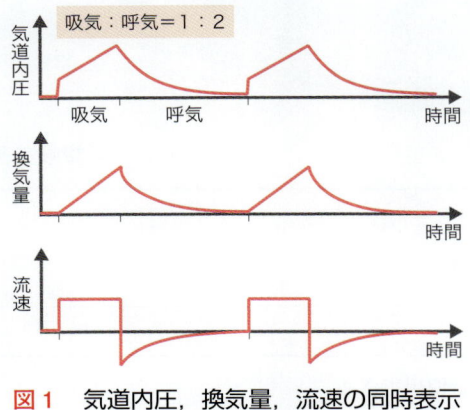

図1　気道内圧，換気量，流速の同時表示

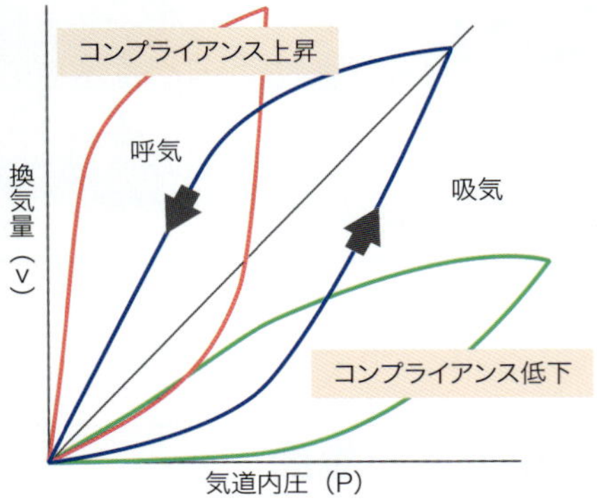

図2　P-Vループの傾き
(麻酔科研修チェックノート第4版p.96より引用)

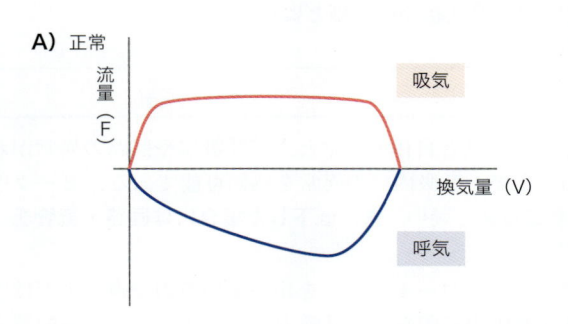

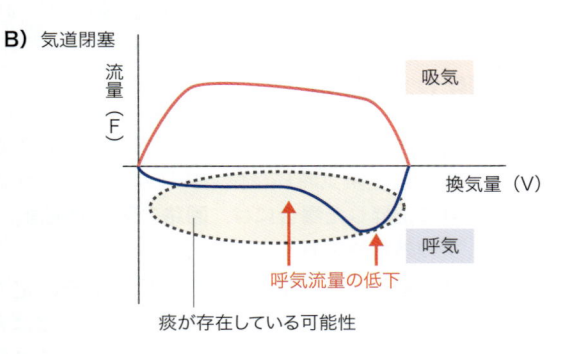

図3　F-Vループ
(「麻酔科研修チェックノート改訂第4版」，羊土社，2013 p.96より引用)

F-Vループでもループが閉じていなければ呼吸回路に漏れがあることがわかる（機器紹介p.124参照）．また呼気時の最後が上に凸の波形となる場合には，呼気時の気道閉塞があり，痰などの存在が疑われる（図3）．

2）基準値

- 気道内圧（最高気道内圧）（PIP：peak inspiratory pressure）30cmH$_2$O以下
- 一回換気量（VT：tidal volume）　6〜10mL/kg
- 呼吸数（f：frequency）　10〜12回/分
- 分時換気量（MV：minute volume）＝（7〜10L）
- 吸気呼気比 I：E＝1：2
- 一回換気量（VT）×呼吸回数（f）＝分時換気量（MV）

Column

気道内圧上昇・低下の原因

①呼吸回路・気管チューブ，②麻酔器・人工呼吸器，③患者自身（気道や肺，それ以外）に原因を求める必要がある．突然の気道内圧上昇や低下は，はじめに気管チューブや蛇管の機械的な閉塞を除外したのち患者の異常を考える．常に，患者が原因であると思い込んでいると，重大な見落としにつながるため必ず①②③の順に考えていく習慣をつける．表1に気道内圧と換気量の異常を示した．

表1　気道内圧と換気量の異常

気道内圧	一回換気量	原因
上昇	低下	・呼吸回路（蛇管，気管チューブなど）の閉塞・屈曲 ・片肺換気（挿管） ・気管内に血液や分泌物の貯留 ・肥満患者 ・喘息発作・気管支攣縮 ・肺水腫，無気肺 ・気腹，頭低位，腹水・胸水貯留 ・術野（腹腔・胸腔内）からの圧迫 ・筋弛緩薬効果消失（全身麻酔中）
	さまざま	・咳，バッキング
	上昇	・一回換気量設定が過大
低下	低下	・人工呼吸器の停止 ・気管チューブ抜去（位置異常） ・呼吸回路の異常（呼吸回路はずれ，気管チューブのカフもれなど）

Pitfall

1）気道内圧低下アラームをオフにしない

気道内圧の低下で最も危険なのは，麻酔器や人工呼吸器回路の外れや漏れである．人工呼吸中には，気道内圧のピーク圧の低下を監視することで，麻酔回路の漏れや外れ，気管チューブの位置異常，カフ漏れなどを検出可能である．

2）処置後の気道内圧上昇を放置しない

喀痰の気管内吸引や抜管時に，呼吸を再開するために呼吸回路を接続した際，気道内圧アラームが鳴り続けることがある．そのような処置時には，鎮静が浅くなるあるいは鎮静を浅くして抜管しようとしているために，息こらえや気管支痙攣・喘息発作を起こすことがある．その可能性を常に考えて，処置後の聴診や呼吸状態の観察を習慣化することが大切である．また，抜管直後には呼吸数や自発呼吸の大きさ，気道閉塞，意識状態を視診や聴診でモニタリングすることは重要である．息こらえと思い込んでいると，意識状態の悪化による上気道閉塞である場合があり，抜管後の観察は注意深く行うべきこととして，怠らないようにする．

第2章 モニター機器　B）呼吸器系のモニタリング

10. 麻酔ガス・酸素

機器紹介

フクダ電子株式会社

製品名
◆ MGU810 マルチガス計測ユニット

　麻酔ガス・酸素モニターは吸気中，呼気中の揮発性麻酔薬濃度を連続的に計測する装置で，通常の構成ではN_2O，CO_2，およびO_2を同時に計測している．

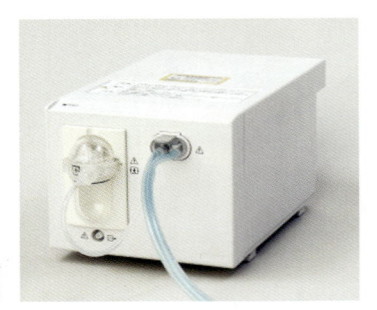

［スパイロ機能付き
マルチガス計測ユニット］

1　概要

　手術室での麻酔管理，および集中治療室での呼吸管理において麻酔ガス・酸素モニターは重要な計測パラメータのひとつである．通常市販されている麻酔ガス・酸素モニターは"マルチガスモニター"と称され，揮発性麻酔薬濃度（AGENTガス），亜酸化窒素濃度（N_2O），二酸化炭素濃度（CO_2）[※1]，および酸素濃度（O_2）を計測することができる．またマルチガスモニターには換気量，気道内圧を計測できるスパイロ機能を組み込んだ装置もある．図1はマルチモニターへの麻酔ガス濃度の表示例である．セボフルラン，イソフルラン，デスフルラン，エンフルラン（販売中止），ハロタンを自動で識別して麻酔ガスの種類と濃度を表示することができる．

2　原理

　揮発性麻酔薬，N_2O，CO_2の計測原理は，赤外線吸収方式，質量分析方式，光音響分析方式などがあるが，一般的にはサイドストリームサンプリングによる**赤外線吸収法**である．赤外線吸収法は，揮発性麻酔薬，CO_2，N_2Oが光スペクトルの赤外線を吸収する性質を利用している．それぞれの吸収スペクトルの波長は，CO_2：$4.3\,\mu m$，N_2O：$3.9\,\mu m$，揮発性麻酔薬：$8 \sim 12\,\mu m$（$3.3\,\mu m$付近を使用している製品もある）（図2）．揮発性麻酔薬を計測する波長で吸収される光量は，揮発性麻酔薬の分子数に比例し，減

※1　二酸化炭素は濃度ではなく，分圧（mmHg）で表示を行う機器が多い．

麻酔ガス・酸素

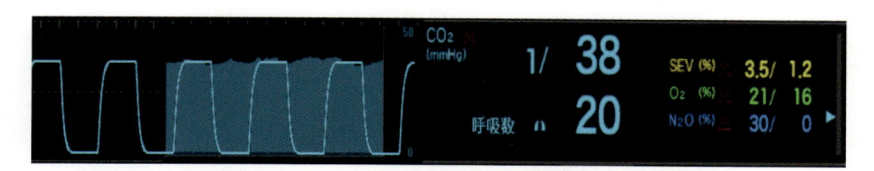

図1　マルチモニターDS-8500への麻酔ガス濃度の表示例

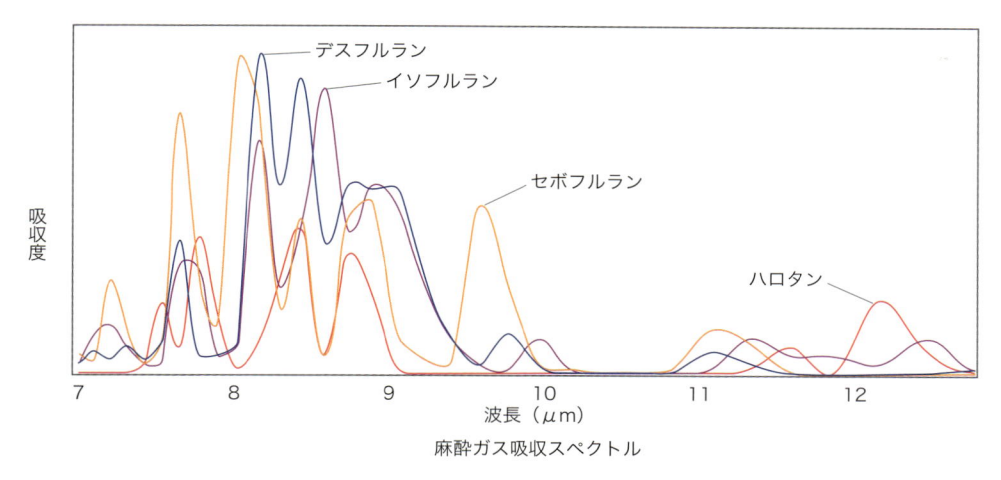

図2　揮発性麻酔薬の赤外線吸収スペクトル

光した光量からガスの濃度を計測している．

　赤外線吸収法による麻酔ガスの測定原理（図3）は，発光部の光源からの光は，モーターで回転する円盤に並べた光学フィルターを通過することで図2に示した固有波長の赤外線波長の光のみを選択，取り出している．光学フィルターを通過した固有波長の光は，ガスチャンバーに引き込まれている吸気中，呼気中のサンプリングされたガスを通過する．このときに赤外線がガスの分子数に比例して吸収されることで減光される．この減光された赤外線を赤外線検出部で検出することでガス濃度を連続的に計測している（図3）．

　O_2の計測原理は，磁気方式（パラマグネテック），隔膜電極方式，質量分析方式，ラマン分光方式などがあるが，計測レスポンスが早く1呼吸ごとに吸気，呼気の酸素濃度が計測できるのはサイドストリームサンプリングによる磁気方式である．

　磁気方式（パラマグネテック）は，O_2が磁場に引かれる常磁性の性質を利用している．この方式は隔膜電極方式のガルバニックセンサーのような有効寿命はない．磁気方式（パラマグネテック）による酸素の測定原理を図4に示す．サンプリングチューブからのサンプルガスとルームエアに含まれるO_2分子が電磁石のON/OFFにより発生する磁界に"引き寄せ/離れる"を繰り返す．このO_2分子の移動による圧変動を差圧センサーで検出して，この圧力からO_2濃度を計測する．

3　使用方法

❶マルチモニターとマルチガス計測ユニットを取扱説明書に従って接続する．
　マルチ計測ユニットは，計測精度を保つために，10分以上のウォーミングアップを行う．

第2章　モニター機器

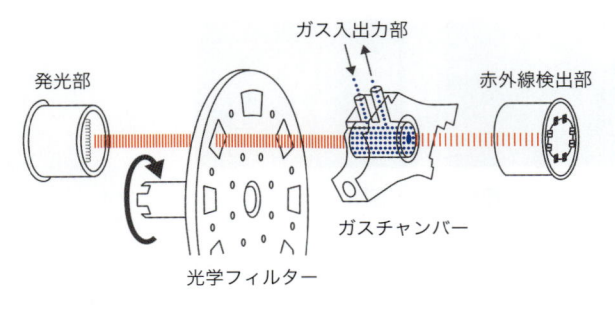

図3　赤外線吸収法による計測センサー

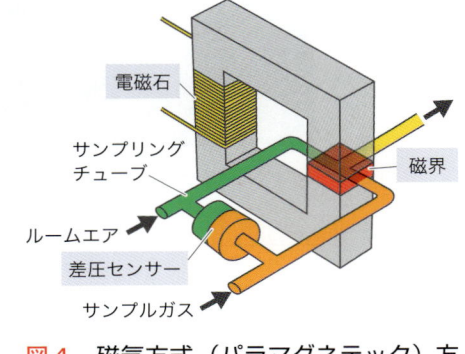

図4　磁気方式（パラマグネテック）方式による計測センサー

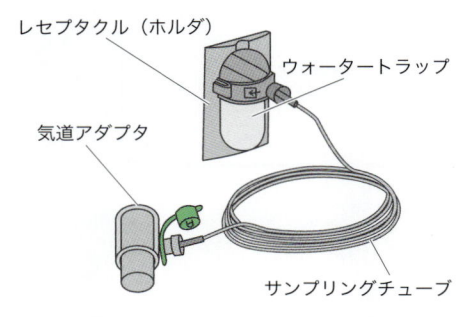

図5　マルチガス計測ユニットへのサンプリングチューブ接続

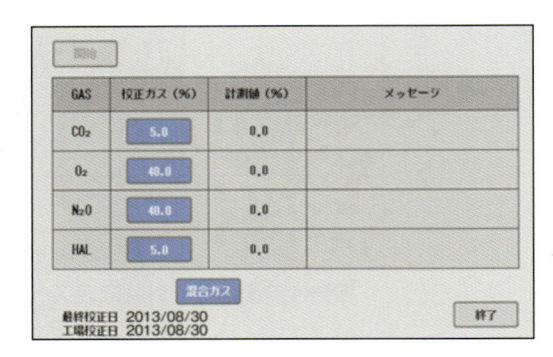

図6　計測精度の確認

❷ マルチガス計測ユニットに小児・成人用，または新生児用のウォータートラップをレセプタクル（ホルダ）に取り付ける（図5）．
患者呼吸ラインに気道アダプタとサンプリングチューブを接続，もう片方をウォータートラップの吸入口に接続して，リークがないことを確認する．

❸ マルチモニター画面にエラーメッセージがないことを確認し，麻酔ガス，O_2などの波形，および計測値が表示されていることを確認してモニタリングを行う．
必要に応じて波形のスケールの変更，麻酔ガス濃度，O_2濃度などにアラームを設定する．

Pitfall

- 麻酔ガス，O_2を計測するためにサンプリングチューブを介して呼吸回路から毎分50～200mL程度の呼吸ガスを吸引しており，換気量が少ない患者では注意が必要になる．
- 呼吸ガスを吸引しており，マルチガスユニットの本体内部に水が浸入して計測精度に誤差を生じたり，故障の原因となる．水の浸入を防ぐためにウォータートラップに溜まった水をこまめに確認する．また，サンプリングチューブにナフィオン材を使用したものもあり，その場合はメーカ指定の専用製品を使用する．
- 計測精度を保つために定期的に校正ガスによるガス計測精度の確認を行う：確認はマルチモニターのメンテナンス機能を利用して，使用する校正ガス濃度と実際に計測される計測値を比較し，取扱説明書に明記してある計測範囲，計測精度の範囲内であることを確認する（図6）．

麻酔ガス・酸素

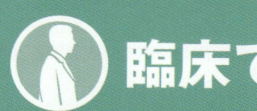

臨床での使用法

内田 整

1 使用できる場面

麻酔中の回路内麻酔ガス濃度のモニタリング．麻酔中，および人工呼吸中の回路内酸素濃度のモニタリング．

2 役立つ病態

終末呼気の麻酔ガス濃度は肺胞内の麻酔ガス濃度に近似することが知られている．また，肺胞内麻酔ガス濃度は麻酔薬の血中濃度と近似する．呼気麻酔ガス濃度をモニタリングすることにより，間接的に麻酔薬の血中濃度をモニタリングすることができる．

人工呼吸回路内の酸素濃度のモニタリングは，適正な吸入酸素濃度の設定や麻酔あるいは集中治療における安全管理（低酸素アラーム）に役立つ．

酸素モニターによる吸気と呼気の濃度差は患者の酸素消費量を反映する．特に，低流量麻酔を行う場合は酸素流量の設定に有用な情報となる．

3 基本的な波形や数値の読み方

麻酔ガス・酸素モニターは単体ではなく生体情報モニターに組み込まれている．通常，波形表示は行われず[※1]，吸気濃度と呼気（終末呼気）濃度の数値が画面に表示される（図1）．吸気，呼気それぞれの濃度とともに，両者の差にも注目してモニタリングを行う．

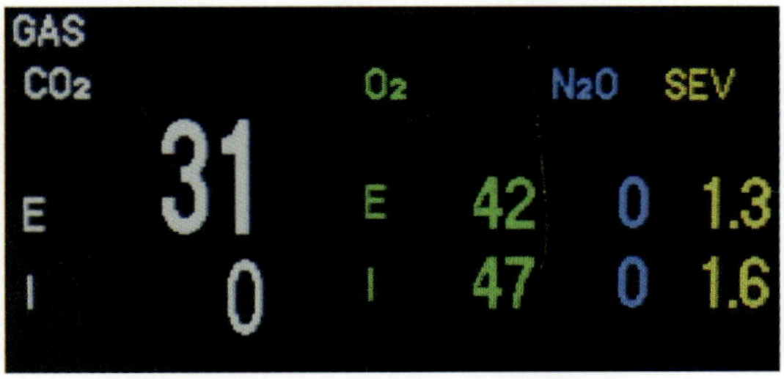

図1　生体情報モニターにおけるガス表示
CO_2，O_2，麻酔ガスは同一ユニットで測定されるため，グループで画面表示される．画面には吸気と呼気（終末呼気）がペアで表示される

※1　ほとんどの生体情報モニターは，画面設定の変更で波形を表示させることも可能．

Pitfall

1）酸素モニターの校正と保守

　臨床で使用されている酸素モニターは2種類ある．生体情報モニターに組み込まれている酸素モニターはパラマグネティック（paramagnetic）センサーを使用している．このセンサーは酸素の常磁性という物理現象を応用しているため，応答速度が速く校正が不要（またはユニットによる自動校正）で，センサーの消耗はない．

　麻酔器や人工呼吸器に組み込まれている酸素モニターの多くはガルバニ式酸素センサーを使用している．ガルバニ式酸素センサーは化学反応を応用しているため，応答に時間がかかること（数秒〜数十秒），寿命があり交換の必要があることに注意する．また，使用前に空気（酸素21％）で校正することが推奨される．

2）ガスモニタリングの動作確認

　生体情報モニターのガス測定ユニットは，本体とは別に電源スイッチが設置されていることがあり，本体を起動してもガスモニタリングが動作していないこともある．ガス測定ユニットは起動から測定開始までに時間を要するため，仕業点検の際にモニター画面上でガス測定ユニットが動作していることを確認する．具体的には，サンプリングポートに息を吹きかけて，CO_2曲線に反映されることを見る．

3）ガスサンプリングチューブは純正品を使う

　麻酔ガスとCO_2は赤外線吸収で測定しているが，測定系に水が混入すると誤差が生じたり，機器の動作が不安定になる．そのため，測定ユニットにはウォータートラップが付属しているほか，水分を除去する特殊なサンプリングチューブが使用されることが多い．

　サンプリングチューブに詰まりが生じたり，破損した場合は交換する必要があるが，その際は必ず純正のチューブを使用する．輸液用のチューブなどで代用すると，機器の動作不良の原因になる場合がある．

11. 体温（末梢温，中枢温）

機器紹介①

テルモ株式会社

製品名
◆ 深部体温モニター コアテンプ®（CM-210）

　深部体温モニターを用いることにより体温から循環動態を評価することができる．
　サーミスタによる温度測定は，温度変化による金属の抵抗変化を応用した方式で，温度変化を電気信号に変換して温度表示を行う．一般的に体表面や直腸，膀胱温の測定に用いられている．

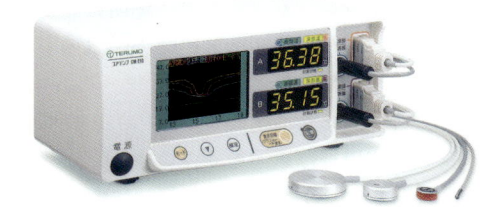

1　原理（測定方法）

　本機器では熱流補償法による深部温測定を行うため，熱流補償法の原理について説明する（図1）．
　体表面での体温測定では外気温の影響を受け，体内深部（皮下数mmから10mm程度：プローブの直径に依存する）の温度より測定温は低下する傾向がある．そのため外気温の影響を低減させる方法として，体表面を断熱し，外気により熱が奪われるのを低減することが考えられた．単に断熱するだけでなく，積極的に奪われる熱流をヒーターの電子制御により補うことにより，熱の流れをほぼゼロにすることができ，これにより，プローブを装着し短時間で深部の温度を"非侵襲的"に測定することが可能となった．温度が安定して測定できるまでの時間は，室温などによって異なるが5〜10分程度である．

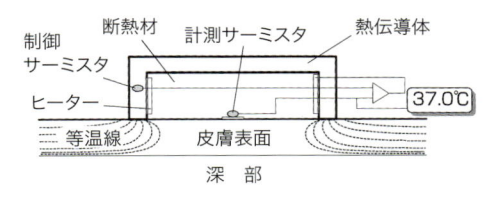

図1　中枢温（深部温）測定原理図

2 適応

- 中枢温，末梢温の測定，外気温に影響されない体温変化のモニタリング．
- 末梢温，中枢温の同時モニタリングによる循環状態の評価．

[測定できないもの]
- 体表面から10mm程度以上深い部位の温度，例えば，腹部の臓器温，脳温などの測定（より直径の大きいプローブでは，安定して体表面との密着ができないため，適切に熱流補償が機能せず，正しい深部温が測定できない）．

3 セットアップ，使用手順

❶ ACコードを接続する．
❷ プローブを本体に接続する．
❸ 電源をオンにする（図2）．
❹ 始業点検を行う．
　　簡単な始業点検：プローブの測温部に触れて温度表示が変化することを確認する．
　　断線している場合などでは，温度変化が起こらない可能性が高い．
❺ プローブを測定したい場所に適切に装着，固定する（図3，4）．
　　特に前額装着の場合，ほかのモニターのプローブ（BISモニターなど）と干渉しないように注意して装着する．
❻ 体温をモニターする（Pitfall参照）．
❼ 使用後は電源をオフにする．
❽ プローブを外し，測温部に傷などがないか，ケーブルの断線，被覆の破れがないかなどを確認する．必要な場合は清掃，消毒する．

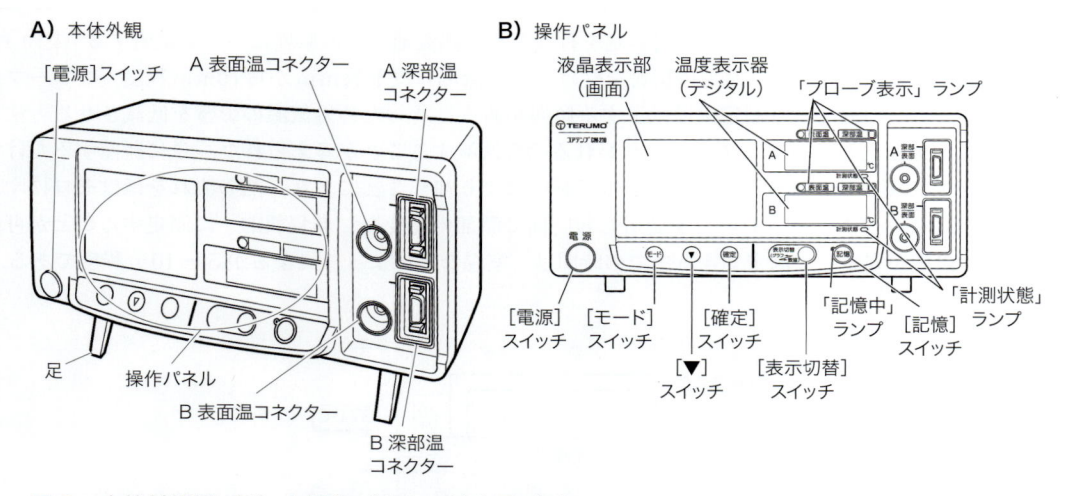

図2 本体外観図（A）と操作パネルの拡大図（B）

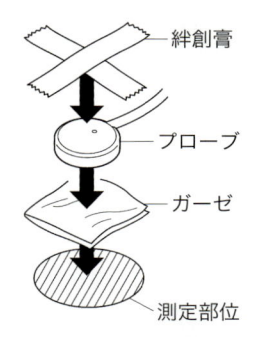

図3 プローブの固定方法（例）
深部温プローブを装着する際は装着部位にガーゼを1，2枚あて，その上にプローブをのせ，絆創膏などで軽く押さえるようにして固定する

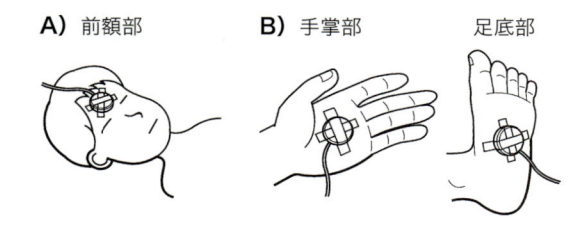

図4 プローブの装着位置
A) 前額部温は一般的に肺動脈血温とよく相関が認められるため，頭部の動態監視として使用できる．使用にあたっては密着を要するが，極度の圧迫は不要
B) 手掌部温および足底部温は末梢の循環動態監視として使用される．環境温に左右されにくいのが特徴．使用にあたっては密着を要するが，極度の圧迫は不要

> **Pitfall**
> 深部温測定用プローブを同じ位置で長期（目安として1日以上）に固定する場合，定期的に装着位置を移動，変更することを推奨する．同じ部分に長時間固定した場合，圧迫や皮膚呼吸の抑制により皮膚トラブルを引き起こす可能性がある．

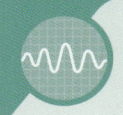

機器紹介②

ニプロ株式会社

製品名
◆ 連続測定型耳式体温計　ニプロCEサーモ

赤外線方式でかつ連続的に温度測定が可能なプローブで，非接触で鼓膜の温度を測定することができる．

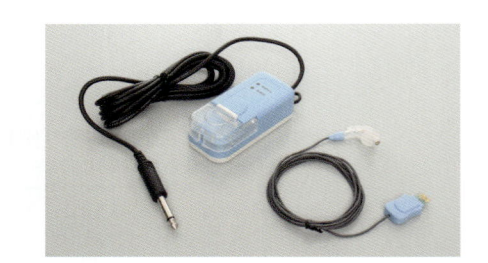

1 原理

　現在本邦で主流となっている体温測定は，サーミスタを用いた温度センサーで，直腸温，膀胱温，食道温を測定している．このサーミスタとは，温度変化に対して電気抵抗の変化の大きい抵抗体のことで，目的部位に留置して（接触させて）測定を行う．これに対し本品は，熱放射エネルギーである赤外線から温度を測定するものである．耳内は中枢温の温度と動きをよく反映する鼓膜を含み，また鼓膜およびその周辺温度は外気温度にあまり影響されないため，安定した深部体温を得ることができる．温度検出には，赤外線を測定する素子と温度を測定する素子がひとつの筐体に収められている．この赤外線センサーは，0.02℃の高分解能を有している．

2 特徴

　本品は，鼓膜およびその周辺組織から発せられる赤外線を非接触かつ連続的に測定することが可能な温度プローブである．鼓膜は内頸動脈の血流を受けているため，**核心温**を反映している．また，1秒ごとに測定しているため**急な体温変化**にもよく追従する．

3 セットアップ・使用手順

❶本体の温度出力プラグをモニタ機器などに接続する（図1）．
❷プローブを患者の耳に装着する（「4．装着方法・基本的操作」参照）．
❸プローブコネクタを本体に接続する（図2）．

- プローブが本体に挿入されると約4秒間のセルフチェックが行われ（"Battery"と"Status"ランプが同時に点灯），温度がモニタに表示される．
- 測定を終了するときはプローブコネクタを本体から抜くと電源がオフになる．

体温（末梢温，中枢温）

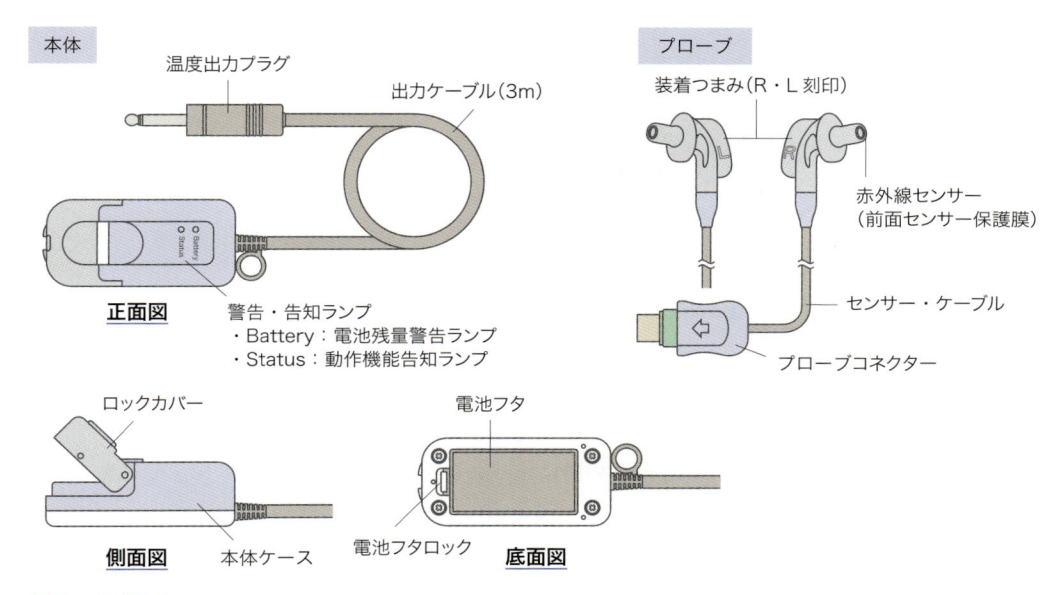

本体
- 温度出力プラグ
- 出力ケーブル(3m)
- 正面図
- 警告・告知ランプ
  ・Battery：電池残量警告ランプ
  ・Status：動作機能告知ランプ

プローブ
- 装着つまみ(R・L 刻印)
- 赤外線センサー（前面センサー保護膜）
- センサー・ケーブル
- プローブコネクター

- ロックカバー
- 電池フタ
- 側面図
- 本体ケース
- 電池フタロック
- 底面図

図1　外観図

警告ランプ
・Battery（赤）
　点滅：電池残量が少なくなっている，点灯：電池の残量無し
・Status（緑）
　点滅：温度変化の影響で，誤差が許容範囲を超えている，点灯：プローブの異常，故障
※本品は省電力設計のため，正常な動作ではランプが点灯しない．使用後は，必ずプローブコネクタを抜くこと

本体
○ Battery
○ Status
プローブコネクタ

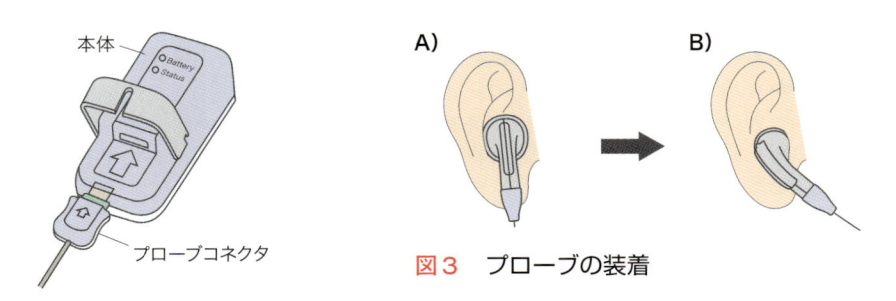

図2　本体とプローブコネクタの接続

A) → B)

図3　プローブの装着

4　装着方法・基本的操作

❶装着する耳の状態を事前に確認し，装着を中止するか適切な処置を施した後に装着する．
　［装着してはいけない状態］
　● 耳内に疾患がある場合．
　● 耳穴が小さく，しっかり挿入することができない場合．
　● 耳に異物などが詰まっている場合．
　● 使用中に装着側の耳が下になりプローブによって耳内が圧迫されることが予想される場合．

❷プローブの装着つまみを持ち，プローブ先端を外耳道入り口に浅く挿入する．このときに図3Aに示すようにプローブの軸が耳たぶの上にある位置にする．

第2章　モニター機器　137

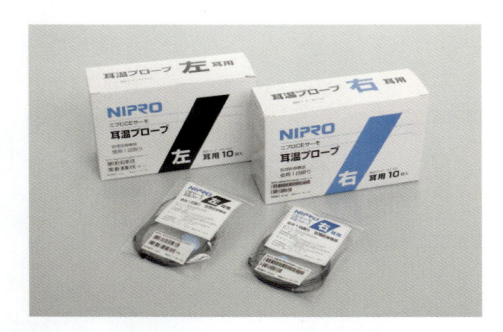

図4 耳温プローブ（左耳用と右耳用）

❸プローブの軸を耳たぶから耳珠方向へと回転させながら挿入する．
❹プローブが図3Bのように耳たぶと耳珠の間にしっかり収まるようにすることで，センサーが鼓膜方向に向く．
❺測定値が安定したら，プローブを若干動かして高い温度となるところを探すことで，より安定した測定箇所が選択できる．

Pitfall

- 米国YSI社400シリーズの規格に準拠した温度入力を持っていれば，生体情報モニターなどの外部機器に接続できる．
- プローブには，左耳用と右耳用がある．個装袋の印刷（図4）や装着つまみのR・Lの刻印で確認する．
- 測定中にプローブの固定が不安定であると，測定値がふらつく場合がある．プローブと外耳道の間に隙間があると外気温の影響を受け，鼓膜温測定の精度が低下する．その場合は，プローブをガーゼやドレッシング材などで覆うなどの処置を行う．
- プローブは，ディスポーザブルであるため，使用に制限を設けている．使用時間が積算で24時間以上であると，本体から抜いた時点で故障状態になり，再度本体に接続しても使用できない（24時間を超えても切断するまでは使用可能）．

臨床での使用法

横山　健

1　中枢温と深部温

　中枢温は体温調節中枢である視床下部の温度（＝**真の深部温**）を示す．通常は測定不能であるため，肺動脈血液温，食道温，鼓膜温，膀胱温などで代用され，これを中枢温としている．広義の深部体温は外界の影響を受けない深部組織温度を示す．深部体温モニターによる温度は測定部位の深部組織の温度であり真の深部体温や中枢温と異なる．ただし，前額部深部体温が肺動脈血液温と近似することから中枢温の代用とすることができる．連続測定型耳式体温計も同様である（「機器紹介」参照）．

- 深部体温モニターは非侵襲で簡易に装着できる有用なモニターである．
- 絶対値より体温変化の推移を重要視する．
- 中枢温−末梢温較差[※1]にも注視．

2　使用できる場面

　周術期，重症疾患患者では必須のモニターである[※2]．

①手術室

　全身麻酔下では体温調節が抑制され，また外気温の影響により体内の熱が喪失する．そのため，外部から加温しないと図1のような体温変化（再分布性低体温）が生じる．硬膜外麻酔，脊椎麻酔でも同様の反応が生じる．また手術中は，術野からの熱放散，出血，炎症惹起など体温に影響を及ぼすイベントが数多く起こりうる．術中低体温はさまざまな周術期合併症（表1）を生じることが知られており，モニタリング下に加温をすることが必要である．麻酔による体温変化は早期に始まるため，**加温は麻酔開始前から行うことが重要**である．早期からの加温により中枢温−末梢温較差を小さくすることで再分布性低体温を抑制しシバリング[※3]予防となる（図2）．

②ICU

　重症患者での体温変化に対するアプローチは複雑である．蘇生後脳症患者では軽度脳低体温療法が標準化してきている．頭部外傷や重症脳疾患患者での高体温は予後を悪化させる．一方，敗血症患者での高体温に対する解熱治療は予後を悪化させるという報告[6]もある．いずれにせよ体温モニタリングすることが個々の疾患群への治療介入に大きな影響を及ぼす．重症疾患患者では多くの場合，鎮静されており深部体温モニターによる長時間のモニタリングも可能である．

※1　**中枢温−末梢温較差**…末梢温は，末梢組織血流や循環動態指標ともなる．特に中枢温−末梢温較差は，麻酔深度や循環動態などさまざまな情報をもたらす．

※2　日本，米国の麻酔科学会は，麻酔中のモニタリングの指針にて患者の体温維持のための体温モニタリングを推奨している[1,2]．術後回復能力強化プログラム（ERAS®）[3]においても術中低体温予防が取り上げられている．

※3　手術室でのシバリングは，通常麻酔覚醒時に生じる．多くの場合は体温調節性シバリングであり，体温を上昇させるための骨格筋の収縮による体温調節反応で，覚醒時の中枢温がシバリング閾値より低いと生じる．シバリングは頻脈，急激な血圧上昇に加え酸素消費量が3倍にも増加するため循環・呼吸疾患合併患者には注意が必要である．

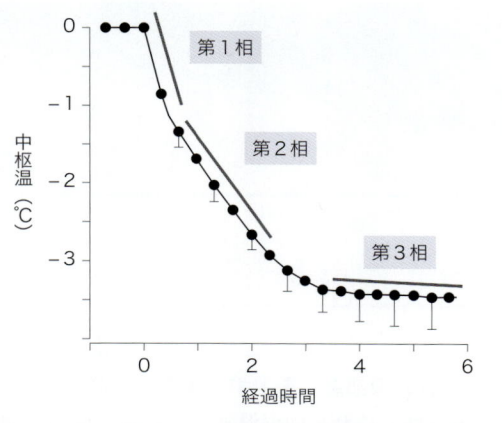

図1 全身麻酔による体温低下の典型的パターン
第1相：麻酔による末梢血管拡張により熱が中心から末梢へ移動して中枢温の低下（再分布性低体温）が生じる．
第2相：麻酔による熱産生抑制と皮膚からの放射による熱喪失で，さらに中枢温は低下する．
第3相：この時点でやっと中枢温低下に対する体温調節機構が機能し，末梢血管収縮により中枢温低下が抑えられると考えられている．
全身麻酔下では寒冷反応閾値温度の低下により，中枢温が通常より2〜4℃低下しないと体温調節機構が作用しないことを示している．
文献4より引用

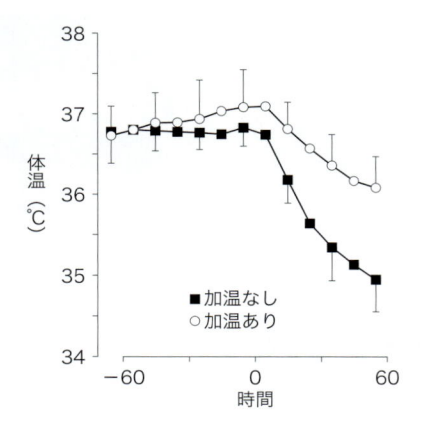

図2 麻酔導入前の加温による再分布性低体温予防効果
文献5より引用

表1　周術期低体温の合併症

免疫力低下	：創部感染の増加
心合併症増加	：心筋虚血，不整脈
凝固機能低下	：出血量増加
代謝障害	：覚醒遅延
シバリング	：酸素消費量増加→心・呼吸負荷

3 役立つ病態

①手術室

- **小児症例**：小児は体表面積が大きく外気による体温変化をきたしやすい．加えて，熱産生が活発で全身麻酔下においても覆布によりうつ熱をきたすことも少なくない．
- **心臓手術**：人工心肺の過程だけではなく，手術経過全般で組織循環をみる上で中枢温，末梢温ともに重要な指標となる．
- **末梢血管手術**：処置側の皮膚深部温の変化は，血行再建後の治療効果の参考となる．
- **タニケット使用手術**：長時間のタニケット施行例で解除後に急激に体温低下が生じることがある．
- **心疾患合併**：過度の低体温は循環抑制を生じることがある．覚醒後のシバリングは酸素消費量増加から心負荷を増大させるため積極的な体温管理が必要となる．
- **大量出血**：急激な大量出血，大量輸血は低体温を引き起こし，凝固機能を障害させ，さらなる出血を助長する．これに循環障害からアシドーシスが進行するとdeadly triad（外傷死の三徴）と呼ばれる負のスパイラルに陥る．

体温（末梢温，中枢温）

- 悪性高熱症：頻度はきわめて稀であるが，麻酔を実施するときには忘れてはいけない病態である．

② ICU
- ICUで積極的治療を有する重症疾患患者．
- 厳密な体温管理・監視を有する病態：敗血症性ショック，脳低体温・平温療法，けいれん重積．
- 組織の血流監視：経皮的人工心肺補助装置や大動脈バルーンパンピング挿入患者や外傷患者（コンパートメント症候群）など四肢阻血の危険性のある場合では，健側（非挿入側）との皮膚深部温の比較をすることで血流障害の指標として用いる．
- 急性血液浄化，透析時：発熱患者では血液浄化，透析導入時に急激に血液温が低下する場合がありシバリングや循環変動の原因となることがある．
- 悪性症候群．

4 波形や数値の読み方

図4に人工心肺開始時の深部体温モニター（前額部，足底部），肺動脈血液温，膀胱温，人工心肺送血温の推移を示す．深部体温モニター値が肺動脈血液温とほぼ同じように推移している．

Pitfall
数値変化と状況を総合的に判断！
- 測定エラー：正しく装着しているかぎり，測定開始時に，触診から得られる温度所見と明らかに異なる測定値が出ることは少ない．ただし経過中，急激な測定値の変化が生じた場合は，測定エラーの有無をチェックする．中枢温では加温に反応しているにも関わらず，末梢温測定値が継続的に低値の場合（図5）や加温開始と共に短時間で加温設定温と近似値になる場合は，プローブの脱落が疑われる．前額部

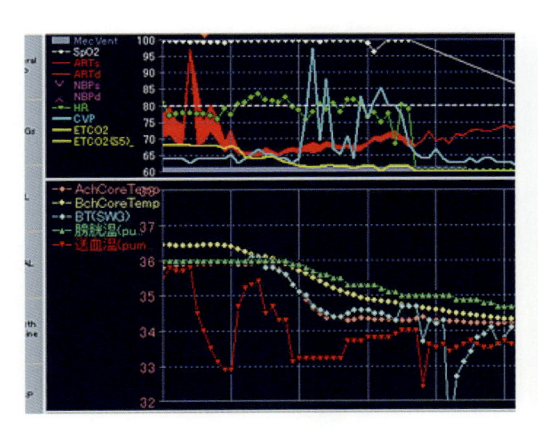

図4　人工心肺開始時の体温推移
ピンク；前額部深部体温，黄色；足底部深部体温，水色；肺動脈血液温，緑；膀胱温，赤；人工心肺送血温

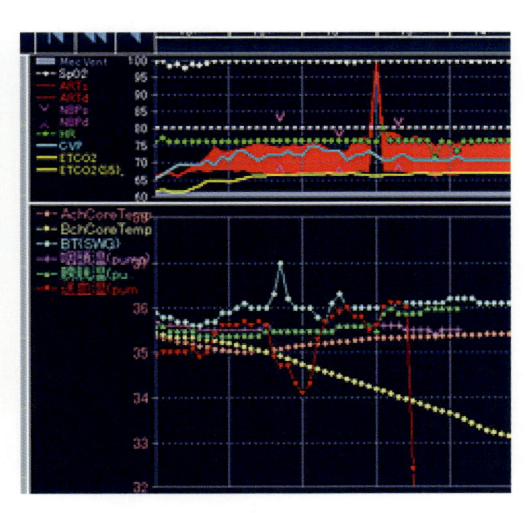

図5　足底部プローブの脱落
ピンク；前額部深部体温，黄色；足底部深部体温，水色；肺動脈血液温，紫；咽頭温，緑；膀胱温，赤；人工心肺送血温

深部体温測定や連続測定型耳式体温計では，頭部が術野に近いと装着ずれしやすい上に装着チェックが不可能な場合がある．また，褥瘡予防に頭部の位置調整をした際にもプローブが外れたり，ずれたりすることがあるので定期的なチェックが必要である．最近では，深部静脈血栓予防の弾性ストッキングによる**過度の圧迫**が足底での末梢温測定に影響を及ぼす場合もある．

文献

1) 日本麻酔科学会：安全な麻酔のためのモニター指針．http://www.anesth.or.jp/guide/pdf/monitor2.pdf
2) STANDARDS FOR BASIC ANESTHETIC MONITORING Committee of Origin：Standards and Practice Parameters（Approved by the ASA House of Delegates on October 21, 1986, and last amended on October 20, 2010 with an effective date of July 1, 2011）
3) Enhanced Recovery After Surgery（ERAS®）Society：ERAS protocol. http://www.erassociety.org/images/stories/ERAS_protocol/ERAS.png
4) Sessler DI：Anesthesiology, 92：578-596, 2000
5) Sessler DI：Anesthesiology, 95：531-543, 2001
6) Fever and Antipyretic in Critically ill patients Evaluation（FACE）Study Group：Crit Care, 16(1)：R33, 2012

第2章 モニター機器　C) 体温・神経系のモニタリング

12. 筋弛緩

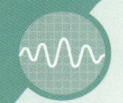

機器紹介

日本光電工業株式会社

製品名

◆ **TOFウォッチ**

筋弛緩レベルをモニターする装置である．電極を神経走行部位に貼付し，神経を電気刺激する．反応が得られた骨格筋の収縮の加速度を専用のトランスデューサで測定し，筋弛緩レベルを評価する．

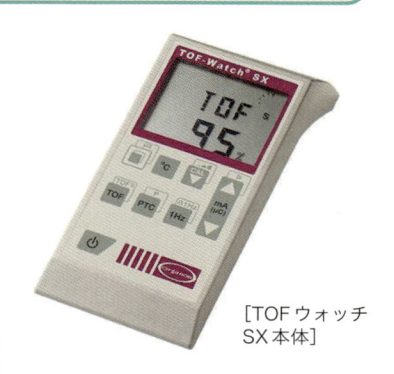

[TOFウォッチSX本体]

1 機器の概要

- TOFウォッチ：筋弛緩レベルの評価に使われる標準的な刺激モードを装備．
- 使用可能な刺激モード：四連刺激（TOF）／ポストテタニックカウント（PTC）／単一刺激（Single Twitch）／ダブルバースト刺激（DBS）／テタヌス刺激．

2 原理

TOFウォッチは**加速度感知式モニタ法（Acceleromyography）**を用いている．この方法は一般的に尺骨神経の刺激で誘発される**母指内転筋運動の加速度の変化**を測定するものである．ニュートンの第二法則（$F = M \times a$）によれば，質量（M）の加速度（a）は，この加速度に必要な力（F）に比例する．母指の内転の場合，母指の内側表面上に加速度トランスデューサを置くことにより，その収縮力の変化が加速度の変化として測定される（図1）．

[刺激モード]

①**TOF刺激**

0.2 msec・2 Hzの単一刺激を4回連続で与え，第1反応（T1）と第4反応（T4）の比（％）を測定する．また4連刺激に対して，第4反応まで検知できなかった場合，あるいは第1反応の値が20％未満の場合には，得られた反応数のみが表示される（図2）．

②**PTC刺激（PTC刺激はTOFカウントが0の場合のみ作動する）**

PTCは**より深い筋弛緩状態を確認**する際に使用される．

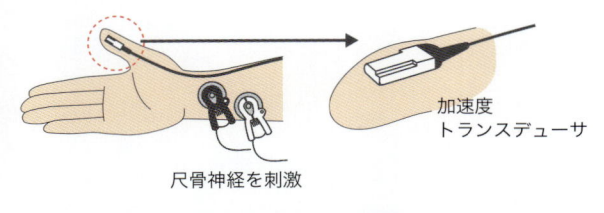

図1　トランスデューサの貼付位置

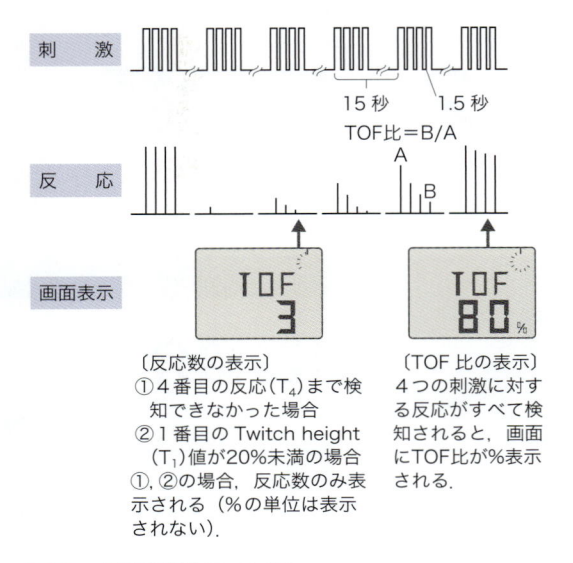

図2　TOF刺激について

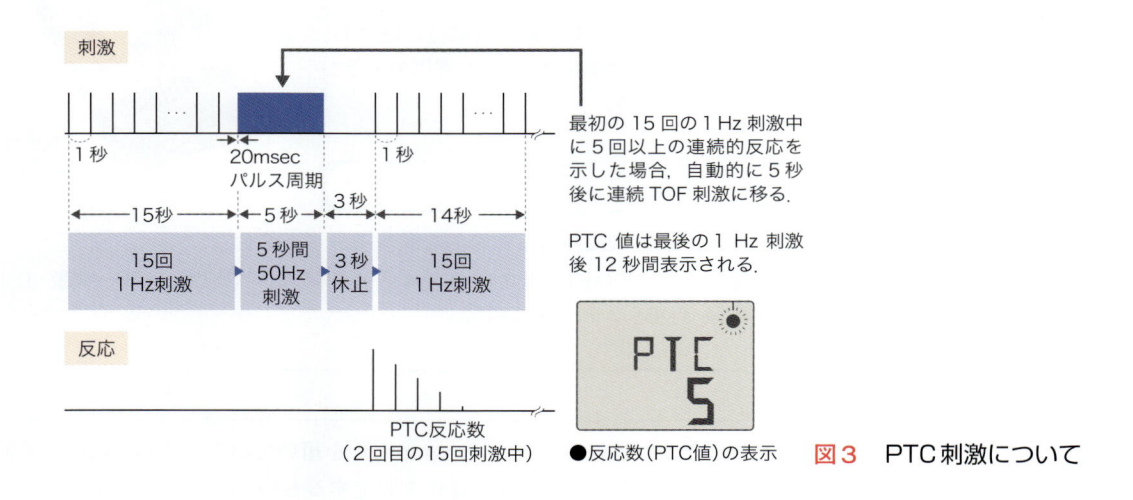

〔反応数の表示〕
① 4番目の反応(T_4)まで検知できなかった場合
② 1番目の Twitch height (T_1) 値が20%未満の場合
①, ②の場合, 反応数のみ表示される (%の単位は表示されない).

〔TOF 比の表示〕
4つの刺激に対する反応がすべて検知されると, 画面にTOF比が%表示される.

図3　PTC刺激について

最初の15回の1Hz刺激中に5回以上の連続的反応を示した場合, 自動的に5秒後に連続TOF刺激に移る.

PTC値は最後の1Hz刺激後12秒間表示される.

まず1Hzで15回の刺激を開始する. この刺激に対して反応がまったく検知されない場合（深い筋弛緩状態）は, さらに5秒間の50Hz刺激を与え, 3秒間休止し, 次いで15回の1Hz刺激を与え検知された反応数（PTC値）を画面に表示する（図3）.

得られたPTCの反応数と, その後にTOF刺激に対する反応が得られるまでの時間には図4の通り相関関係があることがわかっている.

③単一刺激（single twitch）

単一刺激方式では1.0Hz（1秒ごとに1回）または0.1Hz（10秒ごとに1回）の刺激頻度で単回の電気刺激を与えるものである. この方式は実験的に**筋弛緩薬の力価**, **作用時間**などを調べたり, 局所麻酔において**神経の走行部位**を見つけるために用いられる.

④テタヌス刺激

尺骨神経を高頻度で刺激（50Hz）することで, 手のすべての筋に強い収縮を起こす. 非脱分極性筋弛

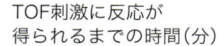

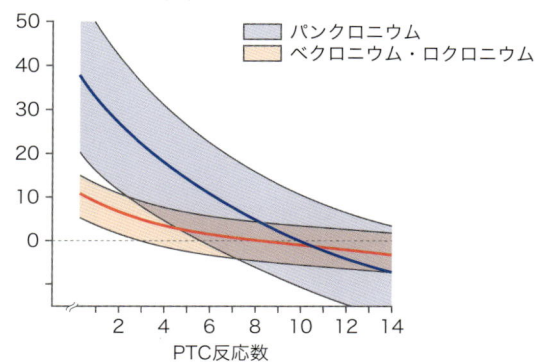

図4 強い筋弛緩状態でのPTCとTOF刺激に反応が出現するまでに要する時間（分）との関係
文献1より引用

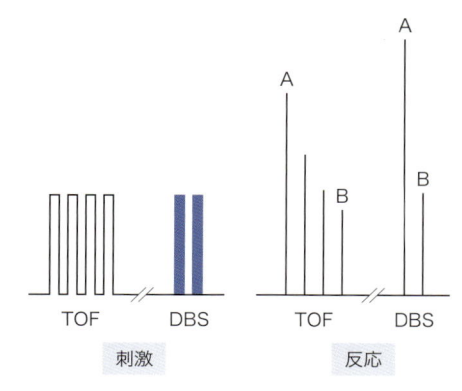

図5 ダブルバースト刺激について

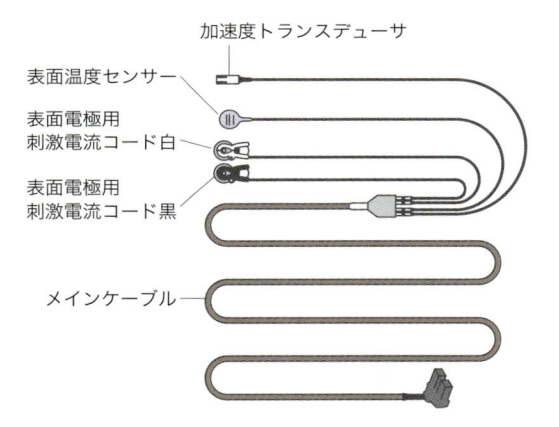

図6 ケーブル類について

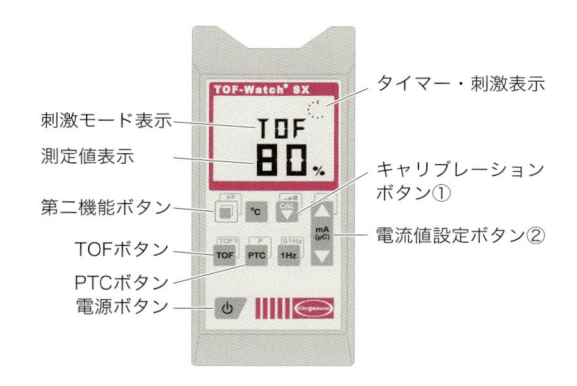

図7 TOFウオッチSX本体について

①キャリブレーションボタン：患者ごとにコントロール値の設定を行うためのボタン．鎮静剤投与後，患者が適度な就眠状態に入ったら，キャリブレーションボタンを1秒以上押すと，コントロール値，最大上刺激電流値を自動設定する．
②電流値設定ボタン：電流値は0～60mAで設定が可能（1mA刻みで変更可能）

緩薬を投与すると，この収縮は急速に減衰（fade）する．このようなテタヌスが5秒間維持されると，その後の単収縮は10～20秒間増大する．この現象がポストテタニックカウント評価に応用されている．

⑤ダブルバースト刺激（DBS）

　2～3発のテタヌス刺激（50Hz）を750msecの間隔をあけて2回，尺骨神経に与える．それらは母指内転筋に2回の強い収縮反応をもたらす．TOF刺激と比べて，1回目と最後の反応間の関係は類似しているが，減衰の程度を視覚的に，あるいは触知で評価するとき，ダブルバースト刺激の方がより正確な指標になりうる（図5）．

3 本体の構成

　TOFウォッチSXについて解説する．TOFウォッチはモニタ本体と各種ケーブルにより構成される（図6，7）．

4 セットアップ・使用手順（尺骨神経を刺激し，母指内転筋の反応を測定する場合）

［電源を入れる前の準備］

①表面電極を患者に貼り付ける

電極を貼付する前に，皮膚をアルコール綿などでよく清拭する．

電極は手首内側の尺骨神経上に2～3cm離して貼付する．

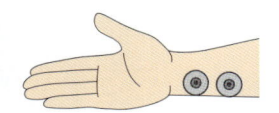

②表面電極用刺激電流コードを患者に接続する

黒クリップを末梢側，白クリップを体幹側に接続する．

黒クリップ（マイナス）　白クリップ（プラス）

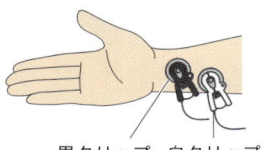

③加速度トランスデューサを患者の母指に取り付ける

右図の通りトランスデューサの全体が平らな面をテープなどで母指に貼り付ける．

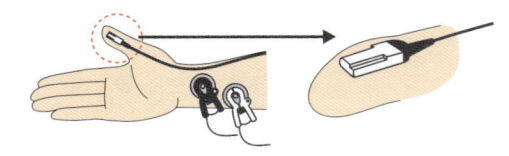

④表面温度センサーをテープで皮膚に取り付ける

モニタリング箇所の温度低下により筋弛緩の程度を過大評価する可能性がある．TOFウォッチSXは温度センサー部が32℃未満になると低温警告音を発する．

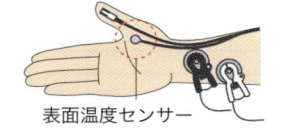

表面温度センサー

⑤腕の位置を決める

母指以外が動かないようにテープなどで手台などに固定する．

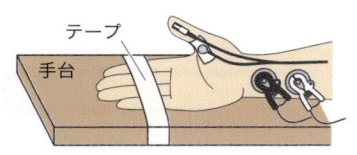

テープ　手台

5 基本的操作方法

❶電源ボタンを1秒以上押して電源をオンにする（電源オフも同操作）．

❷キャリブレーションボタンを1秒以上押す．

キャリブレーションの設定が完了すると画面左下に「▼」が表示される．

注意点：すでに筋弛緩状態にある患者では減衰現象のため正確に設定ができない．キャリブレーションは必ず筋弛緩剤投与前に実施すること．もしすでに筋弛緩状態にある患者にTOFを使用する場合は50mAで刺激を行うとよい．

❸TOFボタンを押して測定を開始する．

・TOFボタンを1回押すとTOF刺激を単発で行う．

・TOFボタンを1秒以上押すと15秒ごとのTOF連続刺激を行う．

・第二機能ボタンを押し画面に「■」マークが表示されている間にTOFボタンを押すとスローTOF[※1]刺激が開始される．

※1　スローTOFとはTOF刺激を行うインターバルを1～60分の範囲で任意に設定できる機能である．

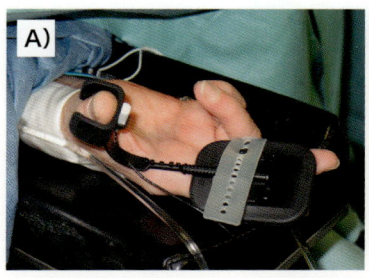

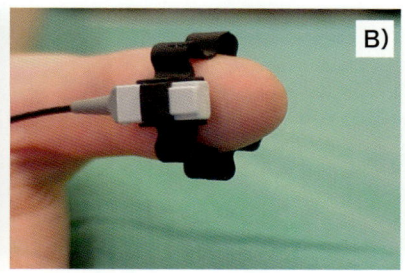

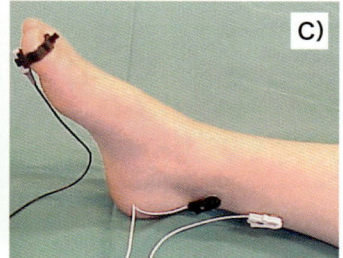

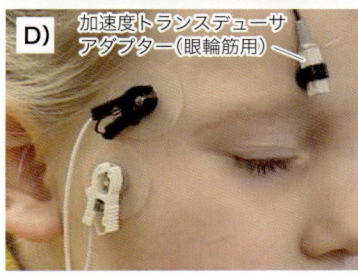

図8 モニタリングの応用について
A) ハンドアダプター：測定部の手指を手台にテープなどで固定することなく測定が可能
B，C) 加速度トランスデューサアダプター（母指用）：手と足どちらでも取り付け可能
D) 加速度トランスデューサアダプター（眼輪筋用）：眼輪筋や皺眉筋でも測定可能

❹深い筋弛緩相の評価時にはPTCボタンを押してPTC刺激を行う（PTC刺激はTOFカウントが0の場合のみ作動する）．
❺電源ボタンを短く押し，刺激を一時停止する．

6 モニタリングの応用について

- 応用例を図8に示す．
- その他応用：TOFウォッチは通常は筋弛緩モニタとして使用されるが，閉鎖神経ブロックにも使用可能．専用の閉鎖神経ブロック専用コードを接続すると，自動的に装置の設定が変わり，電流値も0〜6.0mAに設定される．

Pitfall

- トランスデューサを貼付した母指が他の指などに接触しないように注意する．母指の動きが小さくなるなど正確に測定ができないことがある．

文献
1) Vidy-Mogensen J：Monitoring of neuromuscular block, New Development in Neuromuscular Relaxant Drugs.（edited by Swen J et al）, Leiden, Boerhave Committee for Postgraduate Medical education, p76, 1984

臨床での使用法

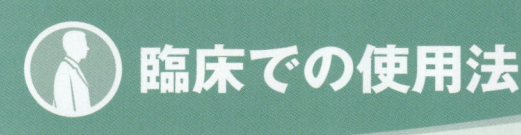

鈴木孝浩

1 使用できる場面

　筋弛緩薬を投与する全身麻酔時や集中治療管理時には筋弛緩状態を客観的に観察することが望ましい．以前は末梢神経刺激器により尺骨神経を刺激し，連続する母指内転反応における減衰の有無を視覚的に観察する方法が頻用されていた．この方法は筋弛緩維持には用い得るが，至適回復の評価には適さず，術後残存筋弛緩による呼吸器合併症を予防できない．

　この点で安定かつ信頼できるデータを提供してくれるTOFウォッチによる評価が推奨されている．筋弛緩効果の作用発現の観察により**気管挿管のタイミング**を計ったり，手術に応じて深部から軽度まで**筋弛緩深度を維持**したり，麻酔中を通して容易に筋弛緩マネジメントが可能となる．

　TOFウォッチシリーズのうち，SXタイプはPCにリンクして継時的データを観察，保存できる点で，症例記録や研究データの管理にも応用される．刺激法は単収縮刺激よりも四連（train-of-four：TOF）刺激が臨床ならびに研究に適しており，長時間の連続刺激も安全である．深部遮断を評価するポストテタニックカウント（posttetanic count：PTC）刺激も TOF 刺激中，間歇的に応用でき，**PTC＜5に筋弛緩を維持すれば刺激による患者体動を予防できる**．

2 役立つ病態

　筋弛緩薬は元来，効果に個人差が大きい薬物であるため，**筋弛緩薬を用いる症例ではTOFウォッチを使用すべきである**．とくに神経筋疾患や筋弛緩薬の作用が大きくばらつきやすい**高齢者**では有用である．通常，**尺骨神経-母指内転筋**が測定部位として用いられる．手術体位や部位によっては，**顔面神経-皺眉筋，眼輪筋や脛骨神経-母趾屈筋**などにもTOFウォッチは適応できる．

　皺眉筋における筋弛緩効果は横隔膜や喉頭筋における推移と一致するため，気管挿管に適したタイミングや深部遮断の維持の評価に有用である．一方，筋弛緩からの十分な回復を評価するには筋弛緩薬に感受性の高い母指内転筋が適している．

3 基本的な波形や数値の読み方

　図1にTOFウォッチSXの専用ソフトウェアであるTOFリンクにより作成された筋弛緩推移図を示す．2 HzTOF刺激に対する4つの筋収縮反応（twitch：T）をそれぞれT1〜4と呼ぶが，重要なのは**T1加速度（T1値）**とT4加速度/T1加速度で計算される**TOF比**である．T1値の増減はシナプス後の現象，つまり筋弛緩薬が終板の筋型ニコチン性アセチルコリン受容体にどの程度結合しているかを表している．一方，非脱分極性筋弛緩薬による部分遮断時の特徴である減衰反応，つまりT1値に比べT2値，T3値，T4値が漸減して生じるTOF比の減少はシナプス前の現象で，神経終末からのアセチルコリン放出の漸減により生ずる．

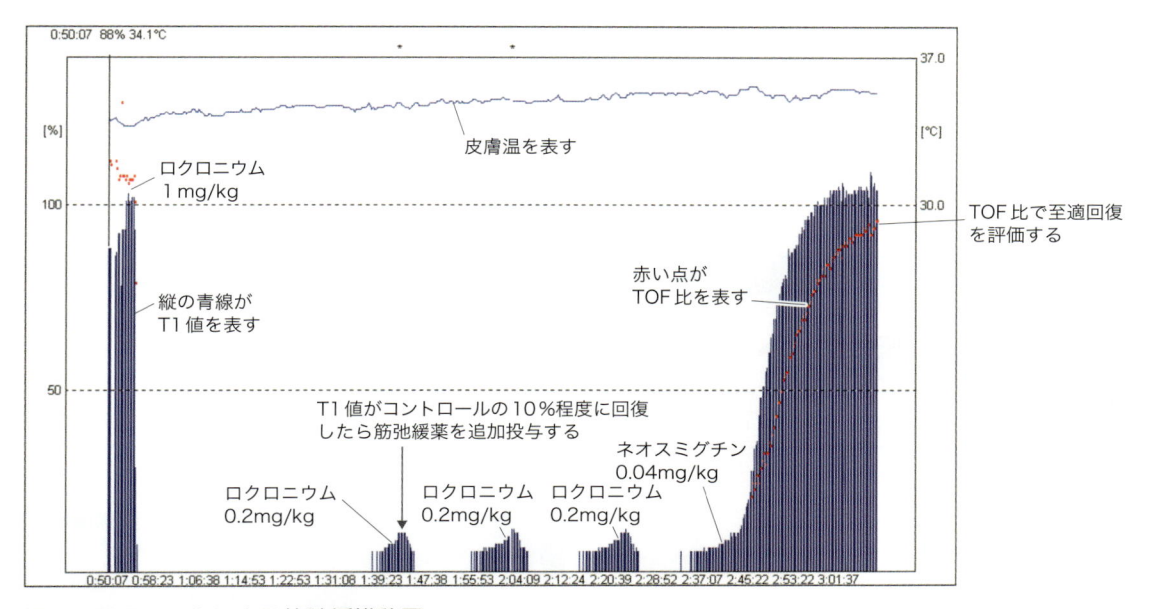

図1　TOFリンクによる筋弛緩推移図
T1値は縦の青線，TOF比は赤点で表示される．上部の線は皮膚温の推移を表す

Pitfall

- 階段現象に配慮．階段現象とは刺激開始後，筋収縮反応が漸増する現象で，興奮収縮連関の亢進や細胞内カルシウムの増加による反応と考えられる．反応の安定には小児で5分，成人では10分程度のコントロールTOF刺激を要する．T1を指標として作用発現，持続，回復時間を計測する場合には，筋弛緩薬投与前にT1値の安定が必須となる．さらに迅速に安定させるにはテタヌス刺激が必要となる．TOF比は階段現象中でも変化しない．よってコントロールが必要ないので，臨床的にTOF比のみを評価する場合には，筋弛緩薬投与後に刺激を開始してもよい．
- キャリブレーションをしないとTOF比が測定できない場合があるので注意．TOF比はコントロールを要しないのが利点ではあるが，TOFウォッチの場合，筋弛緩薬投与前にキャリブレーションをし，T1値を100％にするよう感度調整を済ませないと，途中から使用した場合にTOFカウントのみの表示で，TOF比を表示しないことがある．
- TOFウォッチでは加速度トランスデューサの特性として，筋弛緩薬投与前でのTOF比は1以上となる．よって筋弛緩からの回復の指標であるTOF比＞0.9は，TOFウォッチの場合には＞1が望ましい．
- 低体温時，具体的には筋上皮膚温＜32℃により筋弛緩薬が作用しなくともT1やTOF比が減少するため正確な評価が困難となる．

第2章 モニター機器　C）体温・神経系のモニタリング

13. BIS

機器紹介

日本光電工業株式会社

製品名

◆ BIS モニター

　麻酔深度（鎮静レベル）をモニタリングする装置である．患者の前額部に貼付した電極（BIS センサ，図1）により導出した脳波を元に意識・催眠レベルを表すBIS値を計算し，数値表示する．

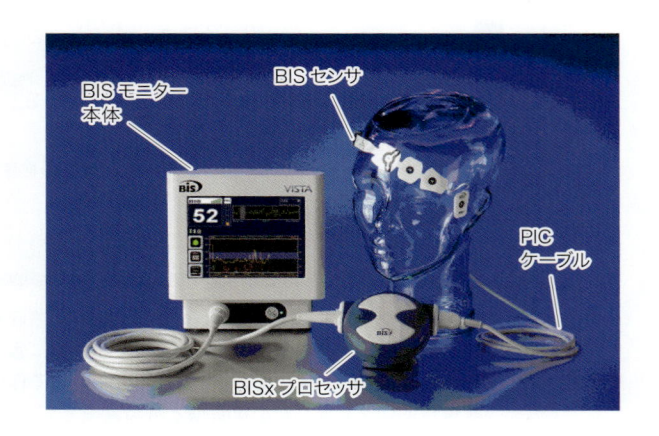

1 原理

　BIS値算出の詳細なアルゴリズムは公開されていないが、直前約1分間の脳波に対してアーチファクトを除去した後、いくつかの数値解析を行い3〜4種の脳波パラメータを算出し、これらに加えて脳波データベースを多変量解析して得られた係数を用いて算出されていることが知られている．つまりBIS値は純粋な測定ではなく推定値である．

　脳波データベースに含まれる麻酔薬はチオペンタール、イソフルラン、プロポフォール、ミダゾラムの4種に亜酸化窒素やオピオイド（おそらくはフェンタニルとアルフェンタニル）の組合わせである．また患者の年齢は明確には示されていないが30〜50歳程度と考えられる．小児のデータは含まれていない．メーカーから示されている計算の概要は図2の通りであるが、実際にはさらに複雑な処理を行っているようである．

A) BIS クワトロセンサ（成人用）　　　B) BIS 小児用 XP センサ（小児用）

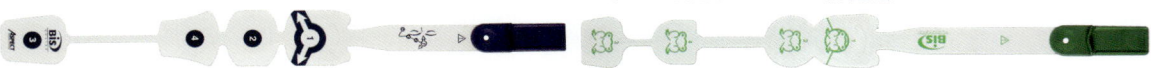

図1 BIS センサ
成人用（A）と小児用（B）の2種類がある

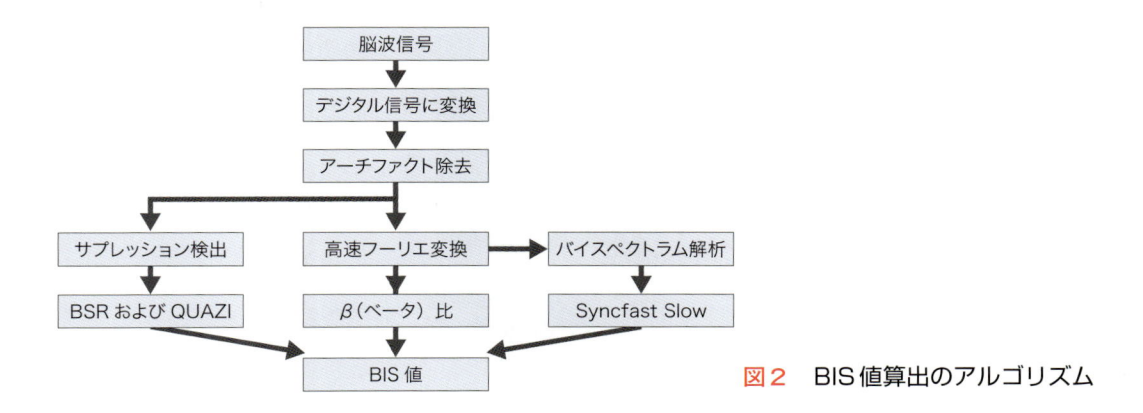

図2 BIS値算出のアルゴリズム

2 手術室/ICUにおけるBIS値のガイドライン

表1，2に手術室とICUにおけるBIS値のガイドラインを示す．

表1 BIS値の指標：BISガイドライン（手術室）

BIS		
	100	覚醒
		浅い〜中等度の鎮静
	70	深い鎮静／浅い睡眠（想起の可能性が低い）
	60	適切な睡眠（意識のある可能性が低い）
	40	深い睡眠
	0	EEGがフラット

表2 BIS値の指標：BISガイドライン（ICU）

BIS		
	100	覚醒
		普通の声に反応
	80	大声による呼びかけ，軽度の刺激や揺れに反応
	60	はっきりした想起の可能性が低い 呼びかけに対して無反応
	40	
	20	バーストサプレッション
	0	EEGがフラット

3 操作パネルについて（図3）

① **SQI表示バー**：SQI（Signal Quality Index）は過去約1分間の脳波信号のうちBIS値として算出可能であった割合（％）を表す．5本すべてのバーが緑色になるのが最適．SQIが15％を下回るとBISが表示されなくなる．
② **EMG表示バー**：70〜110Hzの周波数帯域のEMG（筋電図）をバーグラフで表示する．バーのレベルが小さいほど筋電図の影響を受けていないことを表す．
③ **SR**：SR（Suppression Ratio）は過去約1分間の脳波信号のうち平坦脳波を含む割合（％）を示す．デフォルト画面では非表示だが，メニュー画面より表示を選択することができる．
④ EMG/SQI/SRを第2トレンドとして表示可能．

図3 操作パネル
①〜④については本文参照

- SQI 表示バー（0〜100%）①
- BIS 値
- EMG 表示バー②
- アラーム消音キー
- メニューキー
- センサチェックキー（測定中にインピーダンスチェックが可能）
- SR（0〜100%）③
- 原EEG 波形
- BIS 値トレンドグラフ④
- 電源スイッチ

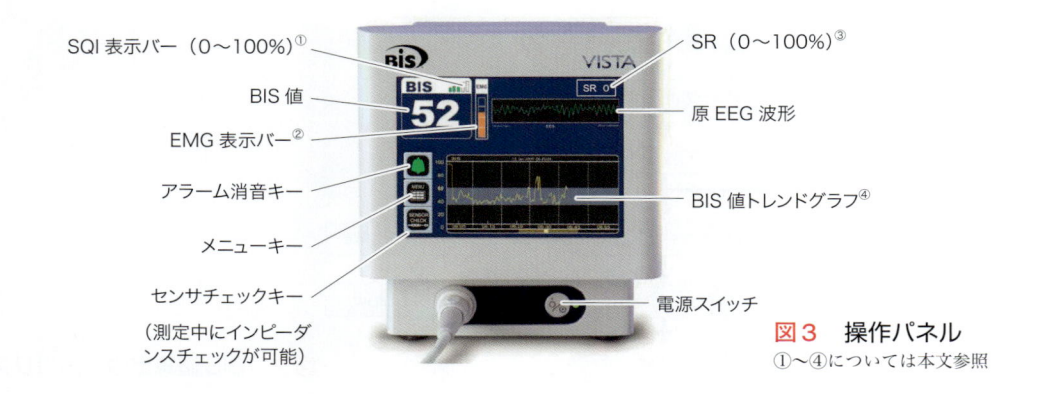

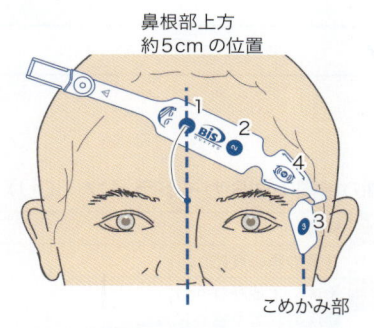

図4 電極の貼り付け位置
- 鼻根部上方約5cmの位置
- こめかみ部

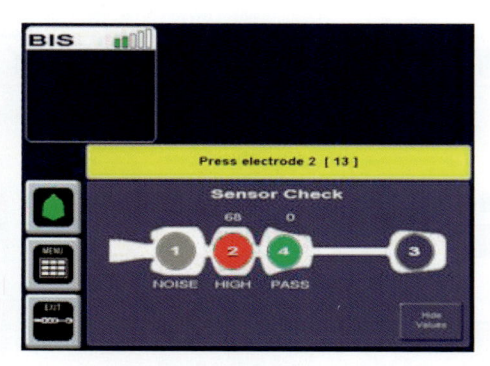

図5 インピーダンスチェック画面

4 セットアップ・使用手順

❶電源スイッチを押してBISモニタの電源をオンにする．
❷BISセンサを患者へ装着する．
　　a）アルコールで皮膚を清拭し，乾燥させる．
　　b）センサの1，2，3，4番電極を図4の位置に貼り付ける．
　　c）各電極の周辺（皮膚側の粘着部分）を軽く押し伸ばすようにして，しっかりと装着する．
　　d）適切な密着状態を保つために，1，2，3，4番電極をしっかりと約5秒間ずつ押さえる．
❸PICケーブルにBISセンサを接続する．
❹自動的にインピーダンスチェックに移行．電極のインピーダンスが高い場合にはメッセージが表示され，改善を促す（図5）．
❺インピーダンスチェックをパスしたらBISの測定が開始される．

Pitfall

　　PICケーブルのBISセンサ接続部には生食や消毒液が混入しないように注意すること．接触不良の原因となり，BISが測定できなくなる可能性がある．対策としては接続部にテープを巻きつけるなどして防滴する．混入し，接触不良になった場合，PICケーブルの交換が必要となる．

臨床での使用法

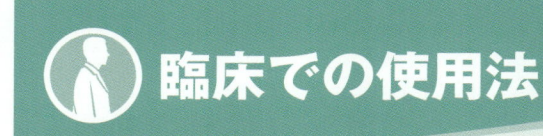

萩平 哲

1 使用できる場面

「手術室」での**全身麻酔（吸入麻酔薬，プロポフォール）**に使用できる．ただし，「機器紹介」の項の測定原理のところで解説しているように脳波データベースを解析して得た係数を用いているためデータベースに含まれない麻酔薬を使用する場合には原則として，適応可能性を先に検討しておく必要がある．

例えばセボフルランはデータベースに含まれていないがKatohら[1]の研究から使用可能であることが示されている．ケタミン単独や，各種全身麻酔薬にケタミンを加えた麻酔ではBIS値は本来の鎮静度よりも高くなるため使用は難しい．

また，術中に筋電図が混入すると鎮静度に関係なくBIS値は高くなる．さらに，鎮痛が不十分である場合には適切な鎮静度を示す保証はないため，**適切な鎮痛が重要**である[2]．脊髄くも膜下麻酔に鎮静を行った場合や「ICU」での使用など筋弛緩薬が使用されていない状況や鎮痛が不十分な状況では，BIS値の解釈は容易ではない．デクスメデトミジンによる鎮静中の脳波は，徐波睡眠に類似しており，またBIS値は徐波睡眠のレベルと相関して変化するためBIS値をある程度の指標とできるが，麻酔と睡眠が異なるように刺激に対する応答性には違いがあると考えるべきである．

2 役に立つ病態

BISモニターの有用性を調べた大規模研究[3]でも，吸入麻酔薬の場合には術中覚醒の確率に有意差は認められていない．これはBIS値が予測値であるということと，吸入麻酔薬の感受性の個人差が小さいことが理由であろうと考えられる．一方で**全静脈麻酔**（total intravenous anesthesia：TIVA）の場合にはBISモニターは有用であると考えられている．静脈麻酔では吸入麻酔薬のように呼気濃度を計測することができず，TCI（target controlled infusion）ポンプの設定では薬物動態の誤差もあるため適正と考えられる維持濃度の個人差が大きいため，脳波モニタリングによる補正が果たす役割が大きいことが理由と考えられる．

3 波形や読み方

BISモニターを適切に使用するためにはBIS値だけでなく脳波波形そのものにも注意しておくことが重要である．BIS値などの脳波パラメータは脳波波形の一部の特徴を示しているに過ぎないからである．さらにはEMG，SR，SQIにも注意をしておく．EMGが混入すれば意識レベルに関係なくBIS値は上昇する．

SR値に関しては全体の脳波振幅が小さい場合にはsuppressionパターンを誤判定している可能性があるため脳波波形上 burst and suppressionパターン（平坦脳波の後に高振幅速波が存在：図1）かどうかを判断する必要がある．

A） burst and suppression パターン

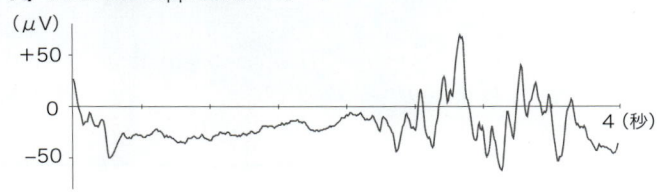

B） 鎮静も鎮痛も適切と考えられる時の典型的な脳波波形

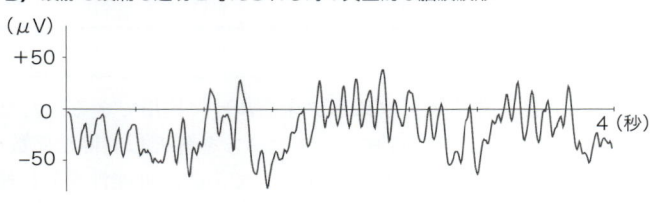

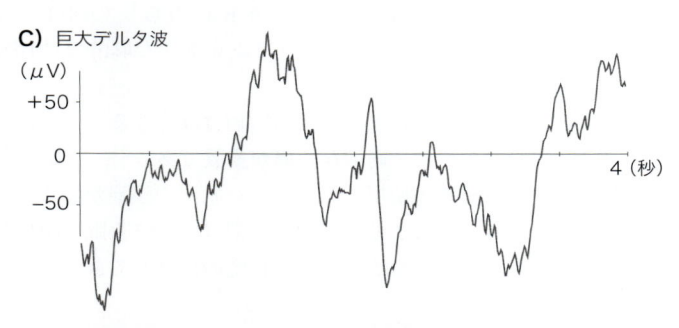

C） 巨大デルタ波

図1　プロポフォール麻酔中の脳波波形

　BISモニターを使用する際にはBIS値のトレンドよりも脳波波形を常に表示させておくことをお奨めする．成人では25μV/divに，小児では50もしくは100μV/divに目盛りを設定しておくとよい．脳波振幅が十分に大きい（成人で10～15μV程度，小児なら20μV以上）場合には多くの場合鎮静も鎮痛もある程度以上のレベルになっていると考えてよい．もし麻酔維持時に振幅が小さくなる場合には鎮痛不足を考慮して鎮痛薬を追加して反応を観察するとよい．

Pitfall

1）BIS値は測定値ではない

　　測定原理で解説しているようにBIS値は測定値でなく予測値であるため，脳波波形がデータベースにあるような典型的なパターン[4～6]を示す場合にはBIS値は妥当な値を示すが，そうでない場合にはかなりの誤差を生じることもある．したがって，メーカーが推奨するようなBIS値を40～60にコントロールすればよいというのは適切ではない．
　　一般的には20～40歳くらいで麻酔中の脳波振幅が大きい場合には浅い鎮静レベルからBIS値は30台後半の数値を示すようになり，そこから麻酔薬濃度を上昇させてもかなり深いレベルまでBIS値は変化しなくなる．

一方で麻酔薬濃度を上昇させても脳波振幅が大きくならないような場合では，適切な鎮静と思われるレベルでもBIS値は50台後半から60近い数値を示し，それ以下にはなかなか下がらない．
　高齢者で脳波振幅が小さいときにBIS値が高いからといって麻酔薬濃度を上昇させると覚醒遅延が生じる可能性もある．心配なら一度麻酔薬濃度を上昇させてどのくらいの濃度でburst and suppressionパターンが観測されるか（BISモニターではSR値が増え始めるか）を確認し，それを参考に維持濃度を設定するとよい．
　Burst and suppressionパターンというのは平坦脳波と高振幅速波が繰り返される形であり，このパターンは明らかな深麻酔もしくは脳虚血時などに認められる．深麻酔とは考えられないのにこのパターンが認められた場合には脳虚血も疑う必要がある．
　このほか，図1Cに示すような巨大なデルタ波が出現すると本来の鎮静度にかかわらずBIS値は異常に低い値を示す．SRが0であるにもかかわらずBIS値が10未満にまでなることもあり注意が必要である．

2）鎮痛は重要

　先にも述べたようにBISモニターで鎮静度を正しく推定するためには適切な鎮痛が必須である．

3）小児の問題点

　小児用のBISのプローブも販売されているが，BIS値算出の脳波データベースには小児の脳波は含まれていない．また脳波は脳の発達と共に変化し，小児の麻酔中の脳波は成人のそれとはかなり異なる．
　少なくとも新生児および6カ月未満の乳児ではBIS値は意味がない．3歳以上ではBIS値は麻酔薬濃度に依存した変化を示すが，成人と同じ基準で考えてはいけない．筆者のデータでは年齢が低いほど一般的に目指すべきBIS値は成人のそれより高くなる．

4）生理的条件

　脳波は種々の生理的条件で変化する．低体温，過換気，低換気，脳虚血などの要因で脳波は変化するため，これらが存在する場合には麻酔薬の効果を正しく判定できなくなっている可能性を考慮しなければならない．
　脳梗塞など脳に器質的障害を有する場合にも注意が必要である．

　これまで解説してきたように，BIS値から麻酔薬の効果を読み取るには種々の条件をクリアしていることが重要である．

文献

1) Katoh T et al：Anesthesiology, 88：642-650, 1998
2) Hagihira S et al：Anesthesiology, 100：818-825, 2004
3) Avidan MS et al：New Eng J Med, 365：591-600, 2011
4) Sigl JC & Chamoun NG：J Clin Monit, 10：392-404, 1994
5) Glass PS et al：Anesthesiology, 86：836-847, 1997
6) Rampil IJ：Anesthesiology, 89：980-1002, 1998

第2章 モニター機器　C）体温・神経系のモニタリング

14. エントロピー

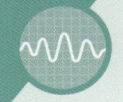

機器紹介

高松　功

製品名

◆ エントロピー脳波モジュール

GE Healthcare社製患者モニター用の脳波モジュールで，1チャンネルの脳波波形，演算されたエントロピーパラメータ2つ，およびバーストサプレッション比を測定し，脳波の状態を客観的に認識できる．

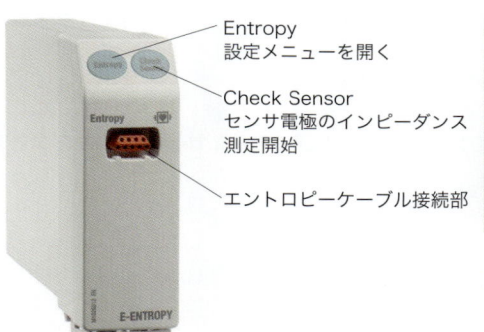

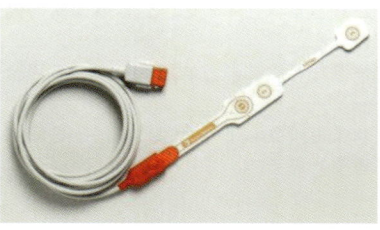

- Entropy
  設定メニューを開く
- Check Sensor
  センサ電極のインピーダンス測定開始
- エントロピーケーブル接続部

［エントロピーセンサケーブルとエントロピーセンサ］

1　原理

　エントロピーモニタは前頭部に貼付したセンサからの信号を解析することにより脳波を測定するモニターである．エントロピーとは信号の不規則性を数値化したもので，不規則なほど数値は高く，規則的になるほど数値は低い．脳波は意識を失ったときに**不規則なパターンからより規則的なパターンへ変化し，エントロピーは減少**する．

　前頭部に貼付したセンサ（エントロピーセンサ）からの信号は大脳皮質活動電位（脳波）と筋肉の電気活動（前頭部筋電活動）が混在したものである．低い周波数帯は主に脳波成分で，高い周波数帯は主に筋電活動の成分である（図1）．

　エントロピーでは2つのパラメータを算出する．エントロピーセンサからの信号のうち低い周波数帯（0～32Hz帯域の脳波）の信号から算出した値がState Entropy（SE）であり，高い周波数帯（0.8～47Hz

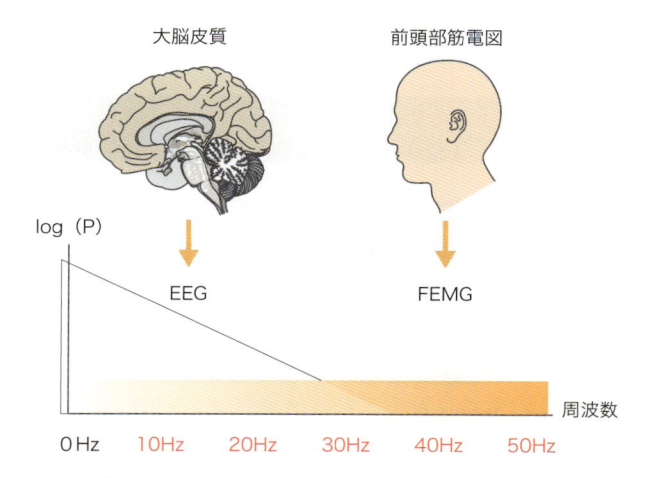

図1 脳波（EEG）と前頭部筋電図（FEMG）
EEG：Electroencephalography（脳波），FEMG：Frontal Electromyography（前頭部筋電図）

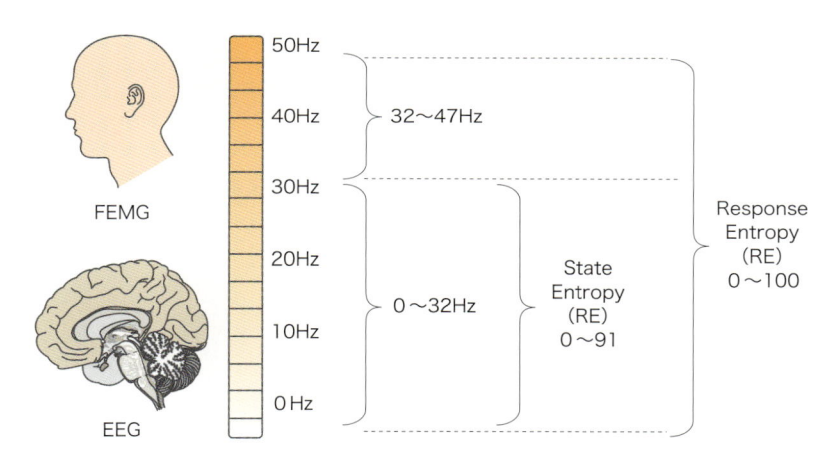

図2 State EntropyとResponse Entropy

帯域の筋電活動を含む脳波）の信号から算出した値がResponse Entropy（RE）である（図2，3）．

1）BSR［Burst suppression ratio：平坦脳波の割合（バーストサプレッション比）］

BSRとは脳波の測定時間全体に対する抑制期間（等電位線・平坦線がみられる期間）の1分間あたりの割合を示す．エントロピーパラメータが示す数値範囲が減少すると，脳波の抑制期間は増加しはじめ，BSRパーセンテージの増加という形で現れる．

2 セットアップ・使用手順

❶エントロピーセンサケーブルをエントロピーケーブル接続部に接続する．
❷センサを取り付ける前に取付け部位の皮膚をアルコールで拭き乾燥させる．
❸眉の上（2～3 cm）の前頭にセンサを貼る．1番を前頭の正中線に固定する．3番を目の縁と生え際

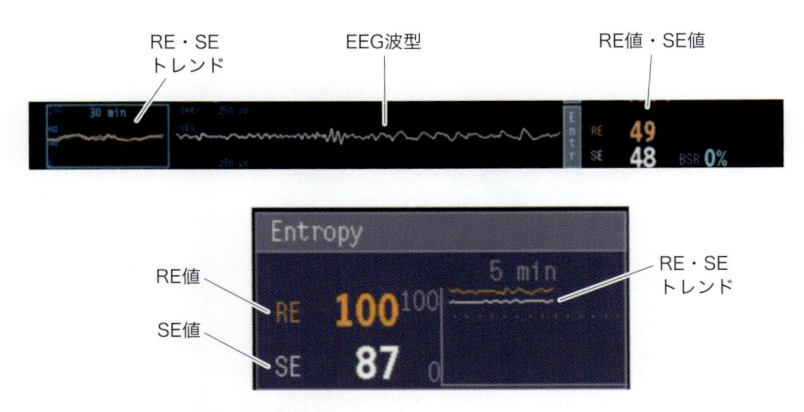

図3 エントロピー測定表示

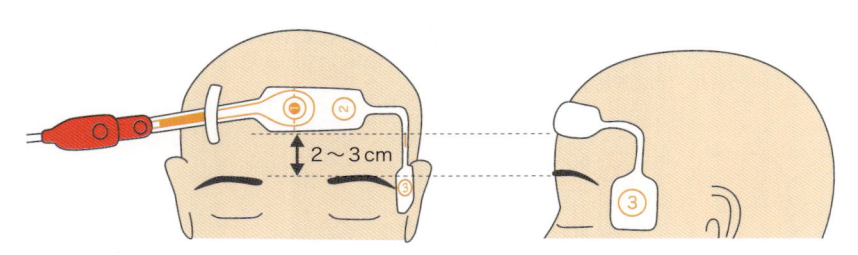

図4 エントロピーセンサ使用方法
1番を前頭の正中線に，3番を目の縁と生え際の間に固定し，5秒間強く電極を押す

の間に固定し，5秒間強く電極を押す（図4）．
❹センサをエントロピーセンサケーブルに接続する．
❺測定はセンサが点検にパスした後，自動的に開始される．

Pitfall

- 患者の体動によってアーチファクトが生じたり，測定に干渉することがある．
- エントロピー測定値は，神経疾患，神経外傷，またはその後遺症がある患者を測定するときには一貫性がないことがある．
- エントロピー測定は小児患者では妥当性が確認されていない．
- センサケーブルのセンサコネクタが液体に触れていないことを確認する．
- 振動や電磁干渉が極端に大きい場所での設置，測定は避ける．
- 電極，センサ，コネクタがアースなどの電導性物質に触れないようにする．
- エントロピー測定は，特定麻酔薬の効果を判断する上で，他の生理学的パラメータに対する補助的データとして使用する．

エントロピー

臨床での使用法

高松　功

1　使用できる場面

1）手術室

GE Healthcare社製手術室モニタ（S/5患者モニタ）にモジュールを接続することにより使用可能でBISのように単体機はない．**術中脳波の状態・麻酔薬による鎮静効果の判定**に用いる．ノイズ除去アルゴリズムが優れていて手術中安定した測定が可能である[1]．

2）ICU・救急など

GE Healthcare社製ベッドサイドモニター（CARESCAPE™ベッドサイドモニタ B650）にモジュールを接続することにより使用可能．**脳波の状態・鎮静薬による睡眠効果の判定**に用いることが期待される．

2　役立つ病態

- 全身麻酔中における麻酔深度の判定．
- エントロピー値は鎮静レベルと相関し，ICU・救急における鎮静度の判定にも用いられる（図1）．
- 2つのパラメータによる麻酔深度の評価が可能．

　脳波活動（SE：State Entropy）
　　・主に脳波から算出されたパラメータ．
　　・麻酔薬による鎮静効果を反映する．

　脳波＋顔面筋筋電活動（RE：Response Entropy）

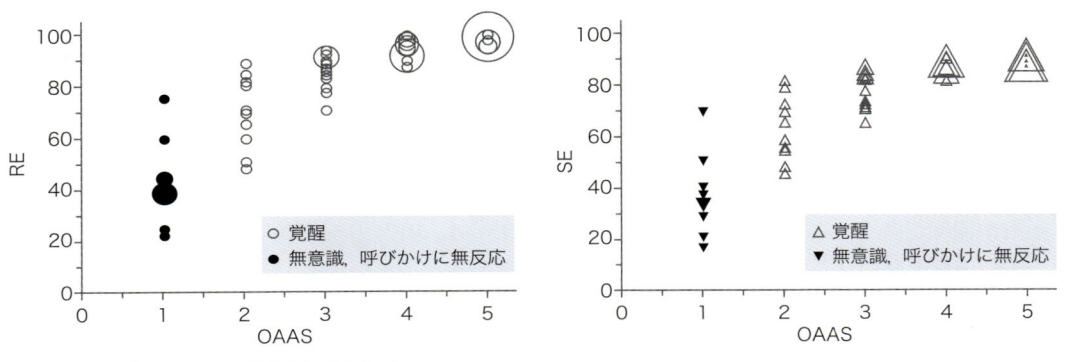

図1　エントロピーとOAASの関係
鎮静度（OAAS）が浅くなるとREとSEは増加する．OAAS：Observer's Assessment of Alertness/Sedation rating scale．
文献2より引用

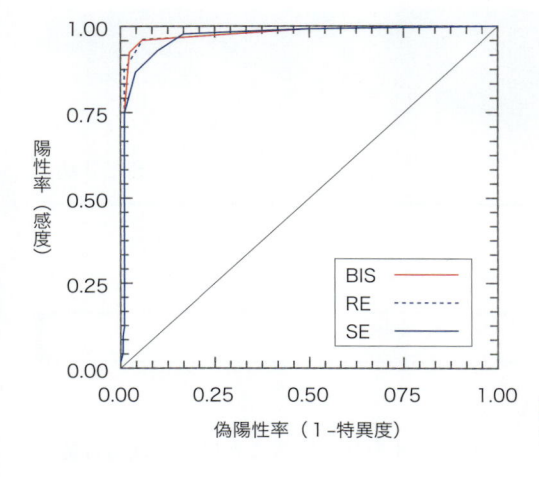

図2 ROC（Receiver operating characteristics）曲線[※1]
覚醒状態の検出に関するROC曲線．文献3より引用

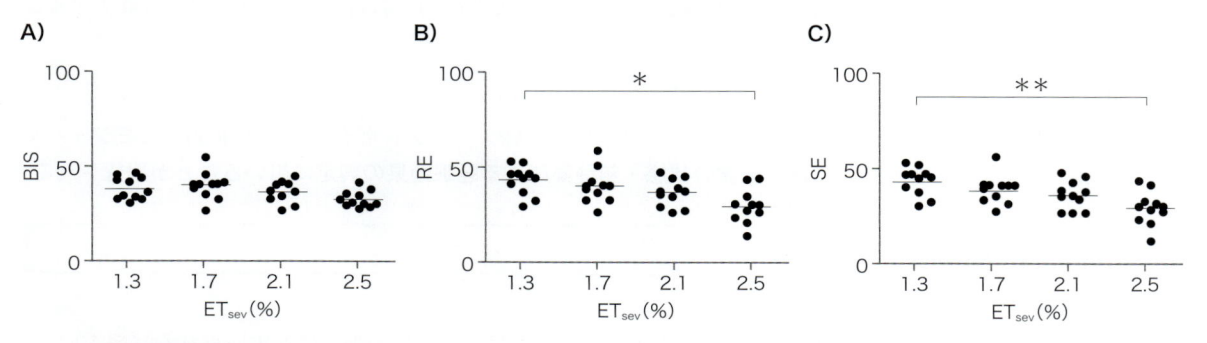

図3 麻酔深度とBIS・RE・SE
セボフルラン1.3〜2.5％でBIS値（A）はほとんど変化しないがエントロピー（B，C）は低下する．文献4より引用

- 脳波＋顔面筋筋電活動から算出されたパラメータ．
- 皮膚切開などの外部刺激（侵害刺激）に対する患者の反応を示す．
- 顔面筋は他の骨格筋に比べて筋弛緩薬に抵抗性で，筋弛緩薬使用中でもある程度は筋電活動が認められる．
- 覚醒状態の検出はエントロピーモニターとBISは同程度と考えられる（図2）．
- BIS値40前後ではセボフルラン濃度に対してBIS値は変化しないが，この麻酔深度でもエントロピーは麻酔深度とともに低下する（図3）．

3 波形や数値の読み方

- 麻酔深度が深くなると2つのパラメータ（SE：0〜91，RE：0〜100）ともに減少し，全身麻酔中における推奨範囲はともに40〜55程度と考えられている．
- 必要以上に深い麻酔状態になると脳波上バーストサプレッションパターンが現れBSR値（1分間に占めるsuppressionの割合）が上昇する（図4）．
- 鎮痛が不十分なときに侵害刺激が加わると顔面筋筋電活動が増加し，SEとREは解離する．

[※1] ROC曲線はモニタの性能評価に用いられる．曲線の下側の面積が1に近いほど性能が良い．

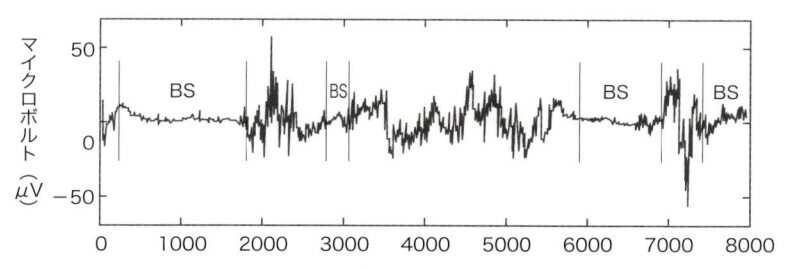

図4 バーストサプレッション出現時の脳波
サプレッション部分はエントロピー＝0として計算される．BS：バーストサプレッション．
文献5より引用

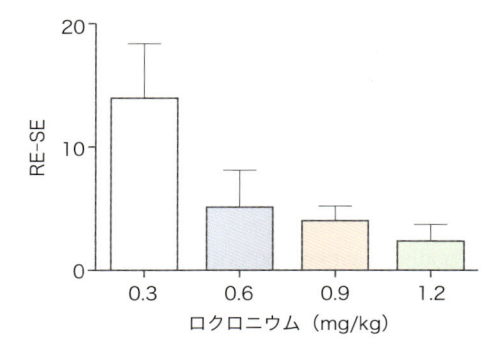

図5 筋弛緩薬が気管挿管時のREとSEの解離（RE-SE）に及ぼす影響
気管挿管時のRE-SE上昇はロクロニウムにより容量依存性に低下する．文献6より引用

> **Pitfall**
> - REとSEの解離は筋弛緩状態に影響される（図5）．そのためREとSEの解離を用いて鎮痛状態を定量化するには限界がある．
> - SEも筋弛緩薬の影響を受ける．そのため脳波と筋電活動は単純にSEの最大周波数32Hzでは分離されず，オーバーラップしていると考えられる[6]．
> - REは約2秒で算出されるが，SEは時間がかかる（最高で約60秒）[5]．そのため麻酔深度が浅くなる局面ではREの上昇が先行し，REとSEは解離する可能性がある．
> - 麻酔からの覚醒時には32Hz以上の周波数帯域（γ領域）の脳波が増加するためREとSEは解離する．
> - 鎮静中のエントロピー値はBISに比べてばらつきが大きいとの報告もある[7]．
> - ICUや救急でのモニタリングでは顔面筋筋電活動や体動によるアーチファクトなどの影響を受ける．

文献
1) White PF et al：Anesth Analg, 102：160-167, 2006
2) Anderson RE & Jakobsson JG：Br J Anaesth, 92：167-170, 2004
3) White PF et al：Anesth Analg, 102：160-167, 2006
4) Takamatsu I et al：Br J Anaesth, 96：620-626, 2006
5) Viertiö-Oja H et al：Acta Anaesthesiol Scand, 48：154-161, 2004
6) Kawaguchi M et al：Br J Anaesth, 102：667-672, 2009
7) Haenggi M et al：Crit Care, 13：R20, 2009

15. AEP

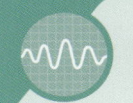

機器紹介

フクダ電子株式会社

製品名

◆ aepEX PLUS

　AEPモニターは，聴覚刺激によって発生する誘発電位（auditory evoked potentials：AEP）を測定する聴覚誘発反応測定装置である．誘発電位のうち，特に潜時と振幅が覚醒レベルによって変化することに着目し，それらを測定して数値化し，独自のAEP指数として表示する．

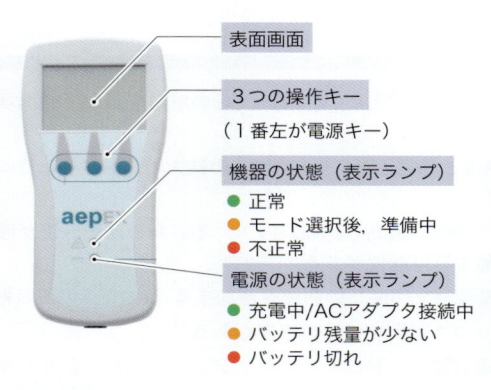

[aepEX PLUS 外観]

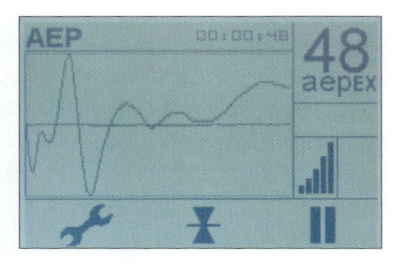

- 表面画面
- 3つの操作キー（1番左が電源キー）
- 機器の状態（表示ランプ）
  - ● 正常
  - ● モード選択後，準備中
  - ● 不正常
- 電源の状態（表示ランプ）
  - ● 充電中/ACアダプタ接続中
  - ● バッテリ残量が少ない
  - ● バッテリ切れ

[測定中の画面表示]

1 原理

　両耳にあてたイヤホンから144msec（6.9Hz）間隔の断続的なクリック音を出力すると，音が聴覚への刺激となって誘発電位が出現する．この誘発電位を前額部2カ所，耳の後ろ1カ所の計3カ所に装着した頭皮電極によって測定する．このときに得られる誘発電位の電圧は1μV程度であり，皮質脳波の10分の1程度に過ぎないため，刺激音を出力するタイミングと同期をとって，得られた波形に対して加算処理を行う．加算処理を行うことにより刺激音とは非同期な波形成分は打ち消され，刺激音に同期した誘発電位が抽出される．

図1 聴覚刺激による誘発電位
ABR：auditory brain stem response（聴性脳幹反応），LAEP：short latency AEP（短潜時聴性誘発電位），LLAEP：long latency AEP（長潜時聴性誘発電位）

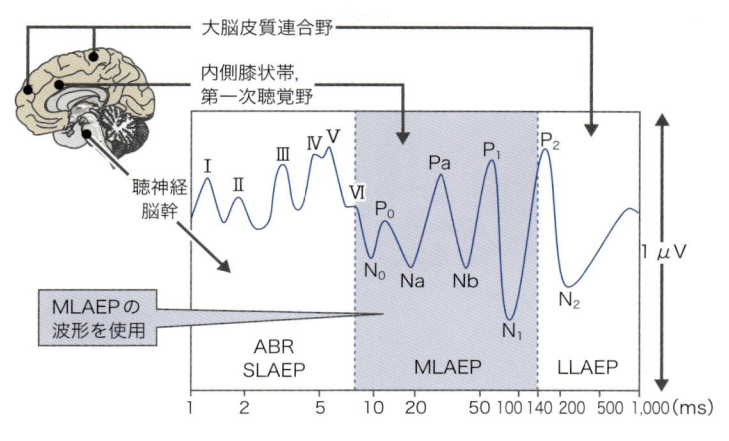

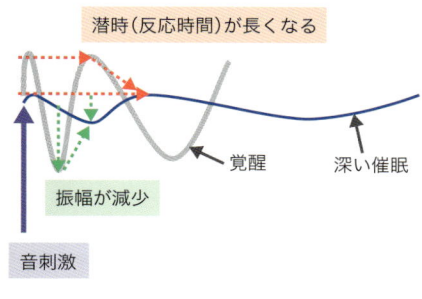

図2 覚醒レベルの変化による中潜時部波形の変化のイメージ

　抽出した誘発電位のうち，意識レベルに応じて特徴的に変化する主に中潜時聴性誘発電位（middle latency AEP：MLAEP，刺激後144ミリ秒までの波形）の各点における振幅をサンプリングし（図1，2）[1]，得られたサンプリング値V_iを用いて，以下の演算によるAEP指数の算出を行う．

$$\text{AEP指数} = K \sum_{i=1}^{N} \sqrt{|V_i - V_{i+1}|}$$

K：AEP指数を最大100とするための調整係数
N：サンプリング数
256回（37秒）の加算平均で144msecごとにAEP演算の更新

　そして，演算によって得られたAEP指数（15〜100，単位はなし）を画面に表示する．覚醒レベルが高いほど，AEP指数は高くなる．典型的なAEP指数は，**正常覚醒状態で65〜85，正常覚醒と無意識の閾値が50〜60，手術進行中は30〜45**とされているが，刺激に対する反応には個人差があり，これらの値は絶対的なものではない．

　刺激開始後，加算処理が行われて最初のAEP指数が表示されるまで約40秒かかり，その後は約1秒ごとに数値を更新していく．

　AEPモニターは，音刺激に対する聴覚系の応答を波形として捉え，その潜時と振幅からAEP指数を算出している．音刺激による誘発反応は，手術刺激，鎮痛薬，鎮静薬の生体への影響を反映しており，これらは覚醒レベルとしてAEP指数に反映していると考えられる．

　AEPモニターは，手術開始時の麻酔導入中や，手術中および手術終了の回復時において覚醒レベルを評価する指標の1つとして使用する．生体反応を計測して指数を算出することから，使用されている薬剤の影響を受けにくいという特徴がある．

2 装着法，基本的操作法

❶専用の頭皮脳波電極AEPセンサ（3カ所）を装着する（図3）．

黒電極：前額部の中心
青電極：黒電極の右側（患者から見て）10mmの位置
白電極：右耳の乳様突起部

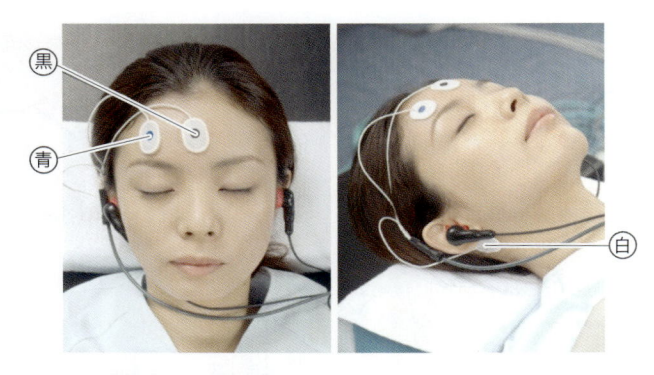

図3　頭皮脳波電極の装着

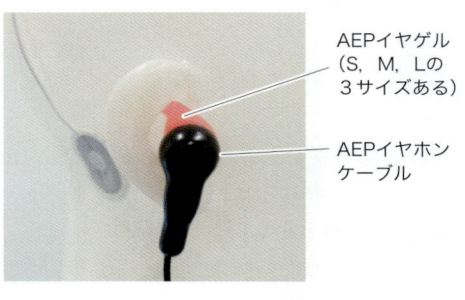

図4　イヤホンケーブルの装着

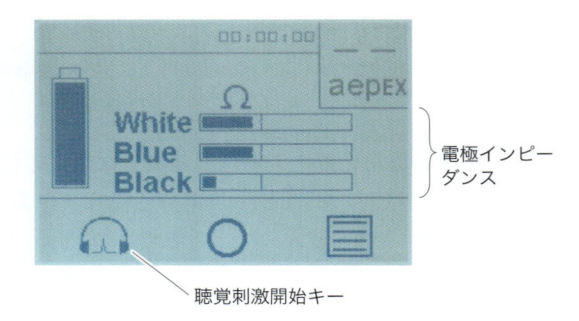

図5　測定開始前画面

　誘発電位はμVオーダーと非常に微小であるため，頭皮脳波電極を装着する際には，専用のスキンクリーナで皮膚処理を行い，皮膚との接触インピーダンスを低くする必要がある．
❷AEPイヤゲルを取り付けたAEPイヤホンケーブルを患者の両耳に装着する（図4）．
❸表示画面でWhite，Blue，Blackすべての電極インピーダンスが基準線以下になっていることを確認したうえで聴覚刺激開始キーを押すと（図5），AEP指数算出のための聴覚刺激が開始される．

Pitfall

- 聴神経あるいは脳幹の聴覚伝導路に障害がある患者の場合には慎重に適用すること．
- 頭皮脳波電極は装着後，接触インピーダンスが安定するまで数分間かかることがある．
- 頭皮脳波電極やイヤゲルは単回使用品であり，繰り返しの使用はしないこと．

文献

1）土井松幸：Anet, 12(3)：11-15, 2008

AEP

臨床での使用法

土井松幸

1 はじめに

　音刺激に誘発される中枢神経の電位を聴性誘発電位（Auditory Evoked Potential：AEP または Auditory Evoked Response：AER）と呼ぶ．麻酔薬による AEP の変化や，麻酔深度の指標として研究される対象となったのは，1980年代以降である．当初は AEP 波形のピークの潜時や振幅をオフラインで計測する研究方法であった．AEP 波形をリアルタイムで解析して数値化し，麻酔深度モニタとして利用する研究は，英国グラスゴー大学の Gavin Kenny によって1990年代に行われた．Kenny の開発した AEP モニタは，aepEX モニタと命名され，わが国では2009年に市販され臨床使用されるようになった．

2 使用できる場面

1）手術室
- 全身麻酔中の意識の有無の判別，催眠レベルの評価．
- 筋弛緩薬を用いない全身麻酔での反応の予測．

2）ICU
- 筋弛緩薬を用いた重症患者の意識の有無の判別．
- 中枢神経障害の評価．

3 役立つ病態

1）意識の有無の判別と催眠レベルの定量

　麻酔用中枢神経モニタとしてもっとも強く期待される能力は意識の有無を明確に判別できることであり，これが可能ならば**術中覚醒の防止**に大きく貢献できる．また催眠の深さを定量できれば，患者が容易に覚醒する状態か否か評価することが可能となり，**覚醒遅延**を防ぐ上で有用な情報を得ることができる．
　聴覚刺激から潜時8 ms までの短潜時聴性誘発電位（Short Latency AEP：SLAEP）は聴性脳幹反応（Auditory brainstem response：ABR）とも呼ばれ麻酔薬によりほとんど影響を受けないが，ABR に続く中潜時聴性誘発電位（Middle Latency AEP：MLAEP）の主要ピークはほぼすべての麻酔薬，鎮静薬で用量依存性に潜時が延長し振幅が縮小する．aepEX モニタが測定対象とする144msの AEP は MLAEP が主体となる．
　aepEX 値と，プロポフォールの血中濃度との関係を図1に示す[1]．プロポフォール麻酔からの覚醒過程で開眼前の aepEX 値（○）は，予測血中濃度依存性の変化は小さかったが一相性の直線的な関係を示した．また開眼直後（●）ならびに麻酔導入前（×）の意識がある状態では著しく高い aepEX 値を示し

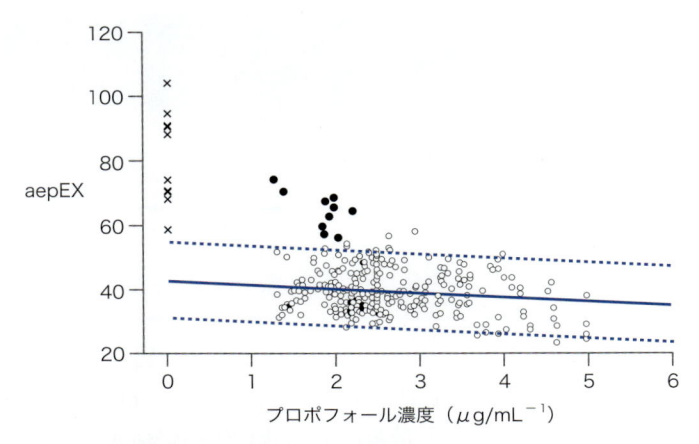

図1 予測血中プロポフォール濃度とaepEX
○麻酔覚醒前，●開眼後，×麻酔導入前．詳細は本文参照
文献1より引用

た．セボフルランやイソフルランなどの揮発性麻酔薬やケタミンでも同様の結果を示す．aepEXモニタは全身麻酔や集中治療[2]において**患者の意識の有無を判別**するのに有用である．

2）反応の予測

　セボフルラン麻酔下に皮膚切開に誘発される体動の有無を，直前に測定したaepEXの値により予測できた[3]．またプロポフォールによる麻酔導入時のラリンゲルマスク挿入に対する体動出現の有無に関しても，直前のaepEXの値で予測が可能であった[4]．

3）中枢神経障害の評価

　aepEXモニタのAEP波形にて潜時8 msまでのABRは脳幹の反応を，それに続くMLAEPは皮質と皮質下の反応を起源とする．aepEX値のみでは判断できないが，波形を観察することにより**中枢神経障害の評価**の一助となる．aepEXモニタにて中枢神経障害を疑った場合は，**正規のAEP検査を実施**して評価する．

4　波形や数値の読み方

　aepEXでは音刺激に誘発される144msの脳波を256回加算してAEP波形を計測する．フィルターにて220Hz以上の周波数成分が除去されているため，ABRの各ピークは弁別できずⅤ波を中心とした1つの陽性波としてのみ観察できる．144msのAEP波形を256のセグメントに分割し，隣り合うセグメントの電圧差の絶対値の平方根を足し合わせた値に係数kを掛けてaepEX値を算出する．完全覚醒時AEPを模した振幅2.2μV，55Hzの正弦波で100を示すようkを選択している．aepEX値は平坦波形で0となるが，完全覚醒時では必ずしも100を示さず患者ごとに差がある．

　プロポフォール投与により，無意識である確率が5％，50％，95％となるaepEX値は57，48，39であった[5]．術中覚醒を防ぐためには**aepEXを40未満に維持**することが望ましい．また筋弛緩薬を用いないセボフルラン麻酔下で皮膚切開による体動を抑制できる確率が50％，95％となるaepEX値はそれぞれ37.7，32.7であった（**図2**）[3]．プロポフォール麻酔下で筋弛緩薬を用いずにラリンジアルマスクを挿入する際，体動を抑制できる確率が50％，95％となる刺激直前のaepEX値はそれぞれ45.4，33.1であった[4]．

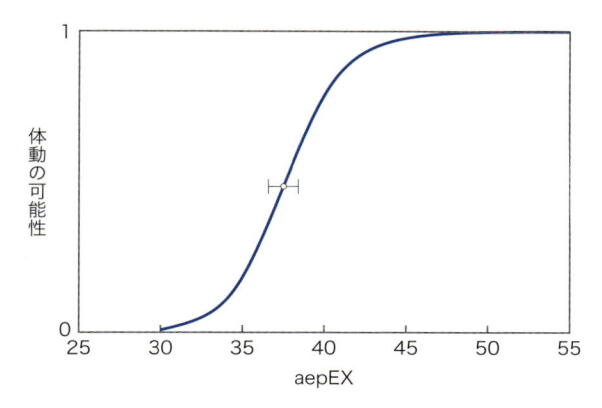

図2 セボフルラン麻酔下での，aepEXと体動の可能性の関係
○：体動の可能性50％（95％信頼区間），文献3より引用

筋弛緩薬や局所麻酔を併用しない全身麻酔では，体動を防ぐためにaepEXを35未満まで低下させることが望ましい．

Pitfall

1）時間遅れ
　aepEXモニタは，1秒ごとに測定値を更新して表示するが，6.9Hzの頻度で256波形を加算してAEPを計測しているので約37秒前の情報が含まれている．また電気メス使用時などノイズ除去回路によって測定波形が高頻度に加算から除かれる場合には，情報の更新が進まず測定値にはさらに古い情報が含まれるので留意する．

2）電気的ノイズ
　頭皮電極から導出されるAEPの電圧は1μV程度で皮質脳波の10分の1にすぎない．電器メスなど220Hz以上のノイズはフィルターによって除去されるが，より低周波のノイズは混入しやすい．皮膚を消毒綿球やスポンジで擦る操作で発生する低周波ノイズなどは除去されづらく測定値が大きく表示される誤差となるが，モニタ上の波形でノイズであることを鑑別できる．

3）後耳介筋（Postauricular muscle：PAM）筋電図
　70dBnHL以上で音刺激を加えた時に，後耳介筋が脳幹を介する神経反射で収縮し，潜時15msあたりに大きな筋電図が混入する．筋弛緩薬で消失するので，筋弛緩効果の減弱とAEP反応の増大と混同しやすいので注意を要する．筋弛緩薬が効いていない状態ではaepEXが高値を示す可能性があることを留意する．

文献
1）Doi M et al：Br J Anaesth, 78：180-184, 1977
2）Doi M et al：Intensive Care Med, 31：41-47, 2005
3）Kurita T et al：Anesthesiology, 95：364-370, 2001
4）Doi M et al：Br J Anaesth, 82：203-207, 1999
5）Schraag S et al：Anesth Analg, 89：1311-1315, 1999

第2章 モニター機器　C）体温・神経系のモニタリング

16. 近赤外線組織酸素飽和度

機器紹介

コヴィディエン ジャパン株式会社

製品名

◆ INVOS™

INVOS™はセンサー直下のrSO$_2$（regional Saturation of Oxygen）を非侵襲的，連続的かつリアルタイムにモニタリングする．rSO$_2$とは，microvascular（細動脈・細静脈・毛細血管）の酸素飽和度のことで，「局所混合血酸素飽和度」もしくは「組織酸素飽和度」と呼ばれている．

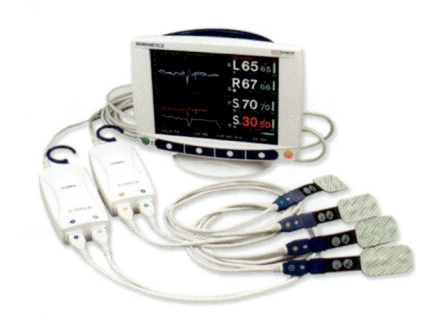

1　原理

INVOS™は2波長（730mmと810mm）の近赤外光を利用し，その吸光比率からrSO$_2$を算出する（p.171のNote 1 参照）．組織を通過した光は，光源からの距離が異なる2つの受光部（30mmと40mm）によって検出され，深部のシグナルから浅部のシグナルを減算している．これにより，脳内酸素飽和度の場合には頭蓋骨や頭皮など不純なシグナルを取り除き，大脳皮質メインのシグナルを得ている（図1）．

rSO$_2$算出のアルゴリズムを作るにあたり，NIRS（Near Infrared Spectroscopy）は吸光比率に対して参照する実測値（たとえばパルスオキシメータであればco-oximeterで測定するSaO$_2$）がないため，rSO$_2$（組織酸素飽和度）に関与するSaO$_2$とSvO$_2$を参照している．INVOS™の場合，先行研究によって判明した動脈と静脈の比25：75を採用し，得られた赤外光の吸光比率に対して，実測したSaO$_2$およびSjvO$_2$（内頸静脈球酸素飽和度）にそれぞれ0.25および0.75を積し，それらの和を参照値とするアルゴリズムを用いている（p.171のNote 2 参照）．

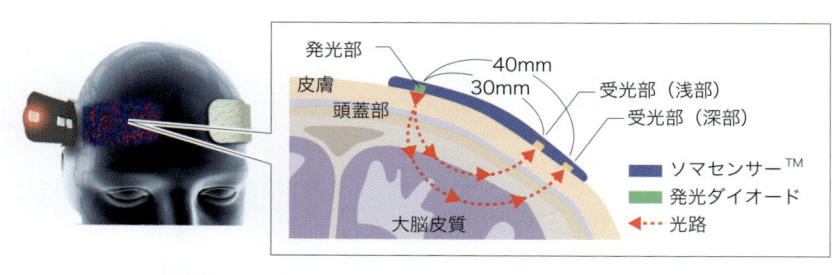

図1　シグナルの検出方法

2 適応と数値の見方

1）INVOS™の適応

[脳rSO$_2$]
- 心臓や腹部手術，頸動脈ステント術（CAS：Carotid Artery Stenting）／頸動脈内膜剥離術（CEA：Carotid Endarterectomy）などの術中・術後．
- 心肺蘇生，低体温療法，PCPS（percutaneous cardiopulmonary support：経皮的心肺補助装置）など．

[体組織rSO$_2$]
- 成人：PCPS時などでの下肢血流管理，コンパートメント症候群など．
- 新生児・小児：臓器（消化管や腎臓）の灌流評価など．

2）rSO$_2$標準範囲

[成人]
- 脳rSO$_2$：58〜82％．

[新生児・小児]
- 脳rSO$_2$：60〜80％．
- 体組織rSO$_2$：脳rSO$_2$＋5〜20％．

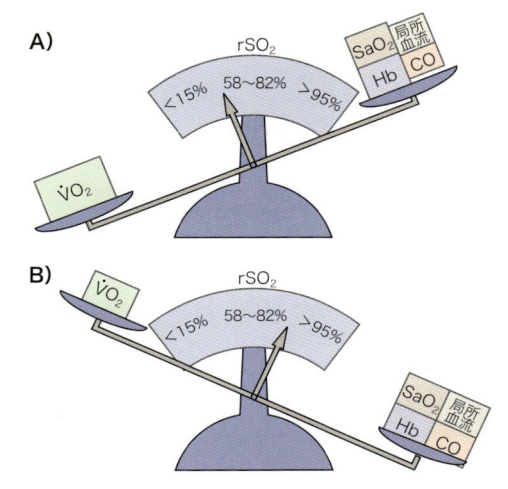

3）閾値

[介入閾値]
- rSO$_2$＜50％，もしくはベースラインから20％相対的低下．

[危険閾値]
- rSO$_2$＜40％，もしくはベースラインから25％相対的低下．

4）組織での酸素需給バランスをアセスメントできる

- rSO$_2$低下する要因（図2A）：供給因子の減少（組織血流低下やSaO$_2$低下など）や需要因子の増加（代謝亢進など）．
- rSO$_2$上昇する要因（図2B）：供給因子の増加（組織血流の増加など）や需要因子の低下（深麻酔や低体温など）．

図2 酸素需給バランス
A）rSO$_2$低下：例）供給側の問題
B）rSO$_2$上昇：例）代謝側の問題

3 全体画像と操作パネルの解説（図3）

図3に，INVOS基本画面（2チャンネル）を示す．プリアンプの追加により4チャンネル表示が可能．

4 特徴

INVOSは，センサ直下のあらゆる組織における血流の低下または消失のリスクがある，2.5kg以上の患者予後を改善すると，FDA（米国食品医薬品局）により認められている[1]．

rSO$_2$を4箇所で測定することができ，脳rSO$_2$と，組織rSO$_2$が同時に測定できる．

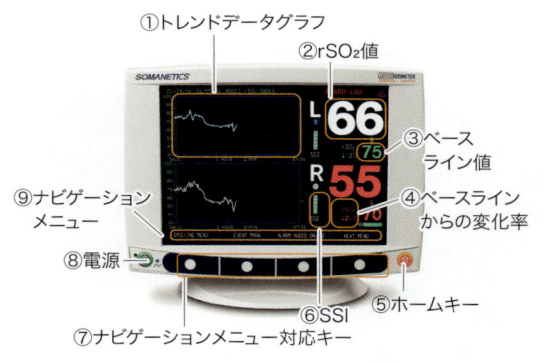

図3 INVOS基本画面（2チャンネル）

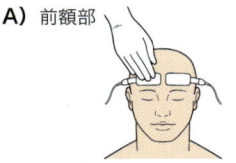

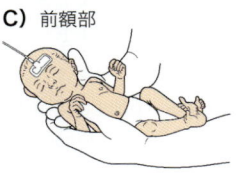

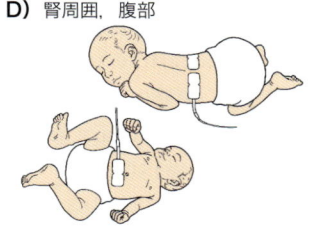

①トレンドデータグラフ
②rSO₂値
③ベースライン値
④ベースラインからの変化率
⑤ホームキー
⑥SSI
⑦ナビゲーションメニュー対応キー
⑧電源
⑨ナビゲーションメニュー

A）前額部
B）脊椎，ふくらはぎ
C）前額部
D）腎周囲，腹部

図4 センサー装着部位

5　装着方法・基本的操作法

- 装着部位は図4を参照．
- 患者の皮膚に水分や汗が残っている場合，乾いたガーゼで拭き取って脱脂する．
- 患者の皮膚に汚れがなく完全に乾いた状態であることを確認しセンサーを貼付する．
- センサーにしわができないよう，センサーを中央から外側に向かって貼付する．
- 光の侵入を防ぐため，センサーの端部までしっかり貼付されていることを確認する．

Pitfall

1）脳内酸素飽和度を測定する場合
- 前額部以外の部位や毛髪の上にセンサーを貼付すると，測定が不正確／不安定になるか，完全に測定できないことがある．
- 母斑や副鼻腔，上矢状静脈洞，硬膜下血腫，硬膜外血腫やその他動静脈奇形の上にセンサーを貼付すると脳組織以外の部分の測定を行ってしまうか，完全に測定できない可能性がある．

2）体組織酸素飽和度を測定する場合
- 測定する部位にセンサーを貼付する．測定部位の例として，脊椎・ふくらはぎ・上腕もしくは太もも・前腕・胸部がある（図4 B）．脂肪蓄積部分や体毛，骨の隆起部分を避ける．
- 新生児・小児においては，腎周囲や腹部のrSO₂の測定が可能である．腎周囲の場合はT10〜L2，腹部の場合は臍直下〜臍下2cmの部位にセンサを貼付する（図4 D）．
- 母斑，血腫や皮膚の損傷部の上にセンサーを貼付すると，体組織以外の部分の測定を行ってしまうか，完全に測定できないことがある．
- センサーの貼付位置は，医師の判断で決定する．

3）その他
- メチレンブルーなどの色素製剤を使用した場合や異常ヘモグロビンが存在する場合，測定が不正確になる可能性がある．
- 成人用と小児用，新生児用センサーを同じモニタで同時に使用することはできない．
- 可聴アラームをOFFにした場合，アラームを再開させるまでアラーム音は消音のままになる．

Note

1 NIRSの理論

近赤外線とは文字の通り赤色より波長の短い光で近赤外線は赤外線（1μm～1nm）の中でも可視光に一番近い部分の光である．近赤外線を利用して脳内酸素飽和度やヘモグロビン濃度の変化値を測定する．近赤外線領域の波長（700～2,000 nm）は生体組織に対して高い透過性を示し，特にオキシヘモグロビン（酸化ヘモグロビン）やデオキシヘモグロビン（還元ヘモグロビン）は近赤外線領域に吸光度のピークをもつ特性をもっている（図A）．

この特性を生かし組織の酸化ヘモグロビンの割合すなわち脳に代表される組織酸素飽和度をモニターしようとするのがこの近赤外線酸素飽和度モニター（組織内酸素飽和度モニター）である．

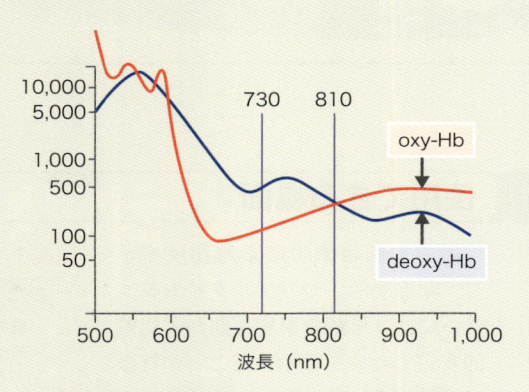

図A 酸化と還元ヘモグロビンの波長

2 脳組織酸素飽和度モニターの装置のしくみ

発光部から2つの位置に受光部を置くことによって2つの深さのシグナルを得る．浅いシグナルを深いシグナルから引くことによって脳以外の部分から得たシグナルを排除し，脳組織だけの酸素飽和度情報を得る．動脈/静脈は1対3であり，機器の少なくとも約85%のシグナルは脳組織由来である約15%のシグナルは頭皮などの皮膚や軟部組織からの情報である．測定する機器やプローブにもよるが成人では脳の表面より2～3 cmぐらいの深さで約10 mLほどの容積の組織酸素飽和度を反映すると推定されている．そのため解釈上注意する点は測定部位以外の脳酸素飽和度が低下した場合は見逃される可能性がある（図B）．

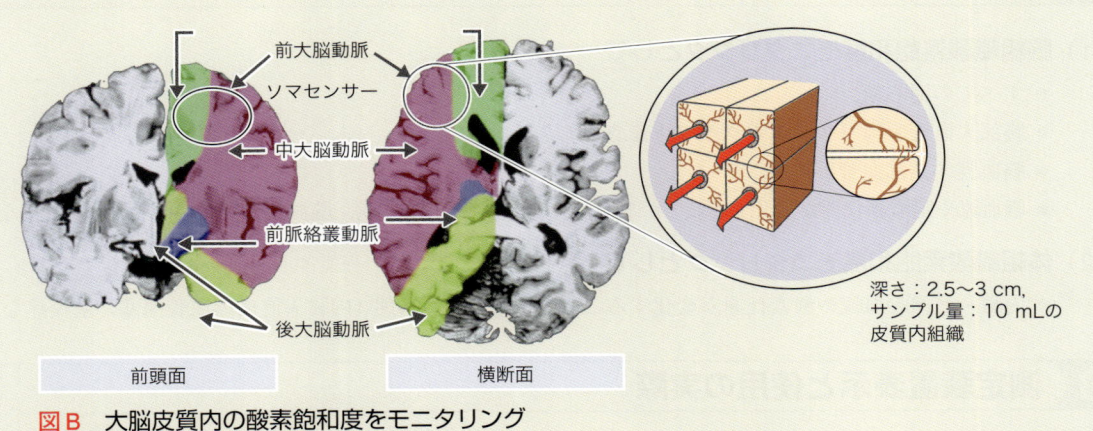

図B 大脳皮質内の酸素飽和度をモニタリング
文献2より引用

（岡本浩嗣）

文献

1) Avery EG：Clinical White Paper Series, SMS1415 10/10：1-8, 2010
2) Moody DM et al：AJNR, 11：431, 1990

臨床での使用法

岡本浩嗣

1 使用できる場面

局所の脳組織の酸素飽和度を示し，非侵襲的かつリアルタイムモニターであり年齢や温度を問わず比較的安定した値を表示することが特徴である．脳モニタリングにおけるNIRS（near infrared spectroscopy：近赤外線分光法）の特徴を表1に示す．

表1　NIRSとほかの脳モニタリングの比較

EEG
・麻酔薬，温度，人工心肺（灌流）に左右される
・新生児などは脳の電気活動が未熟
・ノイズの問題（プロセス脳波；BISなど）
酸素飽和度モニタリング（オキシメトリ）
・内頸静脈酸素飽和度（SjO_2）−侵襲的，全体的
・局所組織酸素飽和度（rSO_2）−非侵襲的，局所的（近赤外線分光法；NIRS）
超音波血流速度モニタリング（経頭蓋ドプラ）
・角度による測定誤差の問題
生化学的モニタリング（S100蛋白など）
・リアルタイムでない

2 役立つ病態

1）脳組織酸素飽和度モニタリングとして
- すべての開心術．
- 胸部大血管手術（ステントグラフトを含む）．
- 脳血管・頸部血管手術．
- 脳血流や脳酸素代謝が変化することが予測される病態（もやもや病，脳血管スパズム，痙攣，頭低位など）．

2）体組織酸素飽和度モニタリングとして
- 内臓・筋肉の血流や酸素代謝が変化することが予測される病態（内臓・筋肉の血管閉塞，塞栓症など）．

3 測定装置表示と使用の実際

- 成人例（図1）：左右の前頭葉と後頭葉をモニターしている．
- 小児例（図2）：左右の脳組織と体組織（内臓と大腿筋）をモニターしている．

4 正常値と異常値

報告によりかなり幅があるが，正常値は成人で55〜80％とされている．一般的異常値は成人で50％以下または前値（コントロール値）の20％以下を示したときとされている．組織が虚血に陥る危険値は動

図1　成人使用例

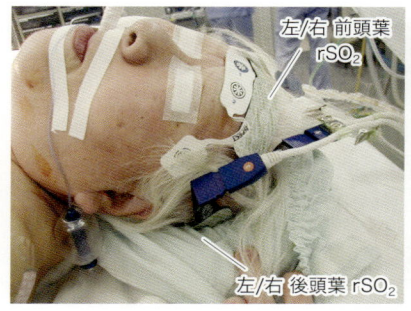

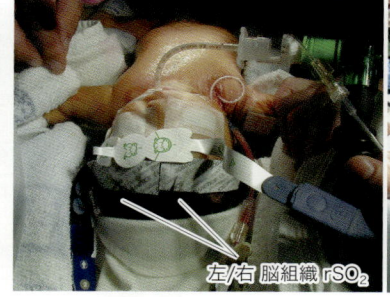

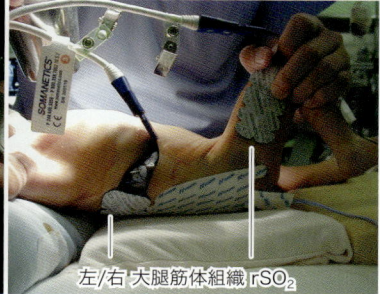

図2　小児使用例

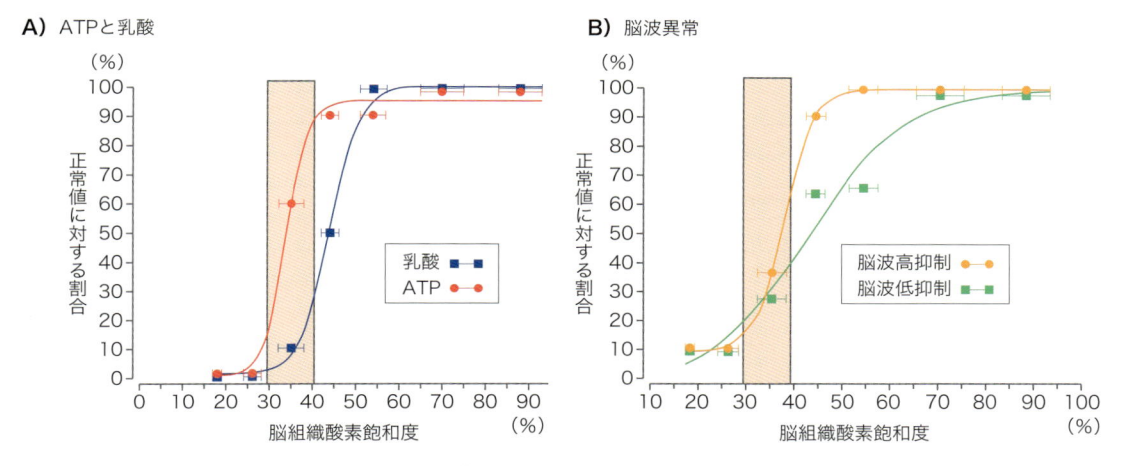

図3　脳組織酸素飽和度のクリティカルポイント（乳酸，ATP，脳波から見た虚血限界）
文献1より引用

物実験のデータから30〜40％ぐらいだと推測される（図3）．
- 脳組織酸素飽和度モニターの値（rSO_2）の低下や増加の原因：表2に示したような原因で脳組織酸素飽和度モニターの値は上下する．

5　臨床での使用例

　図4は大動脈弓部置換術において非常に短い時間ではあるが循環を停止した症例である．図4に示すように脳組織酸素飽和度モニターの値が急激に下降している．危険値である40％に到達する直前に選択的脳灌流が施行され以後は一転して上昇を示した．
　図5は両大血管右室起始症根治術において，復温時に脳組織酸素飽和度が体組織酸素飽和度に比較して下がっている．これは復温時の血液分布が不均衡になり脳組織の血液が相対的に低下していることを示している．
　図6は心室中隔欠損閉鎖術で，この場合，脳組織酸素飽和度の変化よりも内臓の組織酸素飽和度の低下が目立っている．下大静脈脱血管の位置異常による内臓血流の減少を反映していると思われる．

表2 手術中のrSO₂変化

rSO₂増加 ↑	rSO₂低下 ↓
酸素消費が減少 ・麻酔薬の影響 ・CO_2の増加 ・低体温	酸素消費が増加 ・復温 ・麻酔深度が浅い
血中酸素濃度が増加 ・人工心肺の高酸素化 ・輸血によるヘモグロビンの増加	血中酸素濃度が減少 ・希釈によるヘモグロビンの減少
血流量の増加 ・人工心肺の高灌流	血流量の減少 ・人工心肺の低灌流，濾過流量増大 ・カニュレーション不全 ・血管収縮，塞栓，狭窄など

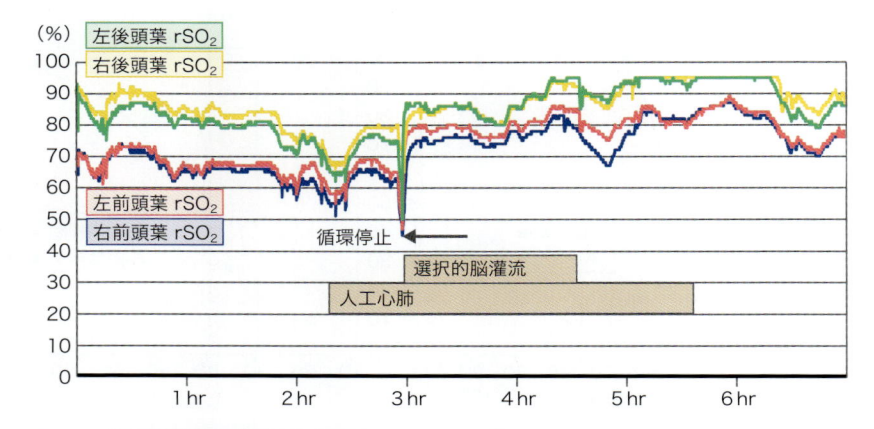

図4　大動脈弓部置換術におけるrSO₂の変化
矢印のrSO₂低下は一時循環停止による．前頭葉，後頭葉のベースライン差はあるが，4カ所のrSO₂は平行に変動

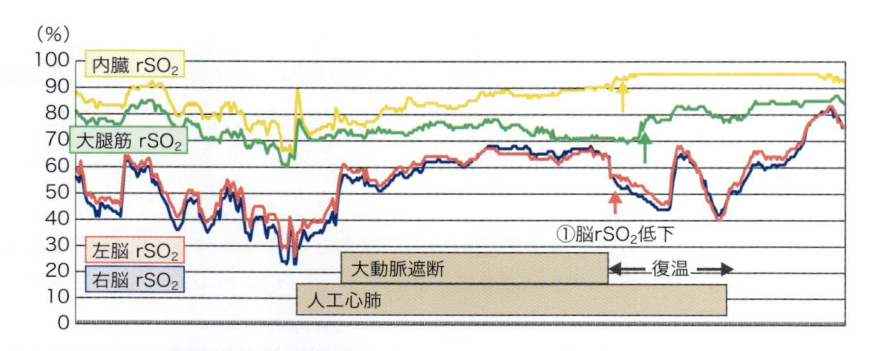

図5　両大血管右室起始症根治術
①の脳rSO₂低下は復温時の血液分布異常（体＞脳）や酸素不足による．（同時に内臓／大腿筋rSO₂が高値を持続していることに注目）

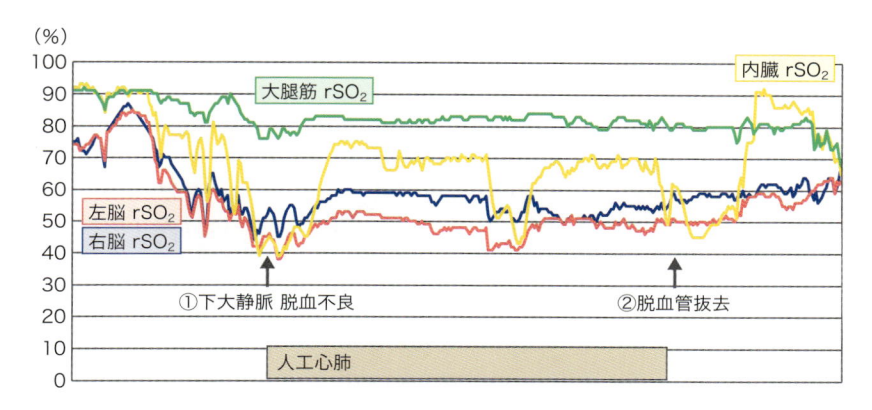

図6　心室中隔欠損閉鎖術におけるrSO$_2$の変化
①の内臓rSO$_2$の低下は脱血管による下大静脈の脱血不良が原因．②で脱血管抜去と同時に内臓rSO$_2$が上昇していることに注目

6　脳内酸素飽和度モニターの値が低下したときの対処

表2にあげた原因に該当するものがあればその原因除去を行う．以下に主な対処法をあげた（表3）．

表3　脳内酸素飽和度低下時の対処

- 吸入気酸素濃度の増加
- ヘモグロビンの増加
- 酸素消費の減少（麻酔，低体温）
- 脳血流の増加
- 血圧の増加
- 脳血管抵抗の減少（血管拡張薬；脳圧増加に注意）
- CO_2の増加（脳組織）

1）吸入気酸素濃度増加

もし空気の吸入では動脈血中の酸素分圧が不足するようであれば，吸入気酸素濃度を最大100％まで増加させる．

2）ヘモグロビン増加

出血などでヘモグロビン濃度が下がって脳酸素飽和度が低下した場合は，輸血などでヘモグロビン濃度の増加をはかる．

3）酸素消費減少（麻酔，低体温）

麻酔深度が浅い場合や，高体温などで脳の酸素消費が増加している場合には麻酔薬を追加したり，体温上昇を抑えることで対処する．

4）脳血流増加

脳血流の減少の結果，脳酸素飽和度が低下した場合は以下を考慮する．ただし脳圧が非常に亢進している場合は注意を要する．

- 血圧増加：脳灌流圧が低下して脳血流が減少している場合は体血管収縮薬の投与を行い血圧を上昇させる．
- 脳血管抵抗減少：脳血管抵抗が上昇して脳血流が減少している場合は血管拡張薬（ニトログリセリン，カルシウム拮抗薬など）の投与を行い脳血管を拡張させる．
- CO_2増加：CO_2は強力な脳血管拡張作用をもつため，負荷するあるいは換気量を調節することによって脳血流を増加させ脳酸素飽和度を上昇させることができる．

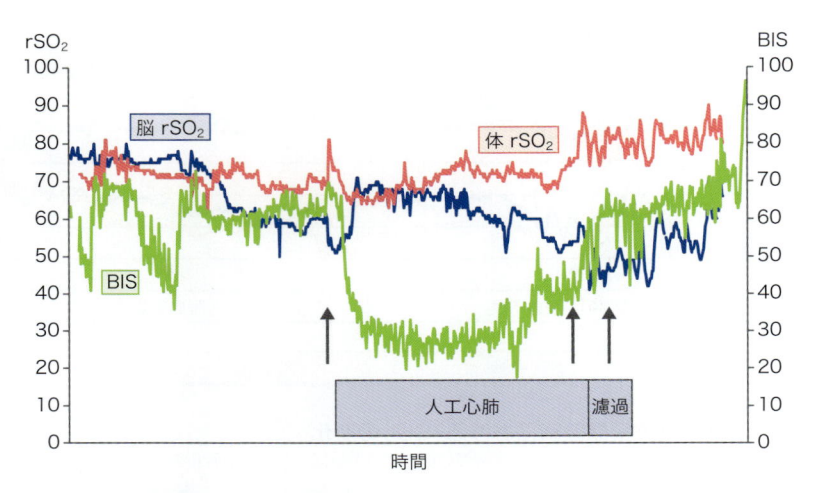

図7 多角的アプローチ：脳rSO$_2$，体rSO$_2$，BISの同時モニター
矢印に示したような脳rSO$_2$低下と体rSO$_2$・BISの上昇は脳虚血を惹起する可能性が高い

　図7はBISモニタリングと組み合わせた多角的アプローチの例を示す．BIS値が上昇して脳内の電気活動が上昇している時期に体組織に比較して脳組織酸素飽和度の低下が生じていれば，より脳虚血を惹起する可能性が高いことが示唆される．今後はNIRSの値に種々の指標を組み合わせた多角的アプローチによる組織保護も大切になってくるであろう．

Pitfall

- 部屋の照明や手術灯の光による干渉：発光部や受光部に強い光がさし込むと値が不正確になるので注意が必要である．
- プローブによる皮膚損傷：プローブを密着させることは重要だが，強すぎる圧を外から加えたり患者自身の体温上昇などによる皮膚損傷に注意が必要である．
- 脳内病変や脳脊髄液の異常：脳出血やくも膜下出血などの脳蓋内病変や水頭症，脳の萎縮で皮質が後退している場合などの際には脳組織の酸素飽和度を反映しないことがあるので注意が必要である．

文献
1) Kurth CD et al：JCBFM, 22：335-341, 2002

17. MEP

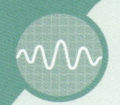

機器紹介

日本光電工業株式会社

製品名

◆ **神経機能検査装置 MEE-1200**

　術中神経機能モニタリング装置は，大脳皮質の運動野を電気刺激したときに誘発される筋電図や脊髄を下行する活動電位，いわゆるMEP（運動誘発電位）を測定することで，術中の虚血や圧迫性の操作による運動路の障害を捕らえ，**運動麻痺の予見や安全域（切除可能範囲など）を確認**するための専用装置である．MEPは，大脳皮質の運動野を直接刺激する方法と経頭蓋的に刺激する方法があるが，後者の場合，専用の高電圧刺激装置もしくは，高電流の刺激装置が別途必要になる．

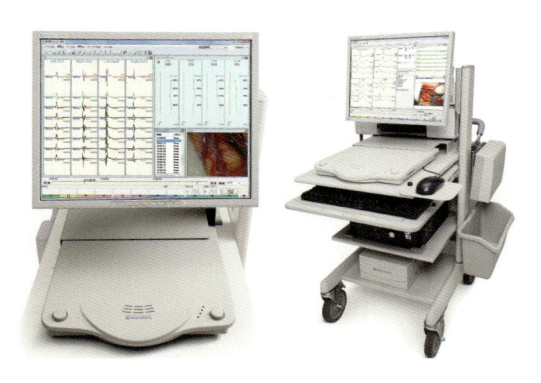

1 MEPとは

　MEPとは，運動誘発電位（Motor Evoked Potentials）の略語であり，大脳の運動野を刺激した際にその支配筋に誘発される筋電図，あるいは運動路（脊髄）を下行する活動電位を測定したものの総称である．測定の目的は**運動路の評価**にある．運動野を刺激する方法としては，電気刺激のほか，磁気刺激による方法もあるが，術中では，麻酔の抑制作用により磁気刺激による誘発が困難なため，**電気刺激**が用いられる．電気刺激にも，大脳皮質を直接刺激する方法と，高電圧（電流）で経頭蓋的に頭皮より運動野を刺激する方法があるが，開頭を伴う脳神経外科手術以外は，必然的に経頭蓋刺激によるMEPがモニタリングに用いられる．

2 原理

　大脳皮質の運動野に直接あるいは頭皮より経頭蓋的に電気刺激を行う．末梢の手や足の筋に電極を装着し刺激により誘発された筋電図を記録する（図1）．あるいは，脊髄硬膜外腔にカテーテル電極を挿入し下行する活動電位[※1]を記録する．術開始時の記録（コントロール波形）と術中に記録した波形との振幅を比較し，その比率（％）の変化から運動路の機能障害を捉える（図2）．経頭蓋刺激では頭蓋により

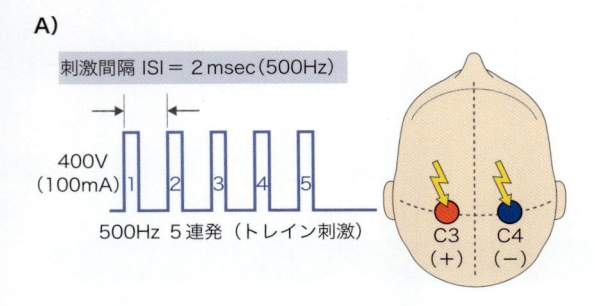

図1 トレイン刺激と経頭蓋刺激によるMEP

A) 経頭蓋的にトレイン刺激を使い皮質の運動野（C3, C4）を高電圧（電流）刺激する．
B) 上肢，下肢より筋電図が誘発される．MEP刺激の＋の対側の筋電図が大きくなる（図中○）．

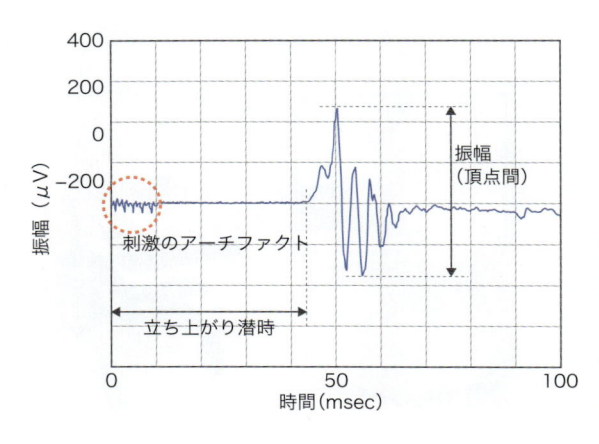

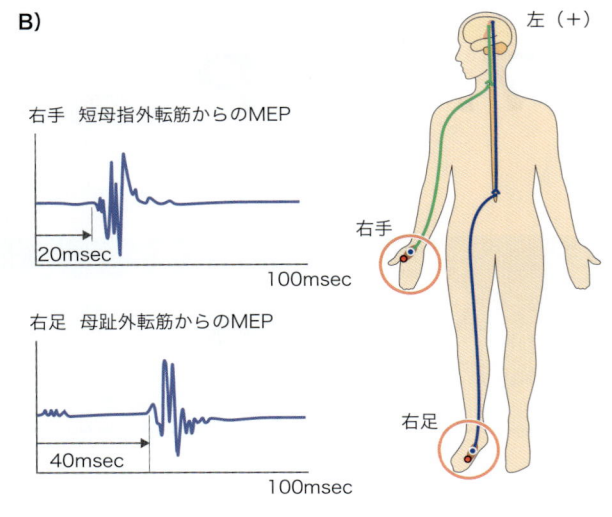

図2 MEPの波形と測定

MEPは，上肢の手内筋では，潜時20msec前後，下肢の筋では40msec前後に記録される．記録された波形を評価するには，陰性頂点と陽性頂点間の振幅を測定し術前のベースライン波形と比較して評価を行う．一般的にベースラインより30～50％以下の振幅となった場合，あるいは突然消失した場合を警告とする施設が多い．その他のパラメータとして，潜時も評価の対象となるが，測定ポイントが不明瞭で安定しない場合が多いので，一般的ではない．

刺激が減衰するため高電圧（高電流）の刺激[※2]を行う．また，全身麻酔下では麻酔薬などによる脊髄前角細胞の興奮性が抑制され単発刺激では筋電図の導出が難しい．このため，持続時間0.2msec前後の電気刺激を2msec程度の間隔で5連発刺激するトレイン（Train）刺激と呼ばれる刺激法を用い，筋電図を誘発する．

3 適応

MEPは次のような原疾患の術中神経モニタリングに用いられる．
- 脊髄・脊椎外科手術：側弯症，脊椎管狭窄症，脊椎靱帯骨化症，脊髄腫瘍など．
- 脳神経外科手術：脳動脈瘤，脳動静脈奇形，脳腫瘍，脳幹部腫瘍など．
- 心臓血管外科手術：下行（胸腹部）大動脈瘤．

[※1] 脊髄硬膜外腔より記録された活動電位はD-waveと呼ばれる．この電位はシナプスを介さない波形となるため，麻酔薬によらず安定した記録ができる．筋電図導出によるMEPと併用することでより確実なモニタリングが可能となる．
[※2] 刺激には対象の条件によらず常に一定の電流で刺激ができる定電流刺激と，常に一定の電圧で刺激ができる定電圧刺激とがある．

図3　MEPの測定画面

波形表示エリア
最上段：コントロール波形
次の段：最新の波形
その下に過去の波形を表示

トレンドグラフ
今，手術始めの何％なのか
数値の変化をグラフ表示

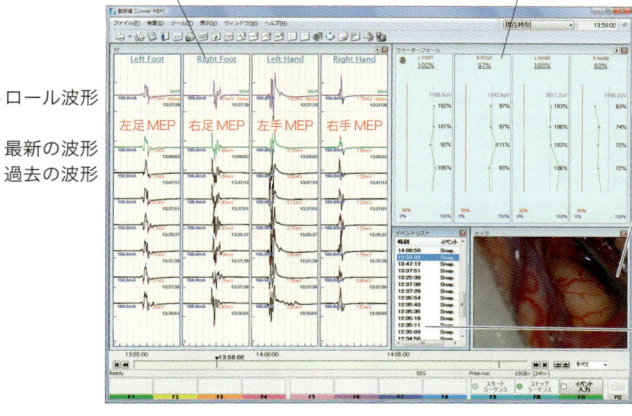

顕微鏡画像
透視の映像，カメラの
映像なども入力すること
ができる

イベントリスト
測定した時間，コメントなどを入力
することができる

コントロール波形
最新の波形
過去の波形

4　特徴

- 本装置はMEP測定のみならず，後述のSEPなど異なった種類の誘発電位を記録するマルチモダリティモニタリングが可能（2章-C-18「SEP」の図4を参照）．
- 電極の接続端子および刺激出力端子は小型の延長ボックスで手術台まで延長することができる．
- オプションの電気刺激装置MS-120Bは，MEPの導出率を高めるため，トレイン刺激を複数繰り返すマルチトレイン刺激が可能．
- 振幅などの測定は，自動的に行われる．
- 決められた時間間隔で自動的にMEPの測定を行う，シーケンス測定が可能．
- 顕微鏡画像や透視装置などの映像を測定画面に表示（図3）．波形と手術の関連がわかる．

5　セットアップ・使用手順

アンプの測定条件を表1のように設定する．

6　装着法・基本的操作方法

1）刺激電極の装着

刺激電極は，10-20法のC3，C4[※3]の位置に装着する（図4）．
モニタリングを行いたい筋の対側を（＋）とする．

2）導出電極の装着

導出電極は，目的とする筋に皿電極やサブダーマル電極（針電極）を使い装着する．専用の電極（図5，6）を使うと簡単に装着することができる．症例により異なるが，代表的な導出筋を表2に示す．

※3　刺激電極の位置は，いろいろな報告があるが，概ねC3，C4の位置である．この付近は手の運動野の上となるが，この位置で足の運動野も刺激することができる．

表1 経頭蓋刺激によるMEPの測定条件〔( )内は推奨の測定条件〕

項目	上肢 MEP	下肢 MEP
感度	50uV～2 mV/div. 大きさにより適宜調整する	
Hi-cut Filter	2～3 kH（2 kHz）	
Low-cut Filter	5～20Hz（20Hz）	
加算回数	通常1回　必要に応じ加算	
解析時間	5 or 10msec/div.	10msec/div.
刺激持続時間	定電流0.2～0.5msec　定電圧50μsec	
刺激パターン	刺激間隔2 msec（1～4 msec），5連発（5～9連発）導出が不良の場合，刺激間隔を調整または，連発数を増やす	
刺激強度	定電流刺激　100mAで始め測定が安定する強さ 定電圧刺激　400Vで始め測定が安定する強さ	

表2　MEPの主な導出筋

	主な導出筋
上肢	**短母指外転筋，小指外転筋** 腕橈骨筋，上腕二頭筋，上腕三頭筋 三角筋など
下肢	**母趾外転筋，前脛骨筋，腓腹筋** 大腿四頭筋，大腿二頭筋 肛門括約筋など

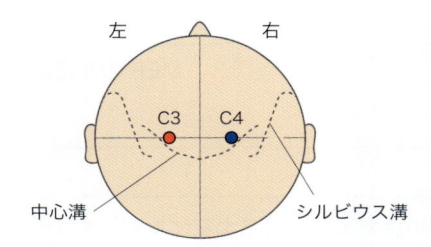

図4　刺激電極の装着位置

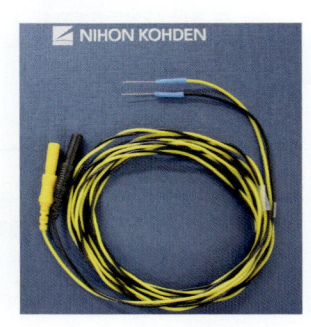

図5　サブダーマル電極

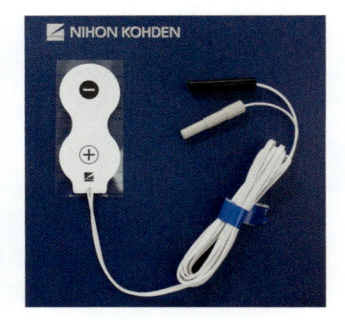

図6　MEP用電極（NCS電極）

3）刺激の設定

　刺激の強さを100mA程度（定電圧の場合400V）にセットし，MEPを測定する．刺激の強さを調整しMEPが安定して記録できる強さでモニタリングを行う．

　MEPは刺激の陽極（＋電極）と対側の電位が大きく出る性質がある．目的とする筋の筋電図が出にくい場合には刺激の極性を切り替えてモニタリングを行う．

Pitfall

- 吸入麻酔ではMEPの導出が困難となるため，できる限り静脈麻酔を行う．
- 筋電図を測定するので，筋弛緩薬の影響を大きく受ける．使用は最小限にとどめるか，モニタリングの最中は可能な限り使用しない．
- MEPは体動を伴うため，測定を行うタイミングは必ず術者の指示に従う．もしくは事前に術者に測定することを知らせる．
- 体動による口唇の咬傷，下顎骨折の報告があるので，バイトブロックや丸めたガーゼなどを咬ませるなどして予防する．

臨床での使用法

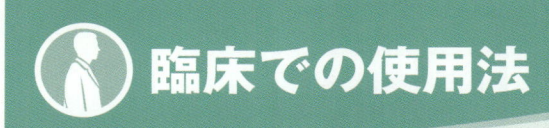

和泉俊輔, 垣花 学

1 MEPの意義

　　MEPは**運動路のモニタリング**である．手術の合併症として手足の麻痺が起きることがあるが，全身麻酔中に随意運動を行い麻痺の有無を確認することは難しい．手術に関連した術後の麻痺を軽減し，機能的予後を改善するため，術式の変更や，麻酔管理の方針を術中に決定していく必要がある．そのための脳・脊髄機能のモニタリングとして運動誘発電位があり，**脳の運動野から脊髄・筋肉までの下行性経路**をモニタリングする．

2 使用できる場面

- 運動路（下行性経路）の機能を検査する．
- 胸部下行大動脈瘤などの大血管手術．
- 側弯症などの脊髄脊椎手術．
- 脳動脈瘤，脳腫瘍などの脳外科手術．

3 役立つ病態

- 胸部下行大動脈瘤の手術中の**脊髄虚血**や側弯症手術の**脊髄圧迫による運動路の障害**をとらえることができる．術式の変更や麻酔管理目標の設定を行い，術後合併症を防ぎ，機能的予後の改善を目指す．
- 脳動脈手術ではクリッピングによる**脳虚血の検出**や，脳腫瘍手術では**摘出範囲の決定**に用いることができる．

4 波形や数値の読み方

- 刺激は頭部で行い，下肢での導出は前脛骨筋で行い，運動誘発電位を得る（図1）．
- 術前の頂点間距離の振幅をコントロールとする（「機器紹介」の図3参照）．
- コントロールの振幅の**25％以下**で有意と判断する．何％以下で有意とするか施設で統一しておくと判断しやすい．

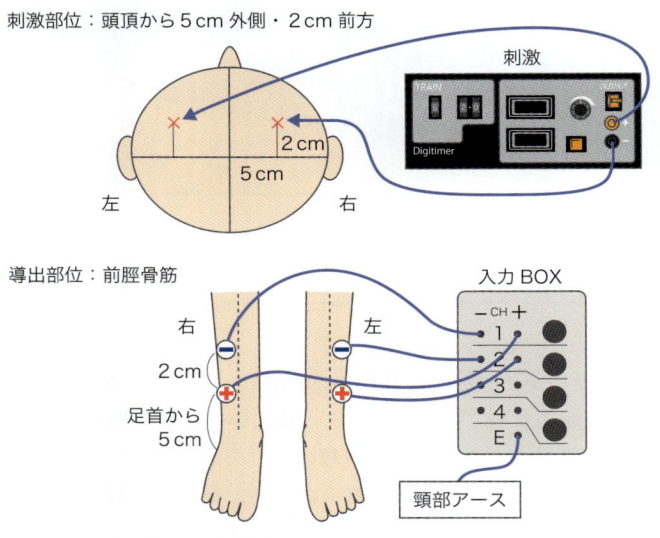

図1　MEP（下肢）の刺激部位と導出部位

Pitfall

- 麻酔法：MEPは吸入麻酔薬やバルビツレートにより抑制されるため，麻酔の維持に吸入麻酔薬は使用しないほうが良い．プロポフォールも麻酔深度によって影響を与えるのでBISを40～60で一定に管理する．
- 筋弛緩薬：筋電図を測定しているので，筋弛緩薬による影響がある．筋弛緩薬の投与は導入時のみとするか，追加投与が必要であれば筋弛緩モニターを用いて一定に管理する．
- 体温：低体温では抑制されるため，体温管理が必要である．
- 刺激電極：刺激電極の極性を変えると，MEPの振幅の大きさが変化する．モニタリングしたい側のコントロールの振幅が大きくなるように設定すると良い．
- 刺激電極・導出電極：電極が外れると診断が行えなくなるため，電極の貼付はしっかりと行う．アースは滑走電流の影響を軽減できる部位に貼付する（刺激部位と導出部位との間，例えば下肢MEPでは頸部にアースを貼る）．
- 刺激法：経頭蓋的電気刺激を行う際には高電圧で刺激するため体動を伴う．舌咬傷の危険性もあるためバイトブロックを留置しておくとよい．
  脳外科手術で脳表電極による刺激を行う際は，hand motor cortexなどをピンポイントで刺激できるので体動はほとんど起きず，マイクロ下の手術でも1 Hzの連続刺激を行うことができる．
- 導出法：脊髄硬膜外腔から導出された活動電位はD-wave（direct-wave）と呼ばれる．これは筋電図ではないので筋弛緩薬を用いても問題ない．

第2章 モニター機器　　C）体温・神経系のモニタリング

18. SEP

機器紹介

日本光電工業株式会社

製品名
◆ **神経機能検査装置 MEE-1200**（機器の外観は「2章-C-17 MEP」を参照）

　上肢では主に正中神経，下肢では後脛骨神経をそれぞれ手関節部，足関節部で電気刺激すると大脳の感覚野にSEP（Somatosensory Evoked Potentials：体性感覚誘発電位）が誘発される．術中神経機能モニタリング装置はSEPを測定し術中における**大脳皮質の虚血**の予見や**脊髄後索路（体性感覚路）の機能評価**を行うための専用の装置である．

1 原理

　末梢神経を電気刺激すると活動電位が発生する．活動電位は感覚神経（体性感覚路）を上行し大脳の感覚野へ至り，誘発電位を発生させる．この電位を頭皮上に装着した電極から測定したものがSEPである（必要に応じて末梢神経の経路上に電極を装着し，上行する活動電位を記録する場合もある）．SEPは大脳皮質の機能や末梢～脊髄～大脳へ至る感覚路の伝導機能の評価に用いられる．4Hz前後の頻度で上肢では正中神経を手関節部で，下肢では後脛骨神経を足関節部分で電気刺激する．発生した活動電位は感覚神経（体性感覚路）を上行し対側の大脳皮質の感覚野に到達する．感覚野の直上の頭皮に装着した電極から，上肢（正中神経刺激）では潜時20msec前後に，下肢（後脛骨神経刺激）では40msec前後に頂点を持つ皮質の感覚野を起源とする誘発電位SEP[※1]が記録できる（図1）．それぞれのピークをN20，P38と呼ぶ．手術開始時の記録（コントロール波形）と術中に記録したN20，P38の振幅を比較することで**大脳皮質の虚血や伝導経路上の機能変化を捉える**．なお，SEPはとても微弱な信号であり，雑音を除去するために**加算平均法**[※2]を用い測定を行う．

※1　体性感覚誘発電位には，N20，P38などの短い時間に現れる反応以外に，潜時100msec以降に現れる長潜時の反応もある．前者を短潜時体性感覚誘発電位 SSEP（Short latency Somatosensory evoked potentials）と区別して呼ぶ場合がある．なお，長潜時成分は，覚醒レベル（麻酔）の影響を強く受けるため，術中モニタリングには応用することができない．

※2　加算平均法（図2）とは，雑音に埋もれた信号の中から信号成分のみを取り出す手法である．誘発電位の測定において，刺激に同期させて刺激ごとの波形を加算する．雑音はランダムに発生しているため加算が進むにつれて小さくなる．反応は刺激と同期して常に同じ時間に発生するので一定になる．このようにして雑音に埋もれた微弱な誘発反応を測定することができる．

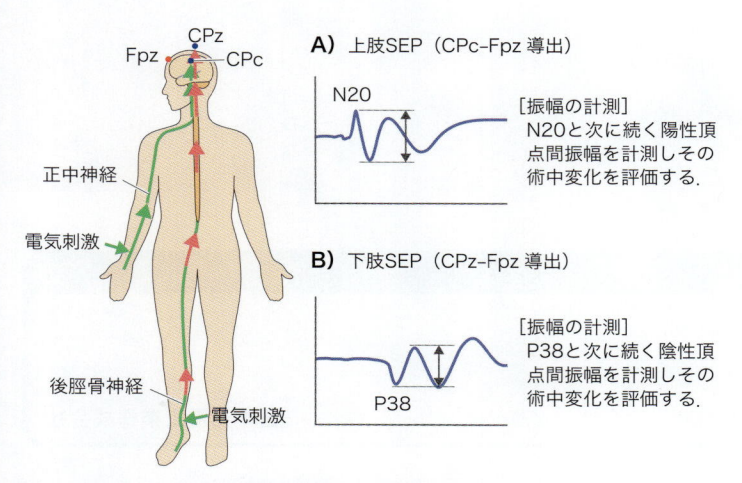

図1 上肢・下肢刺激から誘発される SEP

A) 上肢SEP（CPc-Fpz 導出）
[振幅の計測]
N20と次に続く陽性頂点間振幅を計測しその術中変化を評価する．

B) 下肢SEP（CPz-Fpz 導出）
[振幅の計測]
P38と次に続く陰性頂点間振幅を計測しその術中変化を評価する．

誘発電位では上向きの波形を陰性波，下向きを陽性波と呼ぶ．N20とは，NはNegative すなわち陰性波を示す．数字は潜時を示し，N20とは，潜時20msec付近の陰性波ということになる．同様に，下肢のP38は潜時38msecの陽性波を示す

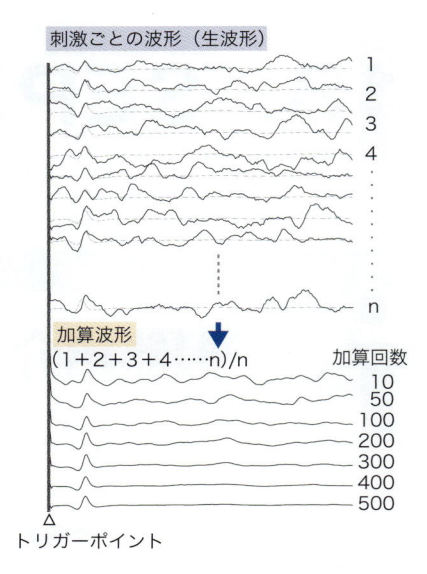

図2 加算平均法の原理

刺激ごとの波形（生波形）

加算波形
$(1+2+3+4 \cdots\cdots n)/n$

加算回数
10
50
100
200
300
400
500

2 測定画面

上肢左右交互刺激によるSEPの測定画面（脳腫瘍摘出時のモニタリング波形）を図3に示す．

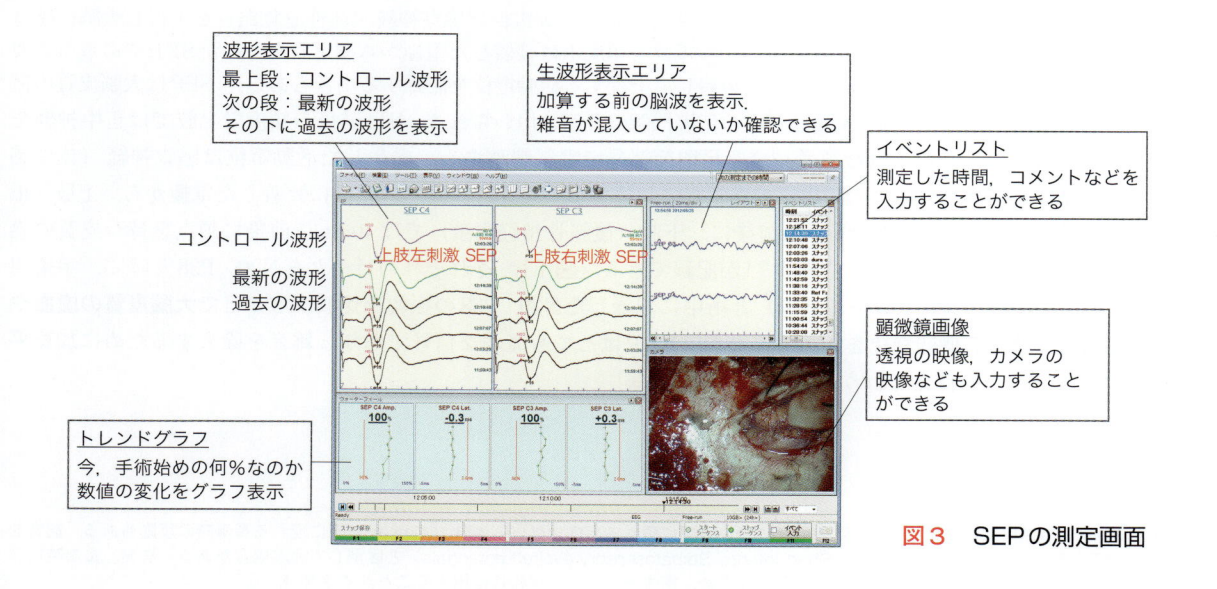

波形表示エリア
最上段：コントロール波形
次の段：最新の波形
その下に過去の波形を表示

生波形表示エリア
加算する前の脳波を表示．雑音が混入していないか確認できる

イベントリスト
測定した時間，コメントなどを入力することができる

顕微鏡画像
透視の映像，カメラの映像なども入力することができる

コントロール波形
最新の波形
過去の波形

トレンドグラフ
今，手術始めの何％なのか数値の変化をグラフ表示

図3 SEPの測定画面

3 特徴

- 前項で解説したMEP測定など複数の異なった誘発電位を記録するマルチモダリティモニタリングが可能（図4）．
- 電極の接続端子および刺激出力端子は小型の延長ボックスで手術台まで延長することができる．
- 左右の交互刺激による自動測定が可能．
- 決められた時間間隔で自動的に測定を行う，シーケンス測定が可能．
- 顕微鏡画像や透視装置などの映像を測定画面に表示することができる．
- 振幅の測定は自動で行われる．

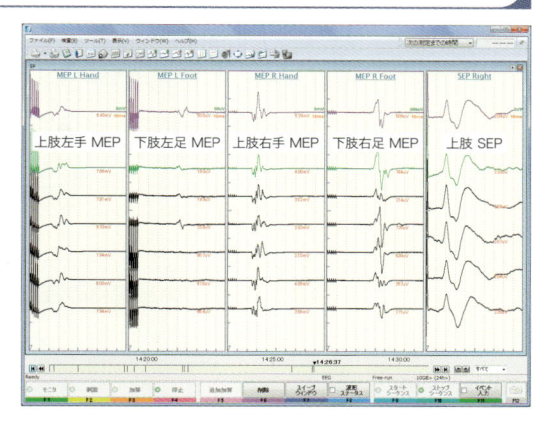

図4　MEP4chとSEP1chのマルチモダリティモニタリング

4 セットアップ・使用手順

アンプの条件を表1のように設定し測定を行う．一度設定した条件は，プリセットとして登録することができ，繰り返し利用することができる．

5 装着法・基本的操作方法

1）刺激電極の装着

刺激電極は図5の位置に装着する．刺激電極はMEP電極を流用すると簡単に装着できる．

2）導出電極の装着

図6に示す頭皮上の位置に皿電極や皮下電極（針電極）を使い装着する．

3）測定

本体の刺激調節ダイヤルで刺激の強さを上肢では10～20mA程度，下肢では20～30mA程度にセットし，刺激を行う．刺激を調節して，安定して記録できる強さにセットする．
手術による障害が予想される場面では連続的に測定を行う．

表1　SEPの測定条件〔（ ）内は推奨の測定条件〕

項目	上肢のSEP	下肢のSEP
増幅器感度	20μV/div.	
表示感度	2μV/div. 前後	
Hi-cut filter	500～2,000Hz（1,500Hz）	
Low-cut filter	5～20Hz（20Hz）	
加算回数	100～500回（200回）	
解析時間	5もしくは10msec/div.	10msec/div.
刺激頻度・強度	3～5Hz（4.1Hz） 10～20mA	3～5Hz（4.1Hz） 20～30mA

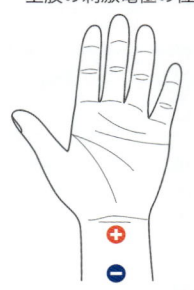

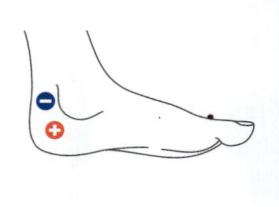

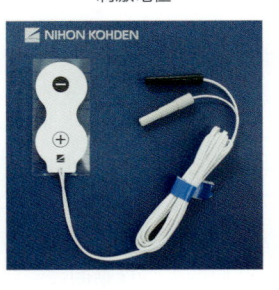

図5　SEPの刺激電極の装着位置

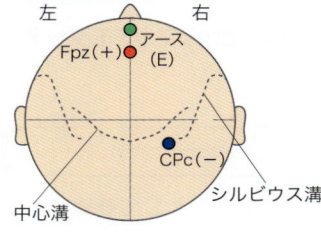

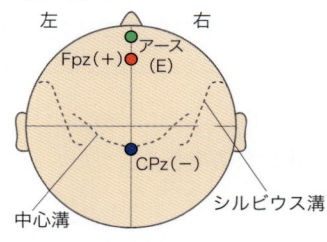

図6　SEPの導出電極装着位置

A) 上肢SEP

A) 上肢SEPの電極装着位置（左手刺激の場合）
- −電極：CPcの位置 10-20法のC4とP4の中点
  （右手刺激の場合はC3とP3の中点）
- ＋電極：Fpzの位置
- アース電極：前額部

B) 下肢SEP

B) 下肢SEPの電極装着位置
- −電極：CPzの位置 10-20法のCzとPzの中点
  どちらの刺激でも同じ位置
- ＋電極：Fpzの位置
- アース電極：前額部

＊＋の電極を耳朶とすると，麻酔の影響を受けない上肢ではP14，下肢ではP31と呼ばれる頂点を測定することができる．伝導路の評価が中心となる脊椎・脊髄外科手術ではこの電位をモニタリングすることで安定したモニタリングを行うことができる．

Pitfall

- SEPは麻酔薬や体温の影響を受けるため注意すること．
- 筋弛緩薬の使用に制限はない．
- SEPは，比較的安定して記録を行うことができるが，虚血などに対して反応性が鈍く，加算が必要なため即時性（結果を得るまで，最低でも1分前後の時間が必要）に欠ける．また運動路のモニタリングはできないのでMEPとの併用が望まれる．
- 原理的に，温痛覚の障害を捕らえることはできない．

臨床での使用法

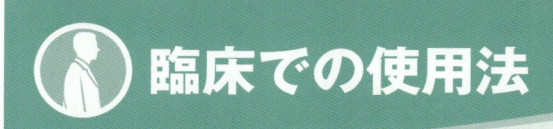

和泉俊輔, 垣花 学

1 SEPの意義

　　SEPは**感覚路のモニタリング**である．手術の合併症として脳虚血や脊髄の虚血が生じることがある．手術に関連した術後の麻痺を軽減し，機能的予後を改善するため，術式の変更や，麻酔管理の方針を術中に決定していく必要がある．そのための脳・脊髄機能モニタリングとして体性感覚誘発電位があり，**正中神経・脛骨神経から脊髄，脳の感覚野までの上行性経路**をモニタリングする．

2 使用できる場面

- 感覚路（上行性経路）の機能を検査する．
- 胸部下行大動脈などの大血管手術．
- 頸動脈内膜剝離術などの脳外科手術．
- 腕神経叢損傷，脊椎外科などの整形外科手術．

3 役立つ病態

- 正中神経や脛骨神経などの刺激部位から大脳皮質までの機能変化を捉える．
- 胸部下行大動脈瘤や胸腹部大動脈瘤での脊髄虚血モニターとして使用されているが，運動麻痺の検出には運動路モニターのMEP（2章-C-17参照）の方が有用である．
- 内頸動脈内膜剝離術などでの脳血流遮断時の脳虚血モニターとして有用である．
- 腕神経叢損傷などでの神経損傷の有無や神経接続の評価として有用である．また脊椎外科での脊髄障害のモニターとしても使用される．

4 波形や数値の読み方

- 下肢での刺激は脛骨神経で行い，導出は頭部で行い，体性感覚誘発電位を得る（図1）．
- 術前の頂点間距離の振幅をコントロールとする（「機器紹介」の図3参照）．
- 波形の潜時や振幅の変化で評価する．振幅はコントロールの**50％以下**で有意と判断する．
- 200回程度の加算平均された波形である．
- 刺激部位により潜時が異なり，脛骨神経刺激ではP38，正中神経ではN20である．

導出部位：⊕は前額部，⊖は，下肢での刺激の場合は，左右どちらでも頭頂から2cm後方でよい

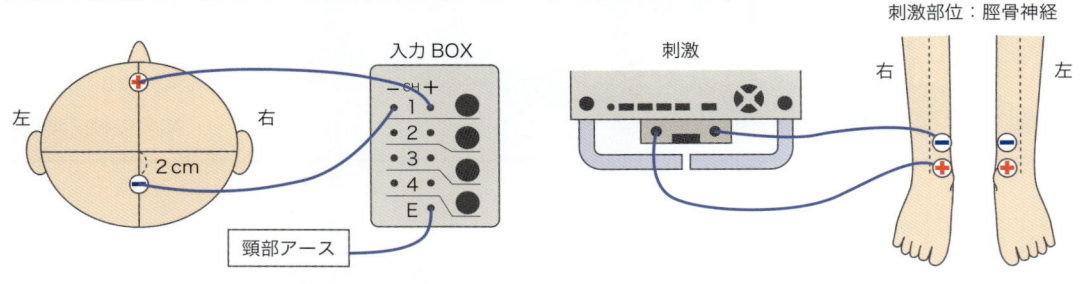

刺激部位：脛骨神経

図1　SEP（下肢）の導出部位と刺激部位

Pitfall

- 麻酔法：プロポフォールを用いた静脈麻酔が良いが，吸入麻酔薬の使用も可能であり，当院ではセボフルランも使用している．
- 筋弛緩薬：筋弛緩薬は使用しても良い．
- 体温：低体温では抑制されるため，体温管理が必要である．
- 測定：MEPと比較し電位が小さく200回程度の加算平均法を用いている．
  - ・加算平均法により得られる波形でありMEPと比較し測定に時間がかかる．
  - ・刺激電極・導出電極の貼付はしっかりと行う．
  - ・干渉波形が入りやすいので入力ボックスを人の動く方に向けないなどの配慮も必要になる．

Column

MEPとSEPの比較

MEP（motor evoked potential）は運動路のモニタリング，SEP（somatosensory evoked potential）は感覚路のモニタリングである．また麻酔管理上もそれぞれに違いがあり，右表に示す．

注意点：経頭蓋刺激によるMEPは体動を伴うため，脊椎外科などの顕微鏡下手術では手術操作に影響を与える．術者とコミュニケーションをとって検査を施行する必要がある

	MEP	SEP
麻酔薬の影響	受けやすい	受けにくい
筋弛緩薬の影響	受けやすい	受けない
検出時間	短い	長い
体動	あり	なし

第3章

手術室，ICUの検査機器

第3章 手術室，ICUの検査機器　A）血液のモニタリング

1. 動脈血ガス分析

機器紹介

ラジオメーター株式会社

製品名

◆ **血液ガス分析装置 ABL90 FLEX**

全血中のpH，血液ガス，電解質，グルコース，ラクテート，ビリルビンおよびオキシメトリーを測定する分析装置．

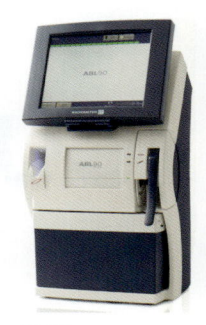

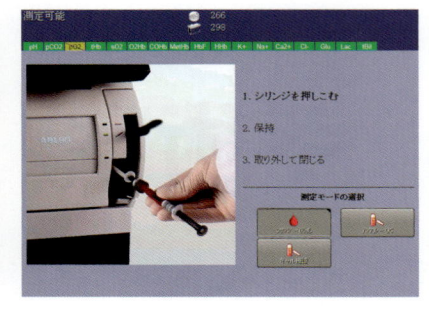

［全体］　　［トップ画面］

1 原理

本装置では電位差測定法，電流測定法，光学測定法，分光光度計法を用いて全17項目を測定する（表1）．センサ系は小型のセンサカセット（図1 A）にすべて内蔵されており，電極はすべてセンサボード上に位置している（図1 B）．総ヘモグロビン濃度，酸素飽和度，ヘモグロビン分画および総ビリルビン濃度については，ヘモライザーユニットにて光学的に測定される（表2）．センサの較正は溶液パックに内蔵された3種類のキャリブレーション溶液を使用して自動的に行う．精度管理溶液も溶液パックに内蔵されており，専用溶液を使用して1日に3レベルを自動で実施する．

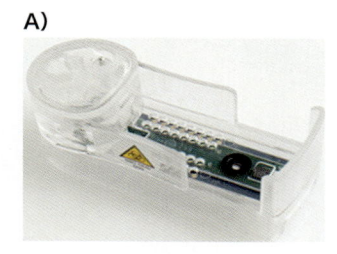

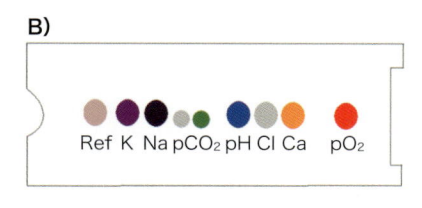

A)　　B)

Ref　K　Na　pCO_2　pH　Cl　Ca　　pO_2

図1　センサカセット（A）とセンサカセット内部—ボード上部（B）

表1　測定原理

測定原理	概略	測定パラメーター
電位差測定法	電圧計を使用して電極系の電位を記録し，Nernstの式により物質の濃度に変換する	pH/pCO_2/cK^+/cNa^+/cCa^{2+}/cCl^-
電流測定法	電極系を流れる電流の強さを測定する．この値は，系内の電極で酸化または還元される物質の濃度に比例する	cGlu/cLac
光学測定法	サンプルと接触した発光染料から発せられるリン光の強度をO_2が削減できる能力と，時間定数を基にpO_2分圧の計算を行う	pO_2
分光光度計法	単一化合物の測定吸光度は化合物の濃度とサンプルを通過する光路長に正比例するというLambert-Beerの法則をもとに，各波長で記録された吸光度からサンプル内の各化合物の濃度を決定する	ctHb/sO$_2$/FO$_2$Hb/FCOHb/FHHb/FMetHb/FHbF/ctBil

表2　測定項目

測定項目	測定範囲	基準範囲（成人）	測定項目	測定範囲	基準範囲（成人）
pH	6.300〜8.000	7.35〜7.45	ctBil	-12〜585mg/dL	0.2〜1.0mg/dL
pCO$_2$	5.0〜250mmHg	(m) 35〜48mmHg, (f) 32〜45mmHg	ctHb	-0.48〜27.7g/dL	(m) 13.5〜17.5mmHg, (f) 12.0〜16.0mmHg
pO$_2$	0.0〜800mmHg	83〜108mmHg	sO$_2$	-2.0〜102.0%	95〜99%
Na$^+$	7〜350mmol/L	136〜146mmol/L	FO$_2$Hb	-2.0〜103.0%	94〜98%
K$^+$	0.5〜25.0mmol/L	3.4〜4.5mmol/L	FCOHb	-2.0〜103.0%	0.5〜1.5%
Ca^{2+}	0.20〜9.99mmol/L	1.15〜1.29mmol/L	FMetHb	-2.0〜103.0%	0.0〜1.5%
Cl$^-$	7〜350mmol/L	98〜106mmol/L	FHHb	-2.0〜102.0%	-
Glu	0.0〜1081mg/dL	70〜105mg/dL	FHbF	-25〜121%	新生児：80%
Lac	-1〜279mg/dL	4.5〜14.4mg/dL			

2 特徴

- 65μLのサンプル量で，全17項目の結果表示まで35秒，一測定サイクル全体で60秒後には測定可能になる．

3 セットアップ・使用手順

- 主な消耗品はセンサカセット（100回，300回，600回使用可能）と溶液パック（最長で30日まで使用可能，サンプル数が多くなれば消耗が早い）．
- 交換方法は本体画面の指示に従って行い，それぞれ5分程度で終了．ウォーミングアップに30〜60分ほど必要．

[基本的操作法]

❶ インレットハンドルをシリンジまたはキャピラリーのポジションに上げ，それぞれインレットのゴムの部位にシリンジの先端を押しこむことで血液サンプルの吸引が自動的に開始される（図2 A）．
❷ 5秒ほどで血液サンプル吸引が終了するので，インレットを元の位置にもどす．
❸ 35秒後には結果が画面表示されると同時に自動印刷される（図2 B，C）．

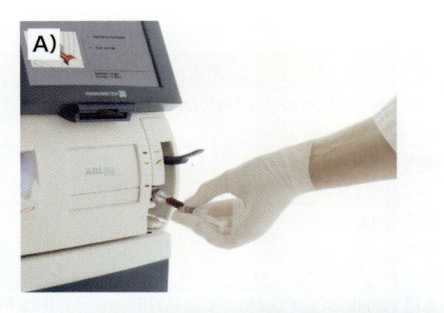

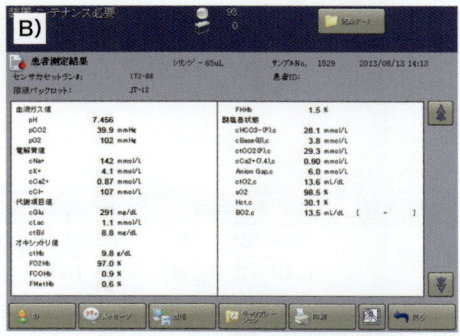

図2 測定手順（A）と結果表示（B：スクリーン，C：プリントアウト）

表3 演算項目

演算項目	範囲	基準範囲（成人）	解説
$cHCO_3^-$ (P)	0.0～100.0mmol/L	21～28mmol/L	血漿中の重炭酸イオンの濃度
cBase (B)	-50.0～50.0mmol/L	-2～3mmol/L	$pCO_2=5.33kPa$（40mmHg），37℃，実際の酸素飽和度の条件下で，血漿pH＝7.4になるように強酸または強塩基で血液を滴定するとき，滴定可能な塩基濃度
$ctCO_2$ (P)	0.0～100.0mmol/L	(m) 23～27mmol/L, (f) 21～25mmol/L	血漿中の総二酸化炭素（遊離CO_2＋結合CO_2）濃度
cCa^{2+} (7.4)	0.00～50.0mmol/L	-	pH7.40における血漿中のイオン化カルシウム濃度
Anion Gap	-500.0～500.0mmol/L	7～16mmol/L	Na^+とCl^-＋HCO_3^-の濃度差
ctO_2	0.0～100.0 mmol/L	(m) 8.4～9.9mmol/L, (f) 7.1～8.9mmol/L	血液の総酸素濃度
Hct	-10.0～110.0 %	(m) 41～53%, (f) 36～46%	ヘマトクリット
BO_2	0.0～100.0 mmol/L	-	飽和血液中において，ヘモグロビンに結合している酸素の最大濃度

「ABL90 FLEX リファレンスマニュアル」（Radiometer Medical ApS）より

表4 測定前の誤操作によるエラー

問題	理由	影響	対策
気泡	動脈血サンプルのデータに重大な影響を与えることがある	$pH\uparrow$, $pO_2\uparrow$, $pCO_2\downarrow$, $sO_2\uparrow$	採血後,ただちに気泡を除去する
ヘパリン	ヘパリンはイオン化カルシウムなどの陽イオンをキレートする	$cCa^{2+}\downarrow$	電解質に関して補正されているバランスヘパリンを使用する
混和不足	血球成分の沈降により,サンプルの均一性が保てなくなる	$ctHb\uparrow\downarrow$	測定前に十分に混和する

Pitfall

測定前の誤操作によるエラーとその理由,対策を表4に示す.

臨床での使用法

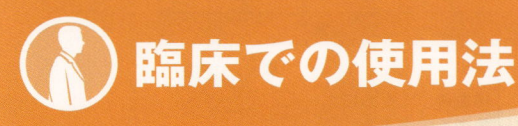

讃岐美智義

1 使用できる場面，役立つ病態

- 周術期では，特に呼吸状態が大きく変化する患者，（麻酔薬，鎮静薬を使用せずに）意識状態の悪い患者，ショックなど重篤な患者に用いられる．
- 呼吸状態と酸塩基平衡を評価する．
- 最近では，血液ガス分析機器には，乳酸値や血糖などの検査項目も含まれており，外科手術の前後や重篤な感染症，外傷などにより引き起こされる病態を追う場合にも利用される．
- 動脈血を採血し，血液ガス分析装置で検査することで，従来の血液ガス分析以外に電解質，代謝，オキシメトリー，酸塩基状態に関連する項目が同時に検査できる．

2 基本的な数値の読み方（表1）

1）読み方の基本

以下の3つに分類して解説する．
① 血液ガス，酸塩基状態 ：pH，$PaCO_2$，PaO_2，HCO_3^-，BE
② オキシメトリー ：SaO_2，CaO_2，tHb，O_2Hb，HHb，COHb，MetHb
③ 電解質，代謝項目 ：Na，K，イオン化Ca，Cl，AG，Glu，Lac，Bil

① 血液ガス，酸塩基状態

- **pH**：動脈血のpHを表す．7.35〜7.45が正常値で，7.35より低く（酸性に傾く）なれば，**アシデミア**，7.45より高く（アルカリ側に傾く）なれば**アルカレミア**という．$pH = -\log[H^+]$で，pH = 7では$[H^+] = 10^7$mmol/Lである．
- **$PaCO_2$**：動脈血と平衡するガス相のCO_2分圧である．$PaCO_2$は**換気の指標**である．35〜45mmHgが正常値で45mmHgより高ければ高二酸化炭素血症，35mmHgより低ければ低二酸化炭素血症という．通常は，$PaCO_2$が上昇すればpHは低下（$PaCO_2$↑，pH↓）し，呼吸性アシドーシス，$PaCO_2$が低下すればpHは上昇（$PaCO_2$↓，pH↑）し，呼吸性アルカローシスとなる．呼吸性アシドーシスの原因には，低換気，気道閉塞，鎮痛薬/鎮静薬の過量投与または残存などがあり，呼吸性アルカローシスの原因には，過換気，不安，発熱，うっ血性心不全などがある．過換気，低換気は人工呼吸器や麻酔器の換気条件によっても容易に生じるので，人工呼吸中は$PaCO_2$を注意深く追う必要がある．
- **HCO_3^-**：血漿中の重炭酸イオン濃度を表しHenderson-Hasselbalch式にpHと$PaCO_2$測定値を入力して計算したものである．HCO_3^-上昇は，代謝性アルカローシスと呼吸性アシドーシスにおける代償性反応による．HCO_3^-の低下は，代謝性アシドーシスと，呼吸性アルカローシスにおける代償性機序の結果としてみられる．HCO_3^-は常にpCO_2およびpHと合わせてみる．アシデミアでHCO_3^-の低下は，代謝性アシドーシス，$PaCO_2$が上昇していれば呼吸性アシドーシスであり，これらが一次性の変化（主因）である．アルカレミアでHCO_3^-が上昇していれば代謝性アルカローシス，$PaCO_2$が低下していれ

動脈血ガス分析

表1 血液ガス分析装置で測定可能な基本的項目および基準値

項目	意味	単位	基準値
pH	動脈血pH		7.40±0.05
$PaCO_2$	動脈血二酸化炭素分圧	mmHg	40±5
PaO_2	動脈血酸素分圧	mmHg	80≦
SaO_2	動脈血酸素飽和度	%	95〜98
CaO_2	動脈血酸素含有量（計算値）	mL/dL	17〜20
tHb	総ヘモグロビン濃度	g/dL	11.7〜17.4
O_2Hb	酸素化ヘモグロビン	%	90〜95
HHb	還元ヘモグロビン	%	1.4〜4.9
COHb	一酸化炭素ヘモグロビン	%	0.5〜1.5
MetHb	メトヘモグロビン	%	≦0.8
HCO_3^-	重炭酸イオン（計算値）	mmol/L	24±2
BE	塩基過剰（計算値）	mmol/L	±3.0
Na	ナトリウム濃度	mmol/L	135〜148
K	カリウム濃度	mmol/L	3.5〜4.5
Ca	（イオン化）カルシウム濃度	mmol/L	1.12〜1.32
Cl	クロライド濃度	mmol/L	98〜107
AG	アニオンギャップ（計算値）	mmol/L	12±2
Glu	グルコース濃度	mg/dL	70〜105
Lac	乳酸濃度	mmol/L	0.5〜1.6
Bil	総ビリルビン濃度	mg/dL	0.4〜1.2

特に重要かつ基本的な項目は大きく記載した．基準値は検査機器により若干異なる

ば呼吸性アルカローシスであり，これらが一次性の変化である．原因としては**表2**に示すものがある．アシドーシス，アルカローシスがみられる場合はそれを打ち消そうとして，生体は代償性のアルカローシスを引き起こす．代償範囲の逸脱が認められれば，複数の病態が合併している可能性がある．その際に役立つのが，代償性変化の予測範囲（**表3**）である．

- **PaO_2**：動脈血と平衡するガス相のO_2分圧である．PaO_2は**酸素化の指標**である．PaO_2値が高い場合は，高酸素血症，低い場合は低酸素血症という．臨床的には空気呼吸（FiO_2=0.21）でPaO_2が60mmHg未満を低酸素血症という．FiO_2は吸気の酸素濃度で，%ではなく比率で表現する．100%O_2では1.0である．空気呼吸でない場合には，PaO_2をFiO_2で割った値P/F比を計算して酸素化を評価する．P/F比の正常値は400以上である．

②**オキシメトリー**[1]

SaO_2は動脈血酸素飽和度と呼ばれ，O_2Hbと（HHb+O_2Hb）濃度の比率である．SaO_2は酸素運搬可能なヘモグロビン量に対する酸素化ヘモグロビンの割合を表す．

$SaO_2 = 100 × O_2Hb/（HHb+O_2Hb）$

パルスオキシメータで測定しているのはO_2HbではなくSO_2である．O_2HbとSaO_2は以下の関係にあることを知っておく必要がある．

$O_2Hb = SaO_2 ×（1 － COHb － MetHb）$

O_2Hbの割合は，潜在的な酸素運搬能力のどれだけが利用されているかを知る手段で，異常ヘモグロビンも含めた，すべてのヘモグロビン（tHb）に対する酸素化ヘモグロビンの比率である．

$O_2Hb = 100 × O_2Hb/（O_2Hb+HHb+COHb+MetHb）$

表2 アシドーシス，アルカローシスの原因[1]

	呼吸性	代謝性
アシドーシス	・肺胞低換気 ・代謝率増大	・循環障害 ・腎不全 ・糖尿病性ケトアシドーシス ・下痢（消化管からの重炭酸イオン喪失）
アルカローシス	・肺胞過換気	・利尿薬 ・嘔吐（胃からの酸喪失） ・低カリウム血症

表3 酸塩基平衡で予測される代償性変化の予測範囲[2]

	代償性変化の予測範囲	代償範囲の限界値
代謝性アシドーシス	$\Delta PaCO_2 = 1 〜 1.3 \times \Delta HCO_3^-$	$\Delta PaCO_2 = 15$ mmHg
代謝性アルカローシス	$\Delta PaCO_2 = 0.6 \times \Delta HCO_3^-$	$\Delta PaCO_2 = 60$ mmHg
呼吸性アシドーシス（急性）	$\Delta HCO_3^- = 0.1 \times \Delta HCO_3^-$	$\Delta HCO_3^- = 30$ mmHg
呼吸性アシドーシス（慢性）	$\Delta HCO_3^- = 0.35 \Delta HCO_3^-$	$\Delta HCO_3^- = 42$ mmHg
呼吸性アルカローシス（急性）	$\Delta HCO_3^- = 0.2 \times \Delta HCO_3^-$	$\Delta HCO_3^- = 18$ mmHg
呼吸性アルカローシス（慢性）	$\Delta HCO_3^- = 0.5 \times \Delta HCO_3^-$	$\Delta HCO_3^- = 12$ mmHg

Δの計算ではHCO_3^-は24mEq/L，$PaCO_2$は40mmHg，AGは12mEq/Lを正常値として計算

　CaO_2は動脈血中の総酸素濃度を表わす．CaO_2はヘモグロビンに結合した酸素濃度と物理的に溶解した酸素濃度の合計で，「酸素含量」とも呼ばれる．PaO_2の影響は少なく，tHbとSaO_2により大きく変化する．

$$CaO_2 = 1.34 \times tHb \times SaO_2 + 0.031 \times PaO_2$$

　COHb（一酸化炭素ヘモグロビン）は通常2％未満である．ヘビースモーカーや新生児では，10％以上になることがある．急性一酸化炭素中毒では，COHbが10〜30％になると，頭痛，悪心，眩暈，胸痛が起こり，30〜50％になると，激しい頭痛，一般的な衰弱，嘔吐，呼吸困難および頻脈が起こる．50％以上では痙攣，意識不明となり，死に至る．MetHb（メトヘモグロビン）は，ニトログリセリンなどの亜硝酸やアミノ基含有薬物投与で上昇し，メトヘモグロビン濃度が30％より高くなると，頭痛と呼吸困難が起き，特に70％以上では致死的である．

　pH=7.40，$PaCO_2$=40mmHg，37℃での酸素解離曲線は表4の通りであるが，pH上昇，$PaCO_2$低下，体温低下では左方移動してPaO_2が下がってもSaO_2は下がりにくいため，SpO_2での判断には注意が必要である（図1）．

Column

アシデミア，アルカレミアとアシドーシス，アルカローシス

　アシデミアとアルカレミアは，ともに「血液の状態」を示すが，アシドーシスとアルカローシスは，「血液が酸性，あるいはアルカリ性になるような病態・変化」を示す．アシデミアとは，血液のpHが基準値よりも減少している状態で，pH＜7.35になっている状態のことであり，血液がアシデミア（酸性）になった原因が，換気不全でCO_2が蓄積された場合に，その病態をアシドーシスという．すなわち呼吸性アシドーシスである．呼吸性アシドーシスとは言うが，呼吸性アシデミアとは言わない．なぜならばpHが高いか低いかというのを表すのがアシデミア，アルカレミアで，病態を指すわけではないからである．

図1 酸素解離曲線
文献6，p.121より改変して転載

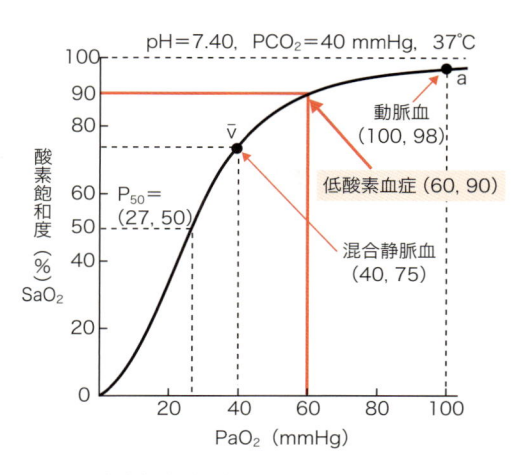

表4　記憶すべき値

	PaO_2	SaO_2
動脈血	100	98
	90	97
	80	95
	70	93
低酸素血症（最低ライン）	60	90
混合静脈血と同じ	40	75
P_{50}	27	50

③電解質，代謝項目[1]

Na^+は血漿中のナトリウムイオン（Na^+）濃度，K^+は血漿中のカリウムイオン（K^+）濃度を表す．Ca^{2+}は血漿中のイオン化したカルシウム（Ca^{2+}）の濃度である．それぞれの高値と低値を示す原因として**表5**のような病態が考えられる．Cl^-は血漿中のクロライドイオン（Cl^-）濃度で，アニオンギャップを計算するときに重要である．

Glu濃度は血漿中のグルコース濃度である．低血糖や高血糖は，いずれも神経学的損傷をもたらすため，血糖異常は積極的に治療すべきである．周術期のICUでは，血糖値は144～180mg/dLを目標とした血糖管理が推奨される．高血糖，低血糖の弊害とともに最近は血糖値のゆらぎも予後不良因子[3]として注目されている．簡易血糖測定器で測定した血糖は，全血で測定するためヘマトクリットやPaO_2により変動することが知られており，急性期の病態においては血漿で測定できる血液ガス分析装置で測定することが推奨[4]されている．

Lacは血漿中の乳酸濃度を表す．乳酸は嫌気性代謝で産生が増加し血漿中に放出されるので乳酸値が上昇（**表6**）していれば，**細胞内の低酸素状態**を示唆する．

Column

アシドーシスの時にはアニオンギャップ（AG）をみる

$$AG = Na^+ - (Cl^- + HCO_3^-)$$

陽イオンであるNaと陰イオンである（HCO_3^-＋Cl）の差をアニオンギャップ（AG）と呼ぶ．通常は，HCO_3^-減少によってClが増加し陰イオンの総和は変わらないためAGの変化はないが，陰イオンが減少するとAGが増加する．AGの増加は，HCO_3^-の減少によりClが増加しない場合である．AGが増加していれば正～低Cl性代謝性アシドーシス，増加していなければ高Cl性代謝性アシドーシスである．

表5　電解質異常の原因

	低値	高値
Na^+	・水中毒 ・腎不全 ・心不全 ・肝不全 ・抗利尿ホルモン分泌増加 ・利尿薬 ・ネフローゼ症候群	・ナトリウム負荷の増大 ・ステロイド ・嘔吐 ・下痢 ・過剰発汗 ・浸透圧利尿
K^+	・利尿薬 ・下痢 ・嘔吐 ・呼吸性/代謝性アルカローシス ・高アルドステロン症	・腎不全 ・代謝性アシドーシス ・中毒性アシドーシス 　（サリチル酸塩，メチルアルコールその他）
Ca^{2+}	・塩基血症 ・腎不全 ・急性循環不全 ・ビタミンD欠乏 ・上皮小体機能低下症	・悪性腫瘍 ・甲状腺機能亢進症 ・膵炎 ・寝たきり ・上皮小体機能亢進症

Column

肺胞気動脈血酸素分圧較差（A-aDO$_2$）で低酸素血症を鑑別

$$A\text{-}aDO_2 = \{150 - (PaCO_2 \div 0.8)\} - PaO_2$$
（空気呼吸の場合）
正常値　$A\text{-}aDO_2 < 15$

A-aDO$_2$開大の原因は次の3つである．
①換気血流比不均等分布
②拡散障害
③シャント（肺内シャント）

A-aDO$_2$の開大がない場合には，**肺胞低換気**を考える．

表6　乳酸値が上昇する疾患

呼吸状態	①肺での酸素摂取↓ 　（動脈血酸素分圧，肺胞－動脈血酸素分圧較差，肺内シャント） ②動脈血の酸素運搬能力↓ 　（総ヘモグロビン濃度，ヘモグロビン酸素飽和度，病的ヘモグロビン濃度，酸素含量） ③組織での酸素放出↓（P_{50}）
循環状態	・全身循環状態↓ ・末梢および臓器レベルの循環状態↓

文献

1) 血液ガスハンドブック，ラジオメーター，2012　http://www.acute-care.jp/document/handbook/pdf/handbook-2.pdf
2) 「電解質輸液塾」（門川俊明 著），p.94，中外医学社，2013
3) Egi M et al：Anesthesiology, 105：244-252, 2006
4) D'Orazio P et al：Clin Chem Lab Med, 44：1486-1490, 2006
5) ラクテートの生理学，ラジオメーター　http://www.acute-care.jp/learning/course/pdf/course-6.pdf
6) 「麻酔科研修チェックノート 改訂第4版」（讃岐美智義 著），羊土社，2013

2. 血球算定

機器紹介

日本光電工業株式会社

製品名

◆ MEK-6500 セルタック α

　血球計数を自動測定する小型分析機器．血液中の赤血球数・白血球数・血小板数・ヘモグロビン濃度・白血球3分類値などの血液パラメータ19項目（表1）を電気抵抗検出方式や比色法により自動的に測定する．

1 原理

①電気抵抗法（白血球・赤血球・血小板）

- 電気抵抗検出方式とは，細孔部（検知孔）に直流電流を流して測定を行う方式である．
- 希釈液で希釈した血液を専用の容器に入れて，検知孔の内部から一定の圧力で浮遊している血球を吸引する．検知孔の両側に電極を置き，一定電流を流すと血球が検知孔を通過した際，血球の容積に比例した抵抗が生じる．この微小な電圧変化を増幅器で増幅し，あらかじめ設定した電圧以上のパルスを数えることにより血球数が算出できる．

②ヘモグロビン測定法

- 希釈した検体に溶血試薬（ヘモライナック・3N）を添加すると，赤血球膜が破壊されて細胞内部のヘモグロビンが溶出し，溶血試薬成分と反応する．これを比色定量し，ヘモグロビン濃度を測定する．

2 機器の使用方法

- 測定項目は，表1に示す19項目である．
- 測定は真空採血管のキャップを外さずにホルダにセットする（クローズドモード）もしくはサンプル管を採血管に挿入してスイッチを押す（オープンモード）だけですべて自動的に行われる（図1）．

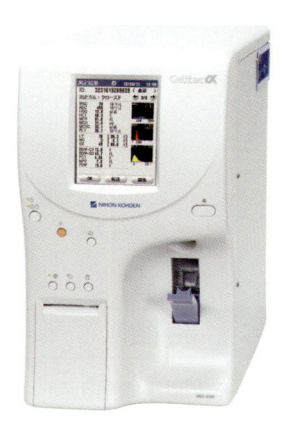

表1 血液パラメータ

項目		原理
WBC	白血球数	電気抵抗法
LY%	リンパ球パーセント	—
MO%	単球パーセント	—
GR%	顆粒球パーセント	—
LY	リンパ球数	
MO	単球数	
GR	顆粒球数	
RBC	赤血球数	
HGB	ヘモグロビン濃度	ノンシアン法（比色法）
HCT	ヘマトクリット	RBCヒストグラムから算出
MCV	平均赤血球容積	RBC，HCTから算出
MCH	平均赤血球ヘモグロビン量	Hgb/RBC×1,000
MCHC	平均赤血球ヘモグロビン濃度	Hgb/HCT×100
RDW-CV	赤血球分布幅-CV	RBCヒストグラムより算出
RDW-SD	赤血球分布幅-SD	RBCヒストグラムより算出
PLT	血小板数	電気抵抗法
PCT	血小板クリット	PLTヒストグラムから算出
MPV	平均血小板容積	PLT，PCTから算出
PDW	血小板分布幅	PLTヒストグラムから算出

A) オープンモード　　B) クローズドモード

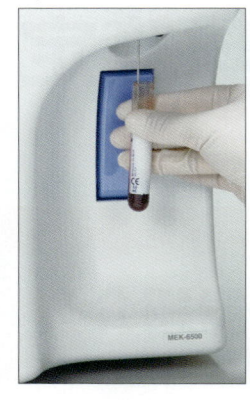

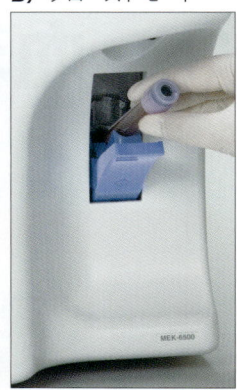

図1　サンプル吸引モード

3 特徴

①測定結果画面
- 大型カラーディスプレイですべての数値結果と分布図が同一画面で表示される．
- 異常検出の際には，日本語でメッセージを表示し，次の動作も促す．
- 血球計数のみだけでなく，白血球の大きさによる分類ではリンパ球，単球，好中球に分類することが可能であり，炎症や感染症のスクリーニングに有効である．

②使用試薬
装置は専用の試薬（4種類）と接続することにより測定が可能となる．

③リコメンデーション機能搭載
- 測定結果をもとに想定できる疾患の説明を画面表示および印刷表示する（図2）．

④検体量が微量で全血対応
- 通常測定モード：30μL，前希釈モード：10μLもしくは20μL，キャピラリーモード：10μL

4 スタートアップ

1) 電源投入
- 装置正面の電源スイッチを押すと電源ランプ（緑色）が点灯し（図3），自動的に給水および回路の自己診断が行われ，準備中画面となる（図4A）（自己診断で異常が発見されるとアラーム画面が表示）．
- 給水が終わると，準備完了画面が表示される（図4B）．

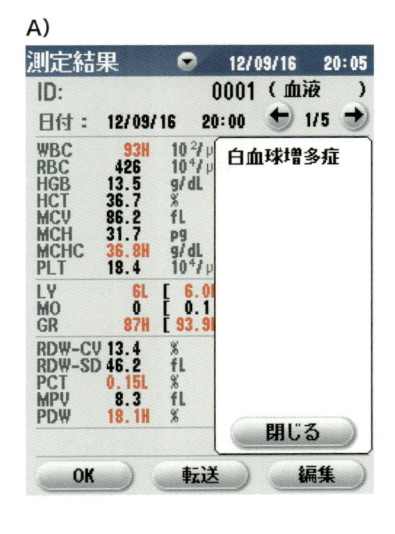

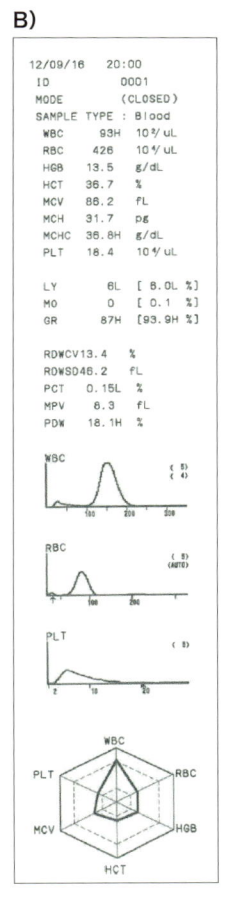

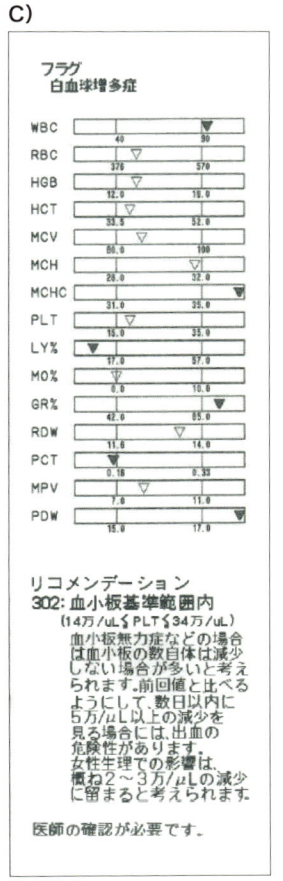

図2　測定結果画面と印刷結果

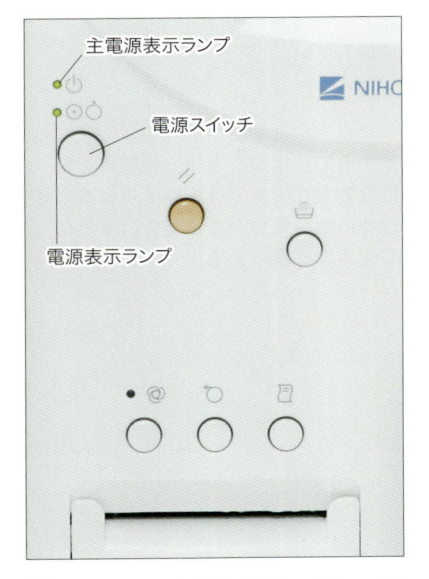

図3　スイッチおよびインジケータ

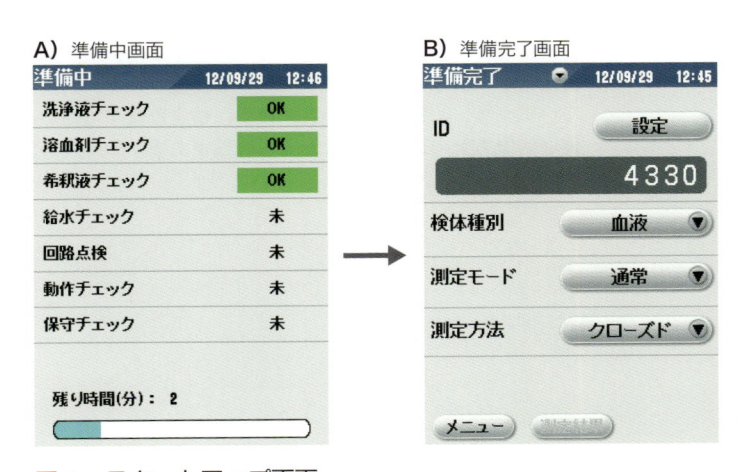

図4　スタートアップ画面

第3章　手術室，ICUの検査機器

2）バックグラウンドノイズのチェック（オープンモード）

- 毎日の始業時にノイズの影響をチェック．
- 装置正面の測定スイッチを押す．測定値が次の値以下のときは問題がないことを示す．
    - ・WBC 2（$\times 10^2/\mu L$）
    - ・HGB 0.1（g/dL）
    - ・RBC 5（$\times 10^4/\mu L$）
    - ・PLT 1.0（$\times 10^4/\mu L$）

5　基本操作法

- 採取した全血検体と抗凝固剤がよく混和するように丁寧に転倒撹拌する（検体が凝固していないことを確認する）．

1）クローズドモード

- 採血管を装置にセットすると自動的に測定が始まり，約90秒後に測定値が表示される．

2）オープンモード

- 採血管のキャップを開けてノズルを差し込み，測定スイッチを押すと測定が始まり，約60秒後に測定値が表示される．

Pitfall

正しい測定結果を出す上での注意点

血球計数装置では血球の大きさ情報をもとに計測するため，採血時に血小板凝集が起きた場合，装置では血小板と判断されずに血小板数が実際よりも少なく測定される場合がある．正確な測定結果を得るためには血球計数装置を理解し，以下の点に注意したい．

- 抗凝固剤の選択
    - ・血球計数測定にはEDTA塩（2K，3K，2Na）が最適とされている．
    - ・ヘパリンは白血球の形態を変化させ，また血小板凝集を防ぐ働きを持たないため血小板の凝集形成を起こし，血小板数が少なく測定される．
- 採血時の注意点
    - ・血小板の凝集を避けるために抗凝固剤と血液を混和する．
    - ・抗凝固剤の量に応じた血液量を採取する．
    - ・測定前には採血管を転倒混和する．
- 精度管理の実施：検査結果の精度を保証するために，患者検体を測定する前にはコントロール物質を毎日測定し，装置の精度管理を実施する必要がある．装置には簡単な精度管理を実施できる機能を保有しているため，測定者に負担をかけずに精度管理が可能である．測定値の乖離に気づかない場合，それに伴い治療方針の違いにつながる可能性があるため精度の保証を行うしくみは必須である．

臨床での使用法

讃岐美智義

1 使用できる場面

　手術室での手術症例においては手術前のルーチン検査としてほぼ全例に血球算定検査を行う．術中出血や出血量が不明の場合などにも役立つ．緊急手術においては，刻々と変化する循環異常に対して経時的に変化を追うことで循環血液量や出血の把握に役立つ．ICUあるいは救急病棟においては，初診時のバイタルサイン異常や出血が疑われる場合に行うことが多い．絶対適応ではないが大手術後や長時間手術後などにも行うことが多い．炎症や併存疾患がある場合にも貧血やWBC，PLTの変化がみられるため，病態把握の補助として利用できる．

2 役立つ病態

　貧血，血小板減少，白血球増多・減少などの血球成分の異常を検知したい場合に役立つ．赤血球数，白血球数，血小板数の血液成分の数測定以外に平均赤血球容積（MCV），RDW（赤血球分布幅），白血球分画%，平均血小板容積（MPV），PDW（血小板分布幅）なども合わせて診断に利用される．

3 基本的な数値の読み方

　数値：計測可能な項目と基準値は以下の通りである（項目の略号表記は，検査機器での表示）．

	項目	正常値（男性）	正常値（女性）
WBC	白血球数	$4.50 \sim 9.00 \times 10^3/\mu L$	$4.00 \sim 9.00 \times 10^3/\mu L$
LY%	リンパ球パーセント	27.5〜43.4%	27.5〜43.4%
MO%	単球パーセント	2.8〜6.4%	2.8〜6.4%
GR%	顆粒球パーセント	46.9〜67.8%	46.9〜67.8%
LY	リンパ球数	1,500〜4,000/μL	1,500〜4,000/μL
MO	単球数	200〜950/μL	200〜950/μL
GR	顆粒球数	1,830〜8,100/μL	1,830〜8,100/μL
RBC	赤血球数	$4.38 \sim 5.45 \times 10^6/\mu L$	$3.83 \sim 5.00 \times 10^6/\mu L$
HGB	ヘモグロビン濃度	13.6〜17.0g/dL	11.5〜15.0g/dL
HCT	ヘマトクリット	40.0〜50.0%	35.5〜45.0%
MCV	平均赤血球容積	85.0〜97.0fL	83.5〜96.7fL
MCH	平均赤血球ヘモグロビン量	28.5〜34.0pg	27.0〜33.1pg
MCHC	平均赤血球ヘモグロビン濃度	32.0〜36.0%	31.6〜35.0%
RDW	赤血球分布幅	11.7〜13.9%	11.1〜14.4%
PLT	血小板数	$140 \sim 360 \times 10^3/\mu L$	$130 \sim 350 \times 10^3/\mu L$
PCT	血小板クリット	0.140〜0.370%	0.140〜0.364%
MPV	平均血小板容積	9.5〜12.4fL	9.4〜12.3fL
PDW	血小板分布幅	9.7〜15.6%	9.5〜14.8%

広島大学病院検査部　基準値より一部改変

表1　赤血球恒数による貧血の鑑別

分類	MCV	MCH	主な疾患
小球性低色素性貧血	低値	低値	**鉄欠乏性貧血**，サラセミア，鉄芽球性貧血，**慢性貧血**
正球性正色素性貧血	正常	正常	**溶血性貧血**，**急性出血**，白血病，再生不良性貧血 **腎性貧血**，**症候性貧血**
大球性高色素性貧血 大球性正色素性貧血	高値	高値〜正常	ビタミンB_{12}や葉酸欠乏による**巨赤芽球性貧血** 肝障害に伴う貧血 骨髄異形成症候群の一部

1) 読み方の基本[1]

❶WBC，赤血球（Hb），PLTのどれが最も異常であるかをみる．
❷以前の血液算定検査があれば，Hb，WBC，PLTの変化に注目する．

2) 赤血球数異常の見方（表1）

　Hbが低下している場合には，貧血や輸液過剰を，Hbが増加している場合には，脱水や多血症を考える．

　貧血が疑われる場合には，赤血球1個の大きさを示すMCV（平均赤血球容積）と赤血球1個当たりに含まれるヘモグロビンの量を表すMCH（平均赤血球ヘモグロビン量）によって鑑別できる．MCV＝ヘマトクリット値／赤血球数×10で，MCH＝ヘモグロビン量／赤血球数×10で計算される．MCV，MCHはそれぞれ下記のように分けられる．

MCV	①小球性貧血	MCV＜80
	②正球性貧血	80≦MCV≦100
	③大球性貧血	MCV＞100
MCH	①低色素性	MCH≦28
	②正色素性	28＜MCH≦32
	③高色素性	MCH＞32

　貧血の診断では，まずMCVによって小球性あるいは大球性貧血でないかをチェックする．小球性貧血では鉄欠乏性貧血や慢性貧血を考える．大球性貧血では，まず巨赤芽球性貧血（ビタミンB_{12}欠乏や葉酸欠乏）を，正球性貧血では，急性出血，種々の血液疾患による造血障害，腎性貧血，症候性貧血などを考える．

　MCVとRDW（赤血球分布幅）は，小球性低色素性貧血である鉄欠乏性貧血と慢性貧血の鑑別に用いられる．慢性貧血ではRDWは正常だが，鉄欠乏性貧血ではRDWが大きくなる[2]．

3) 白血球数異常の見方

　白血球が増加（減少）していたら，顆粒球，リンパ球，単球のいずれが増加（減少）しているかに注目し，原因疾患を追求する．（顆粒球）好中球増加症＋発熱なら，まず急性感染症を考える（表2）．リンパ球増加なら，まずウイルス感染症を考える．

Column

（医原性）希釈性汎血球減少症

　手術中や集中治療室で，前回の血算検査に問題がなかった患者からの検体で測定した値のすべてが，適度あるいは異常に低下した結果になることがある．一番初めに何を考えるか？　答えは，輸液による希釈である．輸液ルートのある側の静脈から採血した場合，特に上流の静脈から採血した場合には，医原性の汎血球減少が観察される．ここで大切になるのは，前回の値を参照することである．そして汎血球減少症をみたときに，原因を追及する目である．通常，周術期においては輸液をしていることを忘れてはならない．同側から採血する場合は動脈血であれば，このようなことはない．

表2 好中球増加の原因（好中球＞8,000/μL）

	原因
急性感染症	局所的感染症（上気道炎，肺炎，髄膜炎，扁桃腺炎，腎盂腎炎，虫垂炎，膿瘍など），全身性感染症（敗血症など）
血管炎などの炎症性疾患	
代謝性疾患	尿毒症，アシドーシス，痛風発作
中毒	化学物質，薬剤
急性出血	
急性溶血	
骨髄増殖性腫瘍	慢性骨髄性白血病，真性赤血球増加症など
組織壊死	急性心筋梗塞，肺梗塞，手術，腫瘍壊死，熱傷，壊疽など
生理的	喫煙，運動，精神的ストレス，興奮，月経，出産など
薬剤	G-CSF，ステロイド，エピネフリンなど

文献1より引用

表3 血小板減少症の鑑別疾患[3]

原因	鑑別
骨髄での産生低下	急性白血病，再生不良性貧血，MDS，巨赤芽球性貧血，抗癌剤や放射線の副作用，癌の骨髄転移，先天性血小板減少症，HIV，敗血症（ウイルス血症），薬剤性
末梢での破壊亢進	**免疫学的機序**：ITP，HIT，薬剤性，HIV，輸血後紫斑病，SLE，RA，抗リン脂質抗体症候群などの自己免疫疾患 **非免疫学的機序**：DIC，Sepsis，人工弁，TTP/HUS，敗血症（ウイルス血症）
脾臓での貯蔵	肝硬変，Banti症候群などの脾機能亢進

4）血小板数の異常の見方

　血小板減少症の鑑別疾患（表3）を示す．血小板数の増加，減少だけでなくMPV（平均血小板容積）とPDW（血小板分布幅）によって鑑別する．MPVは，平均血小板容積で，血小板の大きさをあらわす．MPVが大きい特発性血小板減少性紫斑病（ITP）と，小さい再生不良性貧血が代表的である．一方，PDWは，血小板容積の分布幅を反映する．小さい血小板から大きい血小板まで広く分布していると，PDWは大きくなる．通常，MPVが大きいとPDWも大きい．ITPでは，MPVは大きく，PDWも大きい．逆に，PDWが小さいのは，再生不良性貧血が代表的である．血小板産生が低下しているため，MPVが小さい血小板が多くなりPDWも小さくなる．

Pitfall

[過去の測定値である]

　採血を行って検査結果が出るまでに，どんなに急いでも数分はかかる．健康診断や慢性疾患の経過を追うために行う場合には，その程度のタイムラグは無視できる．しかし，周術期管理においては目の前で出血や吐血，下血が起こっているなど急変している病態があるときに検体検査を行うことがある．その場合は，採血した時間が大切である．検査結果は，採血した時間のときにはその測定値であったということである．必ず，採血した時刻を正確に記載するようにすべきである．生体情報モニターや，患者の病態の急激な変化をあわせて判断する必要があるのは言うまでもない．

文献

1) 「誰も教えてくれなかった血算の読み方，考え方」（岡田定 著），p.57，医学書院，2011
2) 前田宏明 ほか：衛生検査，34：1505-1508，1985
3) Sekhon SS & Roy V：South Med J, 99：491-498, 2006

第3章 手術室，ICUの検査機器　A）血液のモニタリング

3. ACT

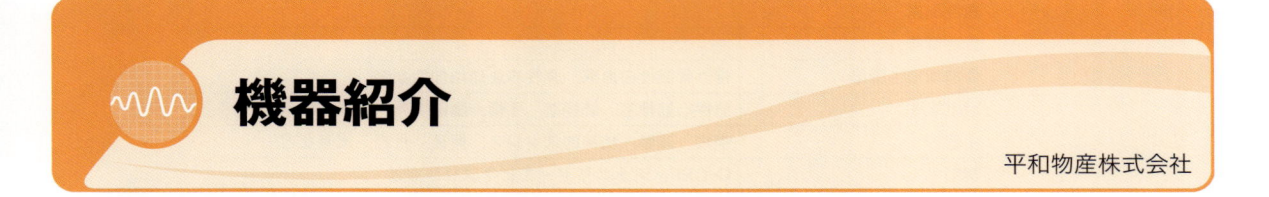

機器紹介

平和物産株式会社

製品名

◆ ヘモクロン レスポンス，ヘモクロン シグニチャーエリート

　ACT（Activated Clotting Time：活性化凝固時間）は，患者のベッドサイドで測定できる簡便な凝固時間としてポイント・オブ・ケア（臨床現場での迅速測定）を実現する検査である．

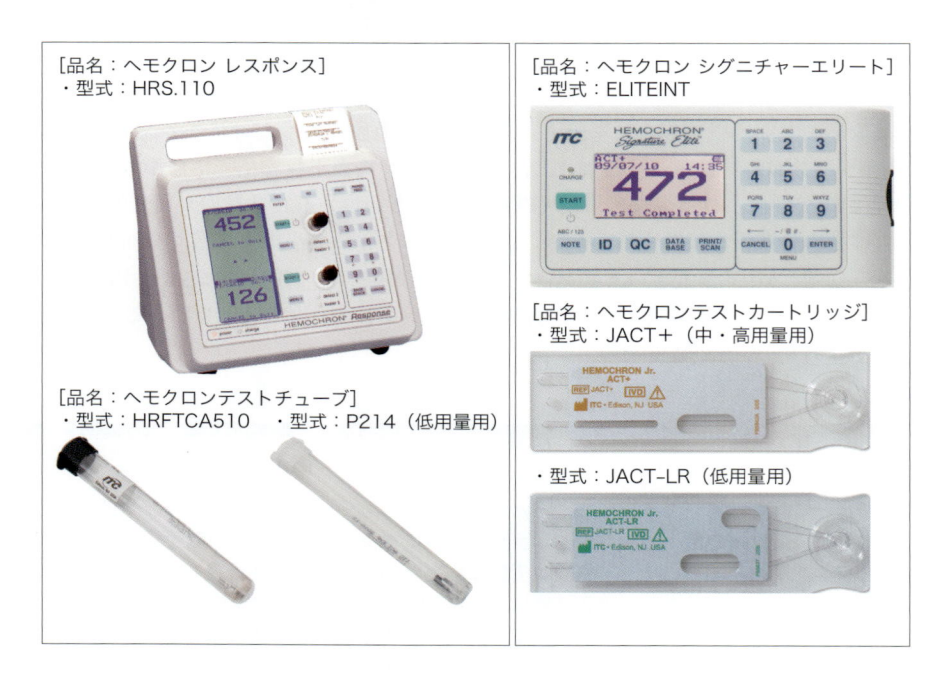

［品名：ヘモクロン レスポンス］
・型式：HRS.110

［品名：ヘモクロン シグニチャーエリート］
・型式：ELITEINT

［品名：ヘモクロンテストカートリッジ］
・型式：JACT＋（中・高用量用）

・型式：JACT-LR（低用量用）

［品名：ヘモクロンテストチューブ］
・型式：HRFTCA510　・型式：P214（低用量用）

1　原理

　ACTは，セライト，カオリン，ガラス粒などといった活性化剤に全血を接触させることによって凝固活性化を促し，凝血するまでの時間を測定する．測定原理を図1に示す．

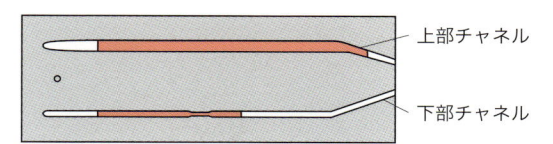

図1 ヘモクロン レスポンス（A）とヘモクロン シグニチャーエリートの測定原理（B）

A) 2点独立電磁検知方式

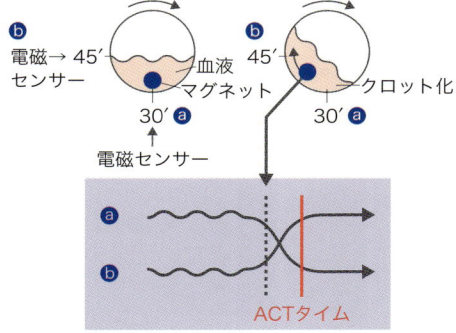

この測定状況はメニュー選択によってスクリーン表示ができる．
（メニュー2→セット1→プロットテスト2で設定）

A) 血液検体を入れた専用テストチューブをウェル内に挿入すると，ⓐ磁気ディテクターがテストチューブ内のマグネットを検知してゆっくり回転する．凝固が始まるとチューブ内のマグネットが血餅とともに持ち上げられ，ⓐで検知する磁力が弱くなり，ⓑにあるセンサーが磁気を検知する．ⓐとⓑの磁力が交差して凝固が完了したものと判断される．
B) 専用テストカートリッジに血液検体を入れスタートボタンを押すと，採血に必要な検体が下部チャネルに，余剰血液が上部チャネルに自動吸引される．検体は活性化剤と混和された後，前後運動を繰り返す．検体の前後運動はLED光センサーにモニターされ，一定の速度以下になるとクロットのエンドポイントに達したと判断し凝固時間を表示する

2 特徴

1) ヘモクロン レスポンス

- 2検体同時測定が可能．
- 1,200回（テストウェル1個につき600回）の測定データを保存し，画面表示やプリントアウトができる．
- 10キーボードでID入力やさまざまなメニュー設定を行うことができる．
- プリンター機能内蔵．

2) ヘモクロン シグニチャーエリート

- 血液検体が微量（50μL）であり，乳幼児，高齢者，貧血症例にも適している．
- 測定数値が早めに得られるので，臨床対応が迅速に行える．
- 検体の加温，吸引，混合などの自動化により，測定時の人為的誤差が防げる．
- 600回の測定データを保存し，データベースから検索できる．
- バーコードスキャナー内蔵で，測定用カートリッジのロットやIDを管理できる．

3 装着法・基本的操作法

操作パネルの解説を図2に示す．

1) ヘモクロン レスポンス

❶装置の起動：スタートキー1またはスタートキー2を押す（起動後，自己点検結果が表示される）．
❷検査の開始：
　a) **テストチューブに検体を加えると同時に**スタートキー1またはスタートキー2を押す（装置は検査開始の信号としてビープ音を発し，タイマーが始動する）．
　（注：ラインからの採血や採血針が血管に刺さって侵襲を受けた時点から凝固が始まるため，採血後は速やかに測定開始をすること．）

A）ヘモクロン レスポンス

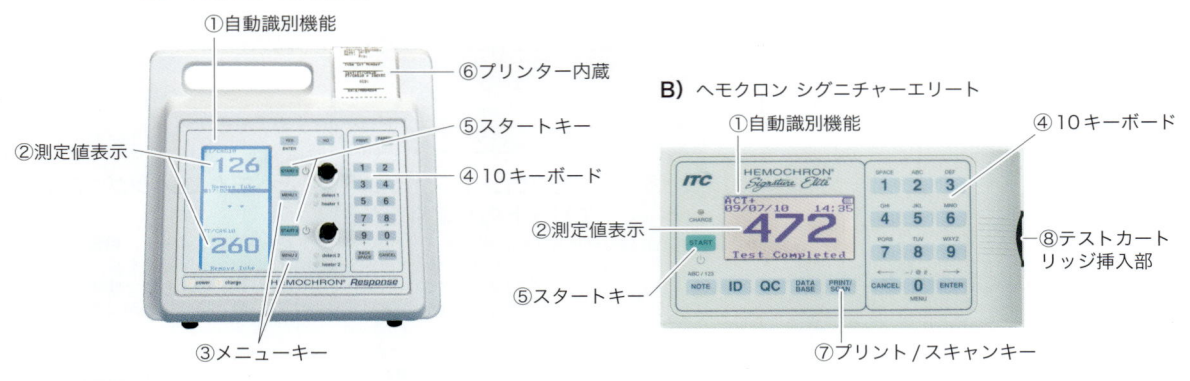

① 自動識別機能
⑥ プリンター内蔵
⑤ スタートキー
② 測定値表示
④ 10キーボード
③ メニューキー

B）ヘモクロン シグニチャーエリート

① 自動識別機能
④ 10キーボード
② 測定値表示
⑧ テストカートリッジ挿入部
⑤ スタートキー
⑦ プリント／スキャンキー

図2　操作パネル
①テストチューブ（カートリッジ）のバーコード（ラベル）により，種類を識別する．②表示が明るく見やすい．③初期設定や測定画面の切換えなどに使用する．④初期設定やさまざまなメニュー選択，ID入力を行うことができる．⑤装置の起動，測定スタート，シャットアウトを行う．⑥感熱紙に測定結果を印字．⑦外部プリンター（オプション）への出力，カートリッジ包装ラベルのバーコードをスキャンする

　　　b）テストチューブを上下に激しく10回振り，テストチューブ内の凝固活性化剤と検体を十分に混合する．この際，テストチューブの破損事故に十分注意し，血液飛散防止に配慮すること．ガラス粒テストチューブの場合は，チューブの底を軽く5〜7回叩く（混合が不十分な場合，凝固時間が正確に測定できない恐れがあるため）．
　　　c）テストチューブをテストウェルに挿入し，手動で1〜2回転させ，テストチューブのフタを指で叩く（この操作により，テストチューブ内のマグネットが適正な位置に，適正な角度で位置する）．
❸結果の表示：装置がクロットを検出すると，ビープ音を発し，検査名，凝固時間（秒）などが表示され，データが保存される（テストウェル1個につき600件）．
❹検査結果の印刷：検査が終了すると，装置は凝固時間（秒）や検査の実施日時などを自動的に印刷する．

2）ヘモクロン シグニチャーエリート

❶スタートキーをしばらく押し続けるか，またはカートリッジを挿入して起動する．
❷本装置側面の差込口に，カートリッジをサンプルウェルが上になるように挿入する．自動的にカートリッジの種類を判別し，画面に表示される．
❸次にロット番号の入力画面が表示される．表示されているリストからロット番号を選ぶか，新たにバーコードスキャナーで入力するか，手入力する．
❹装置がカートリッジを37±1℃に加温する．
❺加温中，画面にエラーメッセージが表示されていないことを確認する．
❻本装置の準備が完了すると，ビープ音を発して知らせる．画面には「Add Sample」「Press Start」のメッセージが交互に表示され，5分間のカウントダウンが開始される．5分経過すると自動電源OFFとなる．5分以内に測定できなかった場合は，新しいカートリッジで最初の手順から始める．
❼血液検体を採取する．
❽直ちにカートリッジのサンプルウェルに血液を1滴（50μL以上），底から満たす．このとき，注射針を使っても使わなくても構わない．血液の1滴が大きく，サンプルウェルからあふれる時には，余分の血液を外側のウェルに移す．

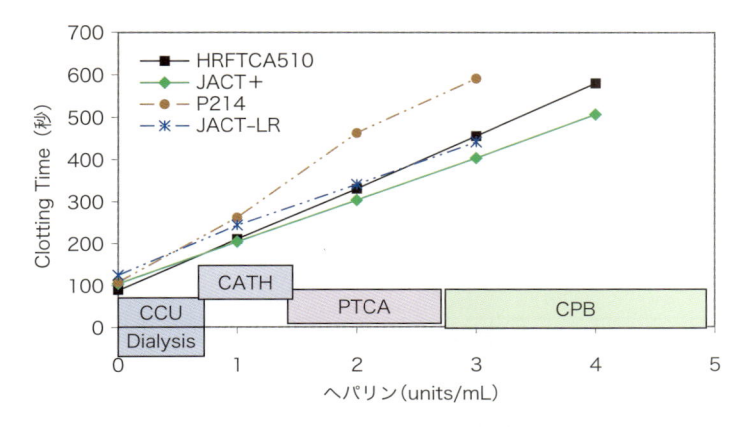

図3 ヘパリン量に対するヘモクロンの消耗品比較

HRFTCA510：セライト入りテストチューブ，JACT＋：中・高用量ヘパリン用カオリン入りテストカートリッジ，P214：ガラス粒入りテストチューブ，JACT-LR：低用量ヘパリン用セライト入りテストカートリッジ

❾ スタートキーを押す．ビープ音が鳴り，検査が開始される．画面は経過時間（秒）を表示して，検査が開始したことを示す．

❿ 検査が終了すると，装置はビープ音を発して知らせる．

Pitfall

- 装置は，必ず水平な場所で測定する．
- 測定領域，療法などによって，使用する装置専用の測定用テストチューブ，テストカートリッジの種類を確認する．
- ヘパリン加アクセスラインから検体を採血しない（留置ラインから投与しているヘパリンが測定値に影響するため）．
- ACTの測定値は，血液希釈，心筋保護液，低体温，血小板機能不全，低フィブリノゲン血症，その他の凝固障害および特定の薬物により影響を受けるので，予想外の値が得られた場合，他の測定方法で十分検討し評価する．
- ACTの測定値は，含有する活性化剤や機種によって異なるため，目標値はその機種ごとに決定する必要があることに留意する（図3）．同一患者にて異なる機種で測定した場合には，特に注意が必要である．

臨床での使用法

坪川恒久

1 使用できる場面，役立つ病態

　ACTは，セライト，カオリン，ガラスなど異物との接触による凝固系の活性化を見るテストであり，いわゆる内因系の凝固カスケードの総合的な評価を見ていることになる．Ⅱ，Ⅹ因子の阻害作用をもつヘパリンの抗凝固作用の評価のために用いられている．人工心肺，経皮的心肺補助装置，大動脈バルーンパンピングなど**血液が異物と長時間接する手技**を使用するときには全身のヘパリン化を行うが，その場合にACTが用いられる．

　ヘパリンの効果が不足していると凝血塊が形成されるようになり，人工肺などは血栓により閉塞してしまう．また臓器の梗塞が起こる可能性もある．逆に抗凝固作用が強すぎるとカテーテルの刺入部などからの出血が起こる．ACTの最大の特徴は，ポイント・オブ・ケアで全血を用いて測定できることにあり，数分という短時間で結果を得ることができる．

　その他，**透析**でも回路内の凝血を避けるためにヘパリンが使用された場合にはACTを測定する．近年，透析ではヘパリンの代わりにメシル酸ナファモスタットを用いることが多いが，適応外の使用方法ではあるが，その効果も評価することができる．

　ヘパリンを中和するためにはプロタミンが用いられる．プロタミンはヘパリンと結合して抗凝固作用のない安定複合体を形成して，ヘパリンの作用を拮抗する．ただし，ヘパリンが存在しないときにプロタミンを投与すると血小板，フィブリノーゲンと結合して凝固作用を阻害する．つまり，プロタミンの投与は多すぎても，少なすぎても抗凝固作用が生じるのである．ACTは，この**プロタミンによるヘパリンの中和を確認**するためにも有用である．

　未分画ヘパリンは分子量が3,000〜20,000と幅広いが，低分子ヘパリンは4,000〜8,000の分子量のものだけを抽出している．Ⅱ因子（トロンビン）に対する阻害作用はほとんどなく，Xa因子に対して強い阻害作用をもつ．この低分子ヘパリンの作用をACTで評価することはできない．ヘパリンは作用時にATⅢ（Antithrombin Ⅲ）との複合体形成が必要であるが，Xa因子阻害薬であるアルガトロバンはATⅢがなくても抗凝固作用を発現するためHeparin Induced Thrombocytopenia（HIT：ヘパリン起因性血小板減少症）で使用される．こちらもACTでは評価できない．

2 基本的な数値

　正常人でヘパリンなどの抗凝固薬投与を受けていない場合には，ACTの値は120〜150秒である．目標とするACTの値は，ヘパリンを投与する目的によって異なる．金沢大学では人工心肺症例では480秒を，OPCAB（off-pump coronary artery bypass grofting）では250秒を目標値にしている．ヘパリンを投与してもACTが予想通りに延長しないことがある．このような状態を**ヘパリン耐性**と呼んでいる．ヘパリンはATⅢと結合して初めて抗凝固作用を発現する．そこで，術前にATⅢの値を確認しておくと良い．テクニカルエラーを除いた真のヘパリン耐性では，**ヘパリンを追加投与するか，ATⅢの補充**（AT

Ⅲ製剤，もしくはFFPを投与する）を行う．ヘパリンはほとんど血管外には移動しないので，投与後すみやかに血液中で均一化する．シグネチャー®は測定に要する時間がレスポンスの約1/2であり，早く結果を知ることができる．

　プロタミンの投与量は，ヘパリンの初回量と等量（ヘパリンが10,000単位なら10mLなのでプロタミンも10mL）としているが，心臓手術などではヘパリンを定期的に追加投与しているので，そのタイミングによっては過剰投与となる可能性がある．

　ヘパリン投与後ACTが異常な高値を示す場合には，その原因をACTだけから判断することは困難である．ヘパリンの過量，凝固因子の不足，血小板の不足，あるいはこれらの複合によるものである．同様にプロタミンによる拮抗後にACTが十分に復帰しない場合にも，プロタミンの不足，凝固因子の不足，血小板の不足の可能性がある．血算値などを参考に対処方法を決定する．

Pitfall

- シグネチャー®は測定値表示までの時間が短く有用であるが，レスポンス®の値と較べると短い測定値を示す傾向がある．ヘパリン投与前にコントロールとして測定する場合には差は小さいが，ヘパリン投与後の測定時には短い値が表示されると，ヘパリンの追加が必要になる．
- 測定前によく撹拌する．撹拌が不十分だと凝固が遅くなる．
- 術前にヘパリンの投与を受けていた患者では，約6時間前にヘパリンの投与を中止する．しかし，入室直後の最初の採血時（コントロール）のACTが延長していることが多い．
- 既述したように，プロタミンは過量では抗凝固作用を示す．ヘパリンの残存も抗凝固作用を示すので「滴定」する必要がある．
- プロタミンは鮭の精巣から精製される．鮭アレルギー患者には投与できない．
- プロタミン投与により末梢血管拡張から血圧低下をきたすことがあり，プロタミンショックと呼ばれている．投与開始初期には血圧に注意する．
- プロタミンは分子量が5,000以上のヘパリンにしか効果がないので，低分子ヘパリン（分子量8,000以下）の約半分には効果がない．同様にアルガトロバンにも効果がない．

Column

ヘパリンの濃度・効果予測は難しい

　ヘパリンは主に腎から排泄される薬剤であるが，タンパク結合率が非常に高く，ATⅢなど血漿タンパク以外にもマクロファージや血管内皮に結合する．そのため低用量の時は半減期が投与量依存性に変化する．高用量時にはタンパクが飽和して腎排泄依存となり，半減期は一定となる．100U/kgのボーラス投与では半減期は60分であるが，400U/kgでは150分に延長し，血中濃度が上昇した後の半減期は150分以上であると考えられる．タンパク濃度が低下すると遊離ヘパリンが増加して作用が強くなるので注意が必要である．以上の理由からヘパリンの作用時間を薬物動態学的に予測することは困難であり，投与初期および人工心肺中は30分ごと，OPCABでヘパリンを数回静注した後でも少なくとも1時間に一度はACTによる評価を行うべきである．

第3章 手術室，ICUの検査機器　A）血液のモニタリング

4. ROTEM®

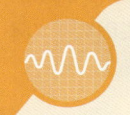

機器紹介

フィンガルリンク株式会社

製品名
◆ 包括的止血能測定システム ROTEM® delta

全血検体を用いてトロンボエラストメトリー法に基づき，血液凝固動態における凝固因子機能不足，フィブリノゲン機能低下，血小板機能低下，線溶亢進による急性凝固障害原因を迅速に解析する包括的止血能装置である．

1 原理

ROTEM®（Rotation Thromboelastometry）は1948年にドイツ Hellmut Harter 教授が発明したトロンボエラストグラフ（Thromboelastograph：TEG®）を改良した全血包括的止血能測定装置である（図1）．ROTEM®は，血餅形式による測定装置内部の力学的変化をデジタル化し，グラフと測定数値としてコンピューター画面上に表示する．

2 測定項目

ROTEM®では血液凝固過程で，内因系と外因系凝固経路による凝固進行動態と血餅の質（幅の高さ）を経時的にモニタリングする．専用試薬を用いて凝固異常の原因を鑑別する各種テスト項目がある．

- INTEM：内因系凝固経路による凝固動態をスクリーニングする．
- HEPTEM：INTEMテストで見られる凝固異常に対し，ヘパリン影響をブロックした凝固動態を鑑別する．
- EXTEM：外因系凝固経路による凝

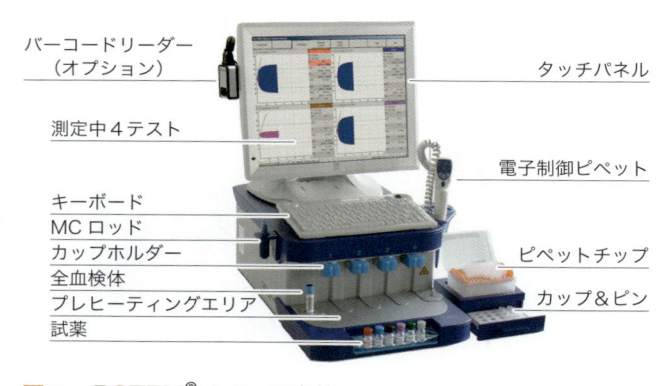

図1　ROTEM® delta の本体

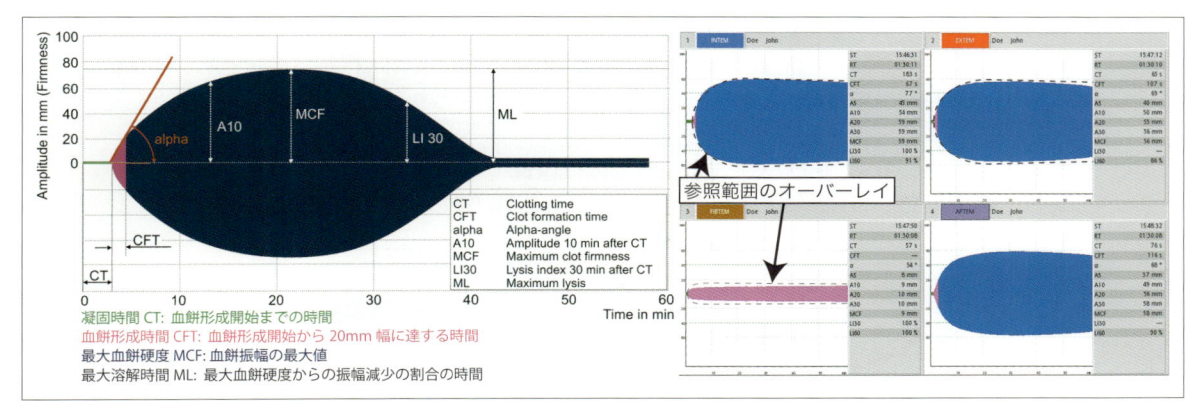

図2　ROTEM® 測定パラメーターと正常テスト結果表示例
CT：凝固始動，トロンビン形成，血餅重合開始の過程，CFT：フィブリン重合，血小板とXIII因子と結合した血餅の安定性の過程，MCF：重合したフィブリン，血小板，XIII因子により血餅の安定性をさらに強化する過程，ML：血餅の安定性（ML＜15％），または線維素溶解（1時間内ML＞15％）

- 固動態をスクリーニングする．
- FIBTEM：EXTEMテストで見られる凝固異常に対し，血餅形成中にある血小板機能部分をブロックしたフィブリノゲンレベルのみを鑑別する．
- APTEM：EXTEMテストで見られる凝固異常に対し，線溶亢進をブロックした凝固動態を鑑別する．
- ROTEM® パラメーターと正常テスト結果表示例を図2に示す．
- ROTEM® テスト項目と試薬の種類を表1に示す．

3　特徴

- 欧米で実証された周術期急性血液凝固動態のモニタリングツール．
- 3.2％クエン酸Na全血300μL使用，採血後から2時間以内測定可能．
- 4チャネル同時に独立テスト，5～20分から結果表示可能．
- 測定結果と正常参照範囲のオーバーレイ表示（図3），同一被検者の複数結果のオーバーレイ表示が可能．

4　セットアップ・使用手順・操作法

1. 主電源・電源を入れると装置が起動し，パスワードを入力すると主画面が表示される．
2. 測定モードを選択し，37℃の操作温度になるまで15分程度待機する．
3. 液状試薬を保冷庫から出し，常温に戻るまで15分待機する．
4. ピンをシャフトに差し込み，カップをカップホルダーに入れ，MCロッドで確実に押し込む．
5. 測定するチャネルとテスト項目を選択，患者情報を入力する．
6. 電子制御ピペットにチップを付け，画面指示に従い試薬と検体をピペッティング（ボタンを押すのみ），カップをチャネルのレールに沿ってシャフトへ持ち上げる．
7. 測定グラフと測定値が時間に沿って表示される．
8. 測定完了後，シャフトからカップ＆ピンを外し，廃棄する．
9. ROTEM® 測定モードを閉じ，電源・主電源をオフにする．

※詳細についてはROTEM® 操作マニュアルを参照のこと．

表1 ROTEM® テスト項目と試薬の種類

テスト項目	活性剤/阻害剤	液状試薬	シングルユース試薬
INTEM	内因系凝固経路（接触相）の活性化	star-tem® ＋in-tem®	in-tem® S
HEPTEM	内因系の活性化＋ヘパリナーゼ（ヘパリン分解剤）	in-tem® ＋hep-tem®	hep-tem® S
EXTEM	外因系凝固経路（組織因子）の活性化	star-tem® ＋rex-tem®	ex-tem® S
FIBTEM	外因系の活性化＋サイトカラシンD（血小板機能阻害剤）	rex-tem® ＋fib-tem®	fib-tem® S
APTEM	外因系の活性化＋アプロチニン（線溶阻害剤）	rex-tem® ＋ap-tem®	ap-tem® S

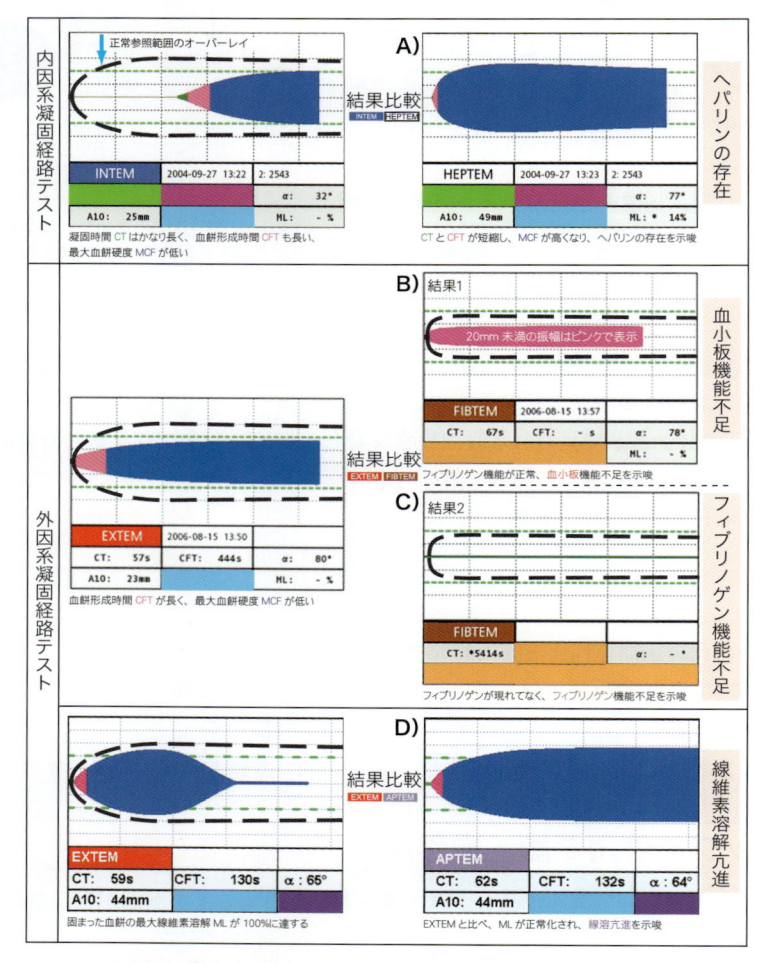

図3　ROTEM® 異常テスト結果例

Pitfall

- 測定準備の際，ピンとカップの隙間を正確に保つため，ピンをシャフトに沿って真上に差し込み，カップホルダーに入れたカップをMCロッドでしっかりと押し込む．
- 電子ピペットやカップホルダーなどの血液汚れが見られたら，必ず洗浄してから使用する．
- 全血検体を用いるROTEM® テスト結果は，血液凝固過程中に機能している血液成分のみを評価しているため，従来の中央検査部で測られている血小板数や血漿PT，血漿aPTT，血漿フィブリノゲン濃度などと相関しない場合もあるので注意が必要である．

ROTEM®

臨床での使用法

坪川恒久

1 使用できる場面

　ROTEM®は，ポイント・オブ・ケアで凝固系・線溶系を評価するモニターであり，従来のTromboelastographに比べると操作性が大きく改善されている．クエン酸を加えたスピッツに採血して，この血液をピペッティングにより試薬と混合して，血液凝固による粘性から凝固・線溶系を評価するシステムである．ROTEM®は使用する試薬により，凝固系・線溶系をいくつかに分けて評価する．これをポイント・オブ・ケアで実施できるのが最大の利点であり，従来困難だった**止血困難の原因推定**が可能となった．試薬を組み合わせることにより，出血の原因として**ヘパリンの残存**，**凝固因子（特にフィブリノーゲン）の不足**，**血小板の不足**，**線溶系の亢進**の4つを推定することができる．

2 役立つ病態

　特に出血，血液希釈による血小板減少，凝固因子不足が重なり全体像を把握しにくい**心臓手術の術中術後**や，出血と治療としての輸液・輸血，組織因子の関与による線溶系の亢進が起こる**外傷患者の治療**では有用であるとのデータが多く出されて，欧米ではガイドラインの中でROTEM®の使用が推奨されている．

3 ROTEM®のしくみ

1）試薬の説明

　主に5つの試薬が用いられる（詳しくは「機器紹介」参照）．
- INTEM
- EXTEM
- FIBTEM
- HEPTEM
- APTEM

2）解釈の仕方

　判断の指標は，各テストで描かれるグラフ上の凝固開始時間と太さ（振幅）である．

①**ヘパリンの存在**（「機器紹介」の項の図3A参照）

　INTEMとHEPTEMで比較する．「機器紹介」の項の図3AのようにINTEMでは凝固の開始（CT：ACTに相当する）が著しく遅れているが，HEPTEMでは正常化している．HEPTEMはヘパリンが分解されて無効化されるからであり，これらはヘパリンの影響と判断できる．

第3章　手術室，ICUの検査機器　215

②**血小板の機能不足**（数もしくは機能の低下：「機器紹介」の項の**図3B**）

　　EXTEMとFIBTEMで比較する．FIBTEMの凝固開始，振幅が正常であるということはフィブリノーゲンは十分に存在していることになる．この場合はEXTEMのCFT（ピンクと青の境目）の延長と振幅の減少は血小板の機能不足によると判断する．EXTEM，FIBTEMの振幅はフィブリノーゲン量と正の相関があり，EXTEMの振幅からFIBTEMの振幅を引いた値は血小板数と正の相関がある[1]．

③**フィブリノーゲンの不足**（「機器紹介」の項の**図3C**）

　　同じくEXTEMとFEBTEMの組合わせで，EXTEMの変化は②の血小板の減少と同じであるが，FIBTEMでは，振幅が著しく減少している（9 mm以下）．この場合はフィブリノーゲンが不足していると判断する．

④**線溶系の亢進**

　　組織障害が強く（「機器紹介」の項の**図4D**），プラスミンが活性化し線溶系が亢進すると形成された血餅がすぐに溶解されてしまい，一度固まった（振幅が増大した）血餅が退縮して振幅が減少し，全体として紡錘形の形となる．手術中に観察されることは少ないが，外傷後では比較的多く観察される．

3）対処方法

　　2）の結果の解釈に従って対処を実施する．

- **ヘパリン残存**に対する対処方法：プロタミンを投与する．INTEMのCTが短縮して正常化することで効果を確認する．
- **血小板の機能不足**に対する対処方法：血小板を投与する．
- **フィブリノーゲンの不足**：クリオ，もしくはフィブリノーゲン製剤の投与が効果的であるが，日本では製剤化されていない（フィブリノーゲン製剤は存在するが，適応外使用）．FFP投与にて対処する．FFPは濃縮製剤ではないため凝固因子の濃度は正常人と比べると少ない．また，フィブリノーゲン含有量もロットにより大きくばらついている．
- **線溶系が更新**していると判断される場合は，トラネキサム酸1〜3 gを投与する．アプロチニンはアレルギー反応が多いこと，逆に血栓形成を起こすことなどから現在は使用されていないが，再評価が行われている．

Pitfall

- 薬剤の影響などに関しては評価できない．抗血小板薬（アスピリン，クロピドグレル，レオプロなど），ヘパリン以外の抗凝固薬（オルガラン，低分子ヘパリン，ワーファリン），凝固因子製剤（第Ⅶ因子，von Willebrand因子）などの薬剤の影響に対する感度が低い，あるいは全く感知できない．
- 血小板もフィブリノーゲンも同時に低値の時は鑑別ができない．まずはFFPの投与によりフィブリノーゲンの影響を観察し，必要に応じて血小板を投与する．
- 試薬には有効期限・保存条件があり，守らなければならない．
- ピンがしっかり入っていない，カセットが定位置にない時にはきれいな波形が描かれない．

※止血に必要なフィブリノーゲン量は以前は100g/dL以上あれば問題がないとされてきたが，この量が見直され，150あるいは200g/dLが目標値とされるようになっている．フィブリノーゲンが足りない状況では，活性化第Ⅶ因子製剤などを使用しても止血効果は得られない．

文献

1）Herbstreit F：Anaesthesia, 65：44-49, 2010

第3章 手術室，ICUの検査機器　A) 血液のモニタリング

5. HMS

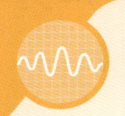

機器紹介

日本メドトロニック株式会社

製品名
◆ 血液凝固分析装置 HMS PLUS

　ヘパリン用量感受性，ヘパリンアッセイ，活性化血液凝固時間を測定する診断装置である．それぞれの測定には3種類の異なるカートリッジ（ヘパリン用量感受性測定：HDR，ヘパリンアッセイ：HPT，活性化血液凝固時間：HR-ACT）を使用する．

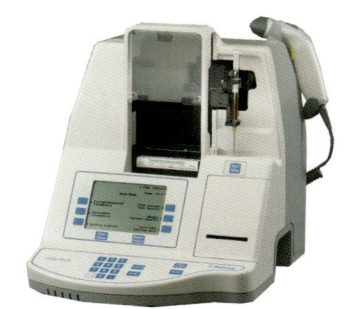

©日本メドトロニック株式会社

1 原理

　専用カートリッジ（図1）の各チャンネルに取り付けられたプランジャの落下速度の変化を光学式センサで観察し，未凝固試料中でのプランジャの落下速度がフィブリン網形成によって減速する変化を検出し凝固時間を測定する．

2 機器の使用方法

1) ヘパリン用量感受性測定（HDR：Heparin Dose Response）

　既知濃度のヘパリンに対するin vitroでの抗凝固反応を測定する．この反応は，患者のヘパリンに対する抵抗性もしくは感度を測定するために利用でき，目標とする活性化凝固時間（ACT：Activated clotting time）を達成するために必要な最低ヘパリン投与量の推定にも利用可能である．

2) ヘパリンアッセイ（HPT：Heparin Assay by Protamine Titration）

　カートリッジの各チャンネルに異なる量のプロタミンが含まれており，ヘパリンとプロタミンの中和作用の原理を用いて，試料中のヘパリン濃度を測定する．求められたヘパリン濃度を基に，目的のACTを達成するために必要な追加ヘパリン量およびヘパリン中和に必要なプロタミン投与量を自動計算により算出する．

3) 活性化凝固時間（HR-ACT）

　HR-ACTは，HMS PLUSのチャンネル5とチャンネル6を使用する2チャンネルのカートリッジである．活

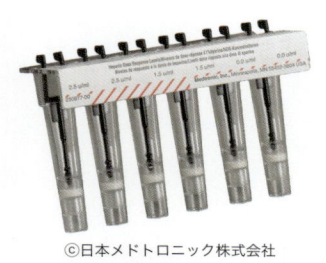

図1 HDRカートリッジ
ヘパリン初回投与量を決定する

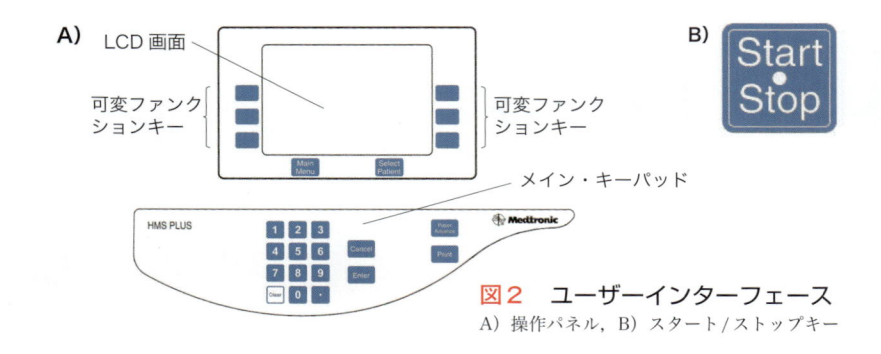

図2 ユーザーインターフェース
A）操作パネル，B）スタート/ストップキー

性化剤としてカオリンを使用している．

3 操作パネル

HMS PLUSの操作はLCD画面と複数の操作キーにより行う．

- LCD画面および可変ファンクションキー，メイン・キーパッドは，各パラメーターのデータ入力，画面の操作，測定結果の確認・編集に使用する（図2A）．
- スタート/ストップキー（図2B）はプリンター上部に位置し，測定の開始・停止に使用する．

4 特徴

- 最高5人分の患者パラメーターを記録・保存することができ，複数の患者を同時に測定することが可能．
- 検体のカートリッジへの分注から各テストの測定完了まで，スタート/ストップキーを押すだけの簡単ワンプッシュ操作．
- テスト結果は測定終了時に内蔵プリンターより自動印刷，もしくは手動印刷が可能．
- 長期データ保存および過去の検査データへのアクセスができ，RS-232ポートから周辺機器への外部転送機能搭載．

5 セットアップ・使用手順

❶ 装置背面の主電源スイッチをオンにし，電源を投入する．
❷ セルフテスト終了後，メインメニュー（MAIN MENU）画面が表示される（図3）．
❸ HMS PLUS使用前に，すべての操作パラメーター（装置，QC Manager，患者/プロトコール［性別，身長，体重，目標ACT］）の設定を行う．性別，身長，体重に基づいて患者血液量を算出し，目標ACTとヘパリン感受性から計画ヘパリン濃度を算出する．ヘパリン初回投与量はこれらのデータにより変化する．

6 装着法・基本的操作法

体外循環手術　推奨プロトコール
❶ 正しい患者およびプロトコールのパラメーターが入力されていることを確認する．
❷ ヘパリン用量感受性を測定するため，専用シリンジに3 mLを採血し，HDRカートリッジを設置する．
❸ 測定後，計画ヘパリン濃度とヘパリンの初回投与量を確認する．必要に応じて，測定後にヘパリン濃

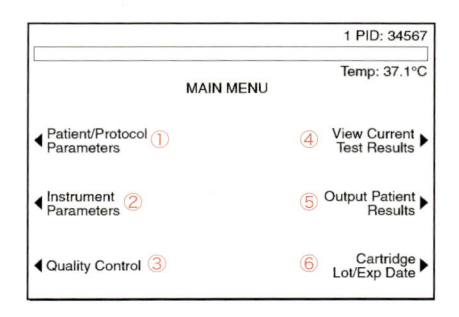

図3　メインメニュー画面
①患者/プロトコール・パラメーター，②装置パラメーター，③QC（品質管理）パラメーター，④現行のテスト結果表示，⑤測定履歴表示，⑥カートリッジのロット番号・使用期限

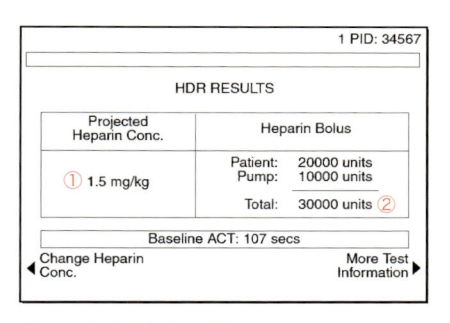

図4　HDR結果画面
①計画ヘパリン濃度，②ヘパリン初回投与量

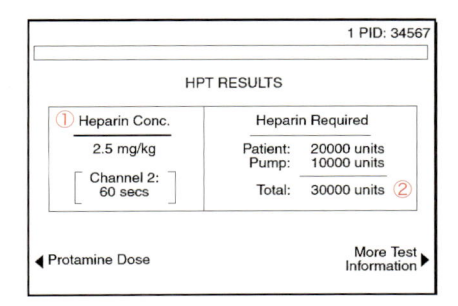

図5　HPT結果画面
①血中ヘパリン濃度，②ヘパリン追加投与量

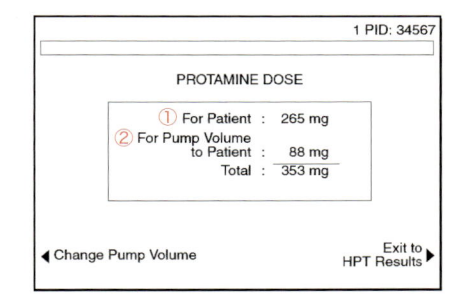

図6　プロタミン投与量画面
①患者側プロタミン投与量，②体外循環回路側プロタミン投与量

度を変更する（図4）．

❹ヘパリンを患者に投与し3～5分間循環させた後，HPTとHR-ACTを実施して抗凝固作用を確認する．ACTが十分に広がらない場合は，追加のヘパリンを投与して測定を再度実施する．

❺体外循環中，血中ヘパリン濃度とACTを確認するために，20～30分おきにHPTとHR-ACTを実施し，必要に応じて，追加ヘパリンを投与する（図5）．

❻体外循環を終了する直前に，プロタミン投与量を決定するため，HPTとHR-ACTを実施する（図6）．

❼プロタミンをゆっくりと投与し，10～15分間循環させた後，中和を確認するため低レンジのHPTとHR-ACTを実施する．

> **Pitfall**
> - HMS PLUSを使用する25分ほど前に主電源をオンにし，装置の温度が36.5～37.5℃に達したことを確認し装置を使用する．装置の温度を37±0.5℃に維持することにより，HDR，ACTカートリッジの測定条件を最適化する．
> - カートリッジは設置する前にゆっくりと振るかまたは軽く叩いて，ヒートブロックに取り付け，ヘパリンアッセイカートリッジを除くすべてのカートリッジは，3分間以上装置内で予熱する．

臨床での使用法

坪川恒久

1 使用できる場面・役立つ病態

　HMS PLUSは6チャンネルのACT測定装置である．使用するカートリッジにより①目的のACTを達成するために必要な**ヘパリン量の計算**，②中和に必要な**プロタミン量の計算**，③**プロタミンの中和の確認**と3つの用途がある．多チャンネルを用いることで検量線を作製し，より精密な投与量計算が行えることと，プロタミンの滴定が1度に行えることが利点になる．

2 ヘパリンの初期投与量の計算（HDRカートリッジ）

①カートリッジのしくみ（図1）

　HDRカートリッジにはあらかじめ図1Aのようにヘパリンが含まれている．専用シリンジは矢印の向きに患者血液を充填していく．血液が投与された瞬間から測定が開始される．このカートリッジでは2チャンネルずつペアで測定がなされる．⑤，⑥のチャンネルはヘパリンが入っていないので，いわゆるACTを測定することになる．①〜④のチャンネルはあらかじめ2.5Uまたは1.5U/mLのヘパリンが入っているので凝固が遅い．すべてのチャンネルが停止すると，計算が始まる．

②ヘパリン投与量計算のしくみ

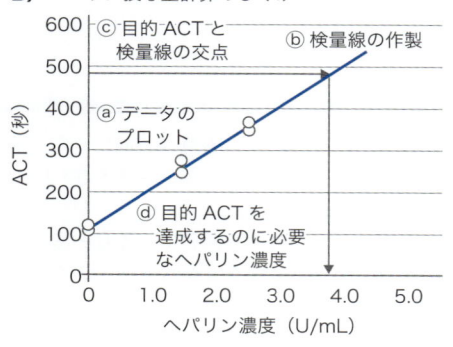

❶データから検量線が作製される（図1B-ⓐ：実際にはこの図は出力されない）．図1Bでは2ポイントとも記入されているが，計算には各濃度の2チャンネルの平均値が使われる．

❷ヘパリン濃度と凝固時間から用量反応検量線が作製される（図1B-ⓑ）．われわれの施設では人工心肺時には480秒をACTの目標値としている（図1B-ⓒ：この値はセットアップ時に入力する）．そこでY軸のACT＝480秒に相当するヘパリン濃度が計算される（図1B-ⓓ）．

❸このヘパリン濃度に血液量を乗じた値がヘパリンの必要量となる．

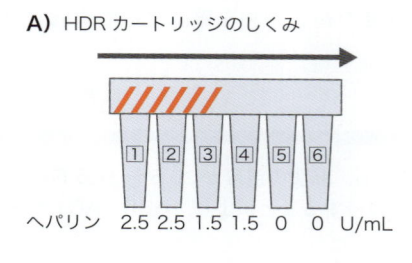

図1　HDRカートリッジ

❹この測定では用量反応検量線の傾き（slope）が表示される．この傾きが小さいときはヘパリンを投与してもあまりACTが延長しないことを意味していて，80以下の時はヘパリン耐性を疑う．

Pitfall

ヘパリン感受性テスト（HDR）での注意点

- 十分な量を採血する．専用シリンジは内容量が3 mLで最大3.5 mLまで吸引できる．HDRカートリッジを使用するときは3.5 mL一杯まで採血する．この採血量が少ないとチャンネル6の内容量が不足する．不足すると凝固血餅の強度が不十分でACTが延長として測定される．ヘパリン濃度0の時のACTが延長すると検量線の傾きが小さくなり，結果として計算上のヘパリンの投与量が増加してしまう．チャンネル5と6の値が解離しているときは注意が必要である．
- 採血時のヘパリンの混入を避ける．刺入部から採血ポートまでの距離が長いA-lineから採血するとヘパリンが混入する可能性があり，その時は検量線の傾きが低下する．
- 基本はACTなので，血小板減少，血小板機能低下，凝固因子減少の影響を受ける．そのほかに術前に長期間ヘパリン投与を受けていた場合，HITの場合，ニトログリセリン投与中の患者では，検量線の傾きが大きくなりやすい．
- 傾きの正常値は80から110とされている．理論的には傾きの減少はATⅢ減少を意味していると考えられるが，実際にはATⅢは正常なことが多い．
- HDRはあくまで目安と考えた方が良い．必ずヘパリン投与後にACTを測定して補正（追加）を行なう．

3 ヘパリンの維持投与量ならびに中和に必要なプロタミン投与量の計算（HPTカートリッジ）

①カートリッジのしくみ（図2 A）

HPTはプロタミン（実際にはプロタミンよりも反応が早いトロンボプラスチン）が含まれているカートリッジである．目標ACTに対応するヘパリン濃度（最初のHDR計測結果に表示されている）に合わせてカートリッジを選択する．ヘパリン濃度が4.0 U/mL（＝3.0 mg/kg）だったらTan（2.0〜4.0 U/mL＝1.5〜3.0 mg/kg）もしくはSilver（2.67〜4.67 U/mL＝2.0〜3.5 mg/kg）のカートリッジを選択することになる．

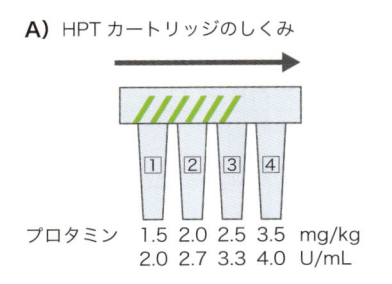

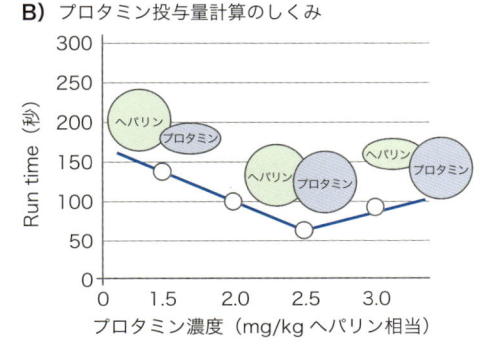

図2　HPTカートリッジ（TAN）

A) HPTカートリッジのしくみ

B) プロタミン投与量計算のしくみ

②プロタミン投与量計算のしくみ

図2Bのような結果となったときは必要なプロタミン量2.5mg/kgでヘパリンが中和されると判断されて，その投与プロタミン量が計算される．同時にその時点でのヘパリン濃度も計算され，目的ヘパリン濃度との差と血液量から目的ヘパリン濃度に復帰させるために必要なヘパリン量も計算される（人工心肺中に目標ACTを維持するために用いる）．

プロタミンは単独では，血小板や凝固因子と結合して抗凝固作用を発現する．そのため，ヘパリンを中和する目的で投与する場合，プロタミンの量が少ないと残存ヘパリンによる効果が残り，プロタミン量が過剰だとプロタミンによる抗凝固作用が発現してしまうことから，適切な量を投与して中和する必要がある．従来は，施設ごとに決められたプロタミンを投与し，その後数回ACTを測定してプロタミンを中和する滴定法が用いられていたが，HMS PLUSではプロタミンの適正投与量が一度に計算される．

Pitfall

プロタミン中和量計算（HPT）での注意点

- 適切なカートリッジを選ぶ．チャンネル1もしくは2で中和してしまうような場合には正確なヘパリン濃度が測定されない．逆にチャンネル4でRun timeが最短になった場合は，中和に必要な量がそれ以上である可能性があるので，プロタミン投与後にすぐに中和確認検査を実施する．
- プロタミン投与量として表示される値は3つある．For Patient, For Pump Volume, Totalである．For Pump Volumeとは人工心肺の回路内にある血液に対するプロタミン量である．それに対してFor Patientとは患者体内の血液に対するプロタミン量である．人工心肺回路に残存する血液を患者に戻さない場合には，For Pump Volume分のプロタミンは必要が無いので，For Patientの分のプロタミンを投与する．回路血液をすべて患者側に戻す場合には（無輸血手術など），患者分と回路分をあわせたTotalに表示されるプロタミン量を投与する．
- HDRに較べて，HPTのプロタミン中和量計算は正確であり，中和後に中和確認による追加投与が必要になることはあまりない．ただし，ヘパリンがプロタミンにより中和されてもACTが正常域に戻るとは限らない．希釈による凝固障害，血小板減少なども同時に起こってくるからであり，プロタミン以外の要因について考える．
- プロタミンとヘパリンの結合は完全なものではなく，時間が経過すると結合が外れてヘパリンが遊離してくる．人工心肺から離脱後も，適宜ACTにより評価する．
- HPTを使用してヘパリンの中和を行うようになると，従来のプロタミン投与量が過量投与であったことが実感される．われわれの施設の経験では，HMS PLUS導入後プロタミン投与量が大きく減少した．

4 プロタミンの中和確認 ［HPT（RED）カートリッジ］

カートリッジによる中和の確認

REDはHPTカートリッジの中でももっともカバーするヘパリン濃度域の低いカートリッジであり，このカートリッジでプロタミンの中和を確認する．HPTは4チャンネルであり，通常は同時にACTを測定する（ACT測定用の2チャンネルのカートリッジがあり，併用できるようになっている）．この結果で**プロタミン量が0**と表示されれば中和は完了していることになる．もし，プロタミン投与量に数字が出れば，その量を追加投与する．

第4章

モニター関連機器，治療機器

第4章 モニター関連機器，治療機器

1. 麻酔器

機器紹介①

GEヘルスケア・ジャパン株式会社

製品名
◆エイシス

　全身麻酔器エイシス（Aisys）の発売当初のバージョンから，ソフトウェアは劇的に進化している．2012年11月には，EtC（End tidal control）機能や肺リクルートメントに関連したVital Capacity（バイタルキャパシティー），Cycling（サイクリング），呼吸ごとのコンプライアンス測定機能が追加されている．

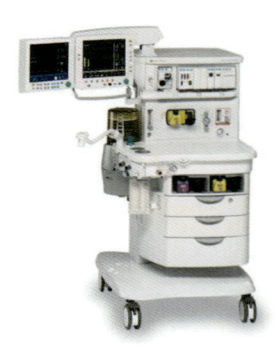

1 はじめに

　GEヘルスケア・ジャパンではエントリーモデルのエスパイアからハイスペックモデルでフルデジタルのエイシスの6モデル，70バージョンを用意し，すべてのモデルでシーリングペンダントにも対応している．また，MR環境下に対応したエスティバMRIも用意されており（図1），それぞれの手術室場面において必要とする仕様を満たすよう複数のバージョンを用意している．麻酔器のモデル別仕様一覧を表1に示す．
　また，最大の特徴は，ユーザーインタフェース（ベローズ，APLバルブ，ベンチレータ操作部，Bag/Vent切替えスイッチなど）が全モデルにおいて共通であり，操作性，安全性に配慮しているという点である．
　本項では，EtC（End tidal control）機能を有するエイシスVer8.0EtCについて，その主な特徴と有用性を詳述する．

2 特徴

　地球環境維持，いわゆるエコロジーは，医療環境においても決して避けることのできないテーマの1つであり，麻酔領域においても医療費の抑制や環境問題の観点から**低流量麻酔**が再び見直されてきてい

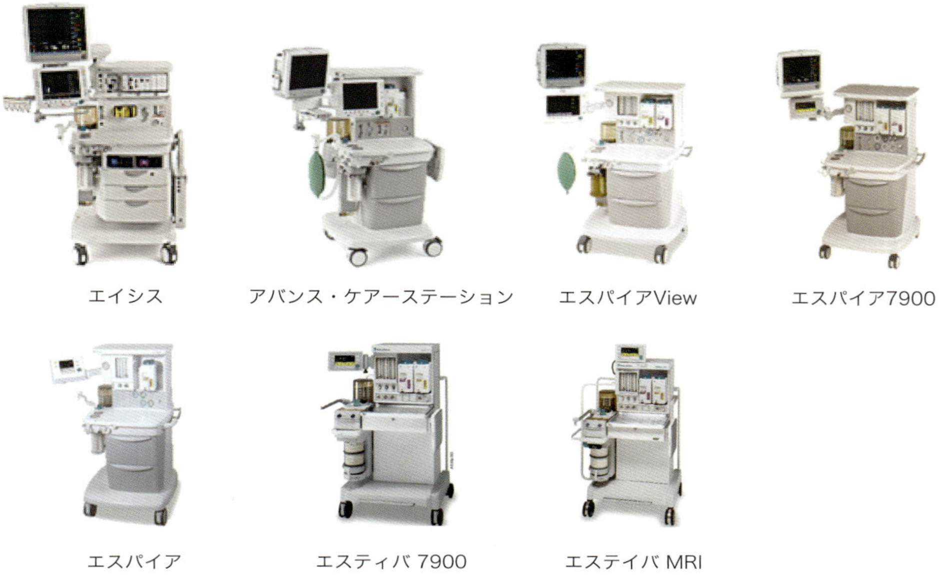

麻酔器

|エイシス|アバンス・ケアーステーション|エスパイアView|エスパイア7900|
|エスパイア|エスティバ 7900|エスティバ MRI|

図1　GE社麻酔器ラインナップ

る．エイシスは全身麻酔に必要なフレッシュガスの混合や吸入麻酔薬の気化効率を電子制御によって最適化することで，人為的な操作による無駄なキャリアーガスや吸入麻酔薬の消費を抑えることができさらに，EtC機能の追加により，従来のアナログ麻酔器にはない技術で，「エコ」で精度の高い麻酔ガス流量と吸入麻酔薬濃度により低流量麻酔のサポートを可能としている．

3 機能

1) EtC (End Tidal Control) 機能

　　従来の麻酔器では，新鮮ガス流量，吸入気酸素濃度（FiO_2），吸入気麻酔薬濃度（FiAA）を任意で設定し，呼気終末酸素濃度（ETO_2），呼気終末麻酔薬濃度（EtAA）をモニタリングしながら，意図するそれぞれの濃度になるよう麻酔器側の設定値を医師が調整するが，これらの設定は，臨床上において患者の麻酔ガス摂取量，麻酔回路内の時定数，フレッシュガス流量などを考慮する必要があり，また，低流量麻酔の場合では低酸素の注意も必要となる．

　　EtC（End tidal control）は，目標とする意図するETO_2，EtAAをTarget（目標値）を入力すると，吸気側の濃度や流量が設定値になるように，コンピューターが自動的に制御を行う機構である（図2）．

　　また，EtC機能に付随した，パージ（Purge）機能では，麻酔薬の供給を停止し新鮮ガス流量を10L/分に設定することで素早く麻酔薬を体内からウォッシュアウトすることを可能としている．EtCは，従来の麻酔器の概念に捉われない発想で，低酸素予防，安全な低流量麻酔，手術室内汚染予防など，「次世代の低流量麻酔」を見据えた機能であるともいえる．

2) 低流量麻酔

　　エイシス，アバンス，エスパイアで採用している呼吸回路システム（ABS：アドバンスドブリージングシステム，図3）の回路容積は2.7L（機械換気時）と，エスティバシリーズと比べ容積比率は50％以

表1　麻酔器モデル別仕様一覧表

機能		エイシス	アバンス・ケアーステーション	エスパイアView	エスパイア7900	エスティバ7900	エスパイア	エスティバMRI
主な仕様	寸法（幅×奥行×高さ）	760×857×1360mm[*1]	760×760×1360	750×740×1360	955×740×1335	750×830×1360	735×725×1360	980×830×1520
	流量計	デジタル	デジタル	アナログ/デジタル（数値）	アナログ	アナログ	アナログ	アナログ
	気化器	デジタル	アナログ	アナログ	アナログ	アナログ	アナログ	アナログ
	上昇式ベローズ	○	○	○	○	○	○	○
	システムボリューム（ABS）	2.7L	2.7L	2.7L	2.7L	5.0L	2.7L	5.0L
	シーリングペンダント仕様	○	○	○	○	○	×	×
換気モード	VCV	○	○	○	○	○	○	○
	PCV	○	○	○	○	○	○	○
	PCV-VG	○	○	○	×	×	×	×
	PSVPro	○	○	○	○	○	×	×
	Exit Backup	○	○	×	×	×	×	×
	SIMV-VCV/PSV	○	○	○	○	○	○	○
	SIMV-PCV/PSV	○	○	○	×	×	×	×
	VCV-人工心肺	○	OP	×	×	×	×	×
人工呼吸設定範囲	一回換気量	20～1,500mL	20～1,500mL	20～1,500mL	20～1,500mL	20～1,500mL	45～1,500mL	20～1,500mL
	換気回数	4～100回/分	4～100回/分	4～100回/分	4～100回/分	4～100回/分	4～65回/分	4～100回/分
	SIMV換気回数	2～60回/分	2～60回/分	2～60回/分	2～60回/分	2～60回/分	×	2～60回/分
	呼気終了ポイント	○	○	○	○	○	×	○
	トリガーレベル	0.2～10L/分	0.2～10L/分	0.2～10L/分	0.2～10L/分	0.2～10L/分	×	0.2～10L/分
その他機能	EtC機能	○	×	×	×	×	×	×
	パージ機能	○	×	×	×	×	×	×
	Vaitalcapacity/Cycling機能	○	×	×	×	×	×	×
	麻酔ガスの累積使用量表示	○	○	×	×	×	×	×
モニタリング	換気量，呼吸回数，PEEP，酸素濃度	○	○	○	○	○	○	○
	気道内圧	○	○	○	○	○	○	○
	フロー波形	○	○	×	×	×	×	×
	P-V, F-V, P-F ループ	○	○	×	×	×	×	×
	麻酔ガス濃度，ETCO$_2$	OP	OP	×	×	×	×	×
	MACage	OP	OP	×	×	×	×	×
	代謝（VO$_2$, VCO$_2$）	OP	OP	×	×	×	×	×

＊1：操作パネルを最小限にした場合の寸法

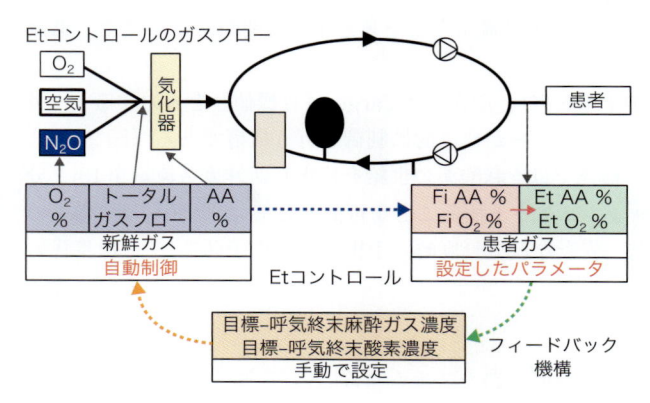

図2　生体閉ループ制御

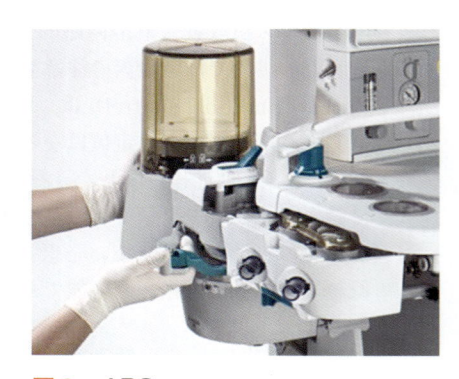

図3　ABS
低流量麻酔に最適な呼吸回路システム

下と小さくなっている.

　3L/分のTotal Flowで吸入麻酔薬を流した場合，回路容積が5.5Lのエスティバシリーズでは110秒で回路内の吸入麻酔薬濃度を変化させるのに対し，ABSを採用しているエイシス，アバンス，エスパイアでは，55秒で変化させることができる．低流量麻酔下では，この回路容積が少ないほど，より早く回路内の吸入麻酔薬濃度を変化させることができ，それは低流量麻酔を行う上で重要な部分でもある．

3）換気モードPCV-VG

　一般的に換気量によって規定される従量式換気（VCV）では，肺-胸郭コンプライアンスが変わると，一回換気量（Tv）は変わらないが気道内圧（AWP）が変わってしまう．同様に，吸気圧（PIP）によって規定される従圧式換気（PCV）では，吸気圧（PIP）は変わらないが，一回換気量（Tv）が変わってしまう．PCV-VGでは，肺-胸郭コンプライアンスが変わると，設定された一回換気量を保つために必要な吸気圧（PIP）を自動調整する．また，PCV-VGでの吸気圧（PIP）の上限値は，Pmax設定の$-5cmH_2O$となっており，たとえ急激に肺-胸郭コンプライアンスが低下しても，Pmax$-5cmH_2O$以上の圧はかからない．このようなことから，PCV-VGは従量式換気（VCV）と，従圧式換気（PCV）の両方の利点を合わせた換気モードといえる．

4）PSVProモード

　PSV（プレッシャーサポートベンチレーション）にバックアップの保護機能（Protection）と自発呼吸が再度出現するとPSVに戻る機能が追加されたものがPSVProモードである．無呼吸になってPSVが働かない場合，または再度，自発呼吸が出現した場合でも，事前に設定したバックアップ開始時間でSIMV-PC換気モードが作動し，ExitBackupで自発呼吸が戻った場合の呼吸回数を設定することでPSVProに再度戻るという機能により，自発呼吸有無に関わらずPSVモードの使用が可能である．また，呼気終了ポイント（ターミネーションポイント）設定が75％まで可能で，リークの発生が懸念されるラリンゲルマスク（LMA）やカフ無し気管チューブを使用した場合においても，PSVの使用が可能である．

5）その他

- ガスモジュールを組み合わせることにより同一画面上で麻酔ガス，代謝，スパイロメトリの情報が得られる．
- 麻酔ガス使用量（O_2, N_2O, Air, 麻酔薬）をリアルタイムで表示できる．
- P-V，F-Vカーブをリアルタイムで表示，保存でき，一回換気量（吸気量/呼気量）を表示できる．
- 日本語と図解により，気化器を含めたシステムを自動でチェックできる（始業点検）．
- どんな場所でも，ディスプレイを自在にアレンジできる．

機器紹介②

ドレーゲル・メディカル ジャパン株式会社

製品名

◆ **プライマスIE，ほか**

コンパクトなモデルから高機能ハイエンドモデルまで6種類の麻酔器が用意されており，使用環境や用途に応じた適切な機器が選択できる（図1）．この他にもシーリングペンダントに対応した機種もある．各製品の主な仕様は表1に示す．本体サイズや換気モードなどは機種により異なるが，基本的な操作や高性能ピストンベンチレータを全機種に搭載している点はドレーゲル麻酔器の特徴である．本項では特に日本で発売されたばかりのプライマスIEに関して詳述する．

1 回路

- 図2は患者回路を含めたプライマスIEのガス回路である．ミキサータイプのフレッシュガスコントロールシステムにより高流量から低流量麻酔へ簡単に移行でき，回路内ヒーターも内蔵しており低流量麻酔下の回路内結露を防止する．
- 呼吸回路ではフレッシュガスディカップリングにより吸気時間中の余分なフレッシュガス流入を抑え，最小5 mLからの正確な換気量が提供できる高性能ピストン式人工呼吸器を搭載する．
- 吸気と呼気の双方に設置された熱線式フローセンサー（図3）により換気量を測定する．また，サイドストリーム方式のマルチガスモニターを搭載しており，吸気，呼気の酸素濃度，CO_2濃度，麻酔ガス濃度，さらに年齢補正されたMAC表示を行う．

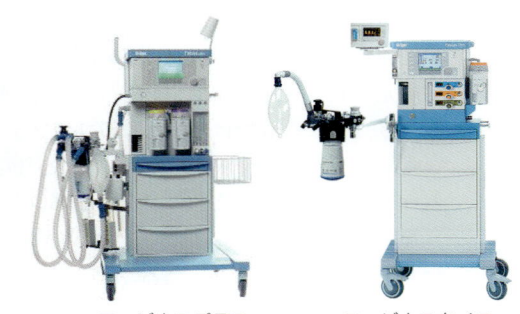

ファビウスプラス　　ファビウスタイロ

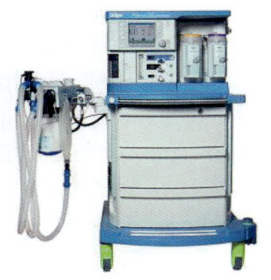

ファビウスGSプレミアム　　ファビウスMRI

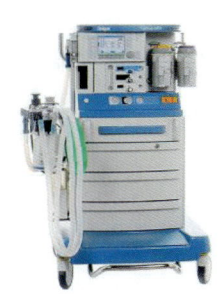

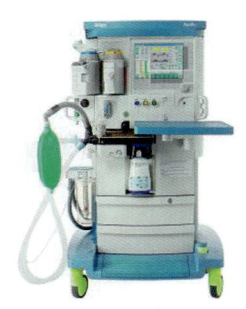

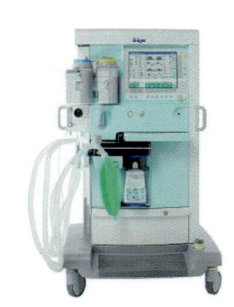

アポロ　　プライマスIE

図1 麻酔器のラインナップ

2 画面レイアウト

- プライマスIEは視認性の高い12.1インチカラー液晶を採用している．
- 画面レイアウトとしてアラームなどを表示する**メッセージフィールド**，測定ガス濃度を表示する**ガス**

表1 機種別機能一覧

機能		ファビウスプラス	ファビウスタイロ	ファビウスGSプレミアム	ファビウスMRI	アポロ	プライマスIE
サイズ（W×H×D）		765×1320×720	579×1361×627	760×1320×840	780×1400×900	850×1500×800	800×1380×800
流量計		ガラス管	デジタル数値ガラス管	デジタル数値ガラス管	デジタル数値ガラス管	デジタル数値バーグラフガラス管	デジタル式総流量+O_2濃度
換気モード	VCV	○	○	○	○	○	○
	PCV	OP	OP	OP	○	○	○
	CPAP/PS	OP	OP	OP	○	OP	OP
	VC-SIMV	OP	OP	OP	○	○	○
	PC-SIMV	×	×	×	×	○	○
	VC-SIMV + PSV	OP	OP	OP	○	○	○
	PC-SIMV + PSV	×	×	×	×	OP	OP
	AutoFlow	×	×	×	×	OP	OP
人工呼吸器設定範囲	一回換気量	20〜1,400mL	20〜1,400mL	20〜1,400mL	20〜1,400mL	5〜1,400mL	5〜1,400mL
	呼吸回数	3〜100回/分	3〜100回/分	4〜60回/分	4〜60回/分	4〜60回/分	4〜60回/分
	最大流速	85L/分	85L/分	85L/分	85L/分	150L/分	150L/分
モニタリング	ディスプレイ	6.5"カラーLCD	6.5"カラーLCD	6.5"カラーLCD	6.5"カラーLCD	12.1"カラーLCD	12.1"カラーLCD
	酸素濃度測定方式	ガルバニック	ガルバニック	ガルバニック	ガルバニック	パラマグネティック	パラマグネティック
	換気量測定	○	○	○	○	○	○
	気道内圧測定・波形表示	○	○	○	○	○	○
	コンプライアンス測定・フロー波形表示	×	×	×	×	○	○
	CO_2濃度測定・波形表示	×	×	×	×	○	○
	麻酔ガスの濃度測定	×	×	×	×	○	○
	P-V曲線, F-V曲線表示	×	×	×	×	○	○
デジタルデータ出力		○	○	○	○	○	○

濃度表示フィールド，フレッシュガスや人工呼吸器の設定を行う**設定フィールド**，波形を表示する**波形モニタリング表示フィールド**の4つのフィールドで構成されている（図4）．

- ガス濃度測定では吸気，呼気双方での酸素濃度と各麻酔ガス濃度（N_2O，ハロタン，イソフルラン，エンフルラン，セボフルラン，デスフルラン）のほかに年齢補正が行われたMAC表示も行われる．
- 波形モニタリングフィールドでは気道内圧，フロー，CO_2，O_2，麻酔ガスから3つの波形を選択し表示することが可能である．

3 麻酔用人工呼吸器

- プライマスIEはピストン方式の人工呼吸器を採用しており，**最小一回換気量5mL**から正確な換気が可能．ICU向けの人工呼吸器にも搭載されているAutoFlowなど高機能かつ多彩な換気モードを持ち（表2），小児から大人までさまざまな症例に対応できる．
- ピストン方式の人工呼吸器では駆動ガスを必要としないため，災害時にガス供給が停止した際でも人工呼吸器による換気動作が継続でき，予備の酸素ボンベから供給される酸素ガスはすべて患者回路へ供給されるため，より長くガス供給停止前と同じ作動環境を維持することができる．

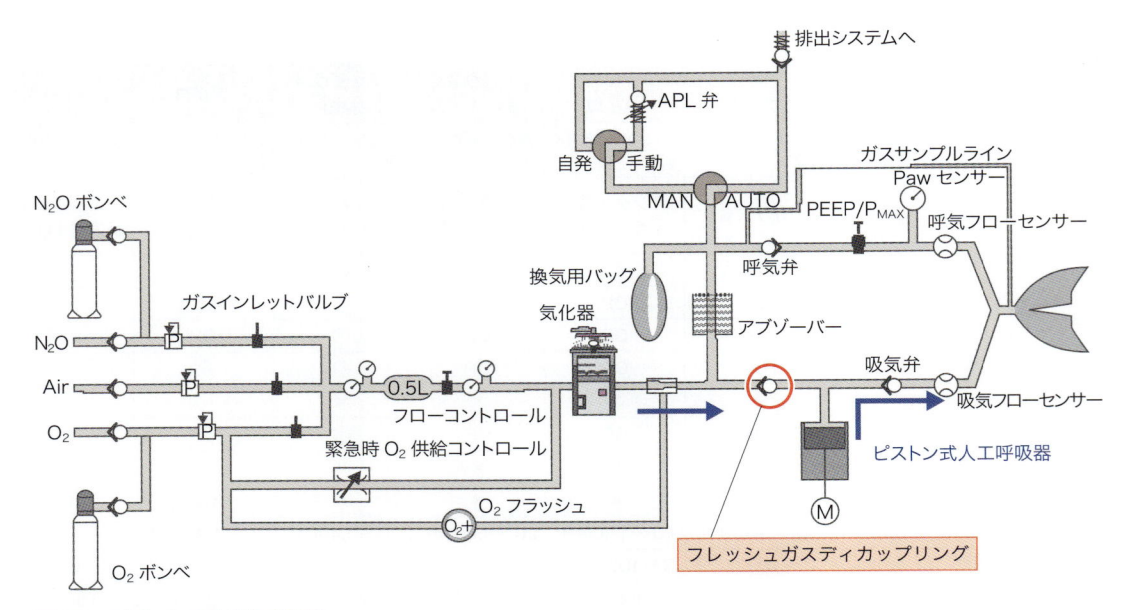

図2　プライマスIE回路図

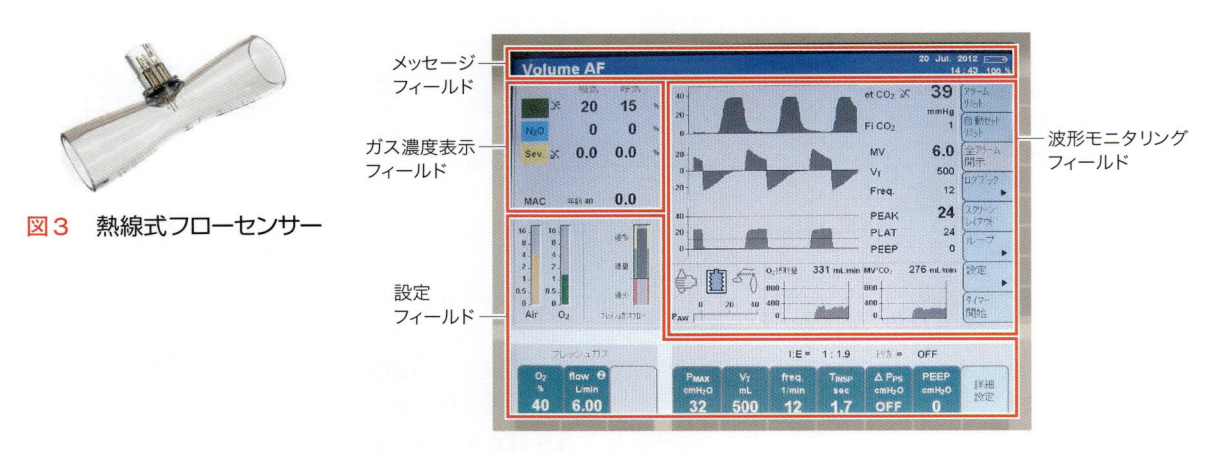

図3　熱線式フローセンサー

図4　プライマスIEスクリーンレイアウト

4　モニタリング機能

- モニタリングの機能は表3のとおり，各測定値や気道内圧，フロー，カプノグラムなどの波形表示，PV・FVループなどが表示できる．
- 特徴的な15分ミニトレンド表示（図5）では測定されたCO_2，O_2，フローなどから，PEEP/コンプライアンストレンド（リクルートメント トレンド），CO_2呼出量トレンド（MV CO_2），酸素摂取量トレンドなどの表示が可能となっている．

麻酔器

表2　プライマスIEの換気モード一覧

- VCV，VC-SIMV，VC-SIMV＋PSV
- PCV，PC-SIMV，PC-SIMV＋PSV
- VCV Auto Flow，VC Auto Flow -SIMV，VC Auto Flow -SIMV＋PSV
- PSV

表3　プライマスIE測定項目一覧

- 吸気，呼気のO_2・N_2O・CO_2・麻酔薬（HAL，ISO，ENF，SEV，DES）濃度，MAC値
- 一回換気量，分時換気量，自発分時換気量，強制換気分時間器量
- ピーク圧，プラトー圧，平均気道内圧，PEEP，コンプライアンス
- MV CO_2，O_2摂取量

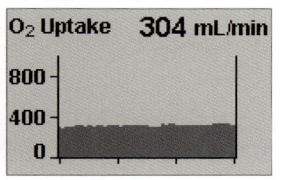

図5　ミニトレンド表示
A）リクルートメントトレンド
B）CO_2呼出量トレンド
C）酸素摂取量トレンド

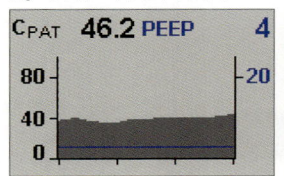

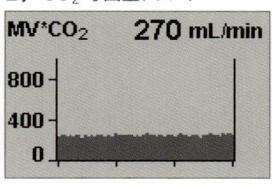

5　その他の特徴，使用時の注意

- セルフテストはスタートボタンを押して約5分，回路や内部のシステムリーク，コンプライアンスのチェック，モニタリングや人工呼吸器機能などの詳細なテストが自動的に行われ，スタッフの労力を軽減する．
- RFID技術[※1]を用いた専用のID付患者回路，ウォータートラップ，ディスポアブゾーバを使用すれば，使用期限管理や接続ミスの防止，呼吸器設定内容の移行などを行うこともできる．
- RS-232C出力ポートが2つあり，麻酔用モニターなどに対して測定値および設定値の出力が可能である．
- ベローズ方式の人工呼吸器を搭載した麻酔器ではベローズの変化で視覚的にリークの発生に気づくことができるが，ピストン方式のプライマスIEではリーク発生時でも換気を持続できる構造となっているため，注意が必要．
- プライマスIE搭載のガスモニターではなく外部モニターを使用した際，セルフテスト時にモニターサンプリングラインを呼吸回路上に設置するとリークと判断されテストをパスしない場合がある．

※1　RFID（Radio Frequency IDentification）…ID情報を埋め込んだRFタグから電波などを用いた近距離の無線通信によって情報をやりとりする技術．一般的には，乗車カードや電子マネーなどにも用いられている．

機器紹介③

フクダ電子株式会社

製品名

◆ **FLOW-i**

サーボベンチレータServo-iのもつ優れた人工呼吸性能をそのまま維持し，吸入麻酔にも対応するため新たに設計されたのがFLOW-iで，非再呼吸，再呼吸の区別なく人工呼吸器そのものの性能で換気ができる全く新しい構造をもつ．

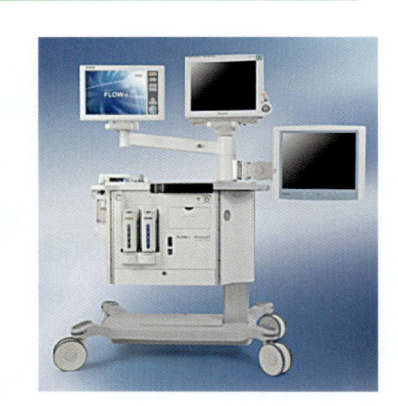

1 サーボベンチレータと麻酔

1）サーボベンチレータ麻酔仕様

SV-900C麻酔仕様には次の2つの方法がある．

①酸素と空気または亜酸化窒素を扱える3入力のガス混合器と**専用気化器**を用いて，サーボベンチレータのみで麻酔の導入と維持を行う麻酔仕様．

②麻酔テーブルからの新鮮ガスをサーボベンチレータの**低圧入力**に**接続**する方法．

いずれも非再呼吸回路で，二酸化炭素吸着のキャニスターは不要であった．また，吸気時間以外にはガスを供給していないので，使用する酸素や吸入麻酔薬に無駄はないが，閉鎖回路ではないため**低流量麻酔**はできなかった．さらに，手動換気時にバッグに入ってくるのは新鮮ガスのみで，患者から戻るガスが含まれないため，麻酔科医には違和感があった．

2）新たな展開

2世代目のサーボベンチレータSV-300では飛躍的な**応答速度**，**低換気量**に対応したが，SV-300の麻酔仕様はなかった．その後，非再呼吸と閉鎖回路の切換のある全身麻酔器KIONとして登場し，**新生児から成人**まであらゆる対象の麻酔管理が行えた．

2 原理と特徴

1）通常の麻酔器

- 吸気：新鮮ガスフロー（定常流）とバッグ（バッグやピストン）からのガス（図1）．
  吸気フローパターンはバッグ（バッグやピストン）を駆動する機械的力で制御．
- 呼気：患者の呼気ガスと新鮮ガスがバッグ（バッグやピストン）を満たし，余分なガスは排出（図2）．
- 制御の限界：患者の気道内圧変化，フローの変化を捉えても，機械的（間接的）にしか制御することができないため，**呼吸器としての性能**に限界がある．

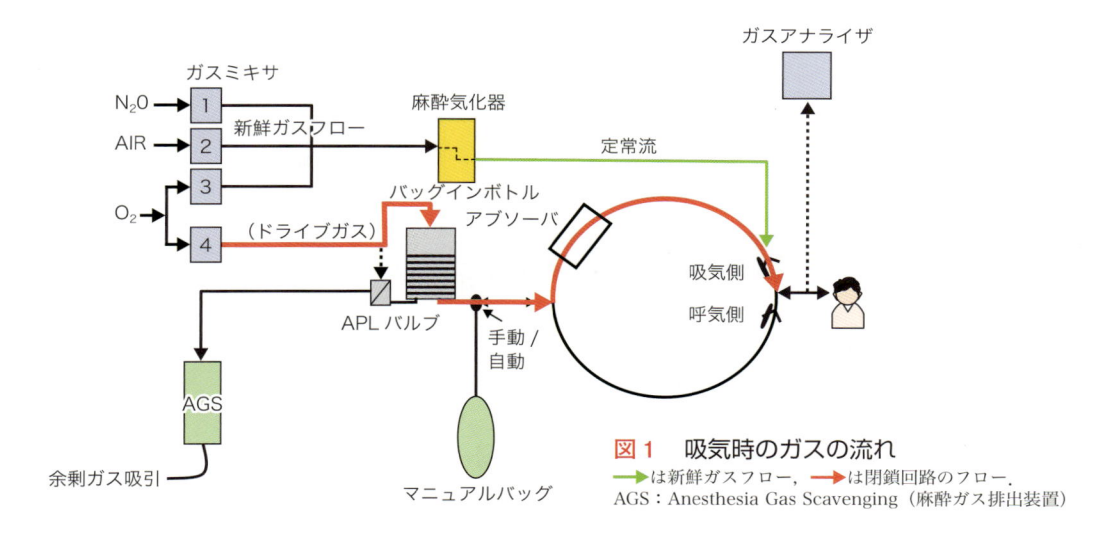

図1 吸気時のガスの流れ
→は新鮮ガスフロー，→は閉鎖回路のフロー．
AGS：Anesthesia Gas Scavenging（麻酔ガス排出装置）

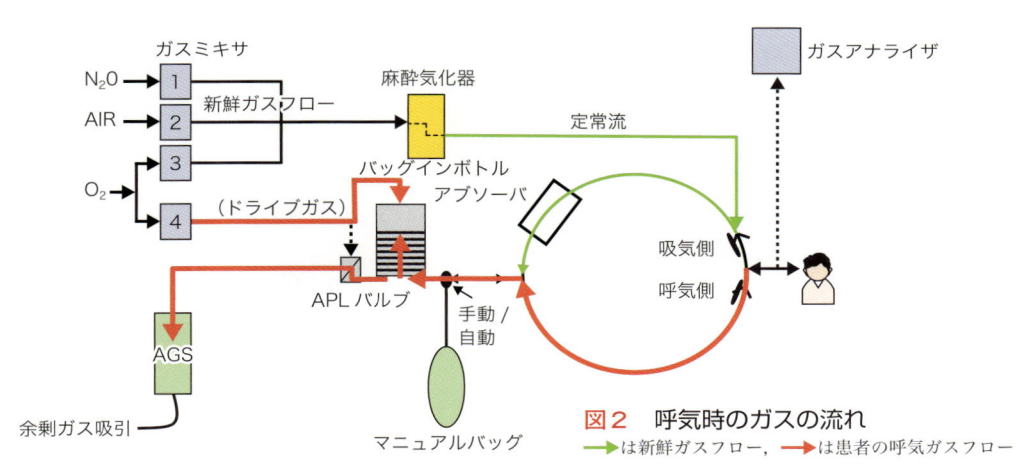

図2 呼気時のガスの流れ
→は新鮮ガスフロー，→は患者の呼気ガスフロー

2) FLOW-i

① 機械的（間接的）制御との決別[※1]

- **ボリュームリフレクター**：バッグ（バッグやピストン）に相当するものだが，1,200mLの容量があり，吸気時の新鮮ガス（定常流ではなくフローパターンに合わせたガス流）での不足分を呼気側から送り込む（図3）．機械的（間接的）にフローを送るのではなく，新鮮ガス制御と同様に**ガスモジュールが酸素を送り制御する**．
- リーク発生時の換気確保：上述のしくみのため，呼吸回路にリークが発生してもバッグ（バッグやピストン）のように空になることはなく，酸素によって**安全に換気**が確保できる．

② 麻酔器・呼吸器の性能

- 内部容量：内部容量は2.9Lと少なく，導入，覚醒，などガス濃度変更後の収束が速い．

※1 バッグインボトル…バッグインボトルタイプの麻酔器では，ベローズの上下によって換気状況を目視できるメリットがある．

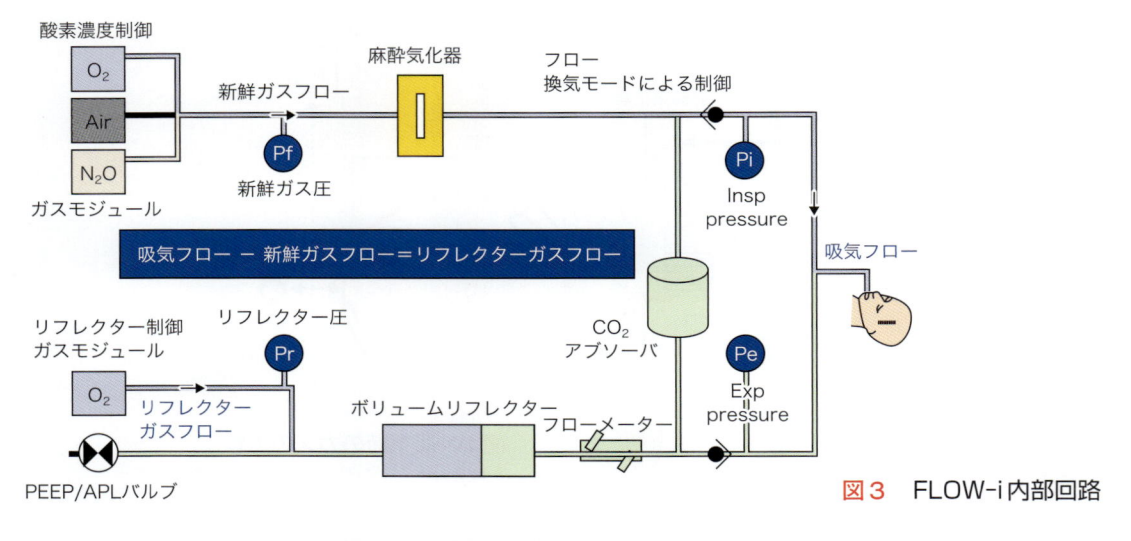

図3　FLOW-i内部回路

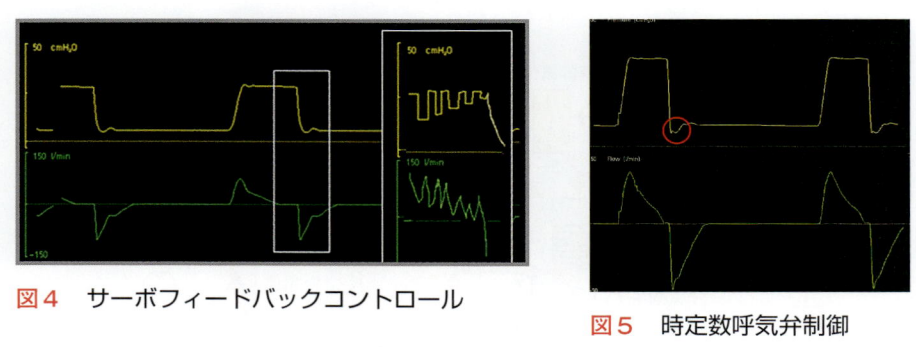

図4　サーボフィードバックコントロール

図5　時定数呼気弁制御

- 換気モード：Servo-iの換気モードを基本にVC，PC，PRVC，SIMV，PS[※2]をもっている．
間接的に吸気供給ガスを制御するのではなく**直接ガスを制御**することから，気道内圧変化を捉らえ直ちにフローを増加させて対応する（図4）．
- 自発呼吸検知：Servo-i同様にフロートリガー，圧トリガーをもち**自発呼吸管理**が容易である．
- 呼気弁制御：呼気仕事量低減のため**時定数呼気弁制御**（図5）を行いAuto PEEPのリスクを下げる．
- 対象：未熟児から成人まですべての患者に対応でき，VCでは20〜2,000 mL，PCでは5 mL〜の麻酔管理が可能である．
- APLバルブ：SP〜80cmH₂O範囲の電子制御で，画面上にその値を**リアルタイム**に**数値表示**する．

③**気化器**（図6）
- 種類：3種類の吸入麻酔薬に対応した気化器をもち，デスフルランでは**ウォーミングアップ時間**は不要である．
- 制御：電子制御の**インジェクション方式**で，専用ガスモニターでサーボフィードバックコントロールされており，**メンテナンス不要**である．

[※2]　VC：volume control（ボリュームコントロール），PC：pressure control（プレッシャーコントロール），PRVC：pressure regulated volume control（圧補正従量式），SIMV：synchronized intermittent mandatory ventilation（周期式間欠的陽圧換気），PS：pressure support（プレッシャーサポート）．

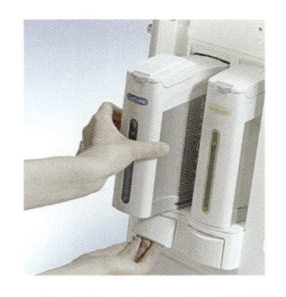

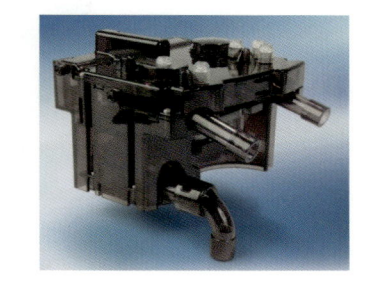

図6　インジェクション方式気化器　　図7　患者カセット

- 容量：300 mLの容量をもち，残量表示，残量アラーム，**使用中薬液注入可能**で使用量も表示できる．

④**エルゴノミックレイアウト**

　手術室運用に最適な**タイプを選択**できる．
- 従来型，高さ電動可変タイプ，天吊専用がある．
- 関連機器レイアウト：生体情報モニター，麻酔記録装置など関連機器を搭載できる可動アーム，テーブルをつけることができる．

⑤**操作**

- 始業点検：麻酔の安全性向上のため**始業点検機能**が設けられているが，緊急時などには省略したり，部分的な点検も選択実施できる．
- ディスプレイ：**15インチ**ディスプレイを採用し，波形，ループ，数値，トレンドなど多様な情報を見やすく表示している．
- 操作：タッチパネル，ロータリーノブを採用し，直感的な操作ができ，操作者の負担を軽減している．
- データ保存：トレンドデータだけでなく，画面データなどをUSBメモリーに保存できる．

⑥**安全**

- 低流量テクニック：最低の**酸素消費量確保**のため設定条件によっては自動的に供給酸素濃度を上げるしくみをもっている．
- 供給ガス停止：酸素ガスボンベを搭載している．
- 供給電源停止：90分のバッテリー動作が可能である．
- 機器故障：手動換気用の機械的フローメーター，APLバルブを装備し，通常の呼吸回路接続のまま換気することができ，別なところにつなぎかえる必要はない．

⑦**メンテナンス**

- 日常クリーニング：細かく分解せず（図7）にオートクレーブが可能で日常の**保守が容易**である．
- 定期保守：交換部品キットが用意され，5,000時間または1年ごとの**プリベンティブ・メンテナンス**を行えばよく，大掛かりなオーバーホールは不要である．

機器紹介④

アコマ医科工業株式会社

製品名
◆ KMA-1300Vi/Vs，PRO-NEXT＋i/＋s

　カニスタを筐体内に収納した麻酔器でコンパクトなKMA-1300Vi/Vs，新機能であるPSVを搭載したPRO-NEXT＋i/＋sという最新機種などがあり，用途に合わせ選択することができる（下図）．各製品のおもな仕様は表1の通りであり，ともに電子流量計，インジェクション気化器を装備し使用したガス，吸入麻酔薬の消費量表示可能なi型と標準型気化器を搭載するs型がある．

KMA-1300Vi　　KMA-1300Vs　　PRO-NEXT＋i　　PRO-NEXT＋s

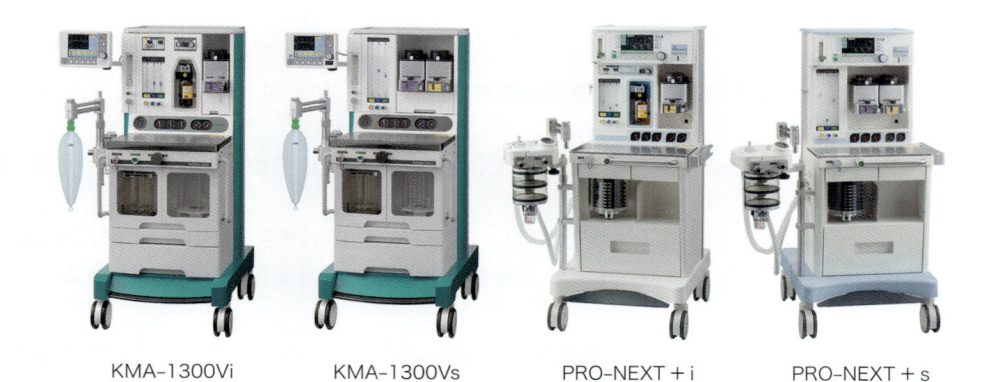

表1　機種別機能一覧

機能	KMA-1300Vi/Vs	PRO-NEXT＋i/＋s
モニター	6.5インチ	7.0インチワイド
呼吸モード	VCV, PCV, VC-SIMV, PC-SIMV	VCV, PCV, PSV
波形表示	圧力，流量，容量	圧力
ループ表示	PV, FV	×
警報履歴	×	300件
バッテリ	30分	30分
電子流量計（ガス消費量表示）	○Vi型／×Vs型	○＋i型／×＋s型
インジェクション気化器（吸入麻酔薬消費量表示）	○Vi型／×Vs型	○＋i型／×＋s型

VCV：volume control ventilation（従量式調節換気），PCV：pressure control ventilation（従圧式調節換気），VC-SIMV：volume control-synchronized intermittent mandatory ventilation（従量式-同期式間欠的強制換気），PC-SIMV：pressure control-synchronized intermittent mandatory ventilation（従圧式-同期式間欠的強制換気），PSV：pressure support ventilation（圧支持換気），PV：pressure volume, FV：flow volume

1 操作部解説・特徴

1）流量計

- KMA-1300Vi/Vs・PRO-NEXT＋i/＋sともに酸素，亜酸化窒素，空気のローターメーター（面積流量計）を標準装備しており，流量範囲は0～10L/分，読み取りやすいローター式フロートを採用している．
- i型ではローターメーターに加え電子式流量計を装備しており，おのおののガス流量を0.01L/分刻みで0～10L/分まで表示可能となっている（図1A）．また，使用したガス消費量の表示が可能である．
- s型では1L/分以下の流量間隔を拡大しており低流量域のコントロールを容易にしている（図1B）．

2）気化器

- 搭載可能な標準型気化器MK-Ⅴ（図2）は，最大で300mLの薬液を注入でき，薬液ごとに形状の異なるアダプタを用いることで誤注入を防止する．セボフルランで0～7％，イソフルランで0～4％の濃度設定が可能である．
- インジェクション気化器では吸入麻酔薬ボトルに専用アダプタを取り付け，麻酔器本体にセットする．電子制御による麻酔ガスのデリバリー方式を採用し，キャリアガスに応じた吸入麻酔薬を送液し正確で広範囲の濃度が得られ，使用した吸入麻酔薬消費量の表示も可能である．
- セボフルランで0～8％，イソフルランで0～6％の濃度設定が0.1％刻みで可能である（図3）．

3）コントロールパネル

①KMA-1300Vi/Vs（図4）

- 呼吸モードはVCV，PCV，VC-SIMV，PC-SIMVを標準装備している．従来の麻酔用人工呼吸器は人工呼吸器が送気した吸気ガスに新鮮ガスが流入し換気量が設定よりも増えるが，VCV，VC-SIMVモードでは，新鮮ガスの影響を受けず正確な換気量の送気が可能である．
- 使用前の呼吸回路テストにてリークの有無やコンプライアンスを装置が算出し，換気中に損失する量を補うコンプライアンス補正機能により正確な換気量が供給される機能も備えている．
- 呼吸波形は圧力，流量，容量の波形表示が選択可能であり，PVループ，FVループ表示も選択可能となっている．

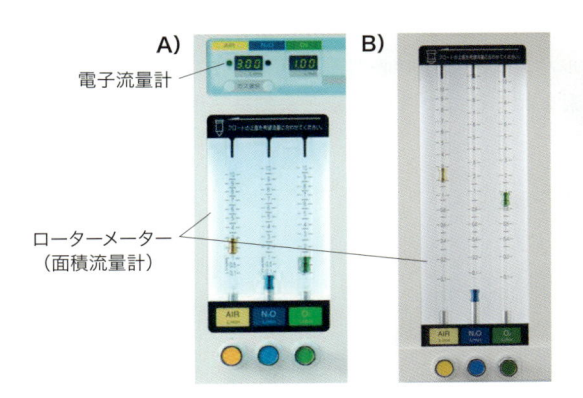

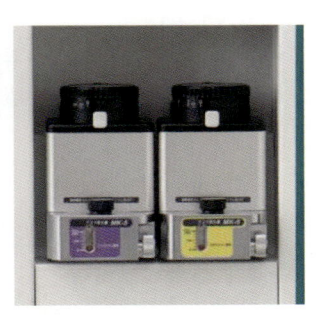

図1 流量計：i型（A）とs型（B）

図2 標準型気化器MK-Ⅴ

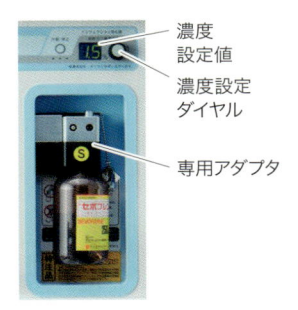

図3 インジェクション気化器

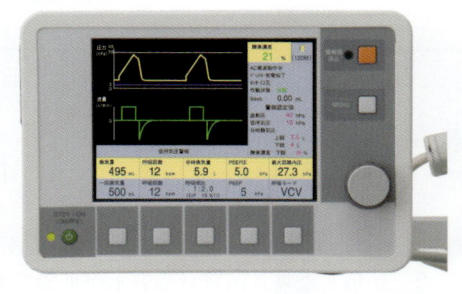

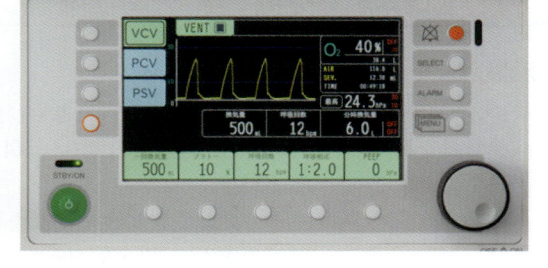

図4　KMA-1300Viコントロールパネル　　　図5　PRO-NEXT＋iコントロールパネル

②PRO-NEXT＋i/＋s（図5）
- 呼吸モードはVCV，PCVを標準装備，オプションでPSVが装備できる．VCVではKMA-1300Vi/Vs同様に新鮮ガスの影響を受けず正確な換気量の送気が可能である．
- ワイド型モニタを使用し画面デザインを一新したことでさらに数値や波形の視認性が高くなり，メニュー階層化をより少なくし直感的操作が可能である．
- KMA-1300Vi/Vs・PRO-NEXT＋i/＋sともに呼吸モード，波形，設定値，測定値，警報設定などはコントロールパネルに集約され設定や確認が容易であり，手動換気から機械換気への切り替えも自動／手動切り替えダイヤルにてワンアクションにて行える．

4）安全機構・アラーム機能
- 低酸素防止機構や酸素供給圧低下警報，亜酸化窒素遮断機構，気化器インターロック機構といった麻酔器に要求される安全機構を搭載している．
- アラーム発生時にはアラーム音が鳴ると同時に，コントロールパネルにアラーム優先度に応じた該当色のメッセージが表示される．
- PRO-NEXT＋i/＋sでは過去300件の発生したアラームを表示する履歴機能を装備しており，選択されたアラーム発生時の詳細な情報を表示することが可能である．

5）停電時の作動状況

①KMA-1300Vs・PRO-NEXT＋s
- 停電時にはコントロールパネル，人工呼吸器が内部バッテリで30分間作動可能である．バッテリが切れた状態でも新鮮ガスの供給と手動換気が行える．

②KMA-1300Vi・PRO-NEXT＋i
- 停電時にはインジェクション気化器，コントロールパネル，人工呼吸器が内部バッテリで30分間作動可能である．バッテリが切れた状態でも亜酸化窒素を除く新鮮ガスの供給と手動換気が行える．

麻酔器

機器紹介⑤

泉工医科工業株式会社

製品名

◆ **メラ吸入麻酔システム PIXYS（ピクシス）**

おもな仕様は表1のとおりであり，スタンダードな機能を基本としている．

表1　おもな仕様

機能	PIXYS	
流量計	デジタル表示・機械式ニードル	
気化器	Selectatec方式　1基搭載	
ベンチレータ	ガス駆動・呼気上昇型ベローズ	
換気モード	従量式（VCV）	従圧式（PCV）
換気設定	50～1,600mL	7～60hPa
換気回数	5～60回/分	
モニタリング	FiO_2, Ppk, VE, MVE, 他	

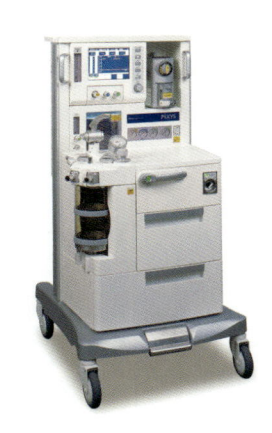

1　操作部解説・表示

- 流量調節は従来の機械式だが，表示はデジタル表示となり最後に使用した流量を確認できる．
- 総流量計（図1）により，実際にガスが流れているかを確認できる．また，システムを立ち上げていなくても用手換気にて使用できる．
- 各パラメータの設定はタッチパネルになっており，アラーム設定もメイン画面内ですぐに変更ができる．
- 各モードによって必要とされるパラメータのみが表示され，数値も大きく表示される（図2，3，4）．

2　特徴

- ベローズ，アブゾーバが本体に内蔵され，余計な突出部がない．
- アブゾーバが内蔵されているので，チューブ・蛇管類の周辺機材による破損，脱落が防止できる．また，扉をあけることですぐに状態を確認することができる（図5）．
- 吸気，呼気口は45度可動し，呼吸回路にかかった力が患者に伝わるのを軽減できる．
- 麻酔器を移動させる際に，本体前面および左右の上部に備わっている取っ手により，あまり力を必要とせずに移動させることができる．移動後も前輪キャスタのロックは中央にあるステップを踏むことで一括ロックすることができる．
- オプションでHFJV（高頻度ジェットベンチレータ）ユニット（図6）を取り付けることができる（片肺換気時のPaO_2低下防止の効果が期待できる）．

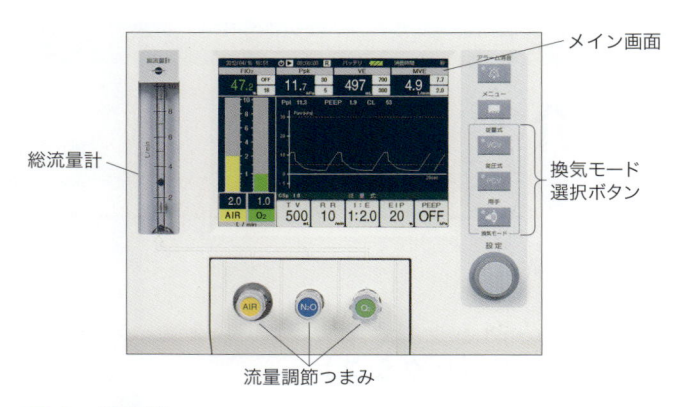

図1　操作部

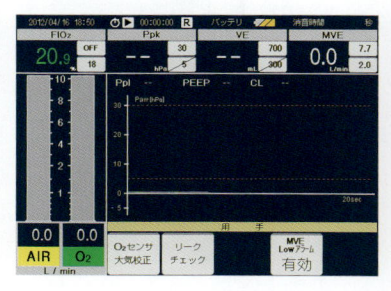

（総流量計／メイン画面／換気モード選択ボタン／流量調節つまみ）

図2　メイン画面①：用手モード

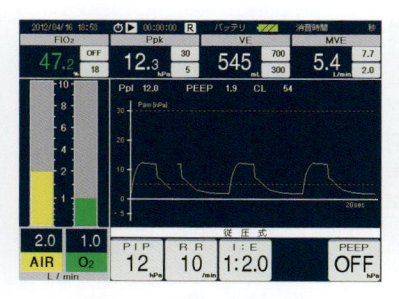

図3　メイン画面②：PCVモード

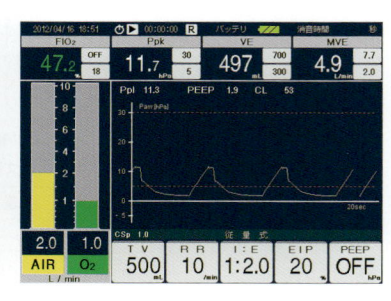

図4　メイン画面③：VCVモード

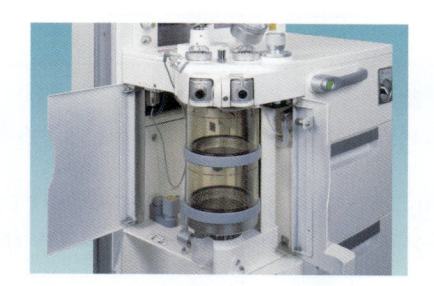

図5　内蔵されたアブゾーバ

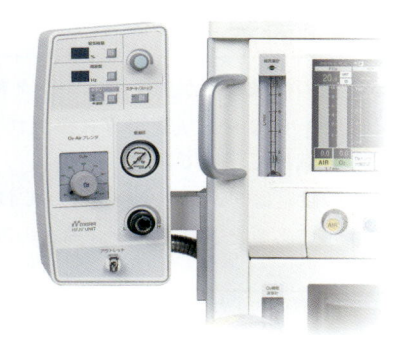

図6　HFJVユニット

3　操作方法

❶電源，各ホースアセンブリを接続する．
❷前面にあるシステムスイッチをONにする．
❸必要に応じて，「リークチェック」，「O_2センサ大気校正」をする．
❹O_2/N_2O/AIR，揮発性麻酔薬を必要に応じて流す．

麻酔器

❺呼吸バッグにて用手換気をする．
❻必要に応じて，ベンチレータへ切換をする．
❼ベンチレータへの切換方法
・使用する換気モード選択ボタン「従量式（VCV）または従圧式（PCV）」を押下する．
・選択した換気モードに関連した項目が表示する．
・各項目を確認し，必要に応じて設定を変更する．
・選択した換気モードボタンを押下する．
❽用手モードへは「用手」ボタンを押下する．
❾使用後は，各流量，気化器ダイアルを「0」にして，システムスイッチをOFFにする．

4 使用時の注意点

- リークチェックは画面に表示される「リークチェック」ボタンを押下すると，手順案内がポップアップ画面で表示される．手順に従って「ベンチレータ回路」および「用手回路」のリークチェックを行う．
- リークしている場合は，キャニスタの接地面，呼吸回路，呼吸バッグの確認をする．リークチェックを行うときは，患者監視モニタなどのガスサンプリングラインを外して行う．

Column

ピンインデックスシステム（右図）
　中央配管からガスのパイプと麻酔器からのホースのアダプタは，ピンインデックスといって，同じ種類のガスでないと合わないようにできている．酸素，笑気，空気，吸引のホースで別々の位置に穴が開いている．ちなみにホースの色も酸素は緑，笑気は青，空気は黄色である．

キーインデックスシステム
　揮発性吸入麻酔薬の気化器の注入口とリフィルアダプタ（麻酔薬の瓶に取り付けるアダプタ）の形はキーのように同じ形でないと合わないようになっている．セボフルランとデスフルランでは形が違い絶対に合わない．

パイピング圧
　酸素＞空気＞笑気の順になっている．酸素が最も高く，笑気が最も低い．

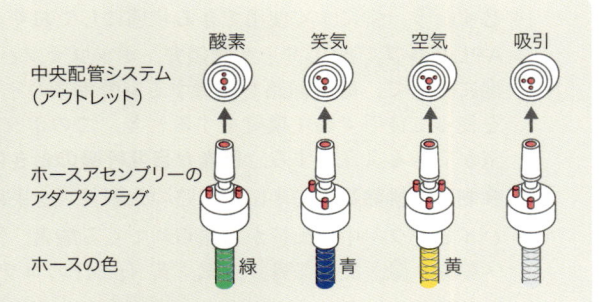

中央配管システム（アウトレット）　酸素　笑気　空気　吸引
ホースアセンブリーのアダプタプラグ
ホースの色　緑　青　黄

ピンインデックスシステム
「麻酔科研修チェックノート改訂第4版」（讃岐美智義 著，羊土社，2013）より引用

（讃岐美智義）

臨床での使用法

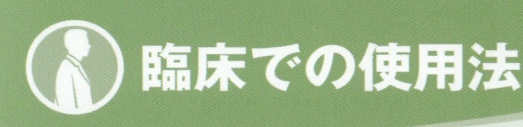

讃岐美智義

1 使用できる場面

手術室：本来の使い方は，全身麻酔で吸入麻酔薬を使用するための機器であるが，全身麻酔および局所麻酔にかかわらず，準備される．患者急変時の人工呼吸が必要な場面でも使用できる．

2 役立つ病態

麻酔器は酸素，空気および笑気（亜酸化窒素）と揮発性吸入麻酔薬を混合した麻酔ガスを患者に接続した呼吸回路に供給し，安定した麻酔管理を行うことが可能である．

自動換気／手動換気の切り替えが容易であるため，吸入麻酔薬を使用しない麻酔（全静脈麻酔）の場合にも用いられる．救急やICU領域で使われる人工呼吸器（自動換気）とバッグバルブ（手動換気）を合わせた機能に加えて，揮発性吸入麻酔薬を投与するための気化器と笑気と酸素および空気を混合するためのブレンダーに流量計が搭載されている．

1）麻酔器の基本構造

麻酔器の基本構造（図1）を理解して使用する必要がある．麻酔器は麻酔器本体，呼吸回路，人工呼吸器で構成されている．集中治療領域で用いる人工呼吸器と異なるのは，半閉鎖回路というしくみで患者の呼気から排出されたガスを再利用するところにある．再利用するために二酸化炭素を除去するための装置（カニスター）が組み込まれている．カニスターにはソーダライム[※1]が充填される．

また，全身麻酔でなくとも麻酔器と麻酔回路は蘇生器具として使用できるため使用前には準備と点検を必ず行う．常にすぐ使用できる状態にしておくことが大切である．

- **APLバルブ**：APL弁，半閉鎖弁，ポップオフバルブとも呼ばれる．用手換気時に，バルブを開ける程度によって，呼吸回路を循環する麻酔ガスの一部を余剰ガスとして排出する圧を調節できる．バッグを使って徒手で陽圧換気をするとき，このポップオフバルブの開き具合を調節して適切な吸気圧で換気ができるようにする．**患者が自発呼吸のときには，完全に解放する．**
- **余剰ガス排除装置**：半閉鎖回路の余剰ガスを手術室外に排出するしくみ．
- **パイピング**：中央配管から送られてくる酸素，笑気，空気などのガスを麻酔器に接続するホース．
  ・酸素：緑，笑気：青，空気：黄（p.241のコラム「ピンインデックスシステム」参照）．
- **流量計**：ノブを回して酸素，笑気，空気の流量を決定する（L／分）．
  ・流量はローター浮子の上縁，またはボール浮子の中点で読む．
  ・流量計の設定で患者に投与される酸素濃度が決まる．
     例　酸素2 L／分・笑気4 L／分（O_2濃度33％）
        酸素3 L／分・笑気3 L／分（O_2濃度50％）

[※1] **ソーダライム**…患者からの呼気に含まれるCO_2を迅速に吸収除去する．消耗すると紫色に変化する．変色したソーダライムは時間が経つと元の色にもどるが，CO_2の除去効果はほとんどない．

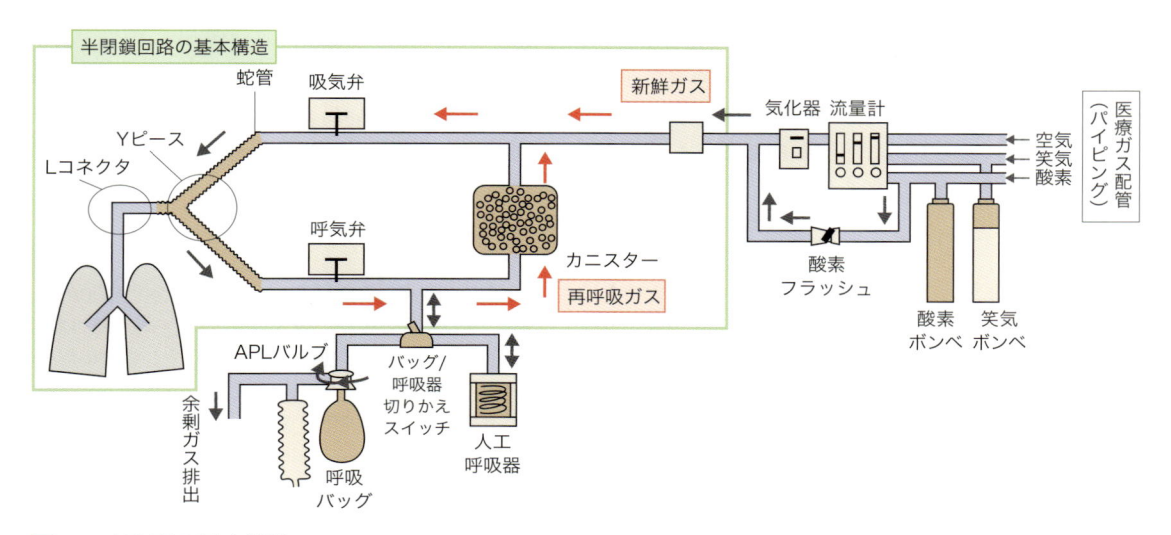

図1　麻酔器の基本構造

- **気化器**：揮発性吸入麻酔薬（セボフルラン，デスフルラン，イソフルラン）を気化して吸入濃度の濃度調節を行う（p.241のコラム「キーインデックスシステム」参照）．
- **ガス供給流出口**（common gas outlet）：酸素，笑気，揮発性吸入麻酔薬の混合ガスが出てくる流出口．
- **酸素フラッシュ弁**：多量の100％酸素を瞬間的に呼吸回路へ流す（流量計や気化器はバイパスするので，麻酔薬濃度は低くなる）．緊急的に加圧バッグを膨らませたいときなどに使う．**患者に呼吸回路を接続した状態で使用しないこと**．

3 基本的な波形や数値の読み方

　高流量の新鮮ガスを使用していると，吸入麻酔薬が無駄に余剰ガスとして捨てられてしまうため，新鮮ガス流量を非常に少なくして麻酔を行う低流量麻酔がある．通常は，新鮮ガス流量を3 L/分あるいは6 L/分で行うのに対して低流量麻酔は2 L/分以下（0.5〜1 L/分）で行う．再呼吸ガスによってカニスター（CO_2吸着アブソーバー）でCO_2を吸着させる．一方，吸入麻酔薬は，ほとんど代謝されないため，呼気中には高濃度の吸入麻酔薬が含まれており，それを再呼吸し利用することで，吸入麻酔薬の使用量を減少させることができる．しかし，酸素は消費されてCO_2として排出されるので，新鮮ガスから酸素を補う必要がある．そのため，新鮮ガス流量を極端に少なくする場合には，低酸素に注意を払うべきである．換気量が不十分である場合，一回換気量減少やCO_2吸収剤の消費が激しいこと，回路内ガス枯渇による一回換気量減少などにより容易に高二酸化炭素血症をきたす．また，低流量麻酔では，麻酔ガス流量が少ないため，濃度を急激に上昇させようと気化器の濃度を上げても，吸入気の麻酔薬濃度が目的濃度に達成するのに時間がかかる．そのため，吸気/呼気の酸素濃度，二酸化炭素濃度および吸入麻酔薬の濃度には最大限の注意を払う必要がある．

1）麻酔器の基本的な使い方

　麻酔導入の際には，手動換気（用手換気）で人工呼吸を行う．このときにはAPLバルブを調節することで，呼吸バックを押す圧をコントロールできる．麻酔導入後，気管挿管や声門上器具を挿入する．挿管後に自動換気として，麻酔器内蔵の人工呼吸器を作動させる．成人の人工呼吸器の設定は従量式では

呼吸回数は成人で10〜12回，一回換気量は7 mL/kgとする．従圧式では呼吸回数10〜12回，最高気道圧を15cmH$_2$O程度に設定し，一回換気量が7 mL/kg程度になるように気道内圧を調節する．手術が終了し自発呼吸が出現すれば，用手換気とする．呼吸の補助が必要でない場合には，必ずAPLバルブを（最大限）解放し気道に圧がかからないようにする．気道内圧の最低，最高アラームは必ずセットし気道内圧の上昇・下降に細心の注意を払う．

Column

リークテスト

始業点検でリークテストを行った場合でも，症例ごとに手動リークテストを行う．

低流量にする場合，酸素流量を100mL/分以下（0または最少流量）とする．APL弁を閉めてYピースを塞ぐ．酸素1 L/分以下で回路内圧が30cmH$_2$O以上に上がることを確認する．これでだめなら，何L/分で30cmH$_2$Oが10秒以上保てるかを調べる．5Lでも保てなければ，リークは大きく，低流量にしない場合でも総点検が必要である．低流量麻酔で許容できるリークは50mL/分以下，通常流量の場合でも150mL/分以下が望ましい．なお，始業点検は日本麻酔科学会の始業点検[1]に準じて行う．

Pitfall

1）麻酔器の始業点検には，麻酔器に内蔵された自動点検だけでなく，直前の手動でのリークテストを怠らない

麻酔器に自動点検できる始業点検機能が付属しているものが増えているが，麻酔導入直前にも手動でリークテストを行う．蛇管と麻酔器の間で接続がうまくいっていない場合にもリークは起きる．麻酔導入によって呼吸停止した後に，即座に人工呼吸が始められない場合には，致命的になる．また，そのようなトラブルに備えて各手術室内には，手動換気を行うためにバッグバルブを常備する．

2）低流量麻酔では浅麻酔，高二酸化炭素血症，低酸素血症に細心の注意を払う

低流量麻酔では，揮発性吸入麻酔薬の消費量減少と引き替えに，浅麻酔，低酸素症，高二酸化炭素血症を起こす可能性がある．低流量麻酔を行う場合，気化器の設定濃度を変化させたとしても，吸入気中の濃度の追随が悪い．また，設定値より実際の値は低くなっていることが多い．さらに気化器の設定濃度ガスを患者が呼吸していると勘違いすることによっても浅麻酔は起きる．新鮮ガス−吸入ガス間濃度較差が大きいことを忘れてはならない．新鮮ガス流量変化が一回換気量に影響する可能性やCO$_2$吸収剤の消耗が速いことより高二酸化炭素血症を引き起こしやすい．

最も危険なのは，回路リークやガスサンプリング量が大きな影響を及ぼし，酸素の消費に供給が追いつかなければ低酸素になることである．そのため，低流量対応の麻酔器には酸素濃度を補償する機構，低流量対応の気化器，人工呼吸器レベルの換気のモニターなどに加えて麻酔ガス濃度，CO$_2$，O$_2$モニターが必須である．

3）セボフルランを使用した麻酔では総流量を1L/分未満にしない

米国のFDAは新鮮ガス流量2 L/分以上のセボフルラン使用には制限を設けていないが，1 L/分未満での使用や2 L/分以下の低流量麻酔では2 MAC/時以上の使用は推奨していない[3]．

文献

1) 麻酔器の始業点検　http://www.anesth.or.jp/news2013/pdf/20130405.pdf （日本麻酔科学会）
2) 「麻酔科研修チェックノート改訂第4版」（讃岐美智義 著），p.68，羊土社，2013
3) www.accessdata.fda.gov/drugsatfda_docs/label/2001/20478S6LBL.pdf

第4章 モニター関連機器，治療機器

2. 人工呼吸器

機器紹介①

コヴィディエン ジャパン株式会社

製品名

◆ **Puritan Bennett™ 840**

　Puritan Bennett™ 840は新生児から成人の呼吸不全患者に使用可能である．NeoModeオプションを搭載することで，0.5kgからの極低体重出生児も適用可能である．アルコール清拭可能な2つの10.4インチタッチスクリーン画面を上下2段に配置し，上部画面を患者モニター，下部画面を換気，アラーム類の設定用としてモニター画面を切り替えることなく設定が可能である（図1）．
　架台はコンプレッサ搭載型または非搭載のカートから選択可能である．

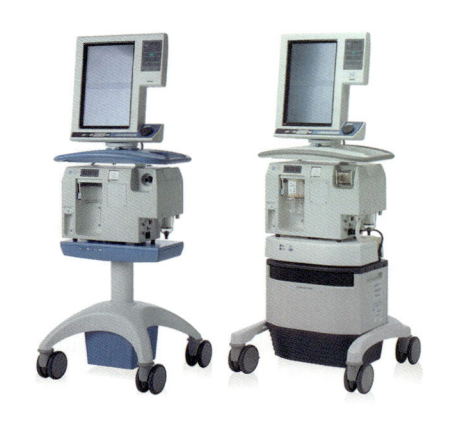

1 特徴

1）自発呼吸への同調性

- 感覚的に呼吸状態を示すために，**強制・補助吸気はグリーン**，**自発吸気はレッド**，**呼気はイエロー**で波形を表示する（図2）．鎮静が浅くなったときなどの自発呼吸への変化を確認することが容易である．
- プレッシャーベースの換気モードでは，アクティブエクスハレーションバルブにより吸気時でも呼気弁を常に動作させて，吸気相での咳き込みのような急激な呼吸状態の変化時にも一定の圧を維持することができる（図3）．吸気トリガはフローリガと圧トリガ（NeoMode時はフロートリガのみ）があり，患者の吸気努力の大

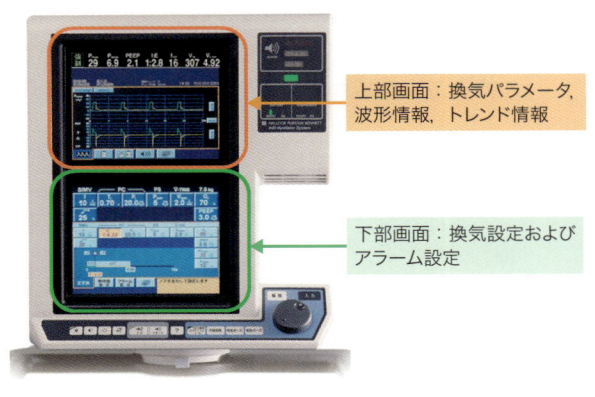

上部画面：換気パラメータ，波形情報，トレンド情報

下部画面：換気設定およびアラーム設定

図1　グラフィックユーザーインターフェース

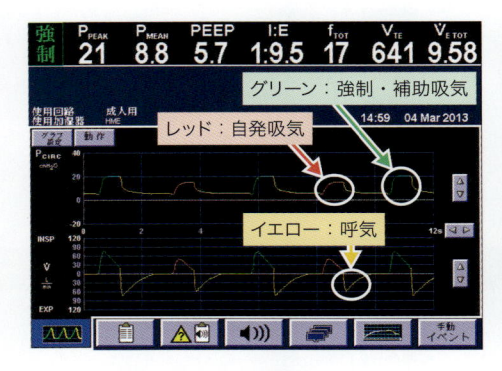

図2　SIMVモニター画面

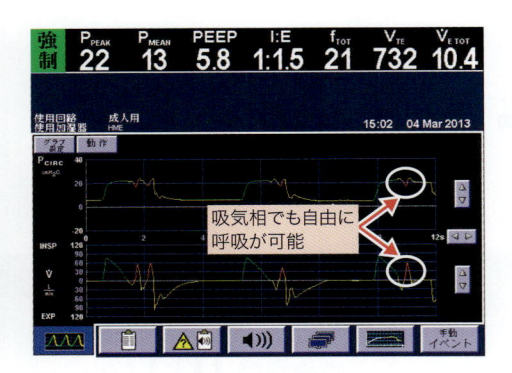

図3　BiLevelモニター画面

きさによって選択が可能である．
- 自動リーク補正オプションは成人回路選択時は65L/分，小児回路選択時は40L/分，新生児回路選択時（NeoMode）は15L/分までのリーク補正が可能である．マスク換気やカフなしチューブを使用している新生児などでもオートトリガを軽減することができる．PEEPレベルのリーク量からリーク補正時の換気量・リーク量を推定するアルゴリズムでリークを自動補正し，**リーク時の呼吸同調性**も向上している．
- 気道抵抗と肺コンプライアンスを自動測定およびフィードバックして，自発呼吸をサポートするPAV+（Proportional Assist Ventilation Plus）は，さまざまに変化する**自発呼吸の呼吸同調性を向上**させる．同時にWOB（呼吸仕事量）をWOBバーにより客観的に表示して自発呼吸量を視覚化する（図5）．

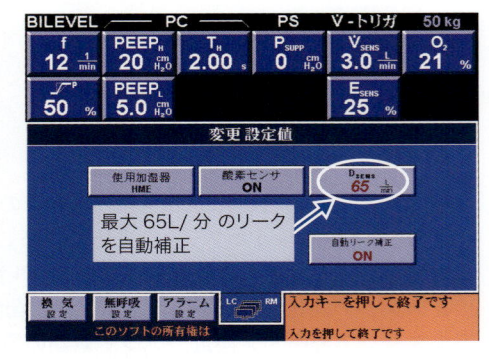

図4　換気設定画面

2）安全性
- 72時間のトレンド機能を持ち，53項目のアラームや設定変更が自動記録される．発生イベントや呼吸状態，設定変更，アラームイベントが72時間さかのぼって確認できる．
- 独自の大型呼気フィルターが呼気抵抗を軽減するだけでなく，患者からの呼気を直接室内に排気しない呼気アイソレーションシステムがあり，清潔な使用環境を維持できる．
- アラームの音程を優先度に応じ3段階に分け，高優先度のアラームを認識しやすくする．アルコールなどでも清拭可能な液晶モニターはカバー不要なため清潔な使用環境を保つことが可能である．

2　機器の使用手順

　基本的な設定は，タッチパネル画面上の設定箇所を選択し，ノブを回転し数値を変更，入力ボタンを押して完了する．換気設定，アラーム設定（図6）のほとんどの設定変更は，設定変更箇所にタッチ，ノブで設定変更，入力ボタンで確定という3ステップを採用している．

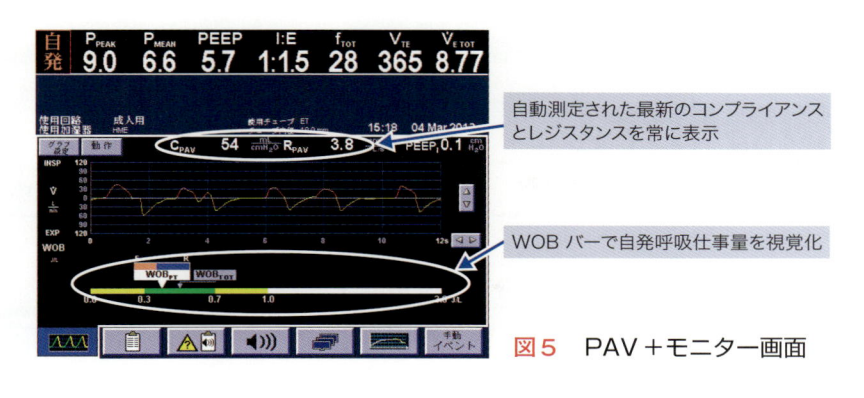

図5　PAV＋モニター画面

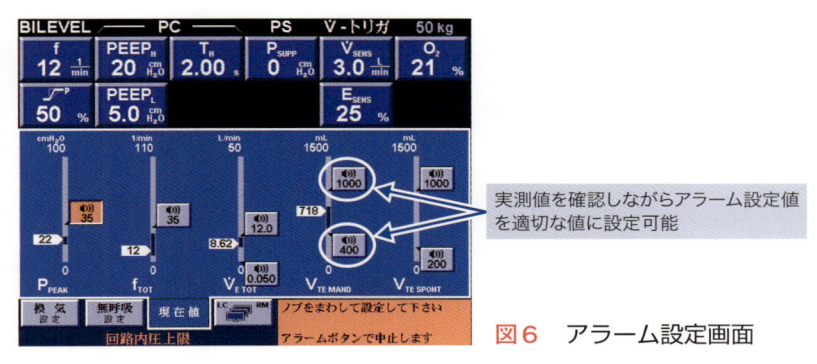

　自動測定された最新のコンプライアンスとレジスタンスを常に表示

　WOBバーで自発呼吸仕事量を視覚化

図6　アラーム設定画面

　実測値を確認しながらアラーム設定値を適切な値に設定可能

3　使用時の注意点

- 装置の設定時は，患者回路の口元がオープン状態で実施すること．仮に患者回路にテストラングなどが装着された状態で設定を行うと，設定確認前に使用開始されたという安全機能が働き，処理エラーのメッセージが表示される．その場合には再起動，あるいはリセットキーで通常作動に戻すことができる．
- 患者に装置を接続する前には，回路をオープン状態にして必ず回路接続不良アラームが発動することを確認すること．

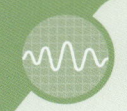

機器紹介②

ドレーゲル・メディカル ジャパン株式会社

製品名

◆ **Evita XL/Evita Infinity V500**

人工呼吸器は，酸素化の改善，換気の維持，呼吸仕事量の軽減を目的に使用される生命維持管理装置である．

本項では主にICUで使用されるドレーゲル社製人工呼吸器を解説する．代表的な機種は，Evita XLとEvita Infinity V500である．本人工呼吸器は，大きな画面，操作性など使いやすさが優れていることに加えて，重症患者にも対応できる性能と機能を兼ね備えている．

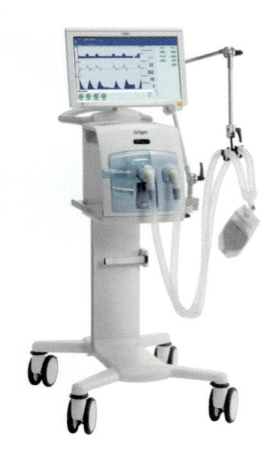

1 原理

壁の配管より取り込まれた圧縮空気と圧縮酸素は減圧され，タンクにおいてミキシングされる．吸気流量は弁によって制御され，人工呼吸回路を介して患者へ送気される．呼気の際には呼気弁の制御によってPEEPレベルなどを調整している．

2 基本的操作方法

1) 設定

換気設定キー（図1❶）を押すとディスプレイ内に人工呼吸器設定画面が表示されるので，使用したいモード（CMV，SIMV，MMV，PCV＋，APRV，CPAPなど）およびその他の換気条件を設定する．

2) モニタリング

図1❷にモニタリング値を示す．これらモニタリング値の内容や順番は画面右横の「システムセットアップ」ボタンから，テンプレートを選択することにより，カスタマイズすることができる．図1❸では，各種波形（圧波形，フロー波形，ボリューム波形，$ETCO_2$波形）が表示されている．これらの波形は，必要に応じて別の波形およびループへの変更および追加が可能となっている．また，変更した画面は記憶することができ，診療科や疾患に合わせてモニタリングの画面構成を変更することができる．

3) アラーム設定

図1❹からアラーム設定（分時換気量，呼吸回数，気道内圧，無呼吸時間，$ETCO_2$など）を変更することができる．

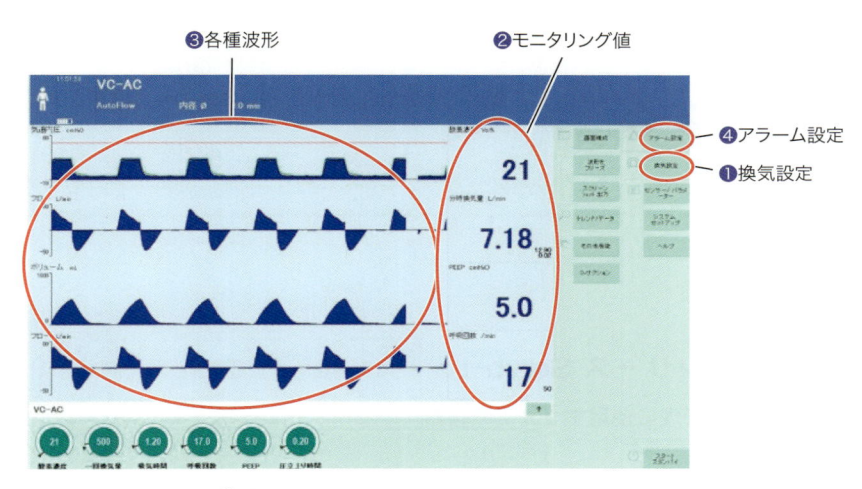

図1 モニタリング画面

3 特徴

　ドレーゲル社製人工呼吸器で最も高機能の機種がEvita Infinity V500である．17インチと**大型のスクリーン**が最もわかりやすい特徴であるが，さらに通常の人工呼吸器には搭載されていない**自発呼吸を促進するオープンバルブ**，肺保護を促進する**肺保護パッケージ**と**APRV**，**ウィーニングを促進するスマートケア**が搭載されており，臨床現場で活用されている．

　人工呼吸器の機種によっては，フローセンサーや酸素センサーのキャリブレーションを行う際に，一度患者からはずして行う必要があるが，本機種においては，患者からはずすことなくそのままキャリブレーションを行うことができる．また，USBフラッシュメモリーを用いて，モニタリング画面のスクリーンショットや点検データ，数値データを保存することができる．

4 セットアップ・使用手順

❶本体左下の電源をオンにして起動する．
❷「新規患者」か「前回の設定」の選択を行う．
❸新規患者の場合は「成人」「小児」「新生児」の中から患者カテゴリの選択を行う．
❹「スタート」を選択し，換気を開始する．

機器紹介③

フクダ電子株式会社

製品名
◆ サーボベンチレータシリーズ Servo-i

新生児から成人までの呼吸管理に使用する人工呼吸器.

1 原理

- Servo-iは，ユーザーインタフェース（操作・モニタリング部），ペイシェントユニット（ガス制御部），トロリーで構成されている.
- ユーザーインタフェースは，12インチ液晶カラーディスプレイを用い，タッチキー，ロータリノブ，固定キー，ダイレクトアクセスキーを用いて操作・モニタ画面の変更を行う.
- ペイシェントユニットは，高圧ガス配管（圧縮空気，酸素）によるガス供給を受け，吸気時は，電磁ソレノイドバルブにより制御されたフローが供給される．最大198L/分の供給が可能である．呼気時は，呼気抵抗を低減するよう呼吸ごとに計測される時定数に応じてディスク型呼気弁の開閉を制御している.
- 吸気ガス制御部と呼気ガス排出部（呼気カセット）にはそれぞれ圧力計測部，流量計測部があり2,000回/秒でサンプリングされた計測値が，ユーザーインタフェースのモニタ画面に数値または波形情報として反映される.

2 機器の使用方法

- Servo-iは，**自発呼吸が消失または低下した患者に換気を代行**する目的で使用される装置である．**集中治療領域**や，**病棟における呼吸管理**，ガスボンベを用いた院内搬送（電源は内蔵バッテリにて供給）などの場で使用できる.
- 挿管または非挿管（マスクを用いた換気，オプションで機能追加可能）による呼吸管理が可能で，使用の際には，加温加湿器または人工鼻と併用し，それぞれに適応した呼吸回路をセットアップする.
- 呼吸回路は，再利用型またはディスポーザブル型の利用が可能である.

3 特徴

1) クリニカルパフォーマンス（人工呼吸器としてのより有効的な機能・性能）

- 新生児の小さくて早い呼吸から，大容量の呼吸まで対応でき，多彩な換気モードにより，さまざまな領域における換気補助が可能である．特徴的な換気モードは，下記の通りである.

- ・PRVC（pressure regulated volume controll：圧補正従量式）/ボリュームサポート：従量式における自発呼吸との同調性を改善し，従圧式による肺過膨張防止を目的に開発された．
- ・Bi-Vent：2種類のCPAP（continuous positive airway pressure）レベルによる自発呼吸モード．
- ● 自発呼吸の有無により，強制換気モードと自発呼吸モードを自動的に切り替えるテクニックAuto Mode機能を搭載することが可能である．
- ● 補助機能としてサクションサポート機能やトレンド情報画面など，呼吸ケアに関わるスタッフへの支援機能も充実している．

①モニタ画面例
　モニタ画面には図1のように最大5波形（P-Vループ，F-Vループ，圧，フロー，換気量）を同時に表示できる．

②トレンド画面
　各測定値のトレンドグラムとイベント情報を表示する（図2）．最大24時間分を表示可能で，時間軸は変更可能．

2）コスト効率性（購入コスト，ランニングコスト，トレーニングコストなど）

- ● 必要とされる機能に応じて4タイプのServo-iから選択することができる．
  - ・Servo-iユニバーサルEX，ユニバーサルBasic：新生児から成人までを対象．
  - ・Servo-iアダルト：小児から成人を対象．
  - ・Servo-iインファント：新生児から小児を対象．
- ● 新しい機能などが開発されれば，追加して使用することが可能で，常に新しい機能を維持していくことができる．
- ● 洗浄・滅菌が必要な呼気回路部分は，カセット方式で一体型となっており，分解・組立による手間や誤装着防止になっている．
- ● 定期保守は5,000時間ごとに行うことを推奨しているが，交換部品は少なく，弊社主催のメンテナンス講習会を受講することで，院内の臨床工学技士などで実施することもできる．
- ● サーボベンチレータの旧製品（SV900，SV-300/300A）と比し，保守にかかわる時間とコストを低減することができる．

3）移動性（人工呼吸器を装着した患者の院内での移動しやすさ）

- ● 約1時間の駆動が可能なバッテリを内蔵しており（最大3時間まで増設可），専用のガスボンベ搭載用トローリーの使用により，搬送時にも質の高い呼吸管理と安全を維持することができる．

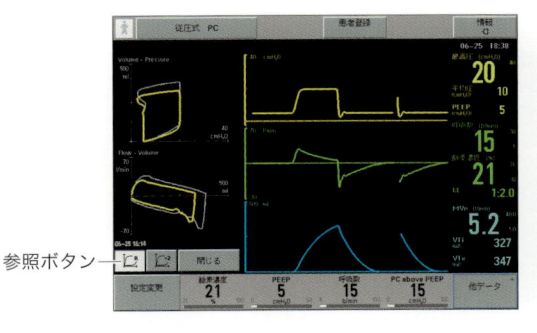

図1　ループ波形表示画面
参照ボタン：ボタンを押したときの波形を記憶し，グレー色で表示．現波形と対比させることができる

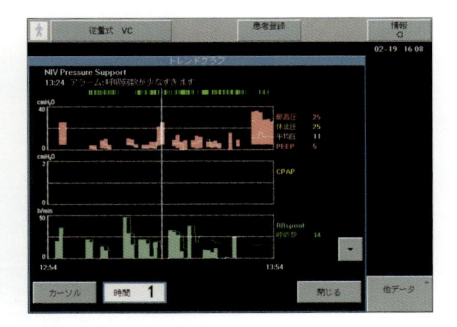

図2　トレンドグラフ画面

4 セットアップ・使用手順

❶装置に汚れや破損がないことを確認し，駆動源（電源，圧縮空気，酸素）を接続する．
❷ユーザーインタフェース背面部の電源レバーを右に倒す．電源がオンになると，カバーが閉まる．
❸モニタ画面に，始業点検を行うかのメッセージが表示されるので，「はい」を選択し，始業点検を実施する．緊急時には「いいえ」を選択し，すぐに使用を開始することもできる．
❹始業点検は，半自動的に進められ，操作が必要な場合は，メッセージが表示されるので，それに従って操作を行う．3分ほどの工程で，圧・フローセンサや酸素センサの校正，呼吸回路のリークテストなどが含まれている．
❺すべての項目に「適」と表示されていることを確認し，「OK」ボタンを押す．
❻患者データを消去するかのメッセージが表示されるので，新規の患者の場合には「はい」を選択する．スタンバイ画面が表示されるので，換気モードやアラームレベルを含めた換気設定を行う．電源がオンになった後，最初に表示される設定値は，あらかじめ記憶されている初期設定値（ユーザーの希望内容に変更可能）で起動する．
❼加温加湿器などほかの装置を併用する場合には，それらの準備を行う．
❽テストバッグを装着して換気動作（「換気の開始/停止キー」を押す）させ，異常がないことを確認し，患者に装着する．

5 基本的操作方法

1）設定値の変更

　基本的な4つの設定項目〔酸素濃度，PEEP，換気回数，一回換気量またはPC（pressure controll：吸気圧）レベル〕は，ユーザーインタフェース下部の4つのノブにより変更することができる．ほかの項目を変更する場合や，換気モードを変更したい場合には，モニタ画面左上に表示されている起動中の換気モードのボタンを押すと，設定変更画面が表示される．数値の変更は，変更したい項目をタッチし，ユーザインタフェースの右にあるロータリノブを回転させる．最終的に，設定画面内にある「決定」ボタンを押すことで換気に反映される．

2）換気モードの変更

　図3の画面内に表示されている換気モード表示部を選択すると，換気モード選択画面が表示される．使用したい換気モードを選択すると，選択された換気モードの設定変更画面が表示される．数値を確認し，「決定」ボタンを押すと，換気に反映される．

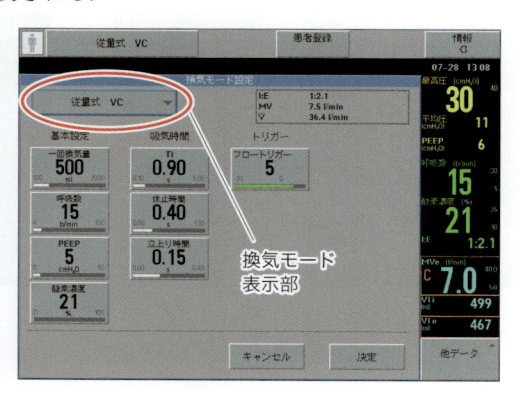

図3　設定変更画面

人工呼吸器

機器紹介④

日本光電工業株式会社

製品名

◆ 人工呼吸器 HAMILTON-G5

自発呼吸能力が減衰もしくは喪失した患者に対して人工的・器械的に換気を行う装置である．オプションであるP/VTool Proは，設定した一定の圧力変化により吸気・呼気のP/VカーブやF/Vカーブを表示し，適切な一回換気量や吸気圧，PEEPの設定の評価に役立つ．

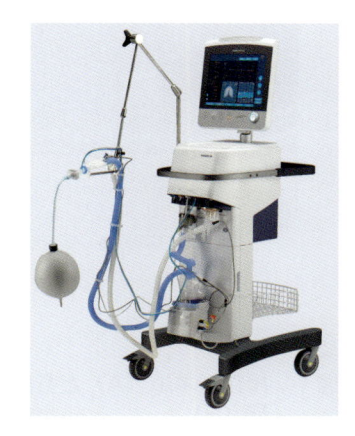

1 原理

- 電気的ガス圧制御式の人工呼吸システムである．通常はAC電源駆動だが，停電や電圧変動，院内搬送時には内部バッテリでの駆動が可能である．
- 酸素源および空気源より供給されるガスは，本体内にある酸素と空気の電磁弁を介して設定した酸素濃度に調節された後にリザーバタンクへ蓄積され，呼吸回路へ送り出される．
- 吸気が始まると，設定されたガス量およびガス圧で本体内の吸気弁を介して，呼吸回路の吸気側へガスを送り込む．必要に応じて，呼吸回路の吸気側で加温加湿が可能である．
- 呼気ガスは，呼吸回路の呼気側を通り，呼気弁を経て大気へと排出される．

2 機器の使用方法・操作パネル

患者の気管チューブによる**陽圧換気**とマスクで換気サポートする**非侵襲陽圧換気**が可能である．患者口元に備えるフローセンサによって**気道内圧**，**フロー**，**換気量の測定**も可能である．

操作パネルと各部の名称・機能を図1に示す．

3 特徴

- 小児から成人患者までの気管挿管およびマスク換気症例に対応できる．オプションの追加により新生児まで対応可能．
- PCV，PSなどの標準的換気モード，APV，APRV，DuoPAPなどの先進的換気モードに加え，ASVが可能．ASVでは挿管から抜管までの呼吸管理を1つの換気モードで対応できる．
- 肺の状態を視覚的に表示するダイナミックラングや的確なウィーニングをサポートするベントステータス機能があり，一目で患者の容態を把握できる．
- タッチパネルによる直感的で簡便な操作と，日本語対応の画面構成，どこからでも見える視認性に優れたアラームランプなど，使いやすさとわかりやすさを重視したユーザーインターフェイス．

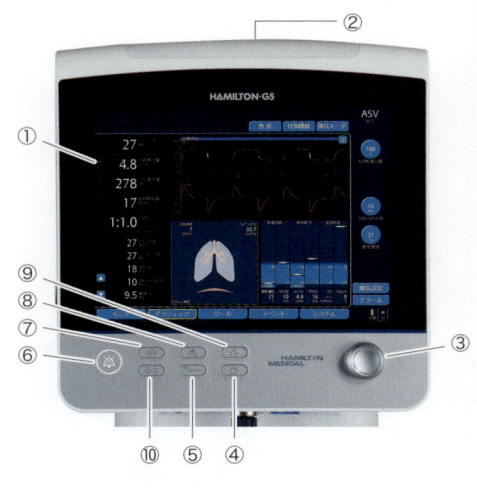

図1 操作パネル（A）と各部の名称・機能（B）

A)

B)

項目	名称	説明
①	スクリーン	タッチスクリーン
②	アラームランプ	アラームが発生すると優先度に応じて赤または黄が点灯する
③	コントロールノブ	プレスターン式ノブ．設定の選択と調整およびモニタデータの選択を行う
④	スタンバイキー	スタンバイモードを起動する
⑤	ネブライザ補助キー	コンフィグレーションでの選択に基づいてネブライザを起動する．再びキーを押すとネブライザはオフになる
⑥	アラーム消音キー	可聴アラームを2分間消音する．消音中に再びボタンを押すとアラーム消音は取り消される
⑦	100％酸素フラッシュキー	100％濃度の酸素を最大2分間送気する．再びボタンを押すと100％濃度の酸素送気は終了し，元の酸素濃度に復帰する
⑧	マニュアル換気キー	呼気相でこのキーを1回押すと，強制換気が1回行われる．強制換気は現在の設定で行われる
⑨	プリントスクリーンキー	現在画面をJPGファイルでコンパクトフラッシュに保存する
⑩	ブランクキー	現在機能しない

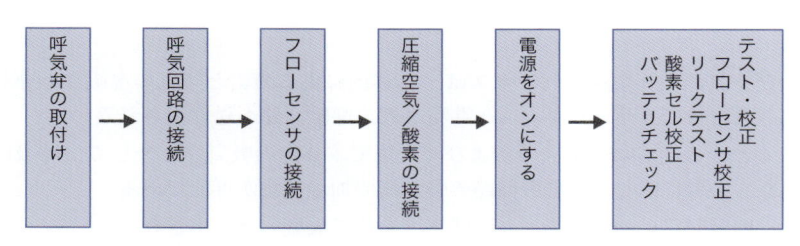

呼気弁の取付け → 呼気回路の接続 → フローセンサの接続 → 圧縮空気／酸素の接続 → 電源をオンにする → テスト・校正　フローセンサ校正　リークテスト　酸素セル校正　バッテリチェック

図2　準備の流れ

4　セットアップ・使用手順

　　患者へ装着するための準備を，図2，3に示す．

1）本体の起動

　　酸素（緑色）および空気（黄色）の耐圧ホースを，中央配管に接続する．電源コードがコンセントに接続されていることを確認し，本体背面の電源スイッチをオン（◉）にする．セルフテスト画面を表示後，スタンバイ（患者セットアップ）画面に切り替わる．

2）テスト・校正

　　システム画面でテスト＆校正を選択する．フローセンサ・リークテスト・酸素セルの3つのテストを順に画面メッセージにしたがって実施する（図4A）．その際，バッテリの充電状態も確認する（図4B）．

人工呼吸器

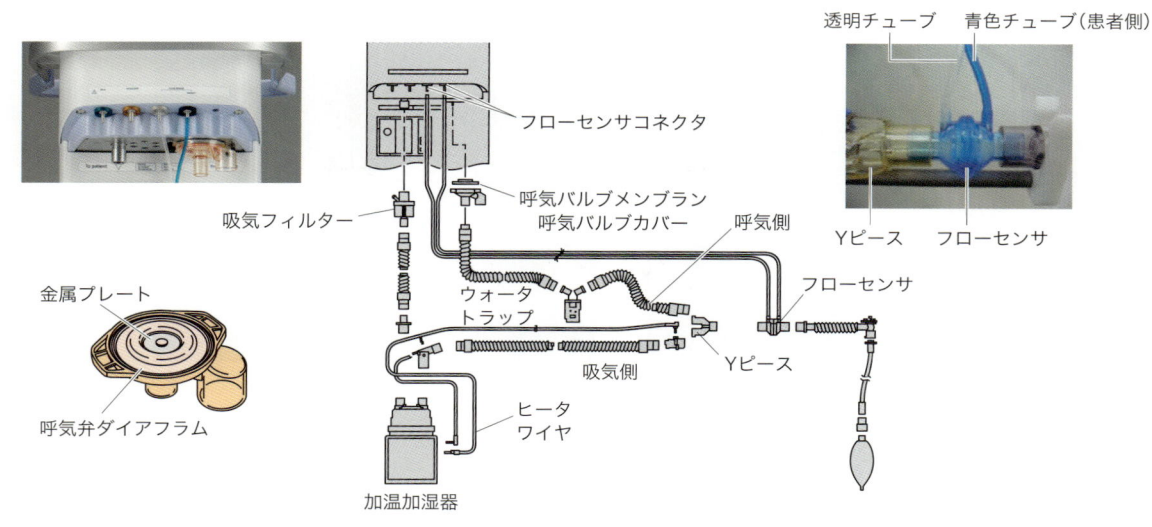

図3 呼気弁・患者回路・フローセンサ接続例（加温加湿器使用・ヒーターワイヤあり）

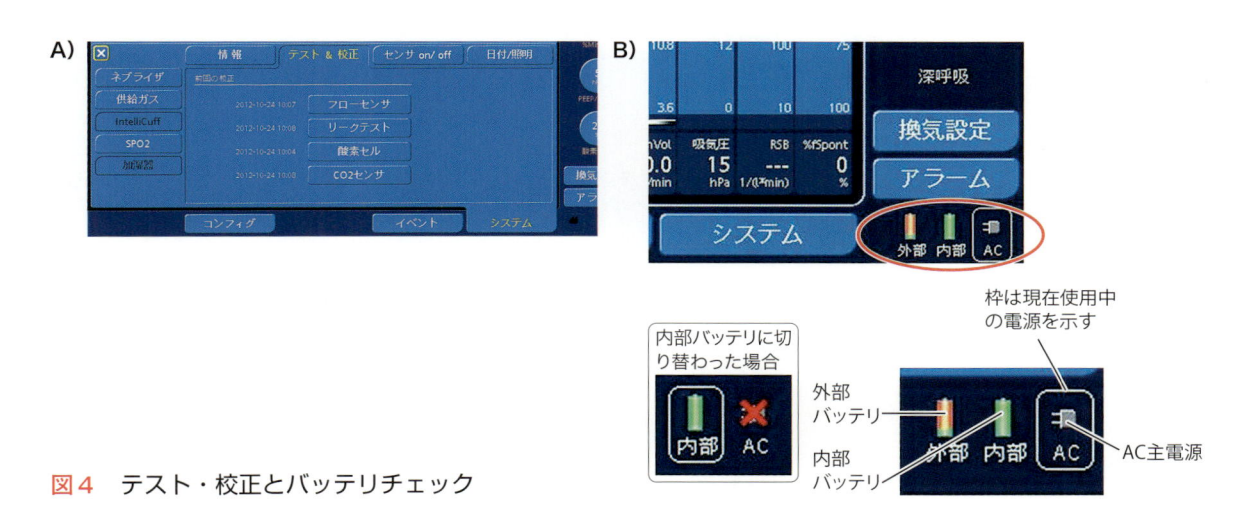

図4 テスト・校正とバッテリチェック

5 装着法・基本的操作法

1）基本操作
❶項目選択：スクリーン上の操作（変更）を行う部分にタッチする（選択部分がオレンジ色に変わる）．
❷数値変更（コントロールノブを回す）
❸確定（コントロールノブの中央を押す）

2）換気モード変更
換気モード選択画面（図5 A）で任意の換気モードを選択し「確定」ボタンを押すと，換気設定ウィンドウ（図5 B）が開いて換気条件の確認ができる．必要に応じて換気条件を変更し，「確定」ボタンを押

第4章 モニター関連機器，治療機器 255

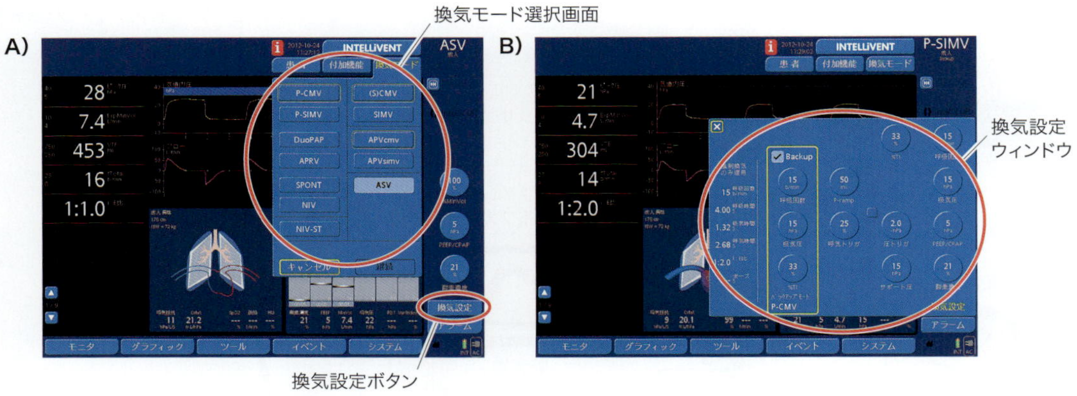

図5 換気モード選択画面（A）と換気設定ウィンドウ（B）

した時点で換気モードが切り替わる．

3）数値変更

① 「換気設定」ボタンを押し，換気設定ウィンドウを開く．
② 1：変更が必要な設定項目を選択
　2：コントロールノブを回して数値を変更
　3：コントロールノブを押して確定
③ すべての設定が完了したら，「換気設定」ボタンもしくはウィンドウの隅の⊠ボタンを押して換気設定ウィンドウを閉じる．

臨床での使用法

尾﨑孝平

人工呼吸器は①患者自発呼吸の特性を損なわない，②自動化の2点で大きく進化している．

近年の人工呼吸器は，呼吸不全の変化に富む自発呼吸の吸気流量に追従し，換気補助についても自発呼吸サイクルに大きく干渉しないように改良された．これを実現する過程で必然的に自動化の技術も進化した．各メーカーは基本的な換気モードやモニタリング機能に加えて，独自機能と独自画面を準備している．今回紹介する人工呼吸器は最新の機能を備えた各メーカーのフラッグシップモデルである．

問題は，各メーカーの意向で同じものが異なる名称を使用し，設定方法が少しずつ違うことである．一見複雑そうに見えるが，名称・新旧が異なっても，基本的な部分には大きな違いはない．本項では，基本的な人工呼吸モードとモニタリング（グラフィックモニタ）について解説する．

1 換気モード：分類と考え方

1）挿管下モードか非侵襲的モードか

人工呼吸器は主に気管挿管された患者に使用されるが，最近ではマスクを使用して実施する非侵襲的陽圧換気（non-invasive positive pressure ventilation：**NPPV**）も実施可能であるため，気管挿管下かNPPVかを選択する．両者の陽圧換気方式の違いはないが，NPPVでは吸気および呼気のリーク（ガスの漏れ）を許容し，これを補正する機能を持っている．

2）基本的換気モードの考え方

換気モードは強制換気と自発呼吸の補助の組み合わせから成り，両者に共通して付加する**PEEP**（positive end-expiratory pressure）がある．

①強制換気	②自発呼吸の補助
・量規定換気（volume control ventilation：**VCV**）	・圧支持換気（pressure support ventilation：**PSV**）
・圧規定換気（pressure control ventilation：**PCV**）	

強制換気のみで患者を換気する換気モードは調節呼吸（control mechanical ventilation：**CMV**）と呼ばれる（図1）．この強制換気方式にはVCVとPCVが設定できる．強制換気と自発呼吸が混在する換気モードは，間欠的陽圧換気（synchronized intermittent mandatory ventilation：**SIMV**）で，強制換気には調節呼吸と同様にVCVとPCVが設定できる．また，自発呼吸にはPSVを設定するかどうかを選択できる．

CPAP（continuous positive pressure ventilation）は自発呼吸にPEEPを付加したモードで，PSVを設定するかどうかを選択できる．

自発呼吸の有無で換気モードの適応を考えると，図2のように表現できる．この考え方では移行部分に重なりがありどちらを選択すべきか不明瞭になる．しかし，図1のように考えると適応も容易である．すなわち，**強制換気のみで対応するか，そこに自発呼吸を許容するか，あるいは自発呼吸だけで管理す**

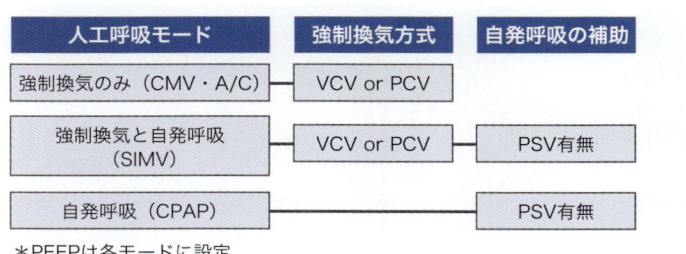

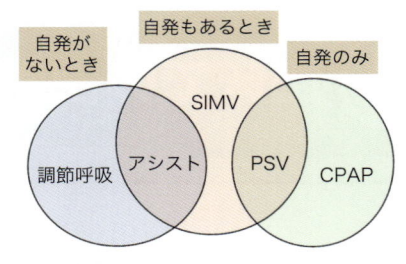

図1　換気モードの考え方と整理

図2　自発呼吸の有無からみた換気モードの設定

るかを考えて，換気モードを選択する[※1]．強制換気を適応するならVCVかPCVのどちらかの方式を選択する．自発呼吸を許容するなら，PSVで補助するかしないかを選択する．PEEPは原則としてすべてのモードに適応すべきである．

なお，図1および図2のアシスト（assist）もしくはA/C（assist/control）とは，自発吸気の開始を感知（トリガー）して強制換気が開始されるモードで，換気の内容はすべて強制換気になる．

2　換気モニタリング：基本3波形とループ

基本的な換気のモニタリングは次の3項目である．

①気道内圧（Paw：airway）　②流量（Flow）　③換気量（Volume）

この3項目は数字データで読み取るよりも，時間軸でグラフ化した方が認識しやすく，これらのデータはグラフィックモニタとして通常フロントパネルの第一画面に表示される．そして，次の画面階層に，2つのパラメータの関係をグラフ化して「**圧・容量曲線**」と「**流量・容量曲線**」として表示されることが一般的である．

これらのパラメータは，患者口元（気管チューブ接続部分），もしくは人工呼吸器内部で計測されたもので，患者の肺内の状態を正確に表現するものではない．例えば，肺胞内圧の波形を提示可能な機種もあるが，あくまでもシミュレーションされた波形であり，換気されない肺胞があったとしても，平均的な値がグラフ化されているに過ぎない．

1）グラフィックモニタ基本3波形（図3）

①気道内圧

大気圧をゼロとし，気道内が陽圧になる状態は「プラス」側の振れとして描出され，自発吸気によって発生する気道内の陰圧は「マイナス」の振れとして描出される．図3Aの圧力ゲージの針の動きを時間トレースしたグラフである．

②流量

人工呼吸器の管腔内を流れるガスの流量である．吸気側への流れを「プラス」，呼気側への流れを「マイナス」の振れとし，ガスが流れない場合は基線のゼロに位置する．要するに図3Bの抵抗板の先端の振れを時間トレースしたグラフである．ただし，患者の吸気呼気以外の定状流などはキャンセルされて通常は表示されない．

[※1]　旧来の強制換気は自発呼吸を許容できなかったが，最近の機種ではCMVにおいて，強制換気の換気パターンを維持しつつ自発呼吸を許容できるようになっている．この機構は人工呼吸と自発呼吸の不調和を回避する機構として定着し，標準化されている．

③換気量

　　吸気に伴う送気量の増加は上向きの振れ，呼気に伴う呼出量は下向きの振れとして描出される．したがって，吸気量と呼気量が同じであれば，呼気終末で基線ゼロに復する．要するに図3Cのメスシリンダーの液面を時間トレースしたグラフと言える．

　　ただし，吸気量と呼気量に差が生じると基線に復さず，吸気量が多いと「プラス」側で，呼気量が多いと「マイナス」側で1呼吸サイクルが終了することになる．ゼロに復さない場合は，**肺気量の増加**，**エアリーク**を考える．このような場合でも，換気量曲線では次の吸気は基線「ゼロ」からスタートする．

2）陽圧換気時の3波形［気道内圧，流量，換気量］（図4，5）

　　ここでは基本となる2つの強制換気パターンに限定して解説する．
　　①VCV：一定の流量で一定時間送気する定流量型吸気方式で，一回換気量が規定．
　　②PCV：一定の圧を一定時間維持するように送気する定圧型吸気方式で，吸気圧が規定．
　　両者は吸気パターンに大きな相違点があるが，呼気は患者の肺と胸郭弾性で行われるために，強制換気パターンに関係なく，呼気相パターンは患者の肺・胸郭弾性と患者呼気の気道抵抗に従う．

①VCVの吸気波形（図4）

　　定流量であるために，吸気の流量曲線が矩形波となり，ポーズでは流量がゼロになる．したがって，吸気の換気量も一定の増加を示し，ポーズでは送気終了時の換気量が維持される．気道内圧波形は，吸気ガスの送気の開始時と終了時に特徴的な形を示し，ポーズでは平坦な波形「プラトー（plateau）」に移行する．

②PCVの吸気波形（図5）

　　気道内圧は一定に保たれる．吸気初期の立ち上がりの角度は人工呼吸器の設定に依存する．流量は肺の拡張初期に多くのガスが急速に送気されるが，肺が拡張するにともなって徐々に流量は減少し，設定圧で拡張しうるだけ拡張すると，圧は維持されているものの，吸気（送気）は終了する．すなわち，この

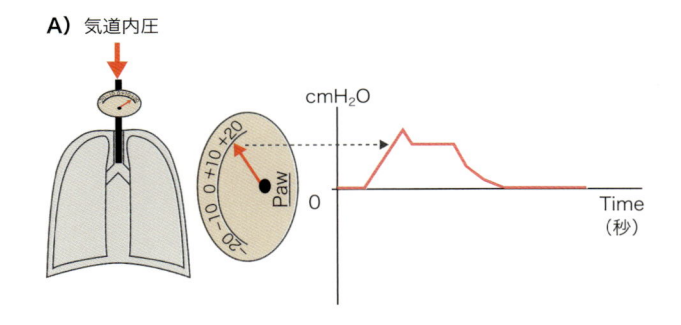

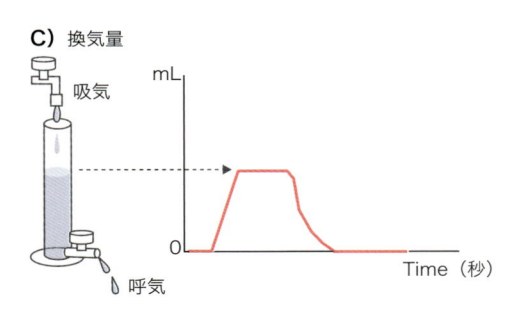

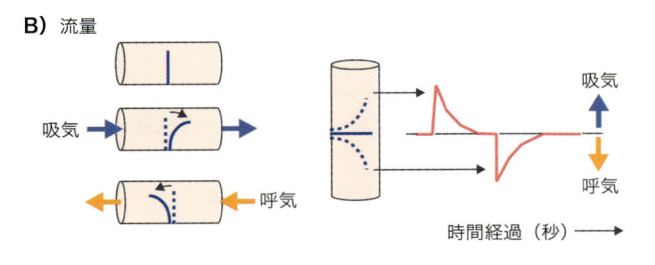

図3　基本3波形の考え方

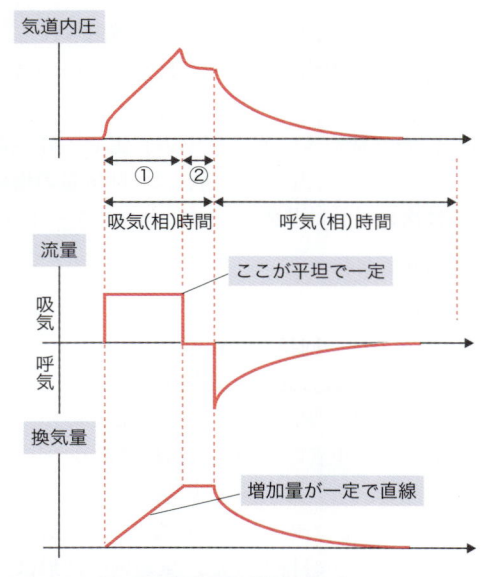

図4　VCV：定流量型換気様式
定流量型では吸気の間に流量の変化はなく，気道内圧，換気量は直線的に増加していく．①実際の吸気時間（送気時間）：吸気ガスの送気開始から終了まで，②吸気ポーズ時間，吸気相時間を単に吸気時間とする機種もあるので，定義に注意する

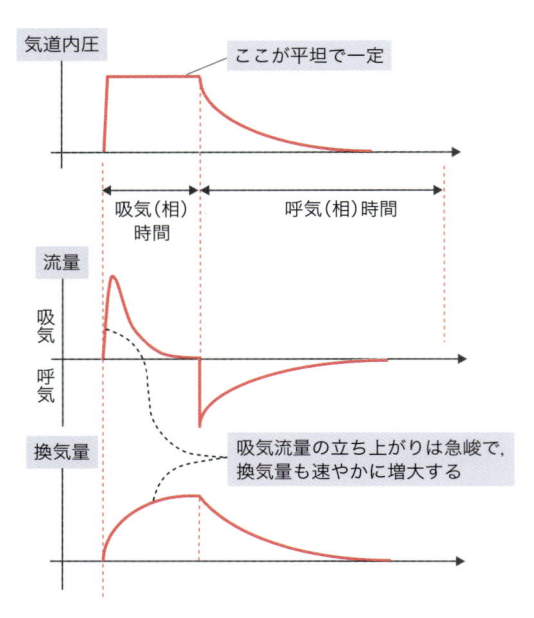

図5　PCV：定圧型の換気様式
PCV，PSVなどの定圧型の吸気方式を採用する換気モードでは，吸気ポーズは設定されない．
吸気流量の変化は，流量一定型よりは自発呼吸のパターンに近い．吸気流量と換気量は肺のコンプライアンスや患者吸気努力で変化する

時点まで換気量も増加し続けるが，流量がゼロになってからは肺容量は増加せず，一定の値を維持する．

3) コンプライアンスと抵抗

①コンプライアンス（C：compliance）

人工呼吸では肺と胸郭の弾性（胸郭肺弾性）に抗して，吸気する必要がある．コンプライアンスとは，吸気時の「膨らみやすさ」の指標で，1 cmH$_2$Oの圧増加で何mL容積増加があるかを表現する．縮まろうとする力である弾性（E：elastance）の逆数である．

$$C = \frac{\text{増加した容積（mL）}}{\text{加えた圧力（cmH}_2\text{O）}} = \frac{1}{E}$$

つまり，「膨らみやすい」は弾性が低く，コンプライアンスが高いことになる．通常，人工呼吸の換気パラメータから得られるコンプライアンスは，肺と胸郭の両コンプライアンスになる．また，ガスの出入りがない状態で測定したものを**静肺コンプライアンス**（Cst）という．

②抵抗（R：resistance）

気道を単純な1本の管とすると，抵抗（R）は管の入口の圧（P$_1$）と出口の圧（P$_2$）の圧差（駆動圧）を流量（$\dot{V}$）で割って求められる（図6）．どの2点の圧差を採用するかで，吸気側，呼気側，末梢気道などの抵抗を検討することができる．

③VCVにおける呼吸器抵抗（R）と静肺コンプライアンス（Cst）の変化（図7，8）

VCVは定流量型吸気なので，呼吸器系抵抗（R）が増加しても，静肺コンプライアンス（Cst）が低下

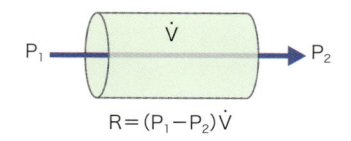

図6　気道抵抗の求め方

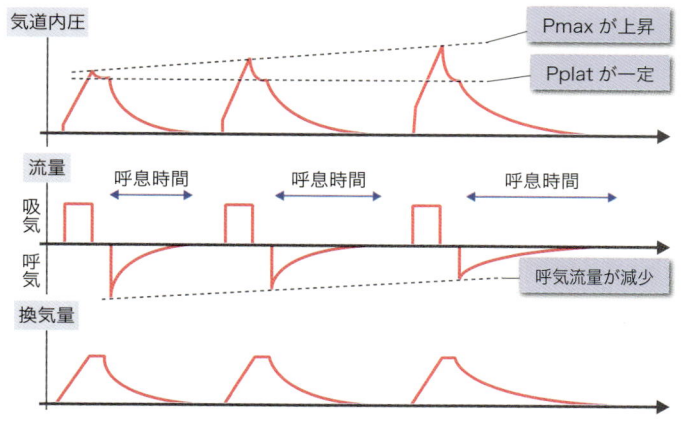

$$R = (P_1 - P_2)/\dot{V}$$

図7　VCV：呼吸器系抵抗の増加による3波形の変化

VCVは定流量型吸気なので，呼吸器系抵抗が増加しても，吸気時の流量と換気量の波形に変化はない．コンプライアンスが不変ならば，Pplatは変化せず，Pmaxが漸増して，突出してくる．呼気の気道抵抗も同時に高くなっていると，呼気流量が減少し，その結果，呼気時間が延長する．

しても，吸気時の流量と換気量の波形に変化はない．図7，8は左端に正常波形を置き，右に行くほど呼吸器系抵抗（R）が大きくなる，あるいは，コンプライアンス（C）が悪化した状態を模式的に表現する．

④ **PCVにおける呼吸器系抵抗（R）とコンプライアンス（C）の変化**（図9，10）

PCVは定圧型吸気なので，呼吸器系抵抗（R），静肺コンプライアンス（Cst）が変化しても，吸気時の気道内圧の波形は変化しない．

図9，10は左端に正常波形を置き，右に行くほど呼吸器系抵抗（R）が大きくなる，あるいは，コンプライアンス（C）が悪化した状態を模式的に表現する．

⑤ **圧-容量曲線：PV曲線　[pressure-volume curve（もしくはloop）]**

PV曲線は，横軸に圧を，縦軸に量を置き，コンプライアンスや気道抵抗の状態をわかりやすく示したものである．PV曲線の特徴は，正常肺においても，吸気と呼気が異なる軌跡を描くことで，この現象をヒステレーションという（図11青実線）．

気道抵抗の増加はヒステレーションを拡大する．右方向への開きは吸気抵抗の増大を，左方向への開きは呼気抵抗の増大を示す（図11Aの赤破線）．

一方，吸気時の曲線の勾配は胸郭肺コンプライアンスを反映し，コンプライアンスの低下では，傾きが小さくなり，ループは右方向に変形する（図11Bの緑破線）．

⑥ **流量-容量曲線：FV曲線　[flow-volume curve（もしくはloop）]**

FV曲線は，縦軸に流量を，横軸に量を置き両者の関係をわかりやすく表示する．図12にVCVとPCVの正常波形を青実線で示す．両者の違いが，吸気側に大きな形状の違いとして見いだせる．例として図12AにVCV時の呼吸器抵抗増加パターン（赤破線）を，図12BにPCV時の静肺コンプライアンス低下パターン（緑破線）を示す．FV曲線は，通常では閉鎖ループであるが，リークや内因性PEEPによるエアートラッピングなどが存在するとループが開き，始点に戻らなくなる．なお，FV曲線は時計回りだけでなく，反時計回りに示されるものもある．

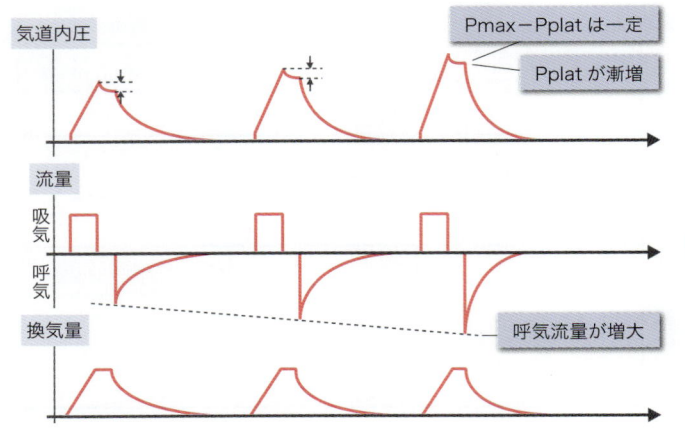

図8 VCV：コンプライアンス低下による3波形の変化

VCVは定流量型吸気なので，コンプライアンスが低下しても，吸気時の流量と換気量の波形に変化はない．抵抗が不変ならば，「Pmax−Pplat」は変化せず，Pplatが漸増してくる．呼気は高い弾性（低コンプライアンス）によって呼気されるために，呼気流量が増加し，短時間で呼出され，呼息時間は短縮する

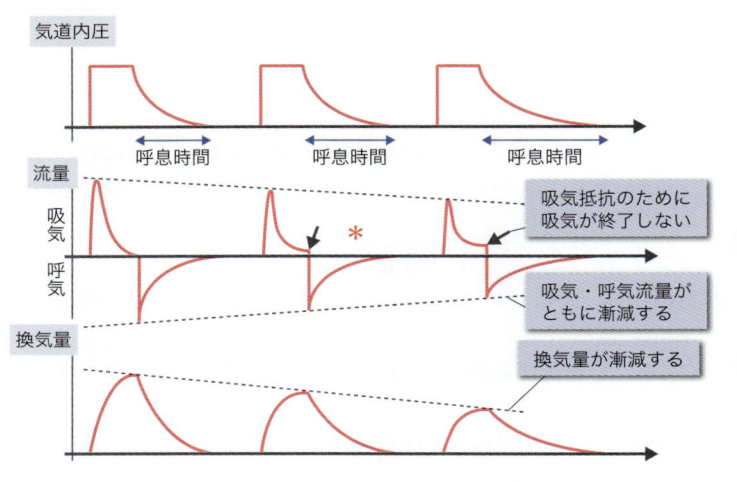

図9 PCV：呼吸器系抵抗増加による3波形の変化

PCVは定圧型吸気なので，呼吸器系抵抗が増加しても，吸気時の気道内圧の波形に変化はない．定圧で送気しても，抵抗部分を通過する吸気流量は制限され，その結果，換気量は減少し，波形の形も平坦に近づく．また，吸気流量が，肺胞内が定圧に達していなければ，吸気終末まで継続する（矢印）．呼気の気道抵抗も同時に高くなっていると，呼気流量が減少し，呼息時間が延長する

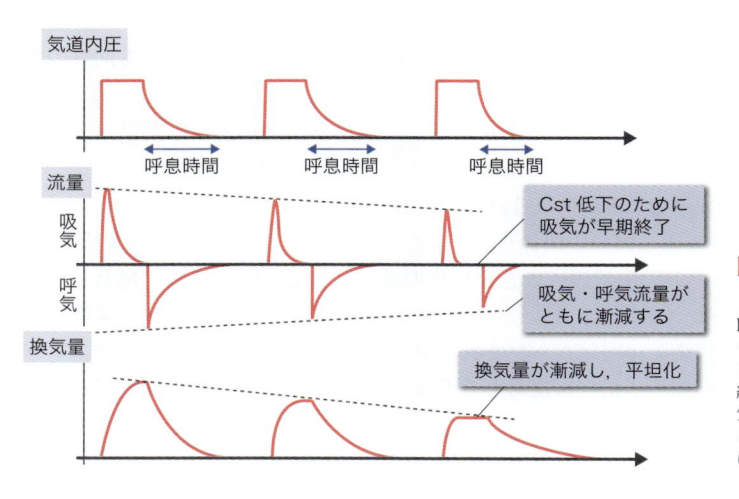

図10 PCV：静肺コンプライアンス低下による3波形の変化

PCVは定圧型吸気なので，コンプライアンスが低下しても，吸気時の気道内圧の波形に変化はない．しかし，少しの吸気量ですぐに定圧に達するために，吸気は早期に終了し，換気量は減少し，波形の形も平坦に近づく．呼気は高い弾圧（低コンプライアンス）によって呼出されるが，換気量が少なく，短時間で呼出されると，結果的に呼気流量は減少し，呼息時間は短縮する

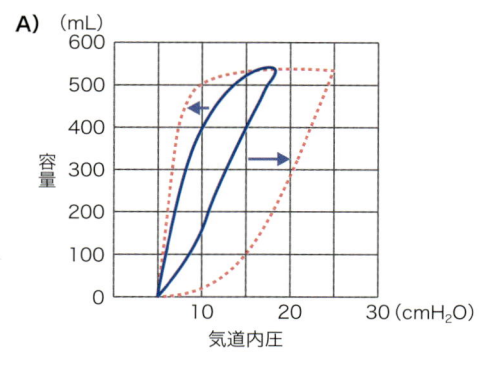

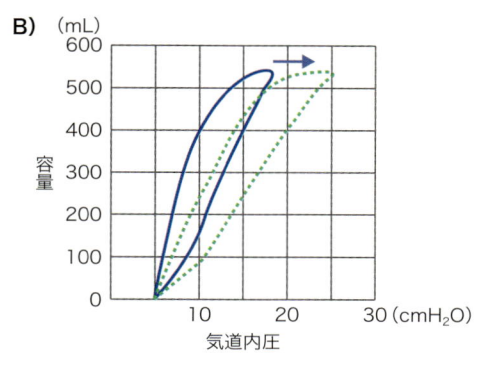

図11 PV曲線（VCVで換気量を固定．PEEP：5 cmH$_2$O）
A) 正常肺（青実線）と気道抵抗増加（赤破線）．赤破線の軌右半分の拡張は吸気気軌道抵抗の増加を，左半分の拡張は呼気軌道抵抗の増加を示す
B) 正常肺（青実線）とコンプライアンス低下（緑破線）．正常に比べて傾きが小さくなり，右方向に変形する波形になる

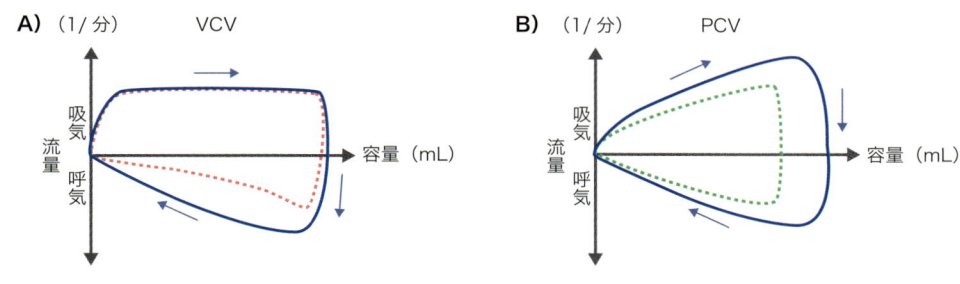

図12 FV曲線
A) にVCV波形を，B) にPCV波形を示す．青実線は正常波形で，A) の赤破線はVCV時の呼吸器系抵抗増加パターンを，B) の緑破線はPCV時の静肺コンプライアンス低下パターンを示す

表1　基本的な換気モニタリングの数値パラメータ

①圧	④時間
・最高気道内圧 ・平均気道内圧 ・プラトー圧 ・PEEP圧	・呼吸回数（強制・自発・全体） ・吸気時間 ・呼気時間 ・吸気相呼気相時間比（I：E比） ・T$_i$/Ttot（吸気相割合）
②流量	⑤その他
・最大吸気流量 ・最大呼気流量	・酸素濃度（吸気・呼気） ・呼気CO$_2$
③量	
・1回換気量（強制・自発） ・分時換気量	

3　換気モニタリングの数値パラメータ

　グラフィックモニタは変化を視認しやすい特徴をもつ．一方で数値パラメータは，データを基準に換気設定をしたり，警報設定をしたりする場合に重要である．換気モニタリングされる数値パラメータは，基本の3項目の圧と流量と量に加え，時間の項目が含まれる．時間はグラフィックモニタの時間軸で示された情報にあたる．

表2　動作設定

設定		Puritan Bennet™ 840	Evita Infinity V500	Servo i	Hamilton-G5
挿管モード		INVASIVE	（標準）	（標準）	（標準）
新生児モード		ソフトをインストール（オプション）	口元フローセンサーを装備（オプション）	ユニバーサル（標準）成人タイプ（オプション）	ソフトをインストール（オプション）
非侵襲的モード		NIV 自動リーク補正	NIV（オプション）	NIV（オプション）	NIV（STモード可）
強制換気	従量式・従圧式	A/C	CMV, AC	従量式（VC）従圧式（PC）	(S) CMV：（従量式）P-CMV：（従量式）
	従量式サイクル設定	流量優先	吸気時間（またはI：E）	吸気時間（またはI：E）	流量優先・時間優先（選択可）
	従圧式サイクル設定	吸気圧・吸気時間	吸気圧・吸気時間（またはI：E）	吸気圧・吸気時間（またはI：E）	吸気圧・吸気時間
	量補正（従圧）	VV$^+$	AutoFlow, VG	PRVC	APV
トリガー方式		圧・流量	圧・流量ハイブリッド 設定：フローのみ	圧・流量・Edi（NAVAモード時）	圧・流量
SIMV	従量式・従圧式	SIMV	VC-SIMV PC-SIMV	SIMV	SIMV P-SIMV
	PSV付加	PS	PS	PS	サポート圧
自発呼吸	PEEP + PSV	SPONT	SPN-CPAP/PS PC-PSV（呼吸回数設定があるPSV）	PS/CPAP	SPONT
気管チューブ抵抗補正		TC	ATC	（−）	TRC
BIPAP		BiLevel	PC-BIPAP	Bi-Vent	DuoPAP
APRV		BiLevelで設定	PC-APRV	Bi-Ventで設定	APRV
自動ウィーニング			VC-MMV SmartCare	AutoMode	ASV
特殊機能		PAV	SPN-CPAP/PPS（PAV）VariablePS，深呼吸	NAVA	

表3　モニター設定（Graphic）

設定		Puritan Bennet™ 840	Evita Infinity V500	Servo i	Hamilton-G5
同時表示波形数	表示波形数・種類	2 基本3波形	4 基本3波形＋CO_2	4 基本3波形＋CO_2 Edi：横隔膜活動電位	4 基本3波形＋CO_2 プレスチモグラフ（SpO_2）
	色分け	強制吸気・自発吸気・呼気の3色	自発・強制	各波形ごと自発トリガ時	なし
	CO_2	（−）	（＋）	（＋）	（＋）
	ループ表示	PV・FV	PV・FV PF・VCO_2	PV・FV	PV・FV PF・V/CO_2
コンプライアンス		PAV＋使用時 従圧式・従量式の強制換気時	全モード（一部は推測値）肺画像表示	動的（自動），静的（手動）Bi-Vnet除く	全モード（LSF法による算出）肺画像表示
レジスタンス		PAV＋使用時 従量式強制換気時	全モード（一部は推測値）肺画像表示	従量式（自動），他は手動 Bi-Vnet除く	全モード（LSF法による算出）肺画像表示
トレンド表示		（＋）	表示（大・小）リクルートメント用	（＋）	（＋）
変更・警報記録		トレンディングオプション	Logbook	イベントログ	イベント

重要なことは，一回換気量設定を500mLにしても，モニタリングデータはあくまでもモニタリングされた数字が表示されることである．差異が大きくなる場合には原因を究明する必要がある．基本的な項目を表1にまとめる．

4　4機種の比較表：同機能・異名称に注意

最後に，今回紹介する4機種の機能と名称を比較した表を示す（表2, 3）．

> **Pitfall**
> - 換気設定には類似したモード名と多くの略号が存在し，初心者は混乱しやすいが，強制換気の動作には大きな差はなく，基本を理解することが重要である．
> - 換気モニタリングの基本3波形を理解することで，気道系の変化（呼吸器抵抗やコンプライアンス）を早期に把握することができる．ただし，人工呼吸器が示す値は，気道系全体の平均値であり，肺の状況を正確に表現していると思えない．

参考資料
図表はすべて尾崎塾のオリジナル資料（著作権者：尾崎塾）から転載している（尾崎塾：http://www.kobe.zaq.jp/ozakijuku/）

Column

人工呼吸器使用時の注意点
- 人工呼吸器の吸気アウトレット，呼気インレットに正しく患者回路が接続されているかを確認する．
- アラームの各パラメータの適正な設定を患者ごとに行う．アラームの音量設定も忘れずに確認する．
- アラーム音の聞こえない範囲へは離れないこと．
- 換気モードを変更する際には，自動的に計算されるパラメータ，そのまま引き継がれるパラメータ，デフォルトに戻るパラメータがあるので，すべての設定項目を確認し決定を行うこと．
- 呼気フィルターは24時間ごとに交換すること．
- 以下の3つの組み合わせで同時に使用しないこと．アレベール®（チロキサポール），超音波ネブライザ，呼気バクテリアフィルター（汎用）
- 患者装着後は，アラーム設定を適切に行うと同時に，事故防止のため「警報機能付パルスオキシメータ」または「警報機能付カプノメータ」を使用する．いつでも使用可能な代替の呼吸補助手段を準備する．
- 非常の事態を想定し，手動式人工呼吸器を備えておくこと．
- MRI装置，放射線治療装置との併用をしないこと．

第4章 モニター関連機器，治療機器

3. シリンジポンプ・輸液ポンプ

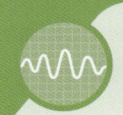

機器紹介

テルモ株式会社

製品名
◆ テルフュージョンシリンジポンプ35型，テルフュージョン輸液ポンプTE-261

　輸液ポンプ，シリンジポンプ（図1，2）は薬剤を正確に投与するために用いられる．
　輸液ポンプは主に高カロリー輸液など，継続して多量の薬剤を投与する場合に用いられる．流量精度は一般的に±10％程度である．シリンジポンプは昇圧薬やインスリンなどシリンジに充填された薬剤をシリンジポンプにセットし，延長チューブを接続し投与を行う．微量投与に用いられるため，流量精度は機械精が±1％，シリンジ込みの流量精度が±3％と輸液ポンプに比べ高精度である．

1 輸液ポンプの動作原理と各部の説明

　輸液ポンプの動作原理には大きく分けて3つあるが（表1），最も多く用いられるペリスタルティック・フィンガー方式のポンプの各部の説明，動作原理について述べる．

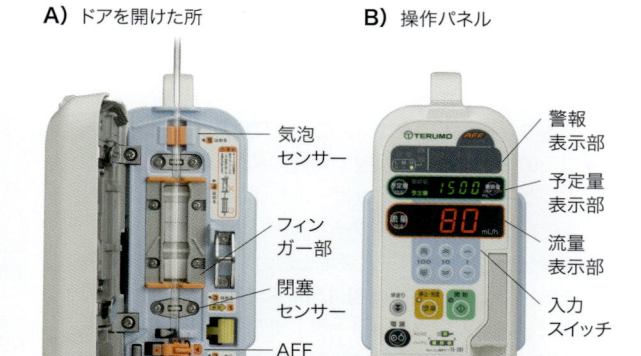

図1 輸液ポンプ各部の説明
テルフュージョン輸液ポンプTE-261

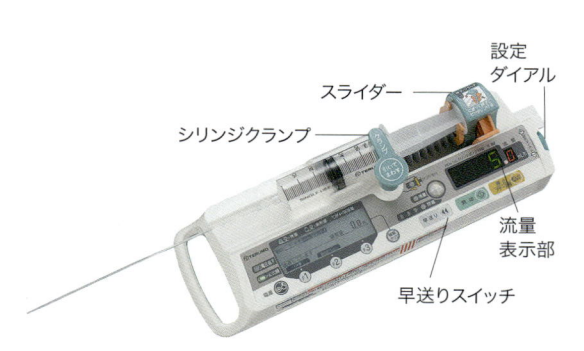

A) ドアを開けた所 — 気泡センサー，フィンガー部，閉塞センサー，AFF機構部
B) 操作パネル — 警報表示部，予定量表示部，流量表示部，入力スイッチ

図2 シリンジポンプ各部の説明
テルフュージョンシリンジポンプ35型

設定ダイアル，スライダー，シリンジクランプ，流量表示部，早送りスイッチ

表1　動作原理による分類

医療機器		特徴
輸液ポンプ	ペリスタルティック・フィンガー方式	輸液セットを数枚の板状の部品（フィンガー）にて順次押し込む
	ボルメトリック方式	専用のカートリッジを使用する
	ローラー方式	血液ポンプなどで使用される
シリンジポンプ		シリンジを一定の速度で押し投与する

　輸液ポンプを使用する場合，輸液セットの取り付け方が重要である．ポンプ上部にある気泡センサーからフィンガー部を通り，下流側の閉塞センサーを通りまっすぐになるようにチューブをセットする（図1 A）．安全機能としてアンチ・フリーフロー機能をもつ品種ではAFFクリップを差し込んでから，チューブをまっすぐにセットする．

　輸液ポンプの安全機能として，気泡の混入を検出する**気泡検出機能**，チューブの閉塞，三方活栓の開け忘れなどを検出する**閉塞検出機能**，あらかじめ設定しておいた予定量に達したことを知らせる**輸液完了**などがある．

　輸液ポンプの流量を制御する方式には2種類あり，**点滴制御方式**と**流量制御方式**（容積制御方式）と呼ばれている．

- **点滴制御方式**：点滴プローブにより落滴を検出し制御する方式のため，比重が重い薬剤，界面活性剤の添加などにより1滴の容量が少ない，あるいは多い場合，滴数のカウントは正しいが，流量が正確でないということが起こり得る．
- **流量制御方式**：ポンプ専用の輸液セットを用い，その断面積などから流量を計算するため，薬剤の種類による影響を受けにくくなっている．

2　シリンジポンプの動作原理と各部の説明

　シリンジポンプでは，シリンジの断面積とスライダーを送る速度（距離）によって制御している．シリンジポンプには輸液ポンプにあるような気泡センサーが無いため使用時にはシリンジおよび，延長チューブ内のエア抜きが必要である．

　シリンジポンプでは一般的に流量のみを入力する．微量投与に用いられるため，流量は小数点以下第1位まで入力可能となっている．そのため，入力時の桁間違いに配慮し，入力をダイアル式にしているものもある（図2）．予定量を入力しなくても，薬剤が残り少なくなると**残量警報**が発報するため，薬剤交換のタイミングを知ることができる．その他の警報機能には輸液ポンプと同様にラインの閉塞などを検出する**閉塞警報**，シリンジの取付状態を検出する**押し子／クラッチ警報**，**シリンジ外れ警報**などがある．

3　使用時の注意点

1）立ち上がり特性・スタートアップ・トランペット

　シリンジクランプの高さによりシリンジのサイズを検出しているため，シリンジクランプの直下に厚手のテープや異物があるとシリンジサイズの誤検出を起こすことがある．開始前には正しいシリンジサイズが選択されていることを確認する必要がある．

　輸液ポンプ／シリンジポンプにおいて流量の特性を示すスタートアップ曲線とトランペット曲線（図3）について説明する．

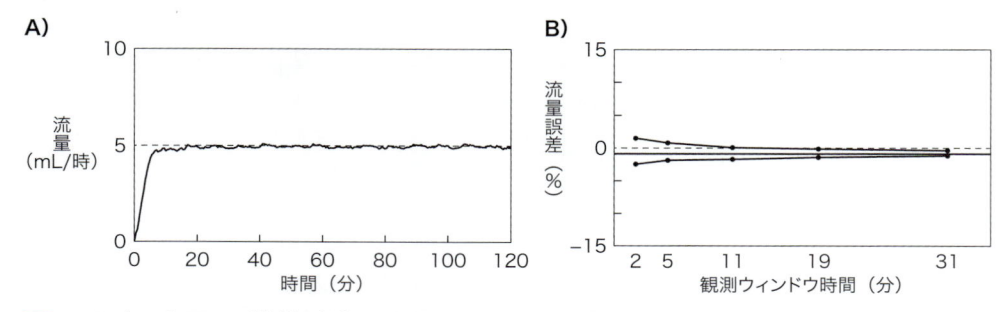

図3 スタートアップ曲線（A）とトランペット曲線（B）
A, Bともにシリンジポンプ, 流量5mL/時

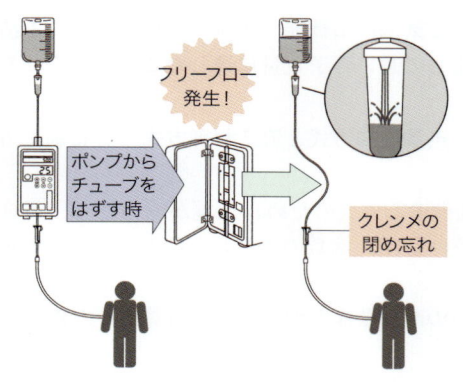

図4 フリーフロー発生のよくある例

図5 アンチ・フリーフロー機構

- **スタートアップ曲線**：縦軸は測定流量，横軸は時間で表わされるグラフ．輸液開始から設定流量に達するまでの立ち上がり特性を表す．一般的に輸液ポンプの方が立ち上がり時間が短い．
- **トランペット曲線**：縦軸は設定流量に対する測定流量の比，横軸は時間で表わされるグラフ．観測時間内での流量の安定状態を示す．一般的にシリンジポンプの方が流量安定性が高い．

2）フリーフロー

　輸液ポンプでは一般的にスタンド上部に吊るした輸液バッグから投与する．輸液セットの取り付けのミスや，チューブを取り外す際の手順を誤ると薬剤が落差により急速に投与されることがある．これをフリーフローという（図4）．
　フリーフローはポンプが警報状態になり，対応のためポンプからチューブを取り外す際のクレンメ閉じ忘れでの発生が多いと考えられる．そのため，チューブを取りはずすと自動的にクランプされる「アンチ・フリーフロー機構」（図5）が開発されている．

3）サイフォニング現象

　同様にシリンジポンプでは，サイフォニング現象に注意する必要がある．シリンジポンプには必ずフランジ部分，押し子部分を保持する機構があるが，このどちらかが外れた状態（図6）で放置されると落差により薬剤が急速に投与される「サイフォニング現象」が起こる（図7）．現在，押し子が外れた状態では開始できない「押し子はずれ警報」を持つ機種が多いが，フランジが外れた状態もサイフォニングのリスクがあるため，フランジ外れ警報も求められている．

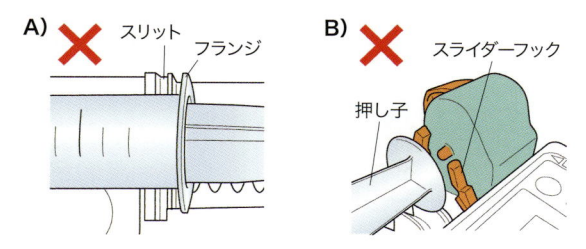

図6 押し子はずれ，フランジはずれ状態
A) フランジがスリットに入ってない．B) 押し子がスライダーフックに固定されていない．文献1より引用

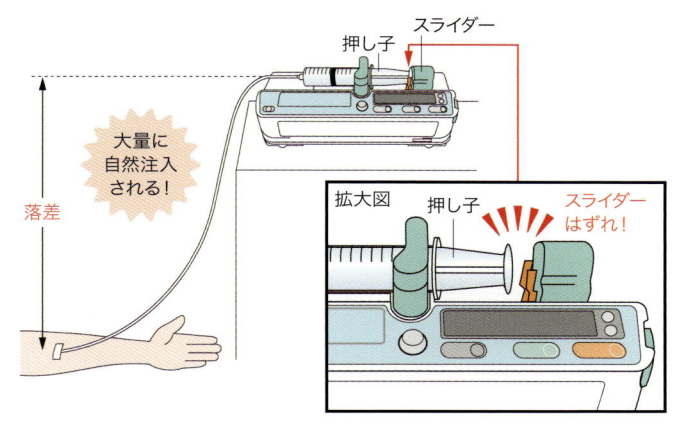

図7 サイフォニング現象が起こるしくみ

文献
1）「ポンプリスクマネジメント通信No.8」，p2，テルモ株式会社，2004

臨床での使用法

森本康裕

1 使用できる場面

1）手術室

シリンジポンプ・輸液ポンプは薬剤を微量かつ正確に投与するための機器である．手術室では**静脈麻酔薬**および**血管作動薬**の投与に使用される．これらの薬剤は投与量が少ないこと，より正確な投与が必要とされることからシリンジポンプが主として用いられる．

2）ICU・救急など

手術室での使用に加えて，輸液ポンプを用いて各種輸液・薬剤を正確に投与するのに用いられる．

2 役立つ病態

- 静脈麻酔薬を正確に投与することで全身麻酔や人工呼吸中の鎮静に用いることができる．血管作動薬を正確に持続投与することで，循環の微細なコントロールが可能となる．血管作動薬の多くは，緊急時のボーラス投与を除いてシリンジポンプ・輸液ポンプでの投与が原則である．
- 輸液や精密投与を必要とする各種薬剤を輸液ポンプで投与することで，投与量や速度の正確な把握が可能である．
- ポンプの出力を情報端末に接続連携することでAIMSやPIMSなどへの自動記録が可能となる．

3 基本的な数値の読み方

1）シリンジポンプ

- シリンジポンプには①単に流量を設定するだけの機種と，②投与量，体重，薬液量，溶液量を入力すると自動的に流量換算する機種（図1）の2タイプがある．麻酔薬やカテコラミンの投与には流量換算機能があるタイプが便利である．

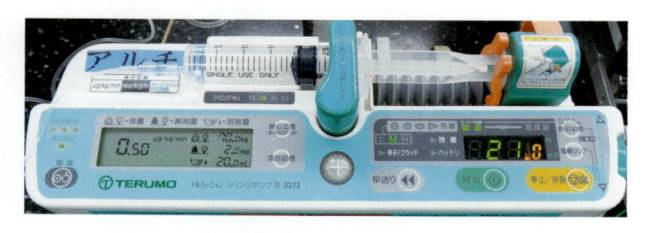

図1　シリンジポンプ外観（テルモ TE-332）

- 投与に先だって，**使用する薬剤の量**と**溶液量**，**患者の体重**を入力する．薬剤に応じた投与量の**単位**を選択．後に**流量**が自動換算された流量が表示される（図2）．
- テルモ社のシリンジポンプの場合では，薬液の投与中は緑色のランプが回転しながら点滅する．それにより常に確実にポンプが動作していることを確認する．
- 投与回路の内圧は3段階に表示される（図3）．内圧上昇時には閉塞アラームが発生する．このほか，薬剤の残量が少なくなったとき，シリンジ・押し子・クラッチが外れたときにもアラームが発生する．
- バッテリーで動作時には，液晶画面の明度が暗くなる．電圧低下時にはアラームが発生する．

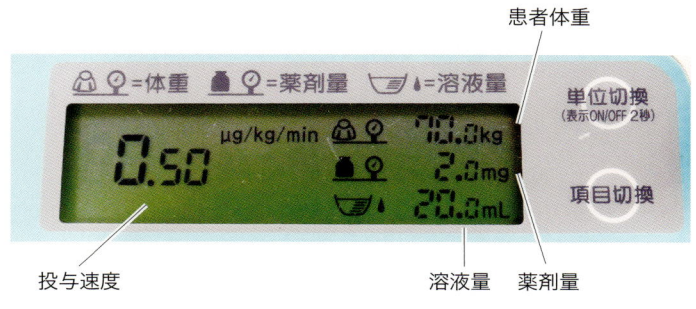

図2 流量換算のための入力画面

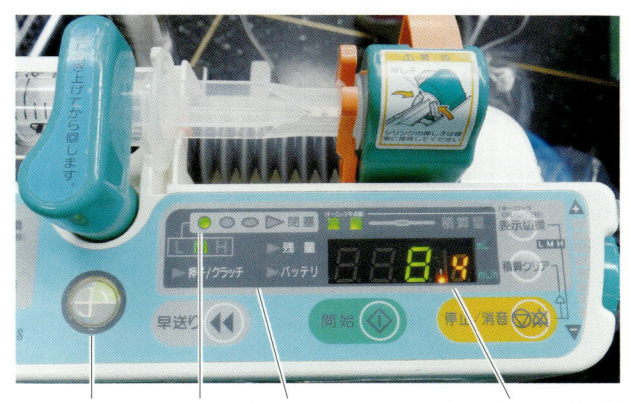

図3 薬液投与中のシリンジポンプ
内圧：投与回路の内圧が上がると右に向かって点灯していき，右端の▶が点灯すると閉塞アラームが発生する

2) 輸液ポンプ

- 輸液ポンプの場合もほぼ同様である．上部にアラーム表示部があり，異常発生時には該当する部分が点灯してアラームが発生する（図4）．
- 中段は，積算量あるいは予定量の確認，設定画面である．投与開始時にはまず輸液の予定量を設定する．通常は投与する輸液の量と同じ，あるいは投与予定量を設定する．輸液中は積算量が表示される．積算量＝予定量となると輸液完了のアラームが発生する．
- 最下部には，輸液流量が表示される．設定ボタンと各数字の桁の上下スイッチで輸液の流量を設定する．

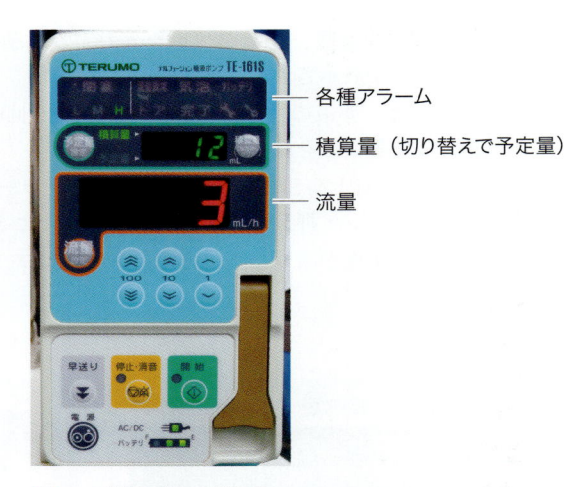

図4　輸液ポンプ外観（テルモTE-161）

各種アラーム
積算量（切り替えで予定量）
流量

> **Pitfall**
> - シリンジポンプは，使用するシリンジの外径をポンプが認識してシリンジの種類（10mL，20mL，30mL，50mLなど）を判定する．シリンジのメーカーがポンプの内部設定と違うとシリンジの種類を認識できない．使用するポンプにあらかじめ設定してあるメーカーのシリンジを使用する必要がある．
> - カテコラミンのプレフィルドシリンジを使用するときには，使用可能かどうかを確認し，場合によってはポンプの設定を変更する必要がある．
> - **ディプリバン注キットは外径が通常の50mLシリンジと異なるので使用できるポンプが限られる**ため，対応しているシリンジポンプを使用する．
> - 投与量が少量の場合，閉塞アラームが発生するのには時間がかかる．投与開始時には必ず投与ルートを確認し，三方活栓の閉塞などがないことを確認する．
> - 輸液ポンプは，使用に適した専用の輸液セットを使用する．

第4章 モニター関連機器，治療機器

4. TCIポンプ
（プロポフォール血中濃度）

機器紹介

テルモ株式会社

製品名
◆ テルフュージョン TCI ポンプ TE-371

ディプリバン® 1％注キットのTCIに特化した静脈麻酔ポンプ．

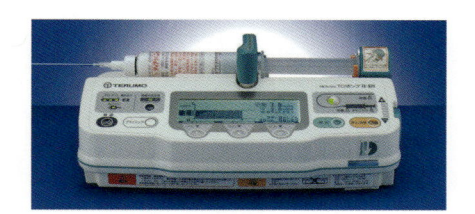

1 原理

TCIポンプとは，シリンジポンプを**静脈麻酔**に特化させた麻酔用のポンプである．送液のしくみは一般的なシリンジポンプと変わらないが，ディプリフューザー™に組み込まれたプロポフォールの薬物動態モデルを用いて，血中濃度を予測・維持するよう流量をコントロールするしくみをもつ，麻酔用のシリンジポンプである．

現時点でTCI法を用いて投与できる薬剤はディプリバン® 1％注キットのみであり，ほかの薬剤でTCI投与を行うことはできない．そのため，薬剤の取り違えを防ぐため，充填済み製剤となっていることに加え，シリンジに付けられたタグ部分をシリンジポンプで認識しないとTCI投与が行えない安全装置が組み込まれている．

ディプリフューザー™で用いられている薬物動態モデルは公開されていないが，Marshモデルと同等とされる．TCI投与における血中濃度の設定についてはプロポフォールの薬物動態および薬力学的効果に患者間でばらつきがあることから，必要な麻酔深度を得るためには，患者の全身状態にあわせ目標血中濃度を調節する必要がある[3]．

2 機器の使用方法

ディプリバン® 1％注キットを用い，TCI法にて投与するTCIモードに加え，マニュアル投与のモードをもつ．TCIモードでのポンプ動作については図1のような動作イメージとなる．また，操作パネルを図2に示す．

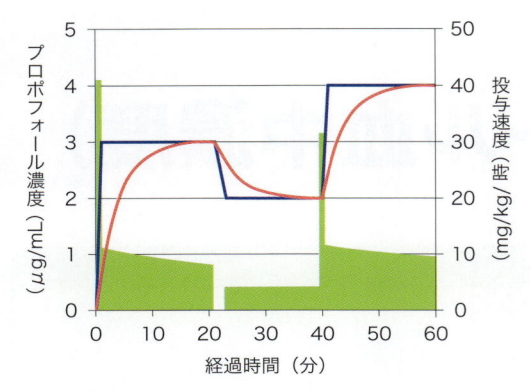

図1 テルフュージョンTCIポンプの投与速度と血中濃度
■ 投与速度，── 血中濃度，── 効果部位濃度

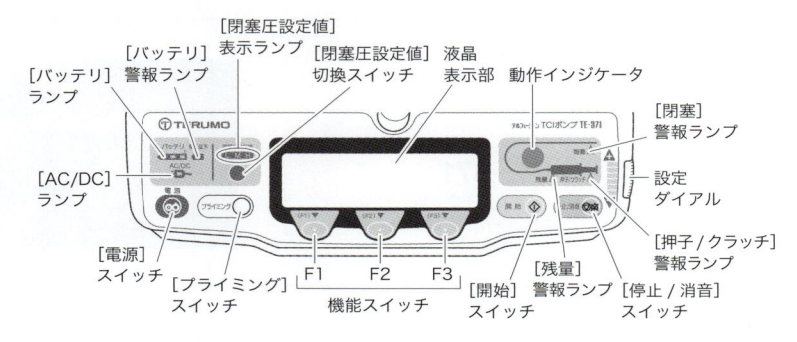

図2 操作パネル

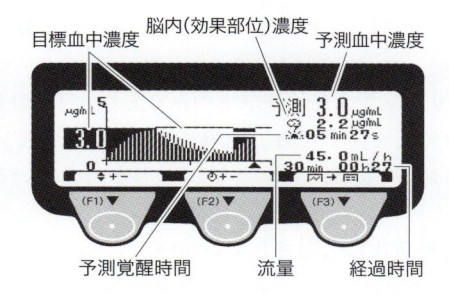

図3 グラフ画面

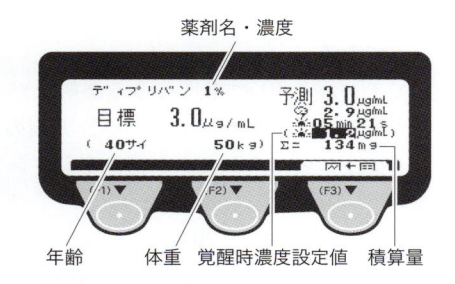

図4 情報画面

3 特徴

- **予測覚醒時間**：グラフ右に「＊＊min＊＊s」（＊は数値）で表示する（図3）．数値はその状態で停止した場合の覚醒時濃度に到達するまでの時間の計算値である．

- **覚醒時濃度設定値**：画面右中央に「（＊.＊μg/mL）」で表示する（図4）．
0.1〜10.0μg/mLの範囲で設定可能．設定を確定すると，新たな予測減退（覚醒）時間が指標として表示される．

TCIポンプ（プロポフォール血中濃度）

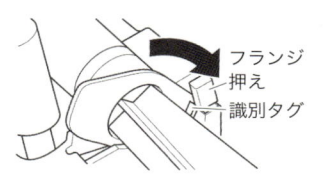

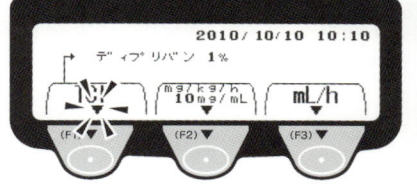

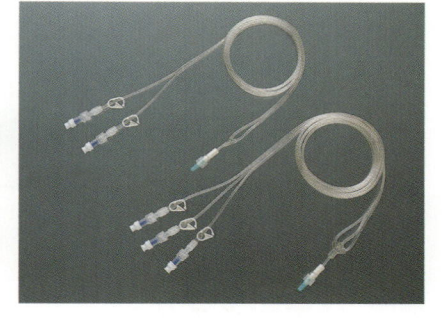

図5　装着方法

図6　TCIモード選択

図7　マルチ延長チューブ（2連，3連）

4　セットアップ，使用手順

① 電源をオンにする．この時点ではまだTCIモードは使用不可である．
② シリンジを取り付ける．この際，シリンジのタグ部分をフランジ押えにきちんとはめる．シリンジの外筒部を少し奥側に回す感じである（図5）．
③ TCIモードを選択し，体重と年齢を入力する（図6）．
④ 目標濃度を設定する．
⑤ IVラインを確認し，開始ボタンを押す．開始中は緑色の動作インジケータが点滅する．
　開始後はプライミングスイッチを押して患者へ投与しないこと．プライミングスイッチで投与された量は，血中濃度の計算に使用されないため，血中濃度の予測が正しく行われなくなる．
⑥ 目標血中濃度の変更：TCI動作中に停止スイッチを押さえなくても目標血中濃度の変更が可能である．この場合，グラフ表示画面において，ダイアルを回転させ目標血中濃度を変更した後，F1スイッチ（OK）あるいは，開始スイッチで確定を行う．
⑦ プライミングを行い，ラインを充填する．この時プライミングされた量は積算量やTCIの計算には入らない．

● 静脈麻酔用の薬剤をまとめられる延長チューブとして，図7のような製品もある．

5　使用時の注意点

● TCI法で投与終了した後，時間が経過していない状況では再度TCI投与を行うことはできない．
● TE-371の電源を入れたままの状態では内部に投与記録が残っている．TCIを行う際は，必ず，ポンプをオフにした状態から立ち上げる．
● プロポフォールは脂肪乳剤であり，樹脂に対し影響があるため，機器に付着した場合は早めにふき取ることが望ましい．
● MRI画像診断などの磁気の影響を受ける環境下において，識別タグの情報が消去され，ディプリフューザー™TCI機能を用いた投与ができなくなるとの報告がある．また，識別タグに水分が浸透することにより，識別タグの情報が認識されず，ディプリフューザーTCI機能を用いた投与ができなくなるとの報告がある．

文献
　1）ディプリバン®添付文書，アストラゼネカ
　2）ディプリフューザー™解説書，アストラゼネカ

臨床での使用法

増井健一

1 使用できる場面

TCIポンプ，TE-371は内蔵されているディプリフューザー™とディプリバン®１％注キットを用いて，全身麻酔の導入・維持のために**プロポフォール**のTarget-controlled infusion（TCI）を行うための機器である．全身麻酔以外の目的でプロポフォールTCIを行うことは添付文書上認められていないが，本ポンプを使用して集中治療における人工呼吸中の鎮静の目的で一定速度（mL/時，mg/kg/時）で投与することは可能である．

2 役立つ病態

プロポフォールは，全身麻酔や集中治療における人工呼吸中の鎮静目的であれば，基本的に病態にかかわらず使用可能である．投与中止後の意識回復が速やかであるので，集中治療領域では確実に鎮静しつつ時折意識を確認したい，といった**鎮静レベルの調節**を行いたいときに特に役立つ．

ただし，**集中治療で小児に投与するのは禁忌**である．因果関係は不明だが，過去に大量のプロポフォールを長時間投与された小児が死亡したという症例報告がある．

添付文書では妊産婦も禁忌になっているが，例えば米国では妊婦に使用することが可能である．

3 波形や数値の読み方

TCIポンプに表示される数値には，**予測血中濃度，効果部位濃度，目標血中濃度，予測覚醒時間，体重**などがある．

1）予測血中濃度

薬物動態モデルに基づいた計算上の血中濃度である．

ディプリフューザーではMarshらによる体重のみに影響される薬物動態モデルが使われている．使用時に年齢の入力も求められるのは，このモデルが基本的に成人の血中濃度の予測に使われるからであり，TE-371では16歳以上で使用可能となっている．

2）効果部位濃度

薬剤が主効果を発揮する場所の濃度である．

プロポフォールが効果を発揮する場所は血管内ではなく脳内である．したがって，血中濃度ではなく効果部位濃度を見ながらプロポフォールの投与を調節するのが理にかなっている．

効果部位濃度の変化は血中濃度の変化よりも遅い．これは，血中から効果部位に薬剤が移動するのに時間がかかるためである．例えば，目標血中濃度３μg/mLでプロポフォールの投与を開始した時の血中濃度と効果部位濃度の経時変化は図１の通りである．

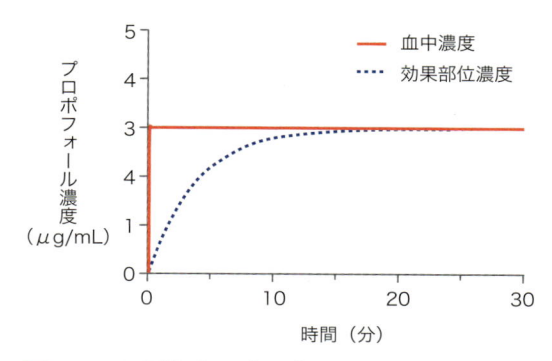

図1 TCI開始時のプロポフォール濃度（目標血中濃度3μg/mLの場合）

3）目標血中濃度

目標血中濃度とはTCIポンプの使用者が，ポンプに設定した血中濃度である．
TE-371は，目標血中濃度が設定されたとき次のように投与速度を調節する．

- 予測血中濃度が目標血中濃度より低いとき：予測血中濃度が速やかに目標血中濃度に達するよう急速にプロポフォールを投与する．
- 予測血中濃度が目標血中濃度より高いとき：予測血中濃度が目標血中濃度に減少するまで投与速度をゼロとする．
- 予測血中濃度と目標血中濃度が等しいとき：投与速度を必要に応じて増減させて予測血中濃度が目標血中濃度を維持する．

4）予測覚醒時間

プロポフォールの投与速度をゼロにしたときに，予測血中濃度が覚醒時濃度設定値（初期値は1.2μg/mL，p.274参照）まで減少する時間．

覚醒時の効果部位濃度には個人差があり，プロポフォールが効きやすい患者で0.8〜1.0μg/mL，平均的な患者で1.2〜1.5μg/mL，効きにくい患者で2.0μg/mL前後のことが多いが，まれに0.4〜0.6μg/mLにならないと覚醒しない患者もいれば，3.0μg/mL以上の濃度で覚醒する患者もいる．

効果部位濃度が覚醒時濃度設定値まで減少する時間は，通常，シリンジポンプに表示されている予測覚醒時間＋2〜5分程度である．

5）体重

体重は，予測濃度（予測血中濃度・効果部位濃度）の計算に用いられる．

プロポフォールTCI開始後に体重を誤入力したことが判明しても，入力した数値を変更することはできない．また，ポンプの電源を落として再度TCIを開始してはならない．なぜなら，濃度の計算には投与履歴の情報が必要とされるからである．

体重を仮入力または誤入力した場合，次のような方法で本来の予測濃度を計算できる．例えば，入力した体重が40kg（X kg），実際の体重がその1.5倍の60kg（Y kg）の場合，予測濃度を（1.5倍の逆数の）2/3倍（X/Y倍）とする．なお，この計算はMarshらの薬物動態モデルでは有効である．

4 TCIの今後

ヨーロッパなどですでに臨床使用されているOpen TCIが，遠くない未来に日本でも使えるようになるかもしれない．そうなれば，他薬剤のTCIができる可能性があり喜ばしい．しかし，同じ薬剤でもTCIポンプが異なれば，薬物動態モデルが異なることもある．予測濃度の議論をする場合には，計算に使った薬物動態モデルを意識する必要がある．

Pitfall

- TCIポンプを使う時には予測濃度を利用するが，投与条件によって精度が左右されることがあるので予測濃度を参考にするときには注意が必要である．
- 麻酔維持で目標血中濃度をしばらく変更していない時は，投与速度が比較的ゆっくり（60mL/時以下程度）であり，予測精度は比較的高い．
- 一方，麻酔導入時や目標血中濃度を急激に上昇させた場合には，一時的に数百から1,200mL/時の急速投与となるため，急速投与中および投与後5分程度は濃度が実際より低めに予想される．
- 導入時に心拍数が高く心拍出量が高めの時には，ほかの投与条件が同一でも，血中濃度は低くなる．
- これ以外の条件にも，濃度予測は影響される．特に無意識，無記憶を目指す全身麻酔においては，脳波モニターなどにより薬剤効果の評価を行い，維持濃度を適切に保つことを常に目指す必要がある．

# 第5章

生体情報モニター，患者情報システム

第5章 生体情報モニター，患者情報システム

1. 生体情報モニター

解　説

内田　整，讃岐美智義

　生体情報モニターとは，麻酔あるいは集中治療において患者管理に使用することを目的として，1つの筐体で複数の生体情報パラメータを測定して統合的に表示する機器である．基本的な構成として，**心電図**，**非観血的血圧**，**SpO_2**，**体温**を測定するユニットが組み込まれており，測定した波形および数値を画面表示する[※1]．麻酔用の機種では観血的血圧，カプノメーターや麻酔ガスが追加される．また，BISや心拍出量のように本体で測定できないパラメータであっても，専用のインターフェイスで測定機器と通信を行い，本体上に表示する機能もある．

　多くのメーカーでは，上位から下位まで，複数の生体情報モニターをラインナップしている．画面サイズや測定パラメータに加えて，表示できる数値や波形トレースの最大数，画面パターンの種類，保存できるデータ量などで差別化している．

　心電図や血圧など，生体情報モニターが扱う基本パラメータの多くは測定技術がほぼ完成されたものであり，メーカー間で精度や信頼度にほとんど差はない．画面表示については，波形と数値で表示するパターンは共通しているが，配置や波形の処理方法にメーカーの特色が表れている．機器の操作に使用するインターフェイスもメーカーや機種により異なる．多くはボタンやタッチパネルであるが，トリム＆ノブあるいはジョグダイヤルを採用している機種もある．

　生体情報モニターには生体情報を測定・表示する機能に加えて，アラーム機能，過去の測定値をトレンドグラフや表形式で表示する機能も実装されている．上位機種では，ネットワークで通信を行い，セントラルモニターで集中監視できる機能やサーバーでデータ保存を行う機能を提供している．また，ユーザーの判断支援として，測定したパラメータに対して二次処理を行って表示する機能やガイドラインなどのデータベース情報を提供する機種もある．

[※1]　測定したパラメーターはコンピューターで処理されるため，厳密なリアルタイムではなく，わずかに遅れて画面に表示される．

生体情報モニター

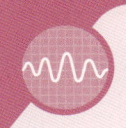

機器紹介①

日本光電工業株式会社

製品名

◆ BSM-9101，ほか

　ハイエンドのBSM-9101からハイ〜ミドルエンドのBSM-6000（3種）までの幅広いラインナップがあり，用途に合わせた選択が可能である．各製品の主な仕様を表1に示す．画面サイズと一部の機能を除いて，基本仕様は共通である．全機種の共通コンセプトとして「見やすい」，「使いやすい」を基本としている．

BSM-6301 ／ BSM-6501 ／ BSM-6701 ／ BSM-9101

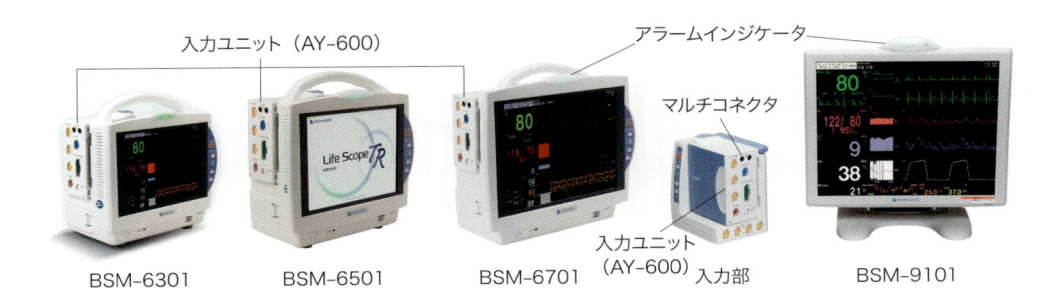

入力ユニット（AY-600）／ アラームインジケータ／ マルチコネクタ／ 入力ユニット（AY-600）入力部

表1　機種別機能一覧

機能	BSM-9101	BSM-6701	BSM-6501	BSM-6301
ディスプレイ（インチ）	19／15	15	12.1	10.4
最大トレース数	16	15		
画面レイアウト登録機能	10パターン（自動／固定）	なし		
画面レイアウト選択	上記	3パターン（I型/L型x2）		
スマートスクリーンビルダ	あり			
入力ユニット	AY-600（マルチコネクタ：1 ch or 3 ch）			
	AY-920P（マルチ4）	なし		
マルチコネクタ最大数	11	7		
インターベッド登録数	32	20		
外部機器最大接続数	15	5		3

第5章　生体情報モニター，患者情報システム

1 特徴

1）モニター画面

　モニターの見やすさは，数値や波形の視認性が高いということであり，単にディスプレイのコントラストや視野角だけでなく，画面デザイン（色，フォント，配置など）が重要となる．マルチモニターの基本画面のレイアウトは，測定するパラメータにより自動的に構築され，バランス良く見やすい，最適な画面が構成される（図1）．

　上位機種のBSM-9101においては，最大10種の画面レイアウト登録が可能で，手術の症例，重症度，術者の好みなどに合わせて，最適な画面をカスタマイズすることができる．

　数値と波形の間には，短時間のトレンド（ショートトレンド）を任意の時間幅で表示させることができ，現在までのバイタルの変化が一目で見られる．また波形の質にもこだわり，輝度変調処理により波形のスムージング処理を行い，より再現性のある臨床的に見やすい心電図波形が表示される（図2）．

2）入力部

　マルチモニターの構成は，入力ユニットがビルトイン型の独立な構造となっているため，入力部を患者の近くに置くことで，入力ケーブルを最短距離で接続することができ，スパゲッティーシンドローム現象を軽減することができる．さらにこの入力ユニットにはメモリーが内蔵されており，現在のモニターから別のモニターに接続することで，波形（5波形24時間）を含む患者情報や各種設定情報を移動することができる．この機能を搬送用モニターで使用することにより，手術室からICUなどへ搬送の際にも，搬送中データも含むシームレスなデータ管理が可能となる．

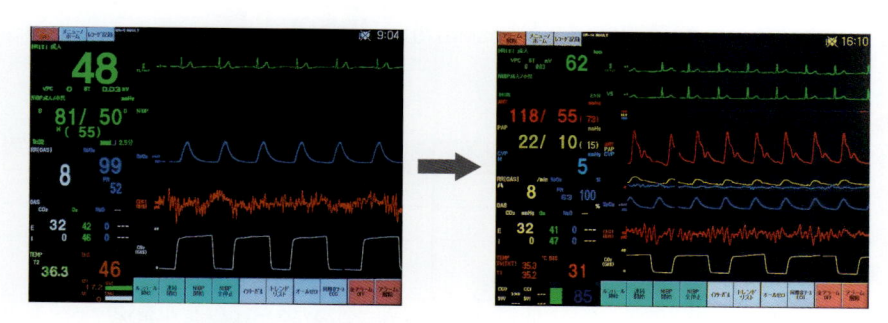

図1　自動画面構成による基本画面のレイアウト（スマートスクリーンビルダ）

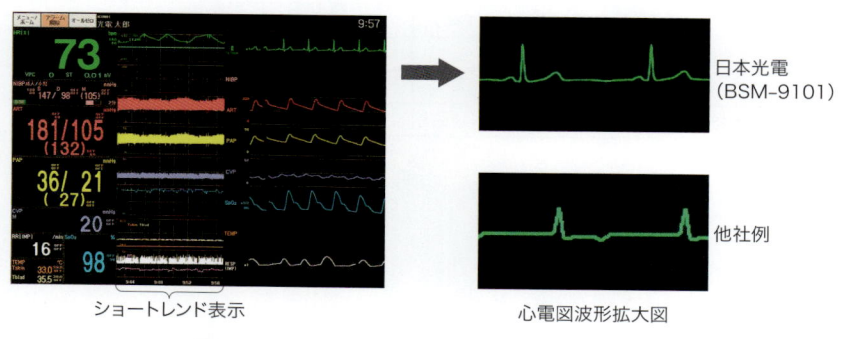

図2　基本画面の波形表示

3）マルチコネクタ

ケーブル側のコネクタ内部にはメモリーが内蔵されており，パラメータ名，ラベル名などを記憶することにより，入力ユニットのマルチコネクタでは，観血血圧，心拍出量，体温，サーミスタ呼吸，FiO_2，CO_2，BIS，$2ndSpO_2$ の8種類のパラメータに対応できる．本機能により入力ケーブルの追加のみで，パラメータの拡張ができる．

4）操作性

マルチモニターの操作はすべての機種で統一されており，タッチキーをベースに，操作の対象となる表示部分をタッチして行う，いわゆるオブジェクト指向の操作が基本となる．そして操作の目的・頻度によりカテゴリー分けを行い，良く使う操作は浅い階層になっている．さらに良く使うキーを，カスタマイズキーとして基本画面に配置することにより，ワンタッチ操作も可能となる．またICUのベッドサイドなどで，モニターから離れた所からでも素早く操作ができる，ワイヤレスリモコンも用意されている（図3）．

5）アラーム機能

医療安全が注目されている現在，患者の容態急変を知らせるアラーム機能は重要である．アラーム発生時には，そのアラームの優先度に応じたアラーム音が鳴ると同時に，ディスプレイ上部のランプ（アラームインジケータ）が該当色（緊急：赤点滅，警戒：黄色点滅，注意：青/黄点灯）で表示される．またその際に，画面上部にアラームメッセージが表示されると同時に，該当パラメータの数値が反転表示される．

6）レビュー機能（長時間波形記憶）

マルチモニターでは，数値や波形のリアルタイム表示だけでなく，過去から現在までのデータの変化を見やすく表示するレビュー機能がある．主なレビュー機能としては，トレンドグラフ，数値リスト，長時間波形（図4：72時間5波形），不整脈リコールなどがあり，それぞれのグラフは，カーソル時間によるタイムリンクができ，注目したい時間の患者の容態の把握が多角的に行える．

7）インターベッド機能

マルチモニターが複数台ネットワーク接続されていると，それぞれのモニターでは，他の患者の情報を最大16人まで同時に見ることができる（図5）．この機能により例えば手術室ではスーパーバイザーが，他の部屋の術中の患者情報も確認することができる．

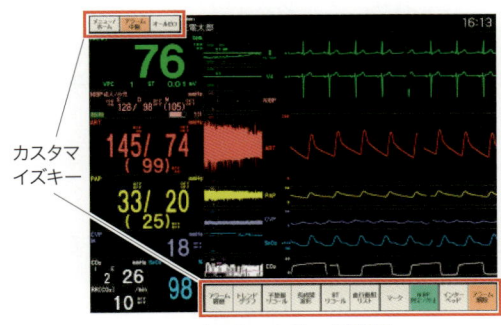

図3　モニターの操作方法（例）

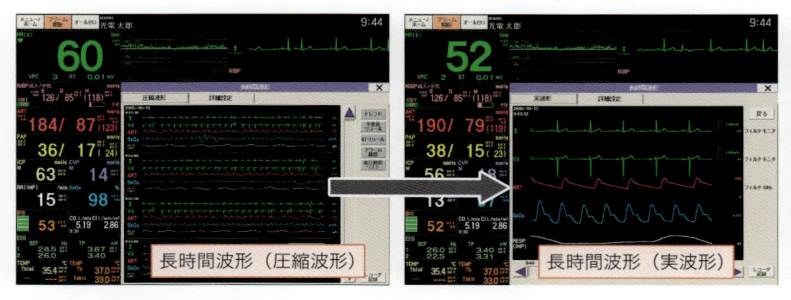

図4　長時間波形画面

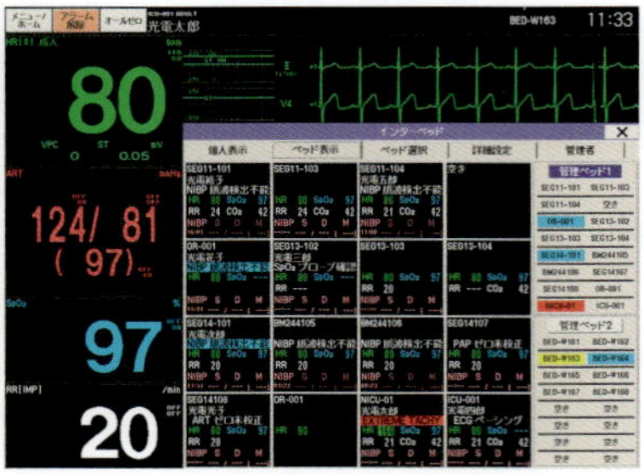

図5　インターベッド画面

2 パラメータ技術

- **ECG**：日本光電では，安定した心電図測定に重要な心電図電極も自社開発しており，用途に応じたさまざまな純正ディスポーザブル電極が用意されている．そして心電図処理として重要な不整脈検出アルゴリズムについては，AHAなどの世界標準データベースを含む，より臨床に近い質の高いデータベースによって改良を重ねた，誤アラームの少ない高性能の不整脈アルゴリズム（ec1）が採用されている．
- **SpO_2**：SpO_2については，日本光電，マシモ社，コヴィディエン社に対応した機種が用意されている．日本光電製SpO_2プローブ（BluPRO）はリユーザブルは水洗い可能なウォッシャブルタイプであり，ディスポーザブルタイプも成人から新生児向けまで，各種プローブがある．そしてSpO_2信号処理はアーチファクトに強いアルゴリズム（NPi）を採用している．
- **CO_2**：CO_2センサは，日本光電オリジナルのメインストリーム式センサがあり，挿管時だけでなく，非挿管時に使用できるタイプ（Cap-ONE）のものもある．どちらも防曇膜によるヒーターレスの構造で，小型軽量・防水タイプでかつ壊れにくいという優れた特徴がある．
- **NIBP**：皮下出血の発生を低減させる純正カフ（YAWARA CUFF）がある．NIBPの起動には"ルンバールモード"があり，「脊椎麻酔の安全管理指針」に基づく測定間隔のほか，任意に測定パターンをプログラムできる機能がある．また心電図とSpO_2による脈波伝播時間（PWTT：Pulse Wave Transit Time）の変化を循環動態の変化と捉え，NIBPを起動させる"PWTTトリガ機能"も搭載されている．
- **観血血圧（IBP）**：動脈圧の呼吸性変動率を示すPPV/SPVが標準搭載されており，輸液応答性の指標として使用することができる．CVPの処理では，臨床的に最も正しい測定とされている呼気終末時のCVP（CVP-ET）計測アルゴリズムが搭載されており，メインストリームCO_2測定時には，安定で正確なCVPが測定できる．
- **外部機器接続**：外部機器インタフェースにより，麻酔器や人工呼吸器，筋弛緩モニター，血行動態モニターなどのデータを取り込み，モニター画面上に統合表示することができる．

3 使用時の注意点

- 患者が変わった時にモニターをそのまま使用すると，前の患者のデータや設定がそのまま引き継がれる．「入退床」操作を行い患者固有の設定を初期化してから使用すること．
- センサの装着状態や体動などにより，モニター表示の一部に異常が起きることがある．モニタリングは単独パラメータではなく，複数パラメータで総合的に行うことが重要である．
- 心拍同期ソースをECGにしている場合，電気メス使用時に波形が乱れ同期が乱れることがある．同期ソース選択キー（カスタマイズキーに設定すると簡単）で血圧またはSpO_2の脈波に切換えることによりこの乱れが抑えられる．

生体情報モニター

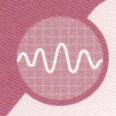

機器紹介②

株式会社フィリップスエレクトロニクスジャパン

製品名

◆ IntelliVue モニタ

　フィリップスのマルチモニターは，スケーラブルな拡張性をもつIntelliVue MPシリーズと，ワイド画面のIntelliVue MXシリーズの2つのシリーズで構成されている．これらのIntelliVueモニタは各種入力モジュールやケーブル類が共通使用できる．表1に示すように目的に応じて画面サイズや拡張性から多くのバリエーションをもたせることが可能である．各モニタの機能は統一されたソフトウエア基盤により保たれ，信頼性の高い測定部とファンレスの筐体とともに長期の継続使用が可能である．

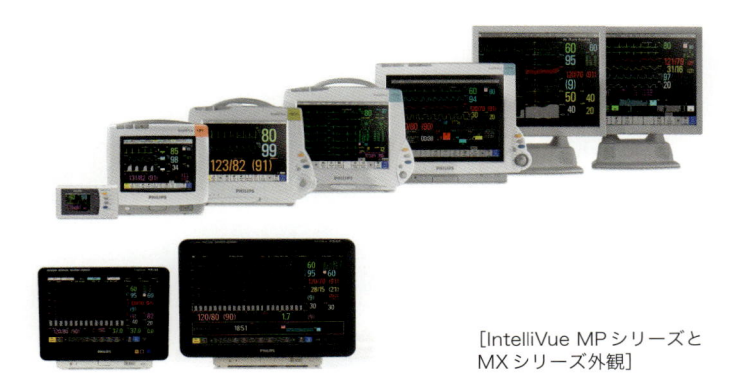

[IntelliVue MPシリーズとMXシリーズ外観]

表1　IntelliVue モニタ仕様一覧

主な型式	MP30	MP50	MP70	MP90	MX700	MX800
画面サイズ（インチ）	10.4	12.1	15	15, 19から選択可	15 ワイド	19 ワイド
波形トレース数	6	6	8	12	8	12
最大独立画面数	—	—	—	2	—	1
最大画面設定数	20	20	20	20	20	20
内蔵モジュールスロット数	—	4	2	—	—	—
モジュールラック接続可能数	—	—	2	2	1	2
外部機器接続数	—	2	4	4	2	4

1 特徴

① X2モジュール

　MMS X2は3.5インチのディスプレイを装備した基本入力モジュールであり，据え置き型モニタから取り外すと，単体で**搬送用モニター**として運用が可能である．MMS X2を用いて安全かつデータの継続性を備えた運用が可能である（図1）．

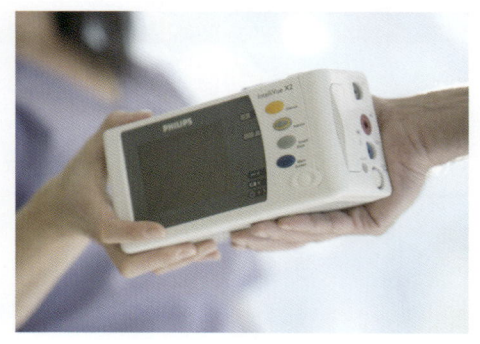

図1 IntelliVue MMS X2モジュール

固定表示領域：
基本情報・アラームなど

構成可能領域：
数値・波形・アプリ

固定表示領域：
操作キー

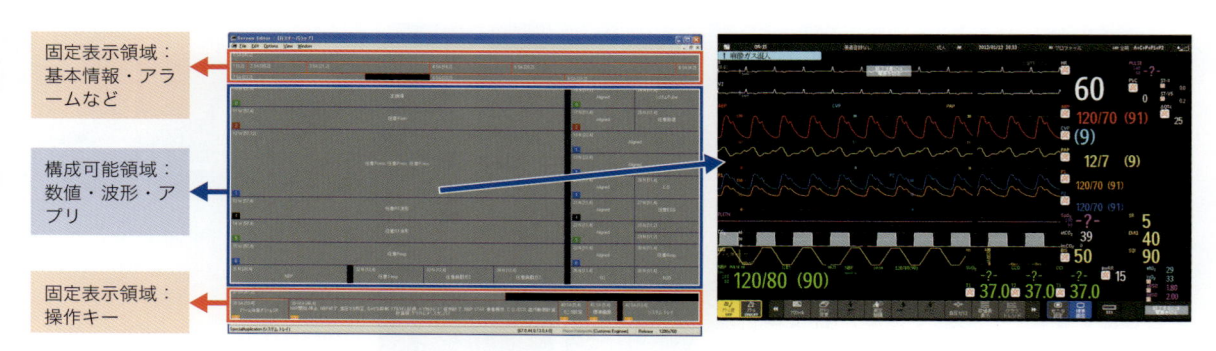

図2 画面構成例

②画面構成と操作性
　マルチモニターではユーザーのニーズに合わせて，多様な画面構成や詳細な機能および動作設定を行うことができる．スクリーン上部の基本情報・アラームなどの固定表示領域と，下部の固定表示領域（操作キー）を除いた構成可能領域には数値，波形，トレンド，埋込アプリケーションなどを任意の大きさで自由に配置することができる（図2）．さらにモニター本体とは別個に操作可能な独立画面や，指向性のないSRR無線リモコンを使用することによって遠隔からの操作も可能である．

③トレンドおよび臨床診断支援機能
　マルチモニターのトレンド表示機能では，従来の数値表やグラフトレンドだけでなく**患者ごとに任意に定義**した基準値をベースラインと捉えて現時点での変位を視覚的に表現するホライゾントレンドや，数値のばらつきを後方視野的に評価するヒストグラムトレンドなどのデータ判読性を高めるツールが用意されている．また，心電図のST変位を立体的に示すSTマップや，重症敗血症の診療ガイドラインをモニタ上で実施するプロトコルウォッチなどの臨床診断を支援するアプリケーションの使用も可能である．

④アラーム機能
　心拍数や血圧の上下限値について超過後の一定範囲を黄アラームとし，さらにその範囲を超過すると赤アラームへと移行する．単一パラメータに複数のアラーム重要度を持たせてミスアラームを低減する工夫がなされている．一方，不整脈アラームでは，複数のアラーム発生時に重要度の高いアラームを優先して通知するアラームチェーンを設けアラームの信頼性を高めている．アラームイベントでは，単一パラメータの範囲超過のみに動作するのではなく，1パラメータ以上，全4パラメータの組み合わせパターンでイベント保存・記録動作を行うイベントサーベイランスが設定可能である．

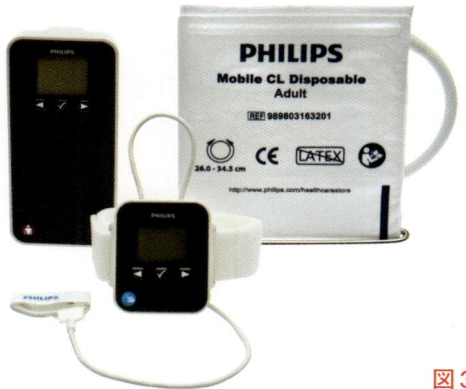

図3　IntelliVueケーブルレスセンサ

表2　IntelliBridge 外部機器接続モジュール対応機器例

呼吸器	麻酔器	連続心拍出量計および脳内酸素飽和度計
Covidien PB840	Draeger Primus	Edwards Vigilance II
Draeger Evita XL	Draeger Apollo	Edwards Vigileo
Draeger Evita V500	Draeger Fabius Family	Edwards EV1000
Maquet Servo-i	GE Avance	Pulsion PulsioFlex
Maquet Servo-s	GE Aisys	Pulsion Picco2
GE Engstroem Carestation	Maquet Flow-i	Hamamatsu NIRO200NX
Respironics V60		Covidien INVOS5100C
Hamilton G5/ S1/C2/C3		Fujita TOS-OR

⑤ケーブルレスセンサ

　マルチモニター使用時には患者ケーブルが必須となるためケーブルマネジメントが大きな課題である．IntelliVueモニタでは，NIBPとSpO_2から構成されるケーブルレスセンサの使用が可能である．患者の回復期やリハビリ時などにおのおの上腕部と手首に装着し，マルチモニターのパラメータとして測定が可能である（図3）．

⑥外部機器との連携

　マルチモニターの外部機器入力はIntelliBridgeモジュールを介して表2に示される主要機器群との接続性を備えている．バイタル情報はモニター上で統合管理され，麻酔記録装置の情報端末へ提供される．これら外部機器より入力された数値情報データは，モニター本体からの選択的出力もしくはセントラルモニターよりすべて出力され有効活用が可能である．

2　各種測定項目

①心電図

　IntelliVueモニタでは，継続的なQT/QTc測定によりQT延長からの致死性不整脈の予見モニタリングや，不整脈解析機能によるAf（心房細動）の検出が可能である．さらに，STE（ST上昇解析）により，AHAのガイドラインに基づいたST上昇変化を捉えることが可能である．

② SpO$_2$

低灌流や体動に強い測定アルゴリズムを採用したフィリップス FAST をはじめ，定評ある Masimo SET，Nellcor OxiMax の 3 種類から選択が可能である．フィリップス FAST では，信号品質インジケータならびに循環インジケータ（パーフュージョン・インデックス）による測定状態の評価が可能である．

③ NIBP

非観血血圧測定では，いわゆるルンバールモードに対応した測定間隔と測定回数を 4 フェーズごと任意に設定可能なシーケンスモードの使用が可能である．

④ CO$_2$

Respironics 社製メインストリームセンサとサイドストリームセンサを取り替えて使用可能な M3014A カプノグラフィ拡張モジュールと，M3015A/B Microstream CO$_2$ 拡張モジュールの選択が可能である．Microstream 方式のモジュールでは，4 つの測定パラメータ（ETCO$_2$，awRR，脈拍数，SpO$_2$）に基づいて患者の総合的な換気能を示す IPI（Integrated Pulmonary Index）値の算出が可能である．

3 使用時の注意点

① パラメータ選択アイコン表示に注意

- モニター上に表示されるパラメータラベルはおのおの異なるラベルを使用する必要がある．パラメータ上の複数コネクタ間の同一ラベル競合やモニターと外部機器データ間のラベル競合が起きている際には，画面右下の「パラメータ選択アイコン」に疑問符「？？？」や無効パラメータの存在「xxx」が表示される．

② 外部機器接続への対応

- 各種麻酔器を始めとした外部機器接続については，対応機種に応じて EC10 モジュールに組み入れられる「ドライバーソフトウエア」と外部機器側に装着される EC5「ID モジュール」が用意される．これらの機材と外部機器側の出力設定が適切に組み合わされることでモニターへと表示されるため，それらの互換性については常に最新の情報を確認されることが推奨される．

③ 画面構成や設定項目について

- モニターが装備する豊富な機能を活用できるよう術式に合わせて画面構成や初期設定を一度に切り替えるといった「プロファイル」が標準搭載されている．初期状態のままで継続使用されるよりも P-V ループの埋込や各種トレンド画面の配置，他ベット参照といった各種画面により新たな視点の追加提供が可能である．

機器紹介③

フクダ電子株式会社

1 概要

マルチパラメータベッドサイドモニタ DynaScope（以後，マルチモニター）は，最上位モデルのDS-8500をハイエンドモデルに，コンパクトモデルのDS-8100とトランスポート機能を搭載モデルのDS-8200によるラインナップで構成される（図1）．

画面サイズの大小，および計測パラメータを生体情報モニター本体内に組み込んだ"Pre-Configure"方式と患者の重症度に応じて計測パラメータが外部モジュールの増設によって拡張できる"Modular"方式の選択ができる（表1）．

心電図や動脈圧，または麻酔ガスなどのマルチモニター自体が提供する計測パラメータに加え，人工呼吸器や麻酔器などの患者周辺の単体医療機器との機器接続が可能であり，手術室や集中治療室においての"患者情報HUB"としての機能を有する．

外部独立表示モニターは，DS-8500本体のディスプレイと別にタッチスクリーン操作と画面のレイアウトがカスタマイズできる独立したディスプレイ出力を持つ．手術室での例として麻酔科医が本体のディ

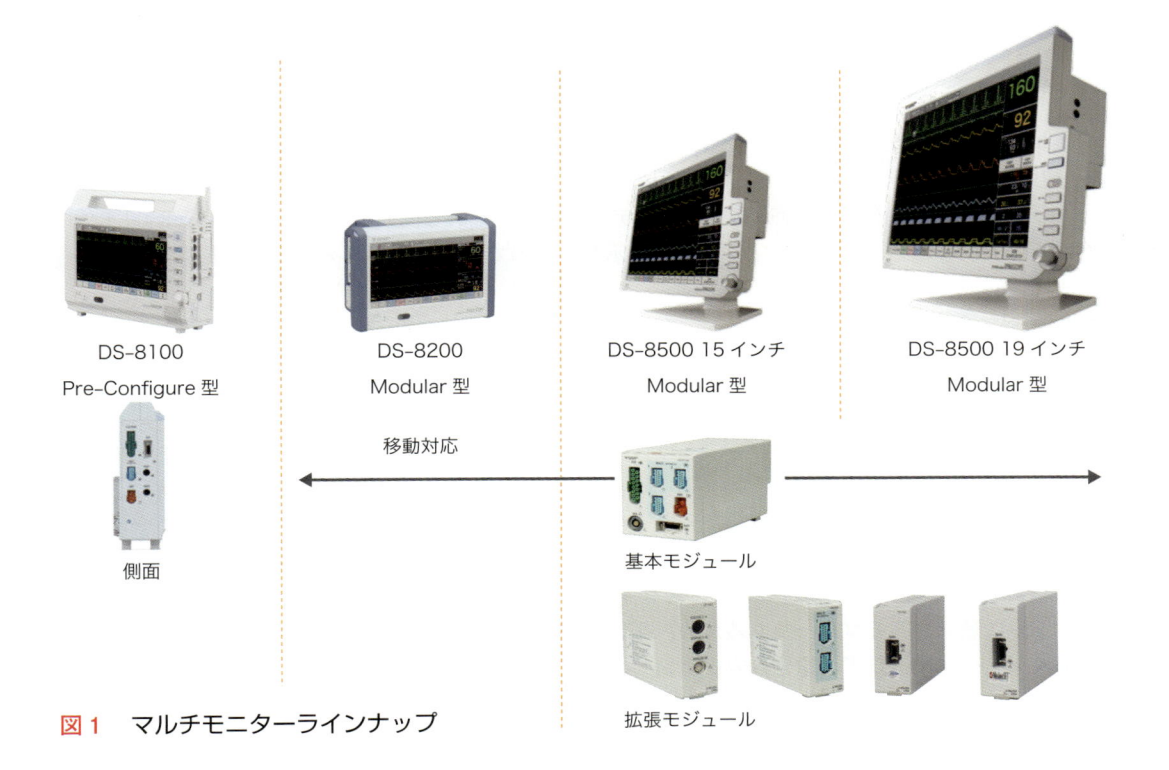

図1　マルチモニターラインナップ

DS-8100 Pre-Configure型 / 側面
DS-8200 Modular型
DS-8500 15インチ Modular型
DS-8500 19インチ Modular型
移動対応
基本モジュール
拡張モジュール

第5章　生体情報モニター，患者情報システム

表1　マルチモニタラインナップと機能

	DS-8500		DS-8200	DS-8100
本体画面サイズ	19インチ	15インチ	10インチ	10インチ
操作デバイス	タッチスクリーン ロータリーノブ 赤外線リモコン フルキーボード，マウス		タッチスクリーン 赤外線リモコン	タッチスクリーン ロータリーノブ 赤外線リモコン
外部独立表示モニタ出力数 スレーブ表示モニタ出力数	操作機能付き　2出力 操作機能なし　1出力		操作機能なし　1出力	操作機能なし　1出力
計測方式	Modular方式		Modular方式	Pre-Configure方式
最大表示波形数	28	20	14	14
ユーザー登録カスタマイズ数	9登録＋6サブ登録		9登録	9登録
外部機器接続ポート数 （HUB機能）	本体内に5ポート 拡張モジュールで最大16ポート		2ポート	2ポート

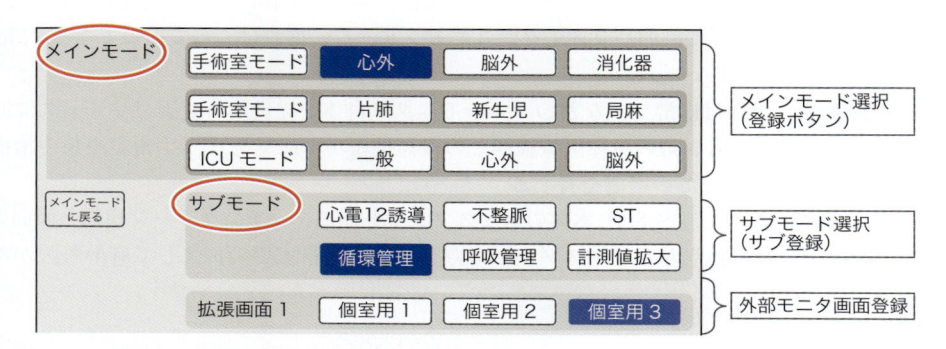

図2　事前のモニタリング設定の登録（例）

スプレイ，外部独立表示モニター（ディスプレイ）を外科医用，あるいは人工心肺などのコメディカル用として設置が可能である．

スレーブ表示モニターは，DS-8500本体のディスプレイと同じ画面を表示するが，DS-8500本体の操作時に画面上に表示される操作ウィンドウを表示しないので見やすいモニタリングを実現する．

2　特徴

1）事前登録機能とカスタマイズ機能

①事前登録機能

DS-8500では，画面，操作，アラーム，記録，セキュリティなどの設定ができる9種類のメインモードと，画面，操作の設定ができる6種類のサブモードのプリセット登録が可能である（図2）．手術室や集中治療室など使用される環境に適合させ，重症度や患者の適応に応じた最適のモニター環境が選択できる．登録情報はフラッシュメモリーに保存することで登録情報のバックアップになる．また，複数のDS-8500に登録情報をコピーできるため，手術室や集中治療室で共通設定が可能である．

メインモードには以下の設定内容が登録できる．

①波形，計測値：表示サイズ，位置，色など
②操作ボタン：項目，表示サイズ，位置，属性，色など
③患者属性・アラーム：成人や新生児などの設定，アラーム閾値，音量などのアラームの設定
④計測パラメータ：心電誘導，フィルター，血圧や体温のラベリングなど
⑤記録レコーダ：記録波形，記録時間，記録条件など
⑥操作セキュリティ：3段階のユーザー権限により操作ボタンに動作ロックを設定（図3）

②**カスタマイズ機能**

　レイアウトフリーのカスタマイズ機能を利用することで，周術期マルチモニターとしての基本機能や基本操作は共通に，それぞれの施設の運用形態に適したレイアウトでマルチモニターを構築することができる．図4に手術室での操作ボタンをナビゲーション的にカスタマイズしたレイアウト例を示す．
　DS-8500マルチモニターでは，アラーム条件や計測パラメータのフィルター設定，画面レイアウトなどを容易に変更しないように機能にセキュリティをかけることができる．
　また，安易に変更してはいけない，または注意が必要な操作ボタンにロックをかけることができる．このロックを解除するにはロックされた操作ボタンを押したときにポップアップ表示される権限ごとのパスワード入力が必要である（図3）．

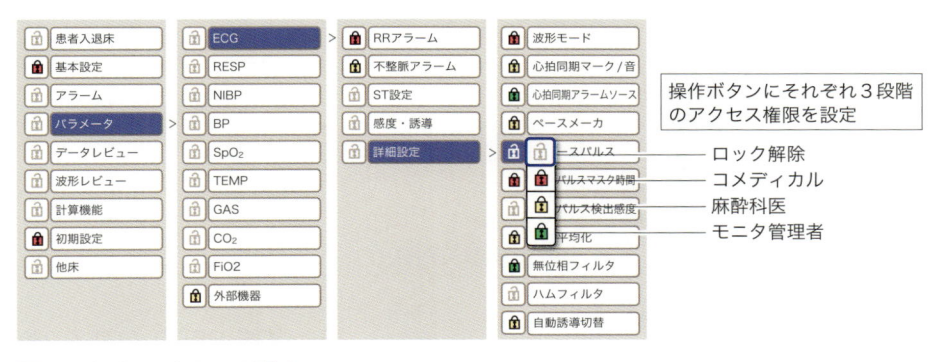

図3　セキュリティの設定
ECGボタンにロックをかけたい場合は，パラメータ ＞ ECG ＞ 詳細設定から設定する

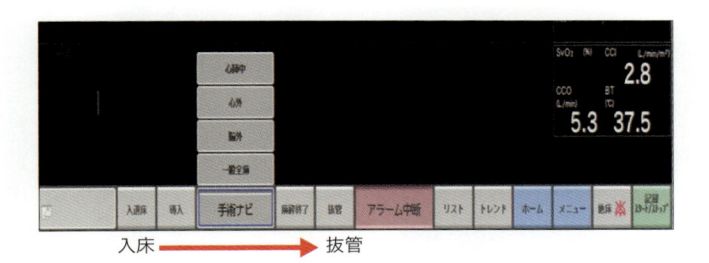

図4　手術ナビゲーションのレイアウトの例
患者入床→術式選択→人工心肺中…抜管までの事前登録したレイアウトを画面上の操作ボタンに登録して左側から右側に順次切り替えることで，画面レイアウトや非観血的血圧（NIBP）の計測間隔，アラーム閾値などをプリセット登録して，手術進行に合わせたモニタリングができる

2）モニタリングの視認性の向上と直観的操作

- マルチモニターの視認性向上と直観的操作をめざして，DS-8500マルチモニターは19インチの大画面，または15インチのディスプレイを採用し，タッチスクリーン方式（図5①）とアラーム閾値設定などの連続クリック操作にはロータリーノブ方式（図5②）が利用できる．
- 特に視認性が重要となるアラームについては，画面上部のアラームメッセージ領域にアラームの優先順位に応じて発生しているアラーム内容を表示する（図5③）．同時に3色の高輝度LEDでアラーム発生を通知する（図5④）．
- モニタリング中にモニターの設定を変更する場合など，画面上にポップアップ表示される設定画面によって波形表示がバックグランドになり隠されてしまうので，DS-8500マルチモニターでは，ポップアップ表示される設定画面を半透明化にすることで隠される波形を最小限にしている（図6）．
- DS-8500マルチモニターでは，直観的操作ができるように心電モニターの感度や誘導，血圧や体温モニターの部位ラベル選択はロータリーイメージの配置としている（図7）．
- 心電モニター時の電極はずれなどの皮膚接触の状態は，人体イメージ上に表示される電極名で表示する（図8）．

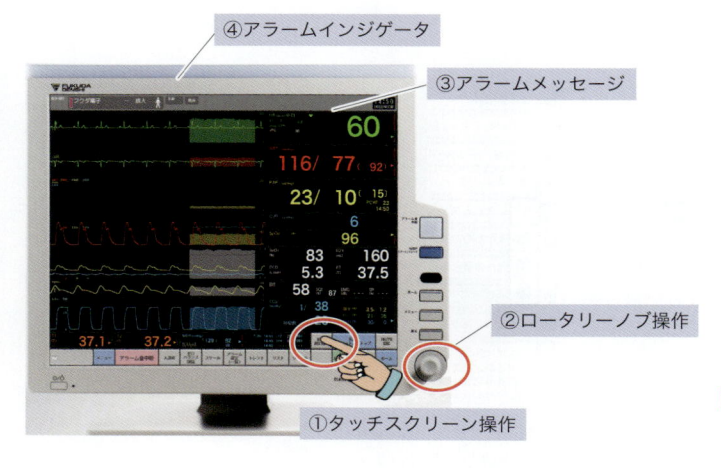

図5　DS-8500（19インチ）モデルの基本画面（例）と操作

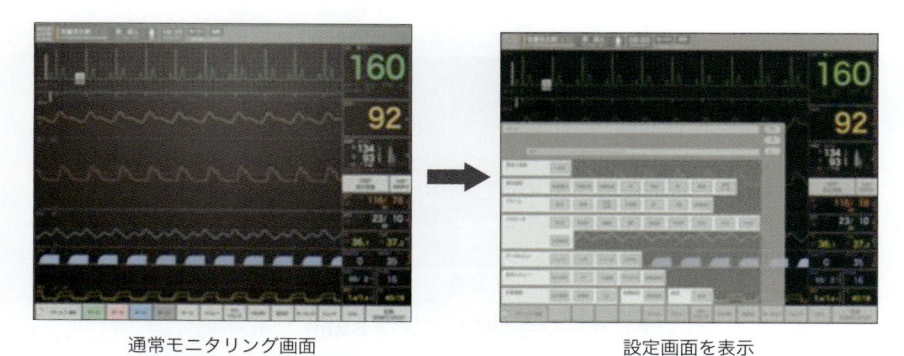

図6　設定画面の半透明化表示
設定画面の半透明化により波形の隠ぺいを最小限にしている

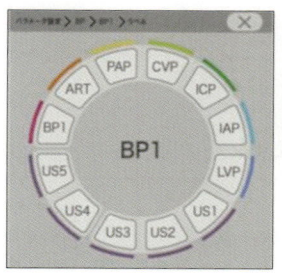

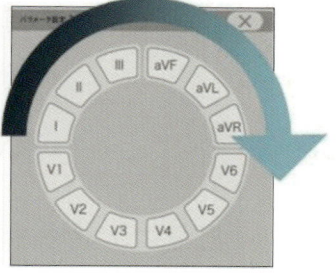

生体情報モニター

図7 ロータリーイメージによる設定の選択
観血血圧のサイトラベリングの設定や心電図の誘導切替は直感的な操作ができるロータリー配置にしている

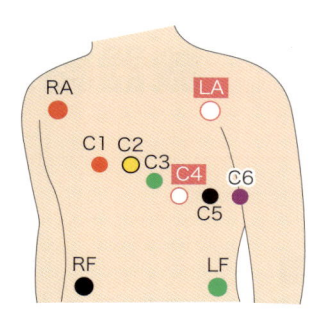

図8 心電図電極の状態表示

3 主な計測パラメータ技術

1) 心電図（electrocardiogram：ECG）
- 独自のディスポーザブル電極，回路，アルゴリズムによって安定した心電図モニタリングを可能にしている．12誘導心電図モニタリングが可能で定評ある12誘導解析，ST解析，および不整脈解析を搭載している．

2) 非観血的血圧測定（non-invasive blood pressure：NIBP）
- 高精度の非観血的血圧測定アルゴリズムを基本に，連続測定では3回/分の短時間計測，加圧による患者への負担を軽減するためにカフを加圧しながら血圧値を推測する**Sight昇圧**機能，血圧値の変化を検出して自動測定開始する**Dyna Alart**™機能を搭載している．

3) SpO_2
- マシモ社製，およびコヴィディエン社製（NELLCOR）に対応し，2 chのSpO_2計測が可能．
- 新生児から成人までのプローブに対応している．

4) CO_2
- メインストリーム方式，およびサイドストリーム方式に対応している．

5) マルチガスモニタリング
- ガスモニタリングとして5種類の吸入麻酔ガス，N_2O，CO_2の計測，および呼吸モニタリングのスパイロ機能を搭載．PV曲線，FV曲線の画面表示が可能．
- ウォータトラップは自動認識する2種類（成人/新生児）に対応している．

6) 外部機器
- 麻酔器や人工呼吸器，連続心拍出量などの血行動態モニターをマルチモニターに取り込むことができる．
- DS-8500マルチモニターでは本体内に5ポート，および外部拡張モジュールにて外部機器と接続してデータを取り込むことができる．

第5章　生体情報モニター，患者情報システム

機器紹介④

GEヘルスケア・ジャパン株式会社

製品名

◆CARESCAPE™ モニタ

GEヘルスケア・ジャパンのマルチパラメータモニターにはB850(ハイエンド向け)，およびB650(ハイエンド～ミドルレンジ)の2シリーズ(表1)がある．いずれもパラメータモジュールを組み合わせることにより，必要とする測定機能を選択できる．全バージョン(OR版，ICU版，およびNICU版)で共通したソフトウェアを採用しており，統一した操作が可能である．

以下，CARESCAPE™ モニタの特徴を説明する．

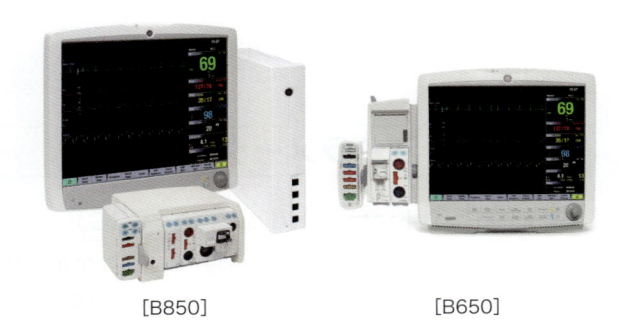

[B850]　　　[B650]

1 ユーザーインタフェース

1) コントローラ

直感的な操作が可能なタッチパネル，トリムノブ，およびダイレクトキーを備えており，場面や操作状況により，最適なコントローラによる操作が可能である．また，リモートコントローラ，キーボード，マウスによる操作も可能になっている(図1)．

2) プロファイル

アラームの上下限値，アラーム優先度，各種パラメータの初期設定などを「プロファイル」として，最大8パターン保存することができる．例えばOR版では，全身麻酔用，小児用，局所麻酔用，脳神経外科用などのプロファイルがプリセットされている．これらは使用者による任意の変更，保存が可能であり，起動時デフォルトのプロファイルも任意に選択することができる．

3) ページ

表示する波形の種類や数値パラメータの位置，観血血圧波形のコンバイン表示，画面左側エリアの表示(ミニトレンドやスパイロメトリ・ループ)の有無などを「ページ」として保存し，プロファイルごとに5パターンの画面フォーマットを構成することができる(図2)．

2 測定パラメータ

1) 気道ガス

O_2，CO_2，笑気，麻酔薬(自動識別)をブレス・バイ・ブレスで測定できる．Datex-Ohmedaで培われ

表1 機種別仕様比較

仕様	B850	B650
機器構成	本体，ディスプレイ，測定部分離型	本体，ディスプレイ，測定部一体型
ディスプレイ	19インチ，または15インチカラーTFT	15インチカラーTFT
独立2画面	可能	未サポート
モジュールスロット数	接続するモジュールフレームにより5，7，あるいは10スロット	2スロット
ストリップチャート記録器	接続可能	組み込み（オプション）
バッテリー動作	なし	1～2時間（オプション）

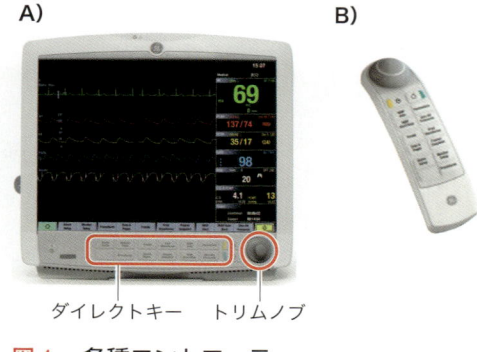

図1 各種コントローラ
A）ディスプレイ，B）リモートコントローラ

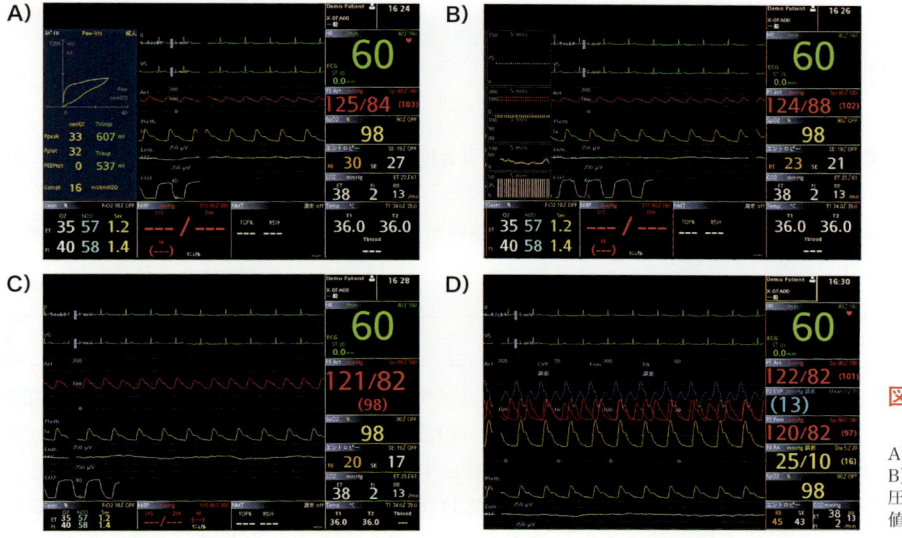

図2 画面フォーマット構成例
A）スパイロメトリ・ループ表示，B）ミニトレンド表示，C）観血血圧波形コンバイン表示，D）下側数値エリア非表示

た技術をコンパクトなサイズのモジュールとして実現している．オプションによりガス交換の測定（代謝モニタリング）も可能である．

2）ECG

診断用心電計として高い評価が得られているMarquetteの心電図解析アルゴリズム12SLを搭載し，10電極法による標準12誘導心電図解析が可能である（図3）．ST値，QT/QTcもリアルタイムに測定している．5電極，あるいは10電極の場合，同時に4種類の誘導（Ⅰ，Ⅱ，Ⅲ，およびⅤ）を解析することにより不整脈解析精度の向上を図っている．電極外れの際には，自動的に誘導を切り替えて心拍検出，および不整脈解析を継続することで，偽アラームを低減させている．

3）NIBP

PDM（血行動態測定モジュール）は，新生児領域において評価の高いDYNAMAPのSuperSTATアルゴリズムを搭載しており，ステップ減圧法，ならびにダブルチューブエアホースの採用により，アー

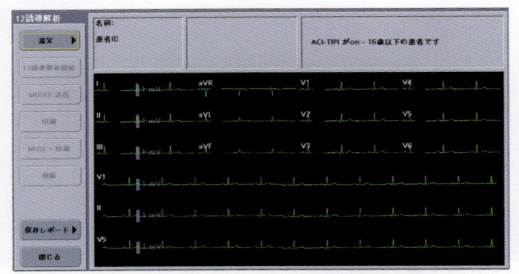

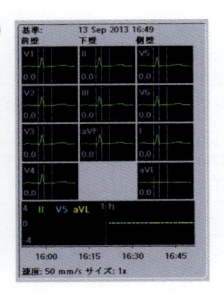

図3 標準12誘導解析画面（A）とST解析画面（B）

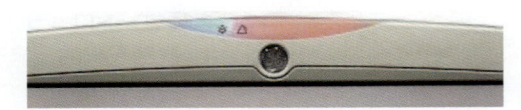

図4 アラームライト

チファクト混入による測定エラーを防いでいる．

4）脳波エントロピー

脳波と前頭部筋電図から，エントロピー解析して得られるRE，およびSEをモニタリングすることができる（RE，SEについては2章-C-14「機器紹介」を参照）．エントロピー解析に関わるアルゴリズムは一般に公開されており，多くの研究者に検証されているユニークなパラメータである．NMT（筋弛緩）とともに麻酔管理に活用できる．

3 アラーム

アラームの優先度を測定パラメータ，不整脈の種類別に設定することができる．また，アラーム状態が継続している時間により優先度を上げるエスカレーションの設定も可能である．アラームを消音しているときに高優先度のアラームが発生した場合，警報音を鳴らすブレークスルーアラーム機能がある．

ディスプレイ上部にはアラームライトが標準で備えられており，優先度に応じて赤，黄，青の色で点灯・点滅し，ディスプレイ表示を直接確認できない位置からでもアラームが発生していることを視覚的に認識することができる（図4）．

4 使用時の注意点

- 気道ガスはモジュールがモニターに認識されてから2分（O_2, CO_2, 笑気），あるいは5分で測定可能になるが，測定部の温度が安定する30分以降に高い精度が得られる．測定精度を保つためには定期的な校正が必要である．
- スパイロメトリセンサは，患者の換気量に応じて小児用，および成人用の2種類のセンサが用意されている．センサの種別は手動で設定を切り替える必要がある．誤った設定で使用した場合，測定結果が不正確となる．小児用プロファイルの活用が便利である．

生体情報モニター

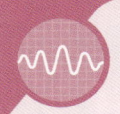

機器紹介⑤

オムロン コーリン株式会社

製品名

◆ 生体情報モニター BP-608EV

　オムロンの生体情報モニターBP-608EVバージョンⅢは主に手術室で使用することを想定している.
　12インチのコンパクト画面に最大9波形を表示可能で，基本パラメータ（非観血血圧，心電図，SpO_2，体温1ch）に加えて，麻酔ガス，観血血圧4ch，体温2chを追加・拡張可能である.
　非観血血圧測定に関しては独自の技術で，安全性，信頼性を高める機能を搭載している.
　本体は，セミ・プラグインでコンパクト一体型の設計となっている．また，ネットワーク機能により，セントラルモニター，手術部門システムとの連携も可能となっている．

1 スイッチ構成

　基本操作は画面右部のダイレクトファンクションボタン，ジョグダイアル，画面下部のマルチファンクションスイッチで行う．機能のほとんどが2アクションの操作で完了する．特にNIBP（Non Invasive Blood Pressure：非観血血圧）測定の「カフスタート/ストップ」ボタンは他のボタンよりワンサイズ大きいため判別しやすく，迷うことなくボタンを押下できるよう配慮されている．

①レコーダ
　波形（最高3波形）・リスト・トレンド・STトレンド・STリコール・VPCトレンド・不整脈リコール，QD/DS画面，アラーム発生時自動プリントなど必要に応じてプリントアウトが可能である（図1①，②）．

②ダイレクトファンクションボタン
　使用頻度の高い「カフ測定」や「カフ間隔」の設定ボタンを前面に大きく配置（図1②）．

③ジョグダイアル
　回して押すだけの簡単操作となっている（図1③）．

④マルチファンクションスイッチ
　画面下部の各項目はファンクションスイッチで選択可能である（図1④）．

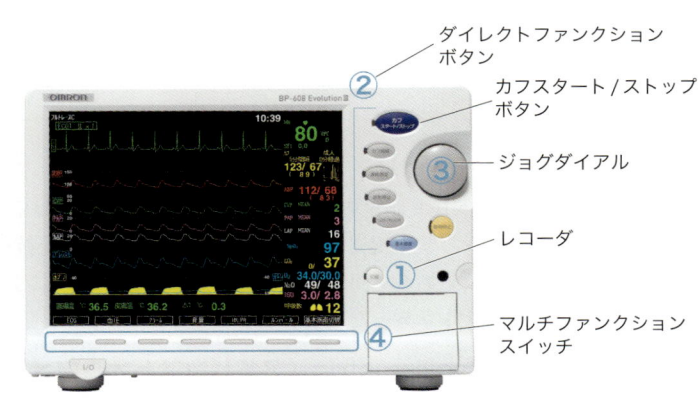

図1　生体情報モニターBP-608EV Ⅲ

第5章　生体情報モニター，患者情報システム　297

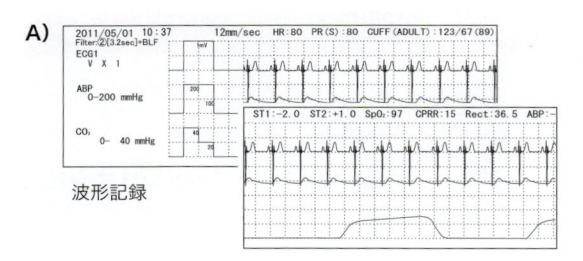

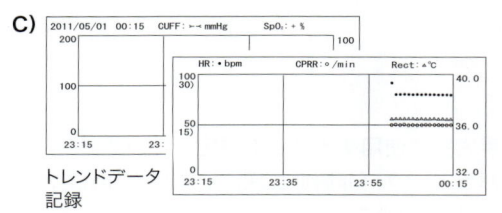

図2 記録例

図3 HASTE画面例

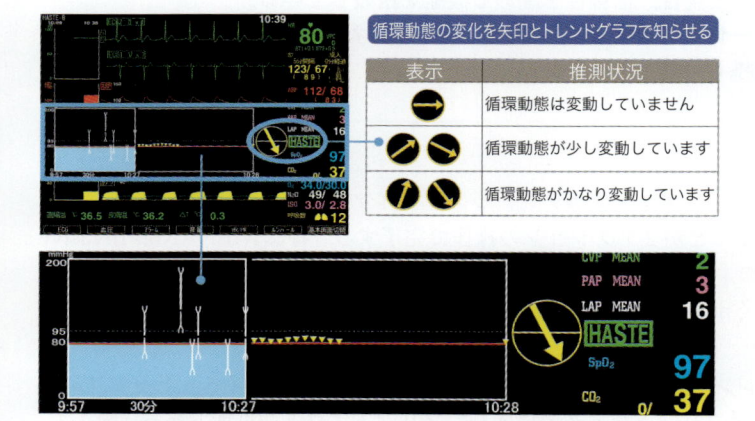

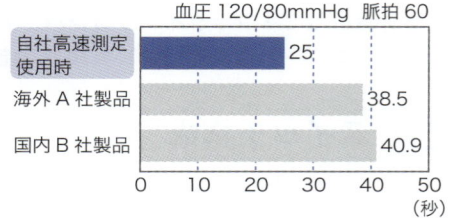

図4 血圧測定時間ベンチテスト
2011年4月（オムロン調べ）

2 測定技術

1) HASTE（ヘイスト）

　HASTEは，NIBP測定のインターバルタイマ間における**循環動態**の変動を，心電図やプレシスモグラフの変化からいち早く捉えリアルタイムに推測する測定技術である．急激な循環動態の変動を察知すると，インターバルタイマ間であっても，HASTEトリガによる血圧測定を自動的に起動し，測定された血圧値が正常範囲外であった場合には，即座にアラームを発生させ，容態の急変を通知する（図3）．

2) Advanced Oscillometric（アドバンストオシロメトリック）

①高速測定

　患者に負担の少ない短時間で，またESH（ヨーロッパ高血圧学会）のプロトコルテストで最高評価を得た精度の高さで血圧を高速測定する（図4）．

②自動減圧コントロール

　リアルタイムの心拍数に合わせて減圧の速度を調整する．測定スピードを維持することで，血管を圧

迫する時間が短くなり，測定時の痛みや皮下細胞の損傷を軽減する．

③**スマート昇圧**

患者の血圧レベルや体格，カフの巻き具合に合わせて昇圧スピードを自動設定する．

3 ディスプレイ表示

基本画面は5つの画面（HASTE画面2種類・フルトレース3種類）から選択でき，波形は自由にレイアウトが可能．5種類の画面構成を目的にあわせて事前設定できる．ファンクションスイッチの操作で目的の画面を表示する．また，不整脈トレンド画面やSTトレンド画面表示も可能（図5）．

4 セミ・プラグインモジュール

1）測定項目

心電図（3極・5極）・非観血血圧・動脈血酸素飽和度・体温（1ch・3ch）・心拍数・脈拍数・不整脈解析・ST計測・観血血圧（1〜4ch）・呼気／呼気のCO_2濃度・O_2濃度・N_2O濃度・吸入麻酔薬濃度（セボフルラン・イソフルラン・エンフルラン・ハロタン）・呼吸数．

2）機能

血圧：HASTE・HASTEリアルタイム表示・アドバンストオシロメトリック測定．
カード機能：データメモリー機能・パーソナルセットアップ・QD/DS画面表示．

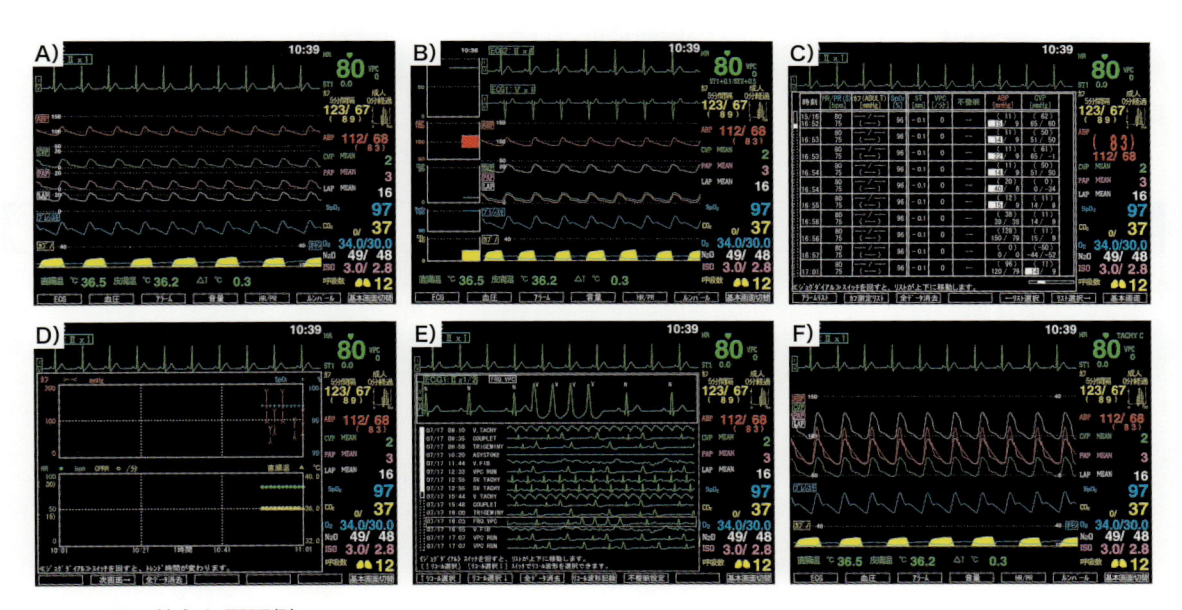

図5 その他主な画面例
A）フルトレース画面（最大9波形），B）フルトレース画面（ミニトレンド表示），C）リスト画面：最大300件までデータを保存，D）トレンド画面：1・3・6・12・24時間分のデータを表示，E）不整脈リコール画面：11種類の不整脈を検出し，発生時のデータは32件まで記録可能，F）波形同軸表示画面

5 モニタリングネットワークによる手術部門システムの構築

バイタルデータは，ネットワーク経由でサーバーにより一元管理される．各手術室の生体情報をリアルタイムに共有できるため，業務の効率化や術中患者ケアの向上が期待される．

- 手術室情報＆コミュニケーションシステム TOPICS，急性期部門診療支援システム CIS シリーズ，麻酔記録装置 Anereco シリーズ・スレーブモニターとの接続が可能である（図6）．
- 外部機器接続によるシステムアップができるため，各部門のワークフローに合わせたシステム構築が可能．また，スタンドアローンで麻酔表記録装置の使用も可能（図7）．
- 専用架台 ST-95 により，モニターと麻酔記録装置をセットで搭載可能．

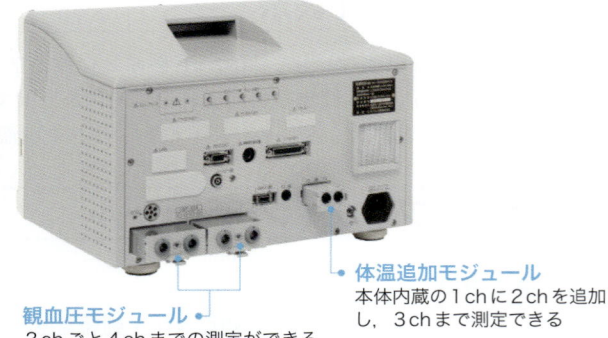

観血圧モジュール
2chごと4chまでの測定ができる

体温追加モジュール
本体内蔵の1chに2chを追加し，3chまで測定できる

図6　BP-608EV Ⅲ背面図

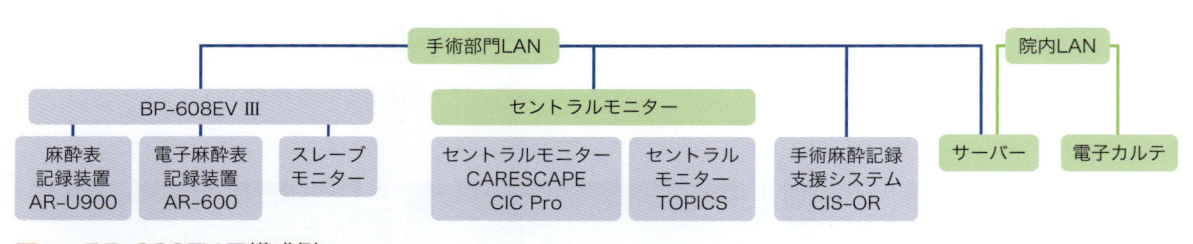

図7　BP-608EV Ⅲ構成例

6 パラメータ技術

1）ECG

ECG は 3 極・5 極での使用が可能である．用途に応じて複数種類の電極のラインナップがある．不整脈アルゴリズムについては ANA などの世界標準のデータベースに準拠した性能評価を行っている．

2）SpO$_2$

SpO$_2$ は，コヴィディエン社の Nellcor OxiMax テクノロジーを採用している．

3）NIBP

NIBP はオムロン独自の Advanced Oscillometric テクノロジー（前述）による．患者に負担の少ない NIBP 測定を実現している．また，変動を察知した場合は NIBP 測定を自動実行する HASTE 機能を搭載している（前述）．

4）AG

麻酔ガスは GE ヘルスケア社（Datex-Ohmeda）の麻酔ガスモジュールを採用している．

2. 麻酔情報管理システム

解説

内田 整，讃岐美智義

　麻酔記録の自動化を目的として開発が始まった自動麻酔記録システムは，コンピューター・通信技術の進歩とともに発展してきた．現代の自動麻酔記録システムは，麻酔記録をコンピューターで作成するだけでなく，手術室スケジュール管理，病院情報システム（HIS）との連携，JSA麻酔台帳との接続など，麻酔科医の手術室業務に関わるさまざまな情報を統合的に扱う麻酔情報管理システム（anesthesia information management system：AIMS）である．

　AIMSは，モニター機器や麻酔器から波形や数値を自動的に収集するフロントエンド，麻酔科医が操作や入力を行ったり画面表示を担当する端末，HISなどと通信を行うネットワーク，データを保存するデータベースから構成される．機能的に見ると，各社のシステムで大きな差はない．

　AIMSの端末画面は，基本的に手書きの麻酔記録をコンピューター画面に移植したものであるが，画面の構成，バイタルサインの表示形式や色などには各社の特色が表れている．本書で紹介している画面例は，サンプルあるいは特定の施設で実際に使用されているものであるが，導入の際はカスタマイズ[※1]により構成や表示形式を変更することが可能である．

　本質的に，AIMSは麻酔記録の記入という作業を自動化する機器であるが，記録の媒体が紙からコンピューター画面に変わったことが大きな，そして最大の変換点である．文章を書く作業が紙とペンからコンピューターに変わったように，AIMSの導入ではコンピューター画面に適応した表示にも注目しなければならない．例えば，紙の麻酔記録ではSpO_2や$EtCO_2$などは10～15分ごとに数値で記入していたが，AIMSではトレンドグラフとして表示することにより，変化を確実に捉えることができるようになる．

　コンピューターの特徴を生かした，紙の時代では不可能であった機能の実装もAIMSの魅力である．薬物の投与履歴から，薬物動態シミュレーションにより血中濃度・効果部位濃度を表示する機能はその代表であろう．麻酔科医の判断を補助するナビゲーター機能の導入も期待される．

※1　カスタマイズ…それぞれの施設の環境や要望に合わせて，仕様の変更，機能の追加，各種設定などの作業を行うこと．

機器紹介①

日本光電工業株式会社

製品名

◆ 手術支援システム　PRM-7500
（Prime-Gaia）

　手術支援システム　PRM-7500（Prime-Gaia）は，手術申し込み機能，スケジュール機能，術前/術後回診機能，麻酔記録機能，術中看護記録機能，麻酔伝票/通知機能などと周術期における各種情報を総合的に管理できる．

　病院情報システム（HIS）や他部門ともシームレスな連携が可能で，業務の効率化/最適化を図れる．生体情報モニタと支援システムが国産の同一メーカであるため，相互の操作性，視認性，データ連携などに優れる．

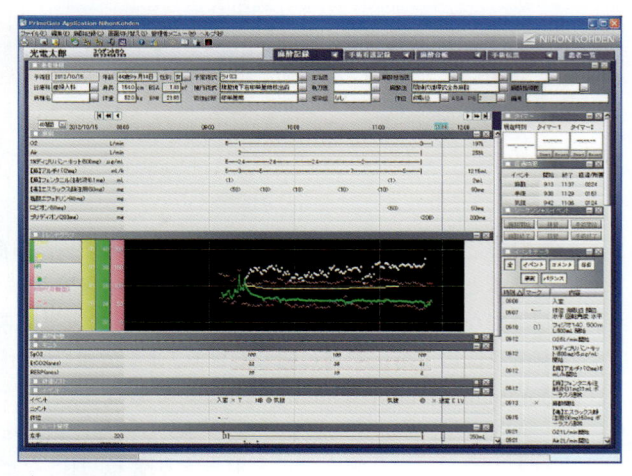

［麻酔記録画面例］

1　特徴

1) Patient Safety

- 手術室入退室確認機能：患者誤認防止を実施するためには手術室入室確認の作業が迅速かつ正確に行われることが求められる．PRM-7500では患者に装着されたリストバンド情報を，バーコードリーダで読み込み，瞬時に手術予定と照合することが可能である．確認後に入室処理が実施され，自動的にその時の時刻が入室時刻として記録される．
- 薬物動態シミュレーション機能（図1）：麻酔記録と同一画面上に薬物動態力学モデルを用いたシミュレーション機能を持つ．薬剤記入欄に入力されたデータに基づいて，**予測血中濃度/効果部位濃度，24時間先までの未来予測**を表示する．本機能の濃度を指標とし薬物投与を行うことで論理的な投与量が可能である．

図1　薬物動態シミュレーション機能
C1：血中濃度，Ce：効果部位濃度

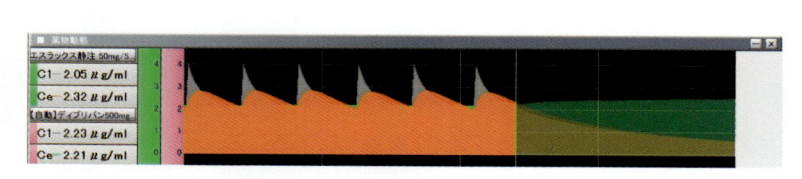

2) Improvement of Medical Workflow

- シーケンシャルイベント機能（図2）：麻酔導入時や緊急時にはマウスやキーボードを使用せずシーケンシャルイベント機能を使用してワンクリックでイベント入力が可能．記録時間の短縮や入力操作の軽減ができる．
- 手術申し込み/スケジュール機能：HISからの手術申し込み情報を受信しタイムチャートに展開．手術室利用スケジュールが自動作成される．予定確定後の情報はそのまま手術予定リストに表示される．また，身長，体重などの患者基本情報もオーダ情報から自動転記される．

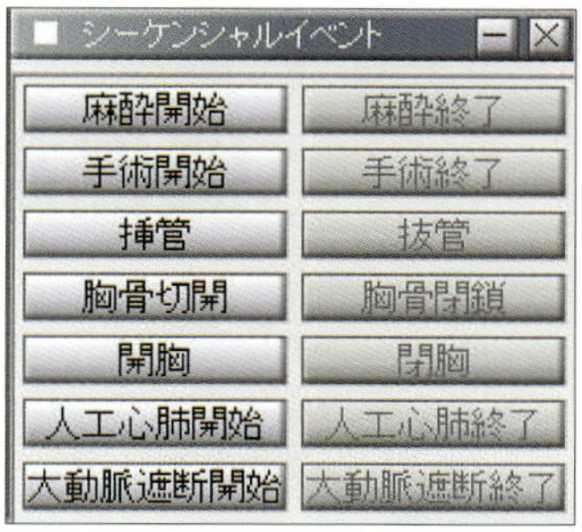

図2　シーケンシャルイベント機能

3) Diagnostic Decision Support

- JSA麻酔台帳との連携：偶発症などのJSA麻酔台帳の必須項目を入力することで，麻酔終了（退室）時にJSA麻酔台帳サーバーへ転送される機能を持つ．
- 各種機器からの情報取得：麻酔器や各種モニタの外部機器からの情報取得とその表示が可能．特にシリンジポンプからの時刻や投与速度などの投与履歴情報を活用することで薬物動態の予測が可能．
- 検索/統計機能：術前/術後記録および術中の麻酔記録，麻酔台帳に入力されたバイタルデータを含む各種データはデータベースに格納し一元管理される．これらのデータに対して検索が可能．また，検索結果のデータ出力に対応する．
- バイタルビューア機能（図3）：ベッドサイドモニタや各種機器から得られる測定値データのほか，心電図や血圧などの波形データ，モニタからのイベント情報を見やすく表示する機能である．

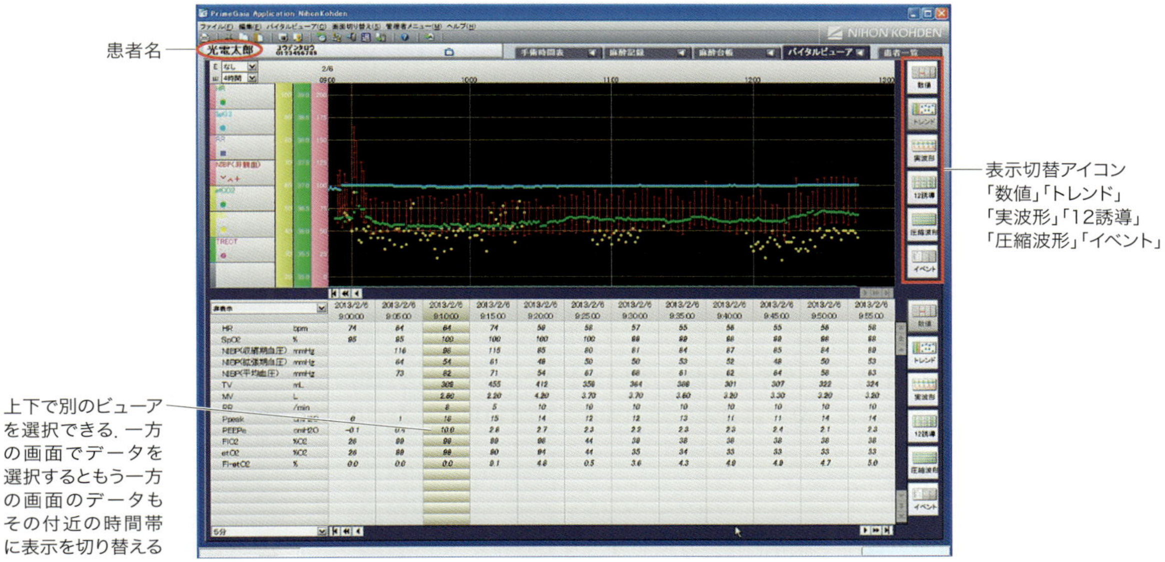

図3　バイタルビューア機能

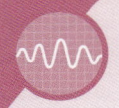

機器紹介②

株式会社フィリップスエレクトロニクスジャパン

製品名
◆ 周術期患者情報システム Fortec ORSYS

　Fortec ORSYSは，必要な情報が必要な時に利用できる周術期情報管理システムである．麻酔記録や看護記録および人工心肺記録をワークフローの観点からシステムとして統合したものである．手術室管理機能をあわせもち，手術スケジュール管理，医事請求材料管理，手術実施情報の医事請求への連携，JSA-PIMSとの連携機能などを有する．

1 概要

- 手術オーダ，麻酔申し込み情報を電子カルテと連動し情報を取得できる．看護勤務表とも連動する．手術室割り付け，麻酔科医，看護師の割り付けはドラッグ＆ドロップで行える．電子カルテの操作性に比較して明らかに使いやすいGUIを提供する．
- 患者基本情報および中央検査部の検査データを受信する．また，画像システム（心電図エコー，肺機能など）はWebでの参照を可能にする．麻酔科外来などでは，ORSYS専用端末を使用するが，病棟診察時には，電子カルテ端末をWebで呼び出し入力することも可能である（図1）．
- モニターからの生体情報は1分ごとに取得（オプションで10秒サンプルも可能）する．麻酔器，血液ガス分析装置，人工心肺装置，シリンジポンプなどともオンライン接続が可能（図2）．
  - ・タッチパネル/非タッチパネルの仕様が選択できる．
  - ・ワイドディスプレイの縦型仕様もある．
  - ・看護記録，人工心肺記録の画面も用意されている．
- 麻酔記録，看護記録，人工心肺記録から医事請求に関わる，手術時間，麻酔時間，加算情報，使用薬剤，材料などの請求情報を自動的に収集して表示する（図3）．内容確認後，電子カルテや医事請求情報を送信可能．請求漏れや作業工程の低減に役立つ機能といえる．
- 術後回診では術前診察同様，病棟では電子カルテ端末からWebで呼び出し，入力が可能．
- ORSYSに蓄積されたデータの集計およびJAS-PIMSへのデータ連携が可能．
　月次，年次でのレポートや学会発表の元データとして使用するためのCSV形式データ抽出が可能．

2 特徴と使い方

- データの統合・一覧性：麻酔記録，看護記録，人工心肺記録が同じシステム上で稼働する[※1]．記録は相互に連携しており**イベント**（入室時間，麻酔開始時刻…），**薬剤**（麻酔薬剤，輸液，輸血…），**IN/OUTバランス**（輸液，薬剤，輸血，尿量，ドレーン，出血…）が統合されているため，麻酔科医，看護師の重複入力の必要がない．いずれの記録も他室から閲覧できる．

[※1] 看護は電子カルテ，心肺記録は別記録という施設もある．

麻酔情報管理システム

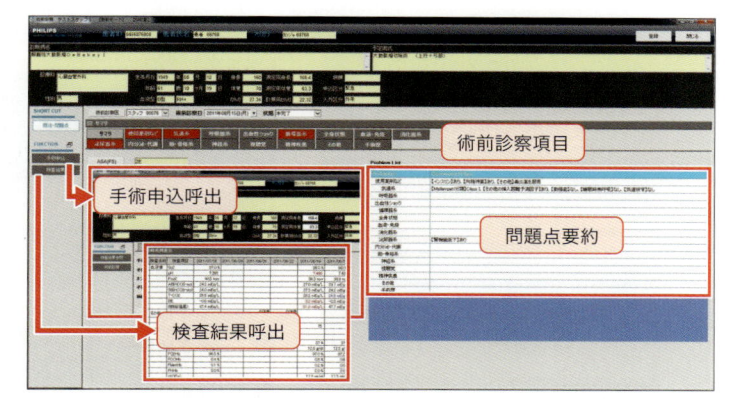

図1　術前診察

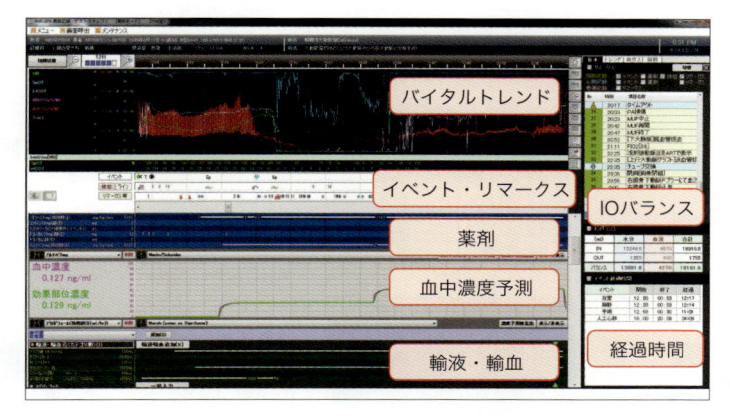

図2　麻酔記録

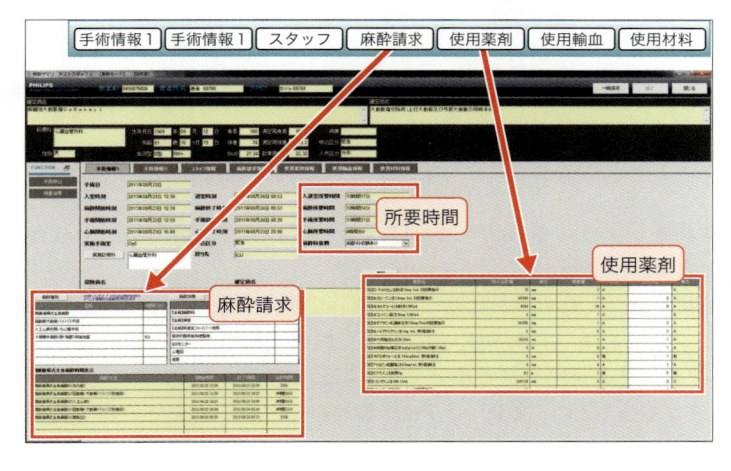

図3　医事請求

- 麻酔チャートの薬剤登録はあらかじめセット化できる（図4）．
- イベントランチャー：簡便に手入力イベントを入力するしくみ．入室から退室までの経時的イベントをグループ化し（図5，心臓手術，全身麻酔，局所麻酔など）定型的な記録作業を改善できるため記録時間の短縮につながる．入室から退室までのイベントは，上から順番にボタンを押せばよい．
- 素早い表示：麻酔チャート上でマウスのカーソルをイベント（図6の◯）に重ねるとポップアップ画

第5章　生体情報モニター，患者情報システム　305

図4 薬剤登録画面

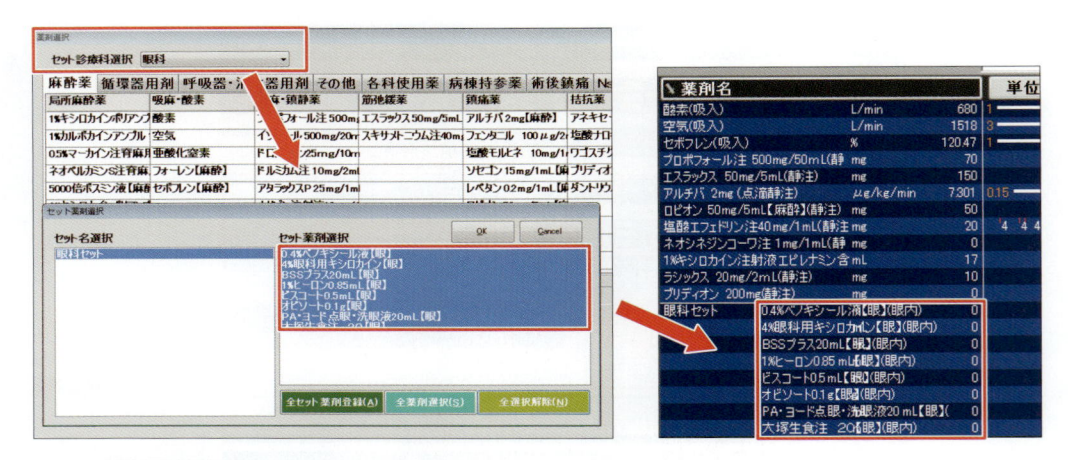

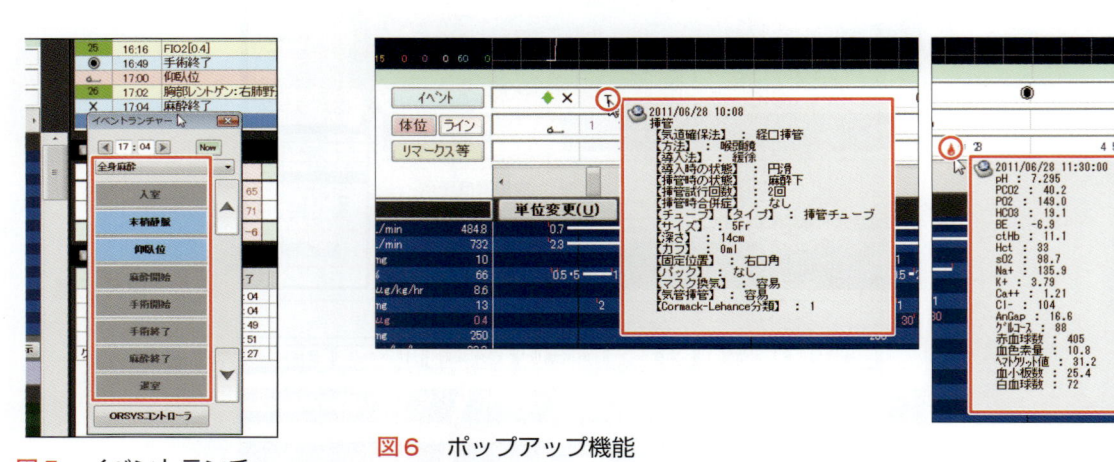

図5 イベントランチャー

図6 ポップアップ機能

面に内容が表示される．マウスを移動させれば，ポップアップは消える．血液ガス分析の結果もポップアップで確認できる．

- 静脈麻酔薬や筋弛緩薬は，入力データに基づいて薬物動態シミュレーションによる予測血中濃度／効果部位濃度表示する．未来予測（24時間先まで可能）機能，複数薬剤の同一グラフ表示機能も併せ持つ（図7，オプションでシリンジポンプのオンライン取込もできる）．
- iPad，Android，タブレットPC（スレートPC）などのモバイル端末での画面表示，麻酔記録のイベント入力，術前・術後診察の入力といった機能がある．手術室内，院内を移動して業務を行う麻酔科医をサポートする（図8）．

306　周術期モニタリング徹底ガイド

麻酔情報管理システム

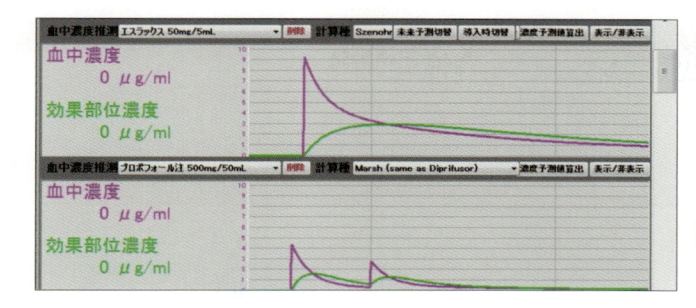

図7　薬物動態シミュレーション
KeOの係数や体重（理想体重）を変更したシミュレーションが可能

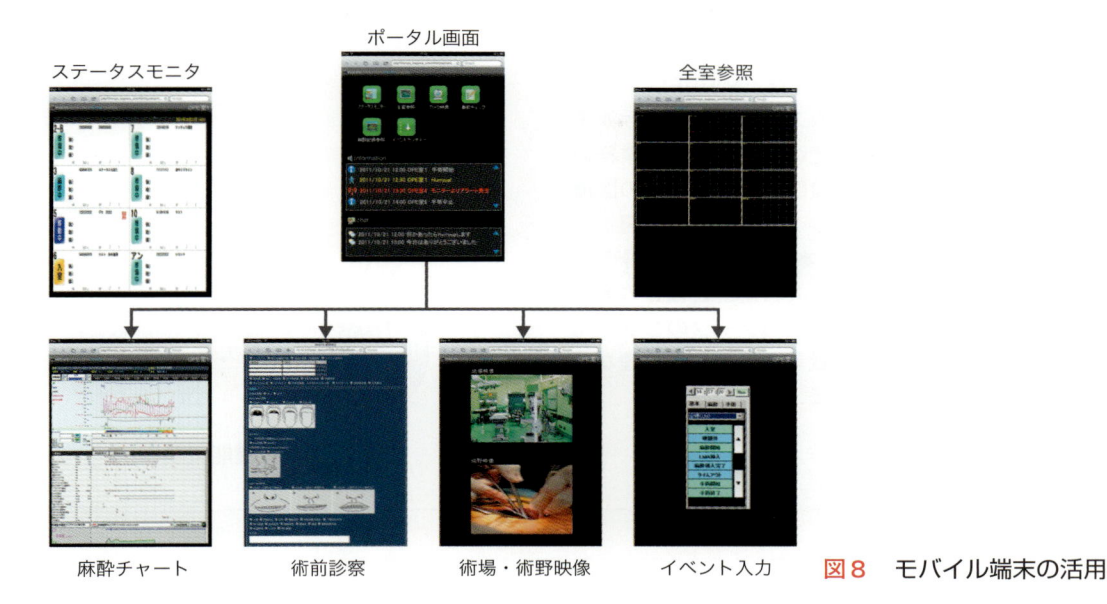

図8　モバイル端末の活用

3　使用時の注意点

1）看護機能について

　ORSYSに看護機能を導入する施設は増えている．看護記録と麻酔記録は，イベント，薬剤，輸液，OUT項目の各マスターを共有することで正確性・利便性が高まる．一方，看護計画，診断，術後看護訪問の運用については，病院情報システム（HIS）との運用が問題となる．1患者1つの記録としての運用（集計なども含む）を選択するとHIS運用となり，手術部門は院内看護記録とは別運用可能で，参照のみの連携であればORSYSとなる．看護部の意向を把握しておくことが重要．

2）モバイル端末の導入

　モバイル端末について記載した．機動性を生かしての顧客要望は多い．導入に際しての問題点として患者データの取り扱いの視点で，紛失，盗難，Wi-Fiでの情報漏洩，ウィルス対応などの問題指摘を情報部より受ける．導入を許可しない施設もあるので注意が必要．また，iPadについては製品の購入（個人ユーザー限定販売）とアフターサポート（修理対応）の問題もある．ハードウエアの調達，サポートは，病院での対応となり，ORSYSはアプリケーションのみの提供となる．

機器紹介③

フクダ電子株式会社

製品名

◆ AIMS 自動麻酔記録　MIRREL（ミレル）

　フクダ電子社製 AIMS 自動麻酔記録　MIRREL（以後，MIRREL-OR）は，手術室支援システムとして，手術予約，術前，術中，そして術後までの周術期の主な業務の情報を麻酔科医，看護師，ME技師，薬剤師などの医療スタッフが電子的に共有化するシステムである（図1）．
　電子カルテ連携により患者基本情報や麻酔記録の共有，医事会計システムとの連携，JSA麻酔台帳との連携が可能である．また，保存された実施データの2次利用により部門別，手術室別の手術統計や手術予実管理などのレポート作成機能をもっている．

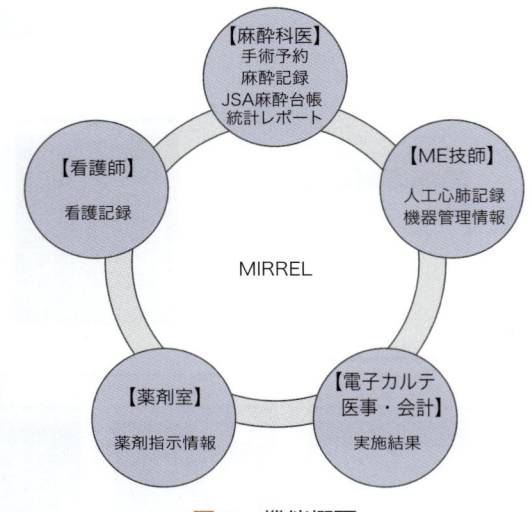

図1　機能概要

1　原理

　MIRREL-OR は，Windows サーバーをベースに動作するクライアントサーバー方式のシステムで構成される．MIRREL-OR サーバーと各手術室の MIRREL-OR 端末はコンピューターネットワーク（LAN）で接続されており，これによりシステムの信頼性と機能拡張，および MIRREL-OR 端末の増設などにも高い自由度で対応することができるシステム構成となっている（図2）．
　MIRREL-OR サーバーは，自動麻酔記録として電子カルテとのシステム間連携，手術室内の麻酔器やマルチモニタ，人工心肺などの機器からのデータを自動入力するデバイス間連携，および，MIRREL-OR 端末への麻酔記録画面や人工心肺記録画面の表示，および投薬情報やイベント情報などの手動入力の機能をもっている．MIRREL-OR サーバーに入力，取り込まれたデータは医療情報の電子化3原則（真正性，見読性，保存性）を満足，安全に長期間保存することができる．
　DynaBase 生体情報モニタ統合システムを接続することで（図2），マルチモニタのバイタルサイン（波形データや計測値データなど）を保存し，MIRREL-OR 端末やモバイル端末で参照できる．また DynaBase は救急室や ICU，一般病棟の生体情報モニタと接続することでシームレスに患者の入院から退院までのバイタルサイン情報を参照することができる．
　電子カルテとの連携において電子カルテ側から取得する情報として，患者基本情報や患者プロファイル，中央検査データ，また手術予約時の手術予約情報などがある．電子カルテ側へ送信する情報として，麻酔記録結果参照情報，実施情報（使用薬剤や手技など），手術予約確定情報などがある（図3）．

麻酔情報管理システム

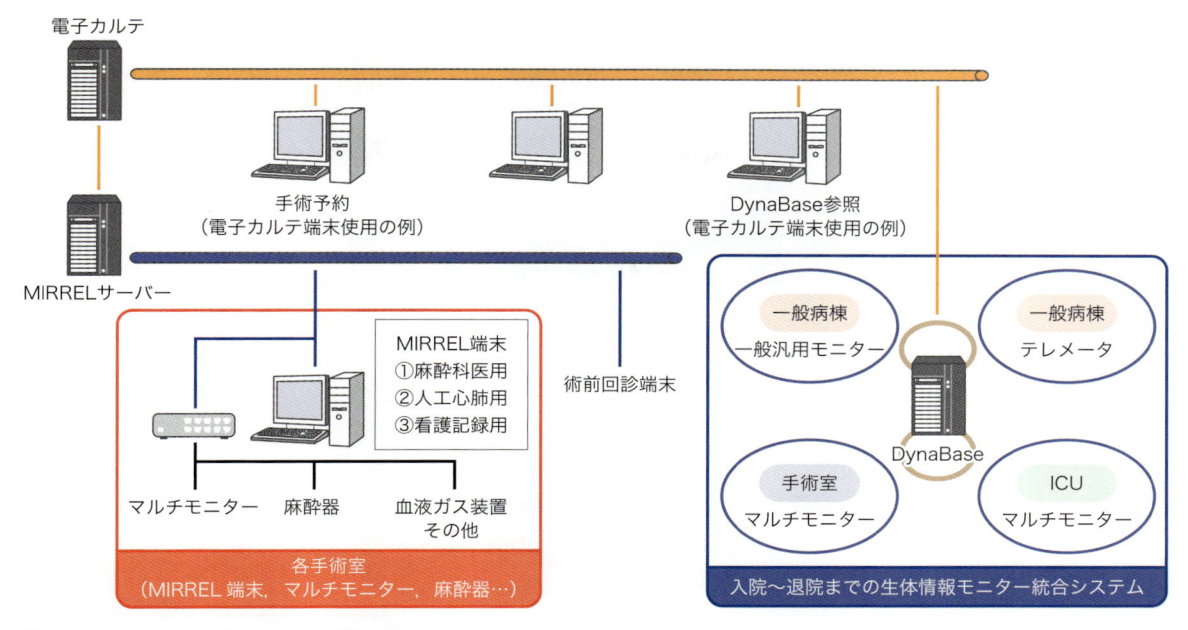

図2　MIRREL-ORシステム構成図

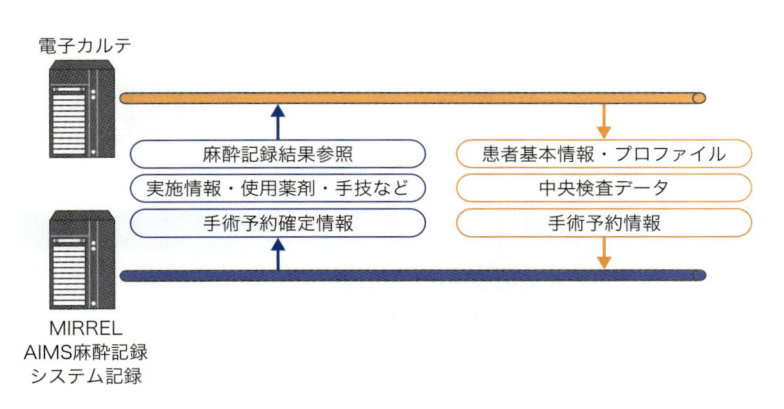

図3　電子カルテとのシステム間情報連携の例

2　全体画像と操作パネル

　図4がMIRREL-ORの麻酔記録画面の例である．画面上部より，患者名やIDなど患者属性の表示，画面切り替えや薬剤オーダなどの操作ボタン表示エリア，麻酔薬や筋弛緩薬などの情報の表示，生体情報モニタエリア，投薬情報エリア，そしてバランス情報エリアであり，画面右側に麻酔開始時間や手術時間などの時間情報，そしてイベントエリアとなっている．また，MIRREL-ORは画面カスタマイズ機能を備えている．

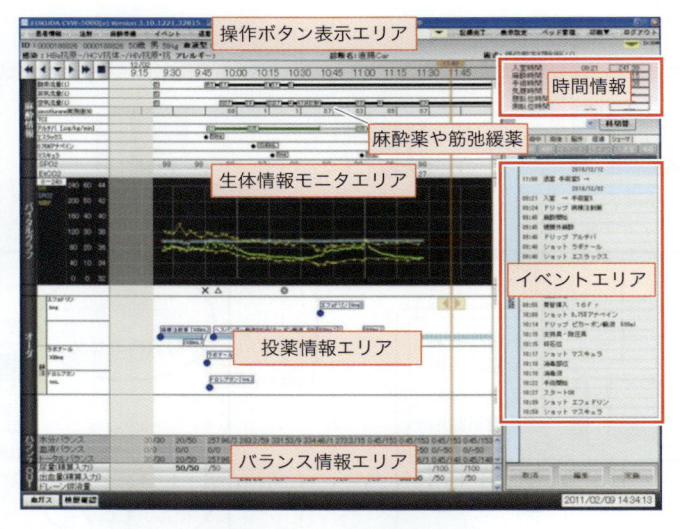

図4　MIRREL-ORの麻酔記録画面の例

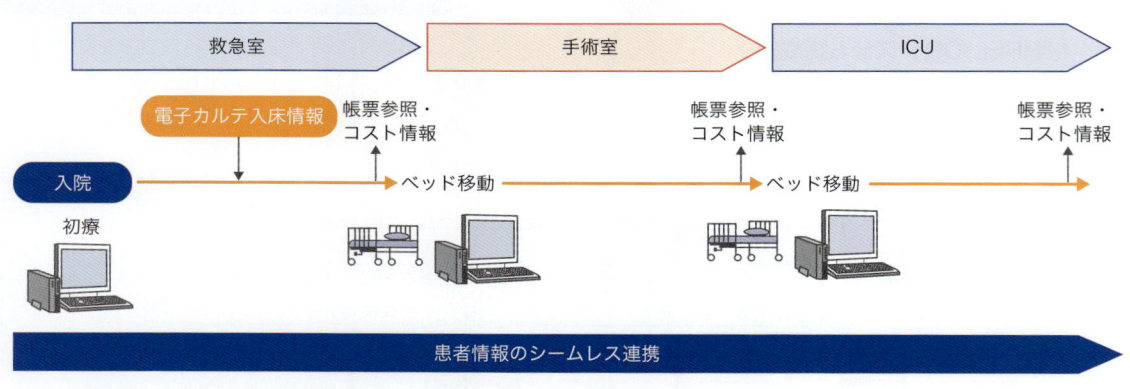

図5　救急・周術期支援システムとしてのシームレス連携

3　特徴

1) 救急・周術期支援システムとしてのシームレス連携

　　MIRRELには救急室仕様，手術室仕様，そしてICU仕様がある．これらの使用される環境に特化した機能に加え，救急・周術期支援システムとしてシームレスに転科時に必要な情報を連携することができる（図5）．

　　また，前項で述べたDynaBaseと連携することで救急→手術室→ICU，そして患者が一般病棟に転棟してもテレメータ送信機からのバイタルサイン情報を含め，入院から退院までの期間のバイタルサイン情報を参照することができる．また患者退院後も標準で1週間の情報を保存しており，必要に応じて2次保存として保管することも可能である．DynaBaseには手術室で連続5年間分のバイタルサイン情報を取り込み，保存する機能をもつ製品もある．

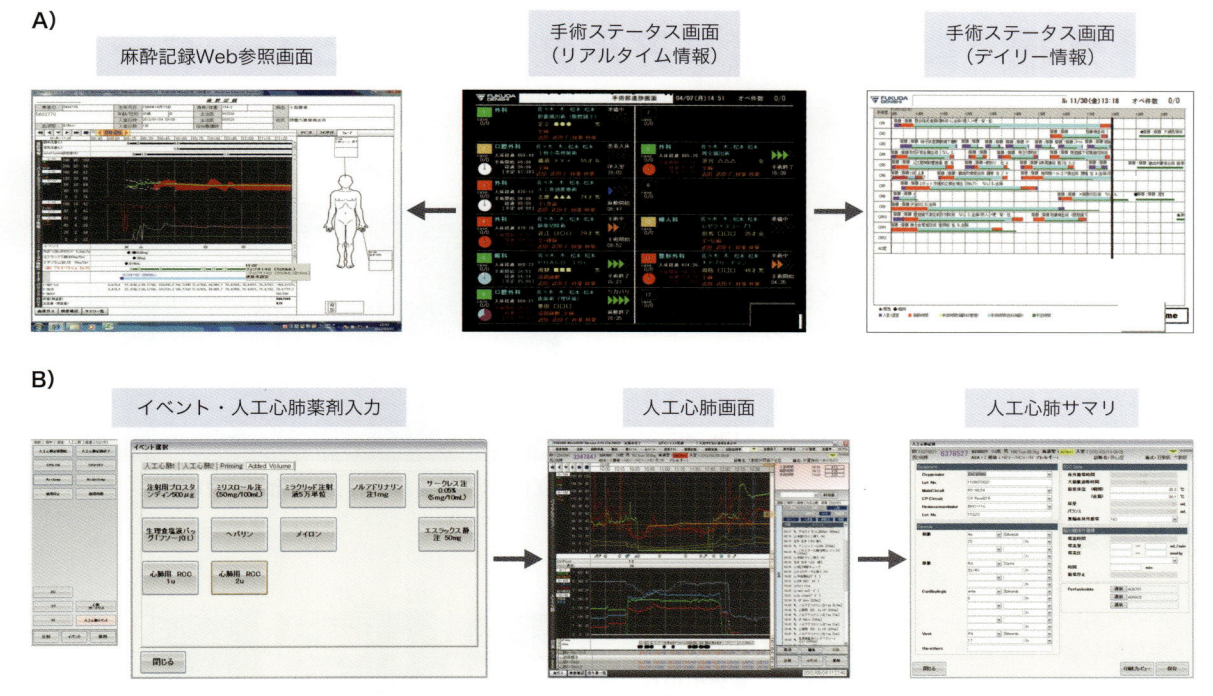

図6 MIRREL手術ステータス機能（A）と人工心肺機能（B）

2）Webによる手術ステータス

　MIRREL-ORの手術ステータス機能は，Webアプリケーションとして動作（図6）しており，手術室内の大型画面への手術ステータス表示だけでなく，麻酔科医局に設定されている電子カルテ端末などからも参照することができる．また切り替えにより，現在の手術進捗を表示するリアルタイム情報，1日の手術予実情報を確認するデイリー情報，また手術ステータス画面から選択した患者の麻酔記録を参照することが可能となっている．

番外編：麻酔薬濃度リアルタイムシミュレーター

ドレーゲル・メディカル ジャパン株式会社

製品名
◆ スマートパイロット・ビュー

　スマートパイロット・ビューは，ドレーゲル・メディカル社が開発したシミュレーションソフトウェアである．麻酔器，シリンジポンプから取得したデータをもとに，鎮静薬・麻薬性鎮痛薬・筋弛緩薬の効果部位濃度などをシミュレーションし表示する．さらに，鎮静薬と麻薬性鎮痛薬の効果をアイソボログラム上にシミュレーションして提示する（図1）．

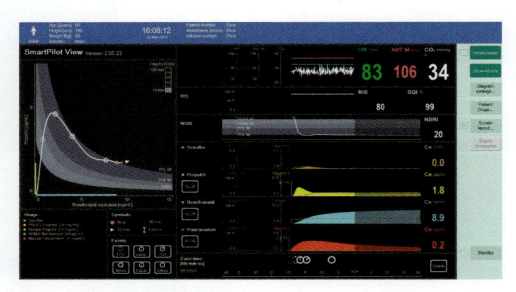

図1　スマートパイロット・ビューの表示

1 概要

　術中覚醒を防止し，適切な麻酔レベルを維持するための方法の1つとして，脳波解析に基づくモニターが幾種類か普及している．一方，これらの脳波由来の麻酔レベルモニターと異なるコンセプトで，薬物の投与データから，血漿濃度・効果部位濃度をシミュレーションするソフトウェアもよく知られている．

　スマートパイロット・ビューではすべての表示される数値・グラフなどは，ほかの機器から取り込んだデータを処理したもので，スマートパイロット・ビュー自身では計測をしていない．データ処理はすべて，公表された論文に基づいている．実使用には，ハードウェアとして，ドレーゲル・メディカル社製メディカルコックピット C700 for IT にインストールすることが必要．麻酔器 Primus IE に搭載した際のイメージを図2に示す．

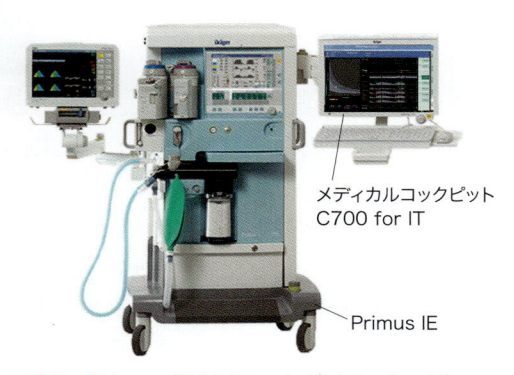

図2　Primus IE とスマートパイロット・ビュー

2 表示

- 画面右半分には，効果部位濃度の経時変化がグラフ表示される（図3）．
- 別のモニターで計測しているバイタルサイン（心拍数，血圧，CO_2，BIS）を取り込んで表示することも可能で（ドレーゲル社製生体情報モニターが必要），1画面で重要な情報を提供できる構成を志向している（全体の構成によってモニターの接続は制限される）．
- 縦軸に効果部位濃度を，横軸に時間をとったグラフが示される．現在の値を中心にしてその前後各20分間の効果部位濃度のシミュレーション結果の推移を

他のモニターから取り込んでいるデータ

シミュレーションされた薬物の現在の効果部位濃度

過去　予測
効果部位濃度の変化

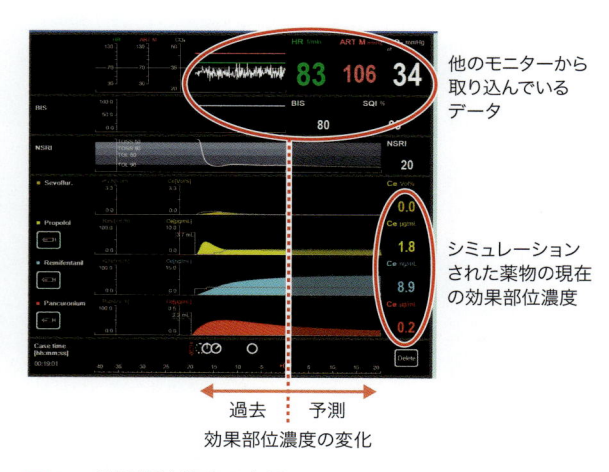

図3　効果部位濃度の表示

見ることができる．

- 画面左半分には，麻酔薬の効果のシミュレーション結果がアイソボログラム上に描画される（図4）．
- 縦軸に鎮静薬を横軸に麻薬性鎮痛薬の効果部位濃度をとったアイソボログラム上に，麻酔効果の推移（白線），現在の状態（オレンジ色のボール），予想される10分後の状態（黒いボール），15分後の状態（白い矢印）が示される．アイソボログラムは，有害刺激に対する反応の可能性を示唆するTOSS（tolerance of shake and shout），TOL（tolerance of laryngoscope），MAC（minimum alveolar concentration）のラインが引かれており，ボールとこれらのラインの位置関係から麻酔効果のシミュレーションができる．

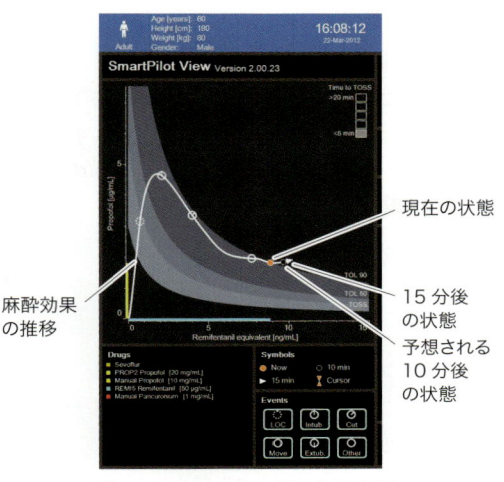

図4　アイソボログラムの表示

3 操作

- タッチスクリーン（図5 A）とC700 for ITのロータリーノブ（図5 B）ですべての操作を行う．
- 使用開始時に，患者の年齢・身長・体重，使用する薬剤の情報を入力する（図6）．
- 図7はアイソボログラムに表示する麻酔薬を選択するための画面．表示パターンを「画面レイアウト」から選択できる（図8）．

4 データ出力

- 画面上の「データ出力」キーにタッチすることで，画面のハードコピーをjpg形式で出力できる．
- ログデータがcsv形式で自動的にC700 for ITのハードディスクに保存され，症例ごとに後から取り出すことが可能．
- いずれのデータも，C700 for ITのUSBポートに出力される．

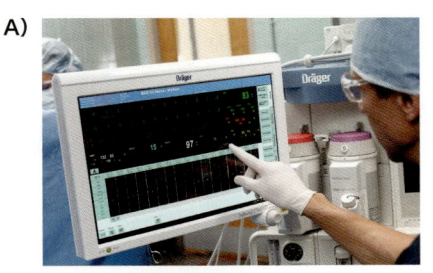

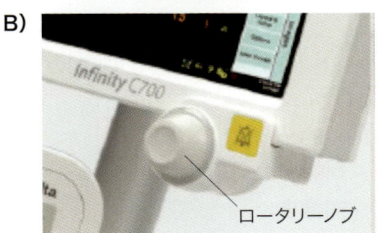

図5　タッチスクリーン（A）と C700 for ITのロータリーノブ（B）

5 薬物動態モデル

プロポフォールの効果部位濃度の算出はSchniderモデルに基づいている．揮発性麻酔薬の効果部位濃度のモデルは，Baileyによるもの．

オピオイドは，4種類に対応しており，効果部位濃度の算出に用いているモデルは下記のとおり．どのオピオイドを用いた場合でも，効果部位濃度はレミフェンタニル等価（Remifentanil equivalent）として換算・表示される．

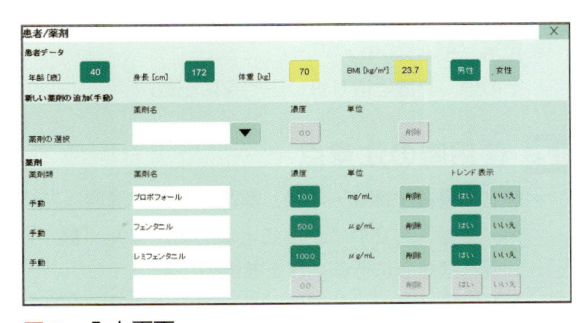

図6　入力画面

第5章　生体情報モニター，患者情報システム

- レミフェンタニル：Mintoモデル
- フェンタニル：Scottモデル
- スフェンタニル（国内未発売）：Geptsモデル
- アルフェンタニル（国内未発売）：Scottモデル

6 主な仕様

①対応可能な薬剤

- プロポフォール
- セボフルラン
- エンフルラン※1
- スフェンタニル※2
- フェンタニル
- デスフルラン
- イソフルラン
- レミフェンタニル
- アルフェンタニル※2
- ロクロニウム

（※1：販売中止，※2：国内未発売）

②接続可能な機器 （2013年8月現在，日本で販売されているものを記載）

全体の構成によって接続可能な機器に制限がある．

- 麻酔器：Primus IE（SW4.5以上）
（ドレーゲル・メディカル）
Apollo（SW4.3以上）（ドレーゲル・メディカル）
- シリンジポンプ：TE-332/332S/352/371（テルモ）
- 生体情報モニター：Delta/Delta XL/Omega-S/Kappa
（ドレーゲル・メディカル）

③制限と禁忌

スマートパイロット・ビューは，成人（下記のデータ参照）を対象にしている．

身長：150〜200cmまで
体重：40〜140kgまで
年齢：18〜90歳まで

また，下記の条件下にある患者への適応を意図していない．

- アルコール中毒
- 肥満（BMI＞35）
- 重篤（ASA score ≧ IV）

その他，詳細は取り扱い説明書に記載．

7 使用時の注意点

- 患者の身長・体重・年齢，薬品の種類・濃度などのデータが入力されていることが必要．また「6-③制限と禁忌」にある条件を参照のこと．

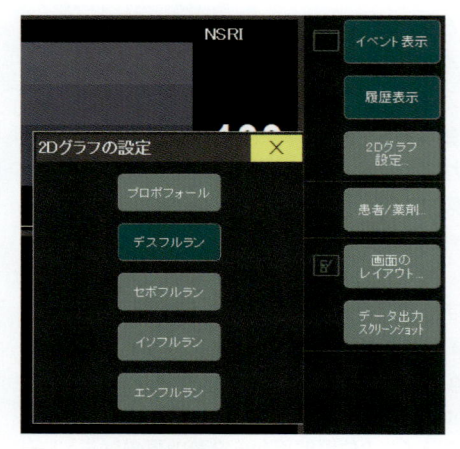

図7 麻酔薬の選択画面

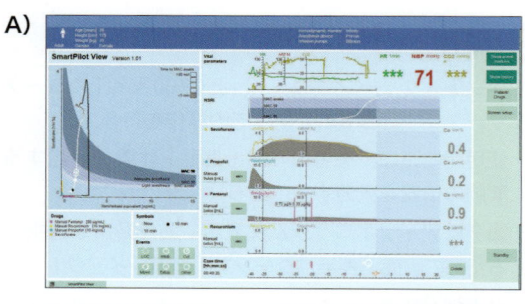

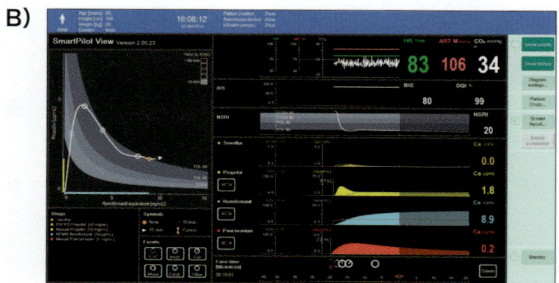

図8 画面の表示パターン
A，Bに示すように表示の色を選択できる

- 表示されるデータは一定の条件とモデルに基づくシミュレーションの結果であり，個別の状況や個人差を反映するものではない．
- 表示されるデータに頼りきることなく，ほかのデータなどとあわせて総合的に状況判断することが必要である．

3. 重症系患者情報管理システム

解説

内田 整, 讃岐美智義

　ICUや救急病棟などに導入されている情報化システムは，これらの部門で従来から使用されてきた"熱型表"と呼ばれるチャート式の患者記録を電子化したものである．機器からバイタルサインや検査結果を自動的に取り込んで画面に表示する機能，薬剤やイベントの入力，HISとの連携，データベース機能など，麻酔情報管理システム（AIMS）との共通点も多い．

　AIMSは，基本的に麻酔科医が単独で使用することを前提に開発されてきたが，重症系の情報システムは医師と看護師が共通で使用する．そのため，AIMSにはない機能が実装されている．その代表が"**指示簿**"と呼ばれる業務サポート機能である．また，APACHE Ⅱなどの重症患者スコアリング機能も重症系患者情報管理システムの特徴である．システムの評価にはこれらの使い勝手が大きく影響する．

　重症系患者情報管理システムのもう1つの特徴は，同一メーカーの製品であっても，画面の情報表示や操作手順などの仕様の差が施設間でかなり大きいことである．これは，"熱型表"の書式や医師から看護師への指示の出し方が施設ごとに異なることに起因している．そのため，カスタマイズ作業に手間がかかり稼働までに時間と費用を要するケースもある．

　AIMSと同様，重症系情報システムの導入は紙の文化からIT文化へのパラダイムシフトであり，単にコンピューター画面に"熱型表"を表示するだけが目的ではない．集計や検索のようにコンピューターが得意な機能を生かすシステム構築は当然であるが，ユーザーの立場からはシステムに何を求めるかを明確にしなければならない．また，業務を効率化し，ミスをなくし，安全な患者管理に役立つためには，電子化に合わせて情報の表示方法や業務手順を見直すことも必要であろう．

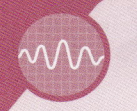

機器紹介①

日本光電工業株式会社

製品名

◆ 集中治療部支援システム CAP-2410

クリニカルネットワークシステム CAP-2000 シリーズは小規模病院から地域の拠点病院までの院内で発生するさまざまな臨床・業務情報を電子化・マネジメントする患者情報システムである．CAP-2000 シリーズの CAP-2410 は集中治療部に特化した部門システムで，重症患者室で発生するさまざまなデータを，総合的に収集・管理・保存するとともに，経過表作成業務を支援する．

CAP-2410 の主な機能は次の通りである（図1）．
・生体情報管理機能　・指示簿機能　・経過表　・検索機能

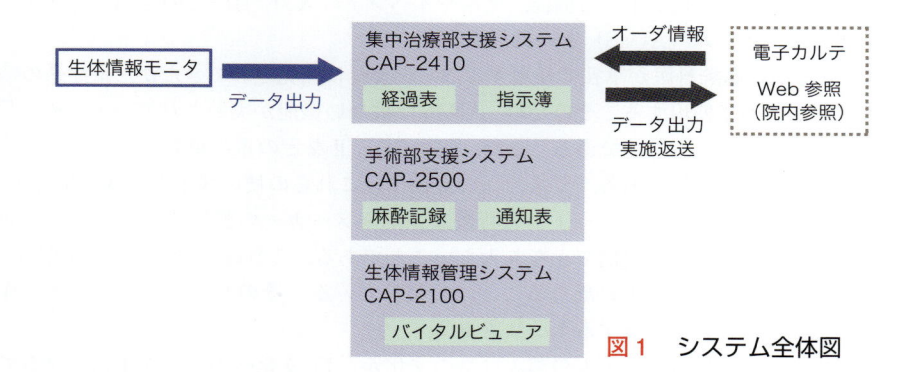

図1　システム全体図

1　特徴と操作法

1）医療安全と患者情報の確実な管理

- **生体情報管理機能**：生体情報モニターや各種検査・治療機器で測定された心電図・血圧などの波形データや数値データを集中管理し，情報の統合と共有を実現する．生体情報管理機能と経過表を連携することでバイタルグラフの任意の場所の実波形を表示できる．実データ表示なので，表示波形の選択や計測，感度の変更などが可能で表示する波形も任意に選択可能である（図2）．

2）安全な集中治療の実現と業務効率の向上

- **経過表**：ICU/CCU で作成する経過表を電子化し，記録作業の効率化・標準化ができる．生体情報モニターで測定した連続測定データ（心拍数・血圧値など）や不定期測定データ（非観血血圧値・心拍出量など）をオンラインで自動取り込みし，経過表を自動作成する．また，生体情報モニターだけでなく，血液ガス分析装置・人工呼吸器などの各種治療・検査機器と接続し，検査結果を取り込み，経過表に表示する．輸血，観察データなどはマスタから簡単に選択入力でき，IN/OUT の体液バランスは，データを入力するだけで自動計算可能である（図3）．

重症系患者情報管理システム

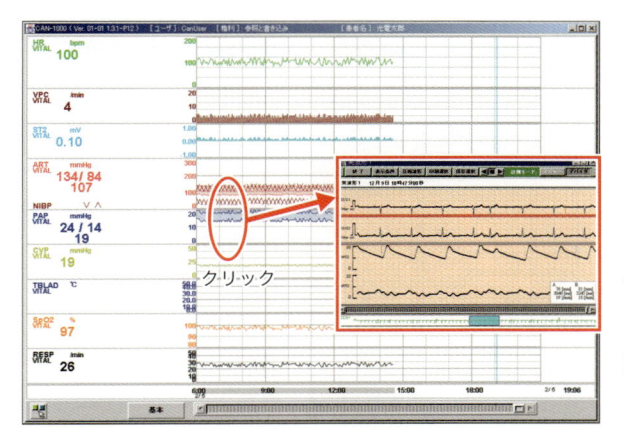

図2　生体情報管理機能
バイタルグラフの任意の場所をマウスでクリックすることにより，クリックした場所の実波形表示が可能

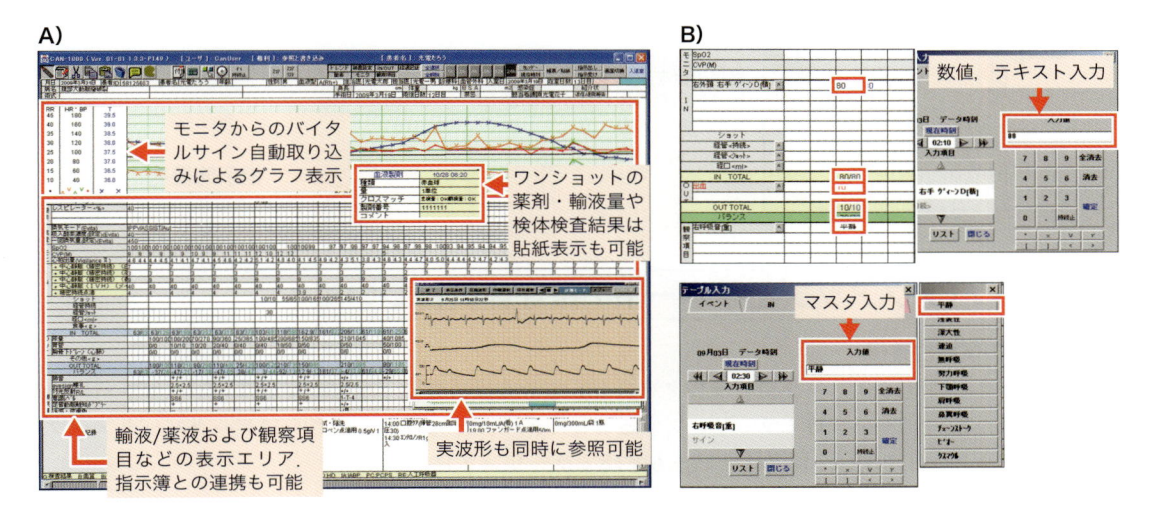

図3　経過表
各データは数値，テキストでの直接入力やマスタからの選択入力．IN/OUTバランスはデータを入力するだけで自動計算可能

- ワンショットの薬剤・輸液量は経過表に貼紙で表示し，IN計やバランスに自動的に反映できる（図3）．
- 指示簿機能：医師が入力した指示（図4Ａ）に対し，指示受け画面として表示，指示実施を入力すると経過表に反映できる．また，「経過表」もしくは「指示受け画面」で実施入力されたものは，実施伝票に自動集計される．その実施情報を電子カルテに転送して，HIS内でオーダ，医事会計に反映される（図4Ｂ）．
- 検索機能：入室記録に記述された患者情報やバイタル情報などさまざまなデータが検索対象のデータとしてデータベースに収容される．
    - ・症例データベースとして使える．
    - ・患者基本情報に加え，バイタルデータといった生体情報を加えた複合検索も可能．
    - ・検索された患者のデータから，数値データに加え実波形データまで参照．

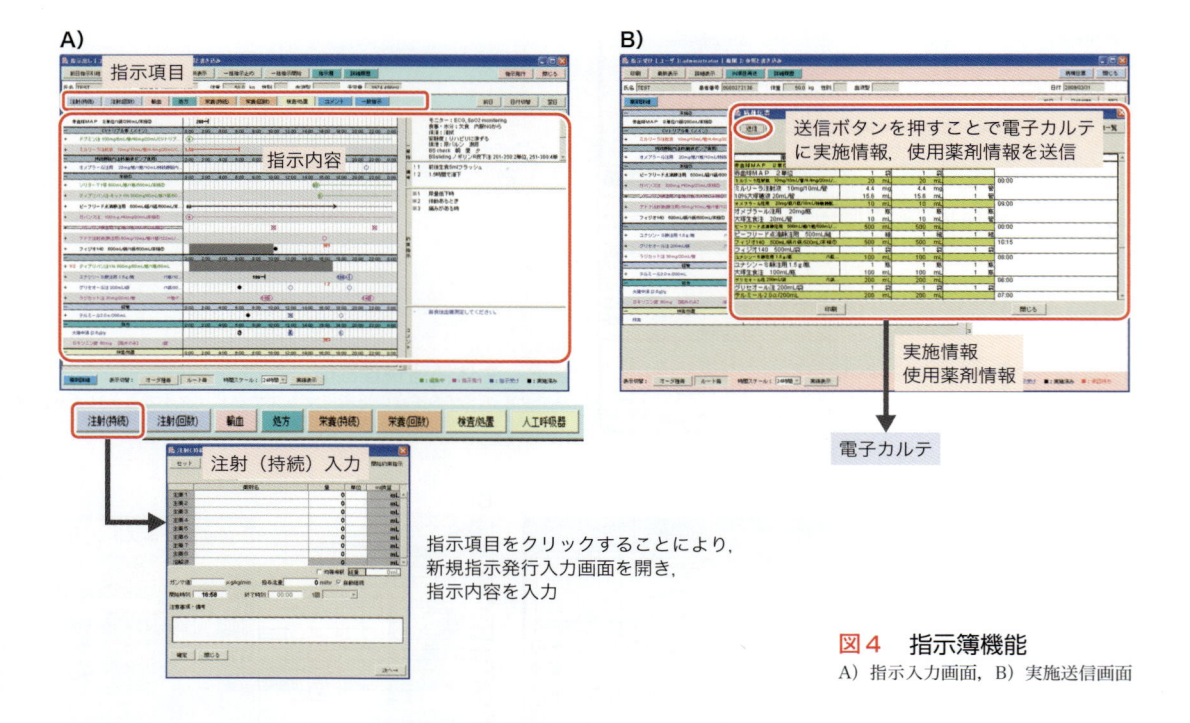

図4　指示簿機能
A）指示入力画面，B）実施送信画面

2　データバックアップとサポート／保守体制について

①データの信頼性確保

電波時計を標準装備，生体情報モニタを含むシステム接続機器・端末の時刻は日本標準時刻に同期する．また，サーバーを常時ミラーリングすることでデータを保護する．さらにデータバックアップサーバーにデータを自動保存，保存サーバーも常時ミラーリングしている．

②サポート／保守体制

コールセンタによる24時間の障害受付，専用電話回線によるリモートメンテナンスに対応している．

3　使用時の注意点

- セキュリティー：本システムは個人情報（患者情報）を扱う．患者情報を表示，保存するので「不正アクセス防止に関するパスワード設定」「ネットワークの安全管理」「データの取り出しのルール遵守」などの安全管理策のもと使用すること．
- 使用用途：本システムの波形や計測値の表示画面を生体情報やセントラルモニターの代わりに使用してはいけない．波形や計測値の表示は時間遅れがあるため，生体情報モニターとして使用すると患者の状況を誤って判断することがある．

重症系患者情報管理システム

機器紹介②

株式会社フィリップスエレクトロニクスジャパン

製品名

◆ Fortec ACSYS

　フィリップスの重症患者情報管理システムFortec ACSYSは，ICU患者の入床から退床までの記録データを時系列に管理し，患者の容態変化を正確に表現可能である．

1　概要

　指示簿（医師が入力）と経過記録（看護師が入力）がシステム内で連携することにより，入力工数の低減（二重入力が不要）と安全性の向上（転記ミスの危険がない）を実現する．上記画面のほか，「患者一覧」「患者情報」「週間経過表」「指示カレンダー」「フリートレンド」「検査一覧」「モニター一覧」「スコアリング」「ワーニング一覧」などにより構成される．

　また，院内の病院情報システム（HIS）と情報連携を行うことにより，統一した情報管理を実現する．

2　特徴

1）指示と実施の確認

　各カテゴリーに該当する指示があると「赤」「緑」「黄」のボタンが点滅（図1A），各ボタンを押すと詳細内容表示する．

2）投薬指示

A．投薬のサポート①

- イノバン注などの指示発行時に，体重，薬剤マスタよりγ計算を行う（図2A）．
- 指示発行時，薬剤マスターに登録しているルート禁忌・配合禁忌の情報と照合し適合があればアラートを発生させる（図2B）．

B．投薬の安全をサポート②

　オーダ薬剤は薬剤部がミキシングを行い，その際に，バーコードが添付され実施前認証を行うことで安全を担保している．一方，配置薬剤のミキシングはICU内で行われる．ACSYSでオーダ薬剤と同じバーコード発行体系でラベル印刷し薬剤添付を行う．実施前に患者ID，薬剤バーコードとの認証を行い，オーダ薬剤と同等の安全性を担保させる．また，最近NICUにおいては同じ安全機能をミルク・母乳の認証にも実装している．

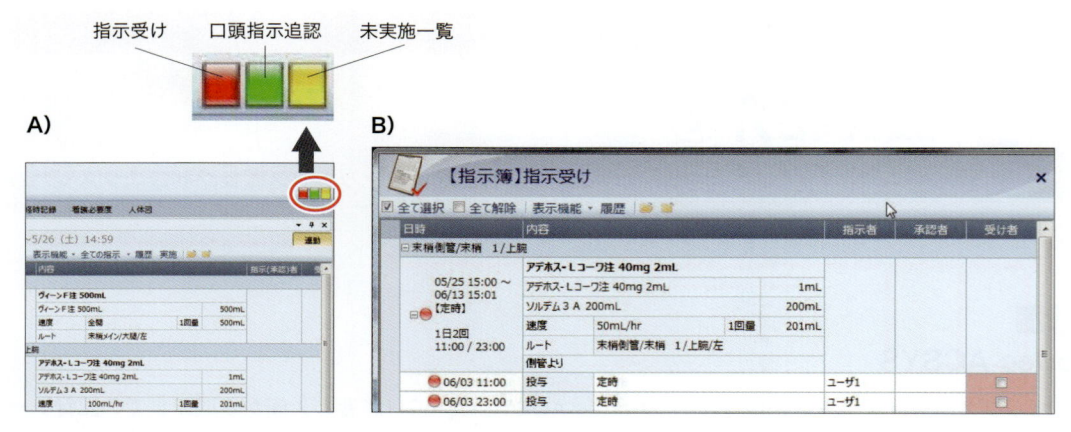

図1 指示簿
A) 指示ステータス表示ランプ．「指示受け」（赤）：医師の指示が発行されており，看護師が指示受けしていない指示．「口頭指示追認」（緑）：医師の口頭（電話など）での指示．指示追認（承認）が必要な指示．「未実施一覧」（黄）：実施時刻（注射実施等）が過ぎており，未実施の指示．医師/看護師間でのエラー・ミス（連絡，転記，実施）低減をサポートする
B)「赤」指示受けランプを押すと詳細表示

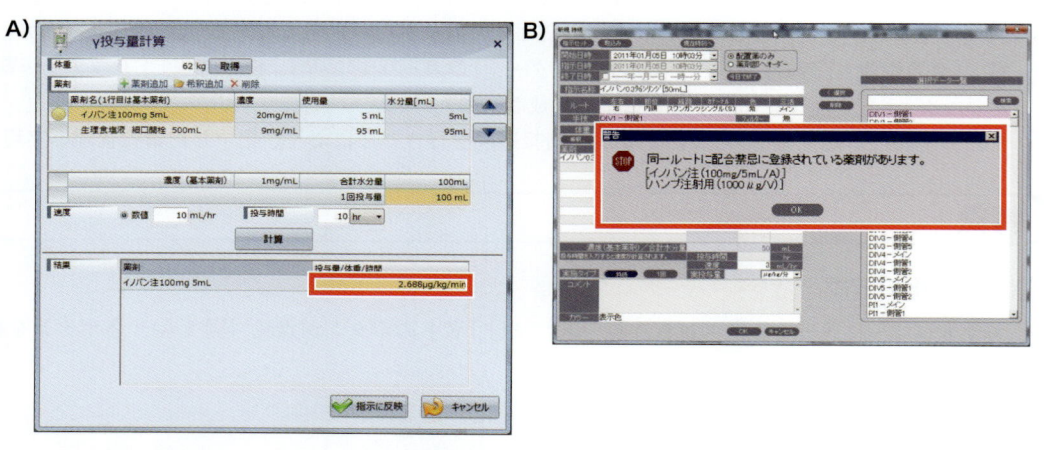

図2 γ自動計算（A）とルート禁忌/配合禁忌チェック（B）

3）業務支援

A. 条件指示をシステム化

バイタルサイン，検査値に連動した指示が行える．例えば，

「HRが150以上になった場合，ジゴシン注0.25mg 1 mLを投与し担当医Aに連絡」

このような指示（図3A）を行うとモニターからの心拍数が150を超えるとアラートが出る（図3B）．合わせてワーニング一覧に経時的にイベント一覧として自動プロットされる．

B. スコアリング（自動計算）

APACHE2[※1]の場合，経過表よりバイタルサイン（HR，RR，体温など），中央検査（血算，生化学），

※1 APACHE（Acute Physiology and Chronic Health Evaluation）スコア：集中治療室入室患者における病態の重症度を数値化し客観的に評価するために作られた予後予測法．

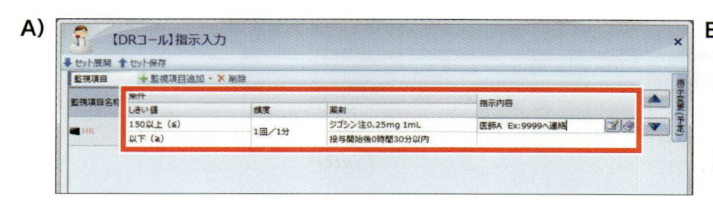

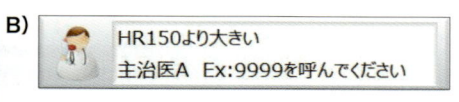

重症系患者情報管理システム

図3 DRコール
指示入力画面（A）とアラート画面（B）

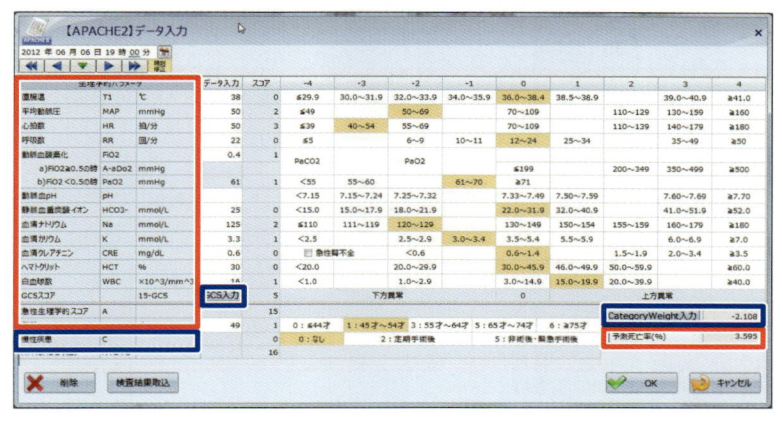

図4 APACHE2のスコアリング画面
□：自動入力・計算項目
□：手入力項目

　自家検査（血ガス）を自動で取り込み，自動選択する（図4）．年齢は，基本情報より自動計算される．
　また，GCS，慢性疾患，CategoryWeightを入力すると予測死亡率を計算する．
　標準でサポートするスコアリングは下記の通りである．

- 入室直後　　　　　　：SAPS2，SOFA
- 24時間以内の最悪値：APACHE2
- 最新値（直近値）　　：SAPS2，SOFA，LIS，DIC，MOF，TS，RRISS，急性期DIC，SNAPS，CRIB2，MODS

C．台帳機能

　経過表より，入室時，24時間，退出時のデータおよび計算値を自動的収集する（図5）．経過表を見返しながらデータを拾い上げる必要はなくなり，ICU台帳作成の手間が減る．

D．オーダリングとの連携

　取り寄せのオーダを立て，指示簿を書くといった二重作業をなくす．注射指示の場合，医師が指示を書くと必要量を自動計算し注射オーダとして発行する．その他，処方，処置，検査，輸血などの連携を行い二重入力を軽減する．通常のオーダ連携方向は下記の通りである．

- 部門システム⇒HIS連携　：実施済注射，予定注射，済処置
- HIS⇒部門システム連携　：処方，検査，予定処置，輸血

　また，端末をHIS，部門でアプリケーションを共有するクライアント連携が一般化してきている．

第5章　生体情報モニター，患者情報システム　●　321

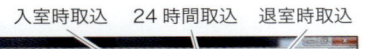

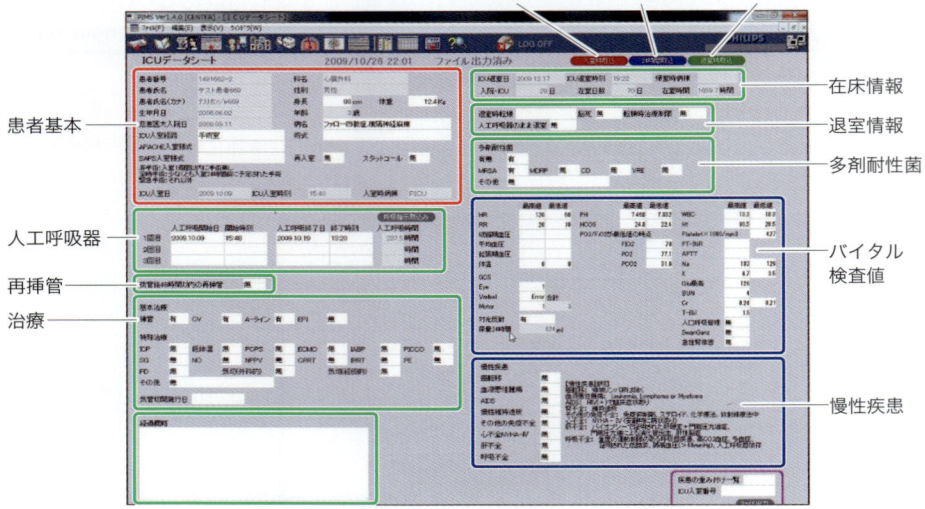

図5　台帳機能
🟥 入室時データ：患者基本情報（ID，氏名，生年月日，科名，病名，術式，入室経路など）
🟦 24時間データ：APACHE2を対象とするバイタル，検査値
🟩 退室時データ：呼吸器開始，終了時間，再挿管の有無，基本治療，特殊治療，ICU在室期間，転帰情報，多剤耐性菌

3　使用上の注意点

1）指示機能の運用検討

　　指示機能を含めたACSYSを導入する場合，病院の運用も合わせて検討が必要となる．ICU専門医が指示をACSYSで行う場合（Closed ICU）は有用なシステムとなる．一方，各科主治医制で指示を行う場合（Open ICU），医師は病棟では病院情報システム（HIS），ICUではACSYSから指示を行うことが混乱を招き，システム導入の弊害となる．

2）端末共有での注意（画面解像度）

　　最近の導入事例では，ACSYSを含む他部門システムはHIS端末と共有（相乗りともいう）することが多い．画面の解像度はワイド化され横幅について関心が向けられるが，縦の解像度にも注意を払う必要がある．特にノート型端末の場合，縦解像度（画素数）が800，900といった製品がある．ACSYSでは1024，ノート型では実質1080が必要となる．共有の場合，端末調達はHIS側の仕様で決まるので特に看護端末で注意が必要．

重症系患者情報管理システム

機器紹介③

フクダ電子株式会社

製品名

◆ PIMS集中治療自動記録システム　MIRREL

　重症系患者情報管理システム『MIRREL』（以後，MIRREL-ICU）は，周術期・集中治療室支援システムとして，指示出し，指示受け，実施，そして看護記録などの集中治療室の主な業務を医師，看護師，ME技師，薬剤師などの医療スタッフが電子的に共有化するシステムである．

　電子カルテ連携により患者基本情報や集中治療経過表の共有，医事会計システムとの連携，また保存されたデータを2次利用することによりAPACHEやSAPSなどの各種のスコアーによるアウトカム評価機能をもっている．図1に機能概要を示す．

【医師】入院概要，指示出し　医師SOAP，問題点一覧
【ME技師】使用機器情報　機器設定情報
【電子カルテ　医事・会計】コスト情報
【薬剤室】薬剤指示情報
【看護師】指示受け・実施・看護記録

MIRREL

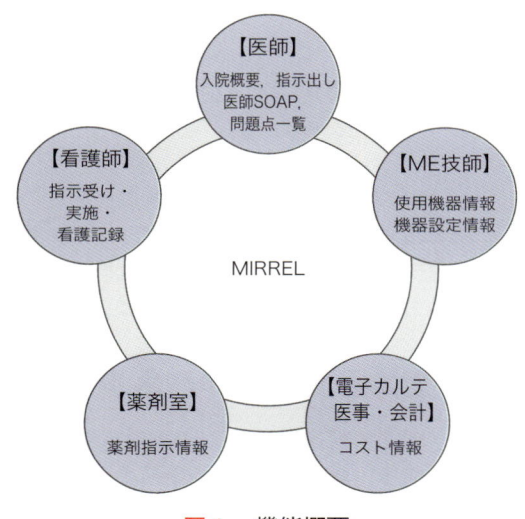

図1　機能概要

1　原理

　MIRREL-ICUは，Windowsサーバーをベースに動作するクライアントサーバー方式のシステムで構成される．MIRREL-ICUサーバーと各患者ベッドのMIRREL-ICU端末はコンピューターネットワーク（LAN）で接続されており，これによりシステムの信頼性と機能拡張，およびMIRREL-ICU端末の増設などにも高い自由度で対応することができるシステム構成となっている．

　MIRREL-ICUサーバーは，集中治療自動記録として患者基本情報や指示簿など電子カルテとの"システム間連携"，集中治療室内のマルチモニターや人工呼吸器などの機器からのデータを自動入力する"デバイス間連携"，および，MIRREL-ICU端末への集中治療経過表画面や看護記録画面の表示，および投薬情報やイベント情報などの"手動入力"の機能をもっている．

　MIRREL-ICUサーバーに入力，取り込まれたデータは医療情報の電子化3原則（真正性，見読性，保存性）を満足，安全に長期間保存することができる．また保存されたデータの2次利用として統計レポートの作成，患者情報の検索およびデータの出力などにも対応している．

　DynaBase生体情報モニタ統合システムを接続することで，マルチモニターのバイタルサイン（波形データや計測値データなど）を保存し，MIRREL-ICU端末やモバイル端末で参照できる．またDynaBaseは救急室や集中治療室，一般病棟の生体情報モニタと接続することでシームレスに患者の入院から退院

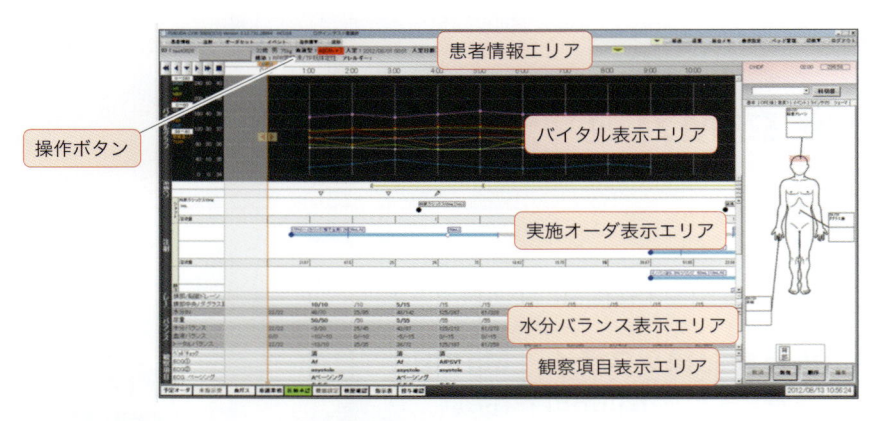

図2 MIRREL-ICUの経過表記録画面の例

までのバイタルサイン情報を参照することができる．

電子カルテとの連携で，電子カルテ側からの情報として，患者基本情報や患者プロファイル，中央検査データ，また指示簿などを取得する．電子カルテ側へ送信する情報として，集中治療経過表参照情報，実施情報（使用薬剤や手技など），指示簿の双方向連携時の指示情報などがある．

2 全体画面と操作パネル

図2にMIRREL-ICUの集中治療経過表画面の例を示す．画面上部より，患者名やIDなど"患者情報"の表示，画面切り替えや薬剤オーダなどの"操作ボタン"，投薬情報などの"バイタルサイン表示"，"実施オーダ表示"，"水分バランス表示"，そして"観察項目表示"であり，画面右側にシェーマによる投薬ラインの表示やリマーク情報，イベント情報の入力と表示がある．

3 特徴

1）救急・周術期支援システムとしてのシームレス連携

MIRRELはフクダ電子社製の重症系部門システムの総称であり，救急室仕様，手術室仕様，そして集中治療室仕様がある．

それぞれは使用される環境に特化した多くの機能に加え，救急・周術期支援システムとしてシームレスに転科時に必要な情報を連携することができる（p.310の図5を参照）．

また5章-2「機器紹介③」で述べたDynaBaseと連携することで救急→手術室→集中治療室，そして患者が一般病棟に転棟してもテレメータ送信機からのバイタルサイン情報を含め，入院から退院までの期間のバイタルサイン情報を参照することができる．また患者退院後も標準で1週間の情報を保存しており，必要に応じて2次保存として保管することも可能である．

2）患者入室前の事前入力機能

MIRREL-ICUは，集中治療室への入床予定患者の入床時情報を事前に入力することができる．事前情報として，電子カルテからの"患者基本情報"，"投薬ライン情報"や"ドレーン情報"，"観察項目"である．観察項目はグループ化してセット登録しておくことで，選択の手間を軽減することができる（図3）．

INDEX

代謝モニタリング	295
体性感覚誘発電位	183
体組織酸素飽和度モニタリング	172
痰	126
単球	200
単極肢誘導	18
致死性不整脈	25
中心静脈圧	63
中心静脈カテーテル（CVC）	66
中心静脈血酸素飽和度	90, 105, 108
中枢温	133, 139
中枢神経障害の評価	165
超音波診断装置	110
聴覚誘発反応測定装置	162
聴診法	42
低酸素	243
低酸素血症	244
ディプリバン	273
ディプリバン注キット	272
ディプリフューザー	273
低分子ヘパリン	210
低流量麻酔	224, 243
テルフュージョンTCIポンプTE-371	273
テルフュージョンシリンジポンプ35型	266
テルフュージョン輸液ポンプTE-261	266
電位差測定法	190
電解質	190
点滴制御方式	267
電流測定法	190
頭皮脳波電極	163
動脈圧（収縮期圧, 拡張期圧, 平均圧）	42
動脈圧波形解析法	84, 90
動脈圧	57
動脈血ガス分析	190
動脈血酸素飽和度	26
動揺（ドリフト）	19
トノメトリ	46, 49
トレイン（Train）刺激	178
トレンド	14

な行

ニプロCEサーモ	136
熱希釈法	76
熱流補償法	133
脳組織酸素飽和度モニタリング	172
脳低体温療法	139
脳内酸素飽和度	168
脳波	159
脳波エントロピー	296

は行

肺血管外水分量	93, 95
肺血管外水分量係数	95
肺血管抵抗	75, 79
肺血管抵抗係数	79
肺血管透過性係数	95, 102
肺血流量	95
肺水腫	97
肺塞栓	74
肺動脈	80
肺動脈圧	70, 72, 80
肺動脈カテーテル	70, 72, 73, 76, 91, 107
肺動脈楔入圧	70, 71, 72, 80
パイピング	242
肺胞気二酸化炭素分圧	120
肺保護	249
バッキング	127
白血球数	199, 200
バランスヘパリン	193
パルスオキシメータ	26, 42
半導体ストレンゲージ（歪ゲージ）	52
反応の予測	165
非観血血圧	42, 297
ビジランスヘモダイナミックモニター	76
ビリルビン	190
ピンインデックスシステム	241
頻脈	21
フィブリノーゲン	212, 216
不関電極	18
プライマスIE	228
フリーフロー	268
プリセップCVオキシメトリーカテーテル	104
プレフィルドシリンジ	272
フローセンサ	122
プロタミン	210, 220
プロポフォール	273
分画的酸素飽和度	30
分光光度法	26, 190
平均通過時間	94
平均動脈圧（MAP）	60
閉塞アラーム	271
ペディアサットオキシメトリーカテーテル	104
ヘパリン	210, 212, 215
ヘパリンアッセイ	217
ヘパリン起因性血小板減少症	210
ヘパリン耐性	210, 221
ヘパリン用量感受性	217
ヘパリン量	220
ヘマトクリット	200
ヘモグロビン	199, 200
ヘモクロン シグニチャーエリート	206
ヘモクロン レスポンス	206
包括的止血能測定システム	212
房室ブロック	23
補助人工心臓（VAD）	74
ポストテタニックカウント	148
ポップオフバルブ	242
ボリュームビューカテーテル	93

ま行

麻酔ガス・酸素	128
麻酔器	224, 242
麻酔情報管理システム	301, 302
麻酔深度	159
麻酔薬	14
末梢温	133
マルチガス/フローユニット	122
マルチモニター	285, 289
メインストリーム式	116
メラ吸入麻酔システムPIXYS	239
目標血中濃度	277
モ源病	13
モニター	13
モニター機器	13
モニタリング	12

や行

薬理効果	14
誘発電位	162
輸液反応性	68, 69, 92
輸液ポンプ	266, 270
用手換気	244
容積制御方式	267
容積脈波法	26
余剰ガス排除装置	242
予測覚醒時間	277
予測血中濃度	276
四連（train-of-four：TOF）刺激	148

ら行

ラクテート	190
リークテスト	244
流速	125
流量計	242
流量制御方式	267
臨床即時検査	113
リンパ球	200
連続測定型耳式体温計	136
連続的心拍出量	77
連続的な動脈圧のモニター	60

執筆者一覧

■ 編　集

讃岐美智義（Michiyoshi Sanuki）
広島大学病院麻酔科

内田　整（Osamu Uchida）
大阪大学大学院医学系研究科麻酔・集中治療医学

■ 執筆者（掲載順）

讃岐美智義（Michiyoshi Sanuki）
広島大学病院麻酔科
「この人を敵にまわさない方がいい」と言われる．じつは，メーカーに厳しく患者にやさしい麻酔科医を目指している．

石原　聡（Satoshi Ishihara）
手稲渓仁会病院麻酔科・集中治療室
術後の経過がより良く患者さんにも喜んでもらえるような周術期管理を常に心がけたい．

佐伯　昇（Noboru Saeki）
広島大学病院麻酔科，手術部
趣味：鎮痛モニタの開発，自転車（富士山登頂），音楽，flyfishing．

片山勝之（Katsuyuki Katayama）
手稲渓仁会病院麻酔科・集中治療室
手稲渓仁会病院副院長．モニタリングとシステム開発が専門．趣味は，釣り，写真，FB．

内田　整（Osamu Uchida）
大阪大学大学院医学系研究科麻酔・集中治療医学
"しくみ"を理解して機器を使うのがプロの仕事です．ぜひ，本書を活用してください．

立石浩二（Koji Tateishi）
手稲渓仁会病院麻酔科・集中治療室
動脈圧ラインモニターを使って，収縮期血圧の高さ以外の情報も理解してみましょう．

入嵩西　毅（Takeshi Iritakenishi）
大阪大学大学院医学系研究科麻酔・集中治療医学
経カテーテル的大動脈弁留置術（TAVI；タビ）の麻酔管理を多数経験しており，麻酔科のタビビトと呼ばれています．

小竹良文（Yoshifumi Kotake）
東邦大学医療センター大橋病院麻酔科
血行動態モニタリングの適応は精度と侵襲度のバランスで判断すべきです．

清野雄介（Yusuke Seino）
東京女子医科大学医学部麻酔学教室
Everything should be as simple as it is, but not simpler. (Albert Einstein)

斎藤智彦（Tomohiko Saito）
国立病院機構南岡山医療センター麻酔科
肺気腫や肺結核など主に呼吸器合併症・低肺機能患者の呼吸管理を担当しています．

横山　健（Takeshi Yokoyama）
手稲渓仁会病院麻酔科・集中治療室
次々とモニタが開発され情報過多ですが，患者の臨床状態と総合して判断です．

鈴木孝浩（Takahiro Suzuki）
日本大学医学部麻酔科学系麻酔科学分野
患者安全を担う上で筋弛緩薬や筋弛緩回復薬の安全使用は麻酔科医の責務です．

萩平　哲（Satoshi Hagihira）
大阪大学大学院医学系研究科麻酔・集中治療医学
筆者は脳波モニタリングを元にした21世紀の麻酔の概念の構築を目指しています．

高松　功（Isao Takamatsu）
久喜総合病院麻酔科
麻酔深度モニタを用いた研究やマウス海馬で電気生理学的研究をしています．

土井松幸（Matsuyuki Doi）
浜松医科大学医学部附属病院集中治療部
集中治療に専従する麻酔科医で，1995年以来AEPモニタの開発に従事しています．

岡本浩嗣（Hirotsugu Okamoto）
北里大学医学部麻酔科学
北里大学病院麻酔科を率いる麻酔指導医兼心臓血管麻酔専門医．専門は小児心臓麻酔とTEE，脳循環とそのモニタリング．

和泉俊輔（Shunsuke Izumi）
琉球大学大学院医学研究科麻酔科学講座
「目に見えないものの確かさ」は興味ある分野のひとつです．

垣花　学（Manabu Kakinohana）
琉球大学大学院医学研究科麻酔科学講座
専門：麻酔科学．脊髄虚血や脊髄外傷に関して，基礎研究，臨床研究を続けてきました．特に脊髄機能モニタリングのひとつである経頭蓋的運動誘発電位モニタリングは10年以上前から携わっており，興味ある分野のひとつです．

坪川恒久（Tsunehisa Tsubokawa）
金沢大学大学院医学系研究科麻酔蘇生学講座
毎日愛でるものは，ネコ，コンピュータ，大胸筋．精神と肉体のバランスを大切にしています．

尾﨑孝平（Kohei Ozaki）
神戸百年記念病院麻酔・集中治療部，手術部
呼吸療法の事故を無くす啓蒙活動を実践するために「呼吸 尾崎塾」を主宰しています．
尾崎塾HP：http://www.kobe.zaq.jp/ozakijuku/

森本康裕（Yasuhiro Morimoto）
宇部興産中央病院麻酔科
自称電脳麻酔の伝道師．最近は超音波装置の周術期管理への応用に力を入れています．

増井健一（Kenichi Masui）
防衛医科大学校麻酔学講座
本書が年々複雑化する医療機器を正しく理解して使用するきっかけになればと思います．

■ 執筆企業 （掲載順）

フクダ電子株式会社　（http://www.fukuda.co.jp）

コヴィディエン ジャパン株式会社　（http://www.covidien.co.jp）

オムロン コーリン株式会社　（http://www.colin.omron.co.jp）

アルゴンメディカルデバイスズジャパン株式会社　（http://www.argonmedical.com）

日本光電工業株式会社　（http://www.nihonkohden.co.jp）

エドワーズライフサイエンス株式会社　（www.edwards.com/jp）

株式会社東機貿　（http://www.tokibo.co.jp）

株式会社フィリップスエレクトロニクスジャパン　（http://www.philips.co.jp）

テルモ株式会社　（http://www.terumo.co.jp）

ニプロ株式会社　（http://www.nipro.co.jp）

ラジオメーター株式会社　（http://www.radiometer.co.jp）

平和物産株式会社　（http://www.heiwa-bussan.co.jp）

フィンガルリンク株式会社　（http://www.finggal-link.com）

日本メドトロニック株式会社　（www.medtronic.co.jp）

GEヘルスケア・ジャパン株式会社　（http://www3.gehealthcare.co.jp）

ドレーゲル・メディカル ジャパン株式会社　（http://www.draeger.com）

アコマ医科工業株式会社　（http://www.acoma.com）

泉工医科工業株式会社　（http://www.mera.co.jp）

医学とバイオサイエンスの 羊土社

羊土社 臨床医学系書籍ページ　http://www.yodosha.co.jp/medical/

- 羊土社では，診療技術向上に役立つ様々なマニュアル書から臨床現場ですぐに役立つ書籍，また基礎医学の書籍まで，幅広い医学書を出版しています．
- 羊土社のWEBサイト"羊土社 臨床医学系書籍ページ"は，診療科別分類のほか目的別分類を設けるなど書籍が探しやすいよう工夫しております．また，書籍の内容見本・目次などもご覧いただけます．ぜひご活用ください．

▼ メールマガジン「羊土社メディカルON-LINE」にご登録ください ▼

- メディカルON-LINE（MOL）では，羊土社の新刊情報をはじめ，お得なキャンペーン，学会・フェア情報など皆様に役立つ情報をいち早くお届けしています．
- 登録・配信は無料です．登録は，上記の"羊土社 臨床医学系書籍ページ"からお願いいたします．

※本書発行後の更新・追加情報，正誤表を，弊社ホームページにてご覧いただけます．

臨床に役立つ機器のしくみと活用法

周術期モニタリング徹底ガイド

基本からピットフォールまで

2013年11月20日　第1刷発行	編　集	讃岐美智義，内田　整
	発行人	一戸裕子
	発行所	株式会社 羊　土　社
		〒101-0052
		東京都千代田区神田小川町2-5-1
		TEL　　03（5282）1211
		FAX　　03（5282）1212
		E-mail　eigyo@yodosha.co.jp
ⓒ YODOSHA CO., LTD. 2013	URL	http://www.yodosha.co.jp/
Printed in Japan	装　幀	関原直子
ISBN978-4-7581-1109-6	印刷所	広研印刷株式会社

本書に掲載する著作物の複製権，上映権，譲渡権，公衆送信権（送信可能化権を含む）は（株）羊土社が保有します．
本書を無断で複製する行為（コピー，スキャン，デジタルデータ化など）は，著作権法上での限られた例外（「私的使用のための複製」など）を除き禁じられています．研究活動，診療を含み業務上使用する目的で上記の行為を行うことは大学，病院，企業などにおける内部的な利用であっても，私的使用には該当せず，違法です．また私的使用のためであっても，代行業者等の第三者に依頼して上記の行為を行うことは違法となります．

JCOPY ＜（社）出版者著作権管理機構 委託出版物＞
本書の無断複写は著作権法上での例外を除き禁じられています．複写される場合は，そのつど事前に，（社）出版者著作権管理機構（TEL 03-3513-6969，FAX 03-3513-6979，e-mail：info@jcopy.or.jp）の許諾を得てください．

羊土社おすすめ書籍

心臓麻酔ポケットマニュアル
心血管作動薬、人工心肺の知識から心臓手術の麻酔・管理のポイント

野村 実, 黒川 智, 清野雄介／編

心臓麻酔の基本と周術期管理がわかる, サブスペシャリティを目指す麻酔科におすすめ!

☐ 定価（本体 5,200円＋税）　B6変型判　366頁　ISBN978-4-7581-1104-1

産科麻酔ポケットマニュアル
帝王切開（予定・緊急）、産科救急、無痛分娩、合併症妊婦などの麻酔管理の基本とコツ

角倉弘行／著

麻酔管理の進め方と産科麻酔に必要な産科的知識を解説したサブスペシャリティ入門書!

☐ 定価（本体 5,200円＋税）　B6変型判　359頁　ISBN978-4-7581-1105-8

小児麻酔ポケットマニュアル
小児の生理・薬理学的特徴から各科手術の麻酔・管理のポイント

蔵谷紀文／編

小児麻酔を安全に行うための実践的な知識をまとめた1冊.

☐ 定価（本体 4,800円＋税）　B6変型判　235頁　ISBN978-4-7581-1106-5

Surviving ICUシリーズ
ARDSの治療戦略
「知りたい」に答える、現場の知恵とエビデンス

志馬伸朗／編

ICUに強くなる！現場で必要な考え方が身につく新シリーズ！

☐ 定価（本体 4,600円＋税）
☐ B5判　238頁
☐ ISBN 978-4-7581-1200-0

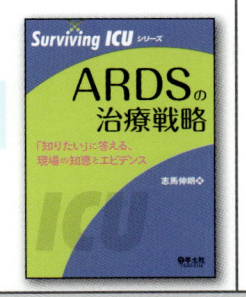

M&Mで改善する！
ICUの重症患者管理
何が起きたか？なぜ起きたか？今後どうすべきか？同じエラーをくり返さないために

讃井將満／編

重大事例検討会：M&Mカンファレンスを再現. 様々なトラブルへの対処法が身につく！

☐ 定価（本体 4,300円＋税）
☐ B5判　181頁
☐ ISBN 978-4-7581-1744-9

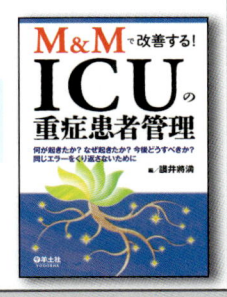

発行　羊土社 YODOSHA　〒101-0052 東京都千代田区神田小川町2-5-1　TEL 03(5282)1211　FAX 03(5282)1212
E-mail：eigyo@yodosha.co.jp
URL：http://www.yodosha.co.jp/

ご注文は最寄りの書店、または小社営業部まで

羊土社おすすめ書籍

麻酔科薬剤ノート
周術期の麻酔・救急対応薬の使用のポイント

讃岐美智義／編

麻酔科で使う薬剤がまとまったコンパクトな1冊！麻酔のプロの実践的かつ専門的な使い方が学べます．周術期によく使う，新しい薬剤を中心に厳選してポイントを解説．

- 定価（本体 3,800円＋税）
- B6変型判　286頁
- ISBN 978-4-7581-1101-0

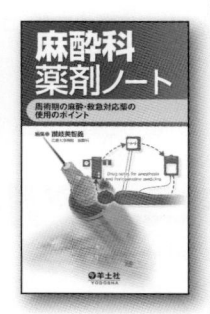

研修チェックノートシリーズ
麻酔科研修チェックノート 改訂第4版
書き込み式で研修到達目標が確実に身につく！

讃岐美智義／著

「麻酔科研修に必須！」と支持され続けるロングセラー．麻酔科医に必須の知識と手技に加えコツや補足説明も簡潔に整理．ポケットサイズで持ち歩きに便利！

- 定価（本体 3,300円＋税）
- B6変型判　423頁
- ISBN 978-4-7581-0573-6

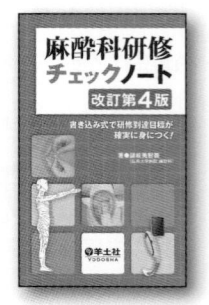

教えて！ICU 集中治療に強くなる

早川 桂，清水敬樹／著

現場の疑問をカンファレンス形式でやさしく解説！鎮静薬の選び方，ARDSの呼吸管理，経腸栄養の始め方など，実践で役立つ話題が満載．ICU診療のツボがわかる入門書

- 定価（本体 3,800円＋税）
- A5判　239頁
- ISBN 978-4-7581-1731-9

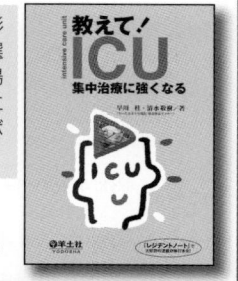

ICU実践ハンドブック
病態ごとの治療・管理の進め方

清水敬樹／編

ICUにおける診断・治療，患者管理のための臨床マニュアル．コントロール目標値，薬剤投与量など現場で役立つ情報と，ガイドラインなどの解説で実践の指針を簡潔に示す．

- 定価（本体 6,500円＋税）
- A5判　598頁
- ISBN 978-4-7581-0666-5

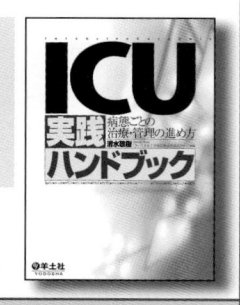

発行　羊土社 YODOSHA
〒101-0052　東京都千代田区神田小川町2-5-1　TEL 03(5282)1211　FAX 03(5282)1212
E-mail：eigyo@yodosha.co.jp
URL：http://www.yodosha.co.jp/

ご注文は最寄りの書店，または小社営業部まで

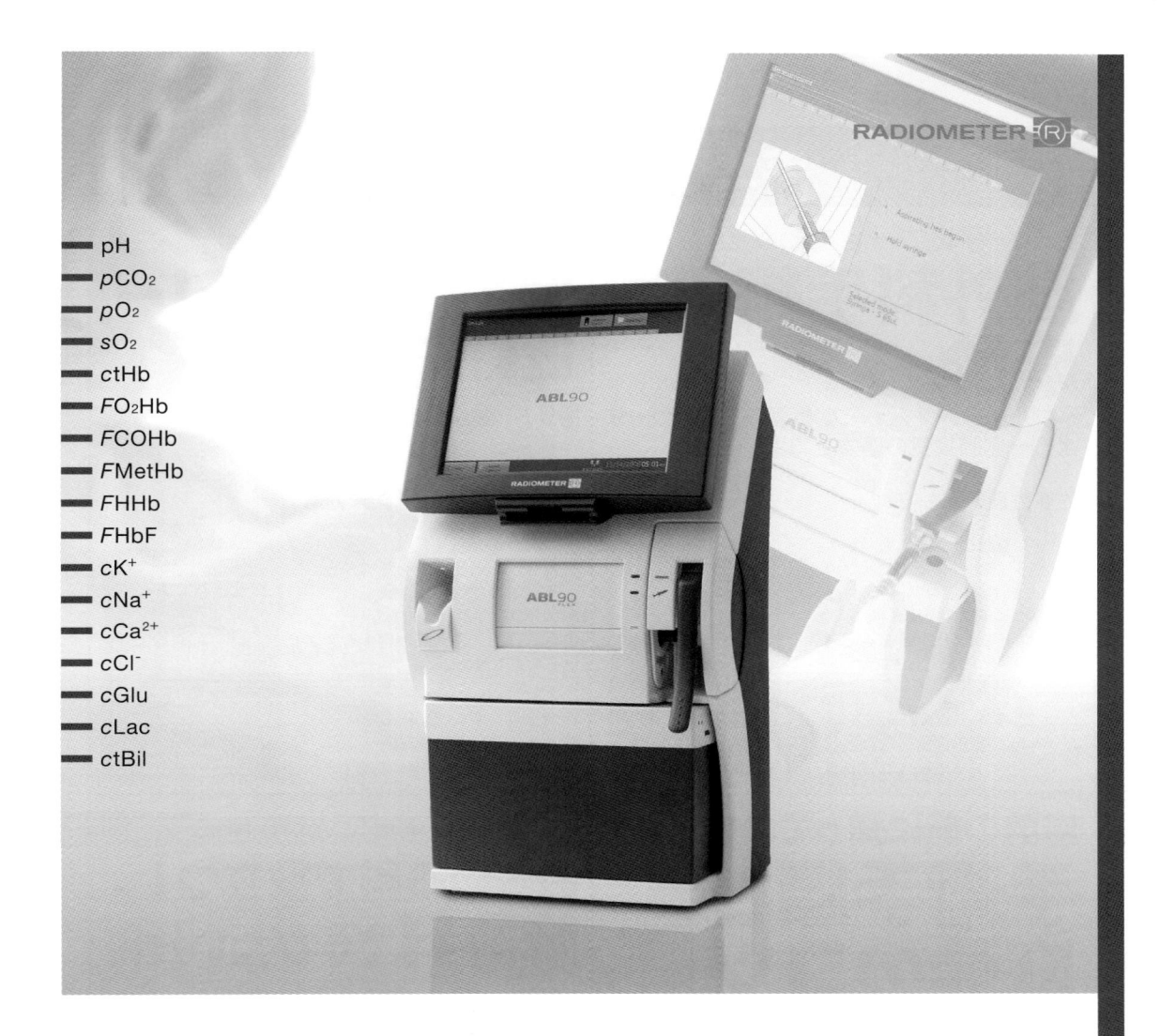

- pH
- pCO_2
- pO_2
- sO_2
- $ctHb$
- FO_2Hb
- $FCOHb$
- $FMetHb$
- $FHHb$
- $FHbF$
- cK^+
- cNa^+
- cCa^{2+}
- cCl^-
- $cGlu$
- $cLac$
- $ctBil$

ABL90 FLEX

65μLのサンプル量から35秒で緊急検査の17項目を測定します

- ●最新のセンサーテクノロジーを採用した新世代のカセット式血液ガス分析装置
- ●簡便なメンテナンスと長い稼働時間は臨床現場での運用にも最適です
- ●35秒で測定が完了し、迅速な臨床意思決定を支援します
- ●バッテリー搭載で持ち運びも可能です

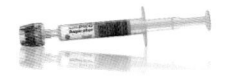

1ST AUTOMATIC

最新の製品情報はこちらをご覧ください
www.radiometer.co.jp

アキュートケア支援サイト
www.acute-care.jp

製造販売元
ラジオメーター株式会社
本社 〒140-0001 東京都品川区北品川4-7-35
TEL:03-4331-3500(代表)

羊土社おすすめ書籍

カラー写真で一目でわかる
肺外科手術の麻酔
ダブルルーメンチューブ、気管支ブロッカーによる一側肺換気の基本とコツ

佐多竹良／編

今までなかった，一側肺換気の実践テキスト！挿管チューブの選び方，手技のコツ，呼吸生理に基づく周術期管理など重要ポイントをビジュアルに解説！明日の手術にすぐ役立つ

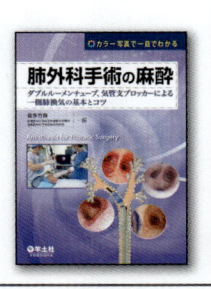

- □ 定価（本体 7,500円+税）
- □ A4判　□ 247頁
- □ ISBN 978-4-7581-1108-9

カラー写真で一目でわかる
経食道心エコー 改訂新版
撮り方，診かたの基本とコツ

岡本浩嗣，外　須美夫／編

大好評の定番入門書！豊富なカラー写真で手技を基本から丁寧に解説．人工心臓，3Dエコーなど注目の情報もカバー．経食道心エコーを習得するならまず本書から！

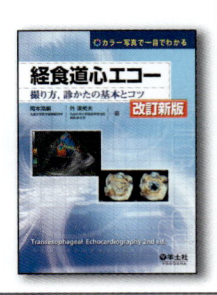

- □ 定価（本体 6,000円+税）
- □ A4判　□ 148頁
- □ ISBN 978-4-7581-1103-4

麻酔の前に知っておきたい
手術手順と麻酔のコツ

鈴木昭広，岩崎　寛／編

初期研修医と若手麻酔科医に向け，代表的な手術手順を網羅！適応疾患や合併症に加え，術中の麻酔の注意点など，より深く手術麻酔を理解するためのポイントが満載！

- □ 定価（本体 3,800円+税）
- □ B6変型判　□ 255頁
- □ ISBN 978-4-7581-1107-2

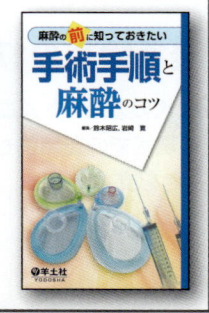

レジデントノート増刊 Vol.15 No.5
あらゆる科で役立つ！
麻酔科で学びたい技術
手にとるようにわかる，麻酔の基本概念と手技・周術期管理のポイント，知っておくべき病態の知識

萩平　哲／編

あらゆる科で役立つ麻酔科の手技や周術期管理，薬・機器の使い方のポイントが根拠とともにわかる！より現場に即した内容だから，読んで学んだ知識が臨床現場ですぐ活きる！

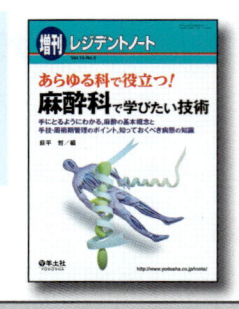

- □ 定価（本体 4,500円+税）
- □ B5判　□ 262頁
- □ ISBN 978-4-7581-0550-7

発行　羊土社 YODOSHA
〒101-0052　東京都千代田区神田小川町2-5-1　TEL 03(5282)1211　FAX 03(5282)1212
E-mail：eigyo@yodosha.co.jp
URL：http://www.yodosha.co.jp/

ご注文は最寄りの書店，または小社営業部まで